必携

研修医・当直医のための
急患対応マニュアル

監修 金山正明
編集 外山久太郎

永井書店

■執筆者一覧

■監修
金山　正明（平塚共済病院 院長）

■編集
外山久太郎（平塚共済病院副院長）

■執筆者（執筆順）
吉村　信行（平塚共済病院呼吸器科部長）
小宮山　純（平塚共済病院神経内科部長）
篠永　正道（平塚共済病院脳神経外科部長）
清水　　功（平塚共済病院麻酔科部長）
神　　靖人（平塚共済病院呼吸器科医長）
井川　昌幸（平塚共済病院循環器科医長）
梅澤　滋男（平塚共済病院循環器科部長）
山崎　啓一（平塚共済病院呼吸器科医長）
外山久太郎（平塚共済病院副院長）
三輪　　亘（平塚共済病院消化器科医長）
渡邊　隆司（平塚共済病院消化器科医長）
村上　　秩（平塚共済病院消化器科医長）
吉野　正昭（平塚共済病院リハビリテーション科部長）
波多野孝史（平塚共済病院泌尿器科部長）
磯部　和美（平塚共済病院眼科部長）
野登　　誠（平塚共済病院健診センター部長）
小勝　敏幸（平塚共済病院耳鼻咽喉科部長）
山川　有子（横浜市立大学医学部附属市民総合医療センター講師）
武川　吉和（平塚共済病院心身医療科）
城崎　慶治（平塚共済病院小児科部長）
別府　穂積（平塚共済病院呼吸器科部長）
片山　清文（平塚共済病院外科外来部長）

熊本　吉一（平塚共済病院外科部長）
高田　雅博（平塚共済病院内視鏡室部長）
本間　二郎（広尾本間クリニック院長）（東京都）
白石　龍二（平塚共済病院外科病棟部長）
高田一太郎（平塚共済病院内分泌代謝科部長）
佐々木　博（前平塚共済病院産婦人科）
新家　　秀（東京慈恵会医科大学附属病院産婦人科）
渡辺　直生（神奈川県衛生看護専門学校付属病院産婦人科医長）
大石　基夫（大石産婦人科医院　院長）（三重県熊野市）
小澤　　潔（平塚共済病院腎臓内科部長）
安竹　重幸（平塚共済病院整形外科部長）
谷　　和行（平塚共済病院外科医長）
安藤　　豪（平塚共済病院消化器科）
田邊　裕明（平塚共済病院消化器科）
十河　容子（平塚共済病院呼吸器科）
小川　大志（平塚共済病院消化器科）
村磯　知重（平塚共済病院循環器科）
小林　一士（平塚共済病院循環器科医長）
山梨　俊志（平塚共済病院放射線科部長）
井澤　榮一（平塚共済病院薬剤部部長）

推薦文

　医療の進歩、高度化により専門分化はますます進みつつある。医療機関の機能分担も推奨され、主としてプライマリ・ケアを担当する診療所と専門診療を担当する病院の連携も普及してきている。都市の大病院での日常診療は細分化された各診療科で高度の知識、技術を駆使した医療が提供されている。しかし、休日や夜間にはすべての患者をこのような専門医療や機能分担のシステムで対応することは不可能である。休日や夜間の急患外来では限られた人員で幅広い領域のさまざまな重症度の患者に対応しなければならない。

　緊急の処置、手術や専門領域ごとの待機体制は整っているにせよ、初期の急患対応は大部分は研修医や当直医があたらなければならない。研修医にとっては、この急患外来での初期対応の経験が幅広い知識や判断力を得るためには効果的な研修の場であり、このような経験を通じて臨床能力が向上するものと考える。本書は全科領域の急患外来での初期対応についての必要な知識を簡潔にまとめたマニュアルで、編集者の外山副院長は当院救急センター長、臨床研修委員長を兼務し、自らも急患初期対応を長い間実践し、日夜、若い医師の教育指導を続けてきた経験から、研修医や若い当直医が日常遭遇する機会のある症候や疾患について必要不可欠な知識を整理した急患外来の現場ですぐに役立つハンドブックの必要性を痛感し本書を企画編集した。執筆は当院の各診療科で、救急医療を含めた豊富な診療経験をもち、若い医師の指導にあたっている各科専門医で実戦にすぐに役立つ事項が整理され簡潔明瞭に記述されている。本書が研修医や若い医師の良き伴侶として当直時や日常診療にも十分に活用されることを願っている。

平塚共済病院　院長　金山　正明

序　文

　市中病院の救急外来を受診する患者は、かぜ症候群や急性下痢などの軽症疾患から種々の意識障害、消化管穿孔、急性心筋梗塞や多発外傷など緊急治療を要する重症疾患あるいは DOA までさまざまであり、多くの専門家が当直あるいは待機している大学病院とは違って、市中病院で救急対応する医師はより幅広い基本的な知識と技術が必要とされる。また平成 16 年より実施される医師の卒後研修義務化は、いまだカリキュラムが確定していないにしろ、指定医療機関での複数科のローテーションに加え市中の医療機関(診療所、医院など)での研修も検討されており、プライマリ・ケアの重要性が一層強調されたものといえる。本書は研修医を対象に、日当直はもちろん時間外に来院した急患を主訴(症状)からの対応と既に診断されている患者(疾患)の救急時の対応に分け、必要な検査、基本的な処置、治療などについて各専門家が簡潔にまとめたものであるが、救急のみならず日常の外来診療においても有用な内容が網羅されている。また検査の項では健保の審査(査定)を考慮し、治療(注射、投薬)では禁忌疾患の合併の確認や投与期間の限定など適正な保険医療が実施されるよう考慮した。

　救急医療は古今東西、患者はもちろん医療従事者にとっても重要な問題としてある。一刻を争う病状の際の救命救急士による気管内挿管、周産期救急やドクターヘリによる緊急移送などは医学会による指導、行政による支援が必要であるが、重要なことは各医療現場における迅速な患者の受け入れや適切な検査、処置、治療などの対応である。研修医諸君が日当直はもちろん、日常診療の中でも本書を活用し救急医療の実践に役立てることを期待するものである。

　平成 14 年 12 月吉日

平塚共済病院　副院長　外山　久太郎

目　次

救急患者を診る際の基本的事項 ────────────────（外山久太郎）

第1部　救急患者の症状からの対応

1　発熱 …………………………………………………………………… 3
2　頭痛 …………………………………………………………………… 6
3　めまい ………………………………………………………………… 10
4　意識障害 ……………………………………………………………… 15
5　失神 …………………………………………………………………… 19
6　痙攣・不随意運動 …………………………………………………… 23
7　ショック ……………………………………………………………… 27
8　呼吸困難 ……………………………………………………………… 30
9　喘鳴 …………………………………………………………………… 34
10　咳、痰 ………………………………………………………………… 37
11　動悸・不整脈 ………………………………………………………… 40
12　胸痛 …………………………………………………………………… 43
13　チアノーゼ …………………………………………………………… 46
14　腹痛 …………………………………………………………………… 50
15　腹部膨満 ……………………………………………………………… 56
16　悪心・嘔吐 …………………………………………………………… 60
17　吐血・喀血 …………………………………………………………… 62
18　下痢 …………………………………………………………………… 66
19　下血 …………………………………………………………………… 70
20　衰弱 …………………………………………………………………… 73
21　黄疸 …………………………………………………………………… 75
22　腰痛・頸部痛 ………………………………………………………… 78
23　関節痛 ………………………………………………………………… 80

24	筋痙攣・筋痛	82
25	四肢の運動麻痺・感覚障害	85
26	顔面痛・顔面麻痺	89
27	血尿	92
28	尿閉、乏尿、無尿	94
29	眼痛	96
30	視力障害	99
31	嚥下困難・嚥下痛	102
32	咽頭痛	106
33	鼻出血	109
34	耳出血	112
35	耳痛	114
36	急性の皮膚疾患	116
37	全身瘙痒症	118
38	行動異常	120

第2部　時間外に来院する救急患者の対応

A. 脳神経系

1	一過性脳虚血発作（椎骨脳底動脈循環不全）	139
2	くも膜下出血	142
3	髄膜炎	143
4	脳炎	146
5	脳梗塞	148
6	脳出血	151
7	頭部外傷	152
8	てんかん	154
9	前庭神経炎	156
10	良性発作性頭位めまい症	159
11	悪性症候群	163
12	重症筋無力症	166
13	ギラン・バレー症候群	168

目 次

B. 呼吸・循環器系

1. 風邪症候群 …………………………………… *170*
2. 気管支喘息 …………………………………… *172*
3. 急性肺炎 ……………………………………… *177*
4. 胸膜炎・膿胸 ………………………………… *187*
5. 気胸 …………………………………………… *189*
6. 肺動脈血栓塞栓症 …………………………… *193*
7. ARDS（成人性呼吸促迫症候群）…………… *197*
8. 慢性閉塞性肺疾患の急性増悪 ……………… *199*
9. 胸部外傷 ……………………………………… *205*
10. 気道異物 ……………………………………… *209*
11. ガス中毒 ……………………………………… *211*
12. 狭心症 ………………………………………… *216*
13. 心筋梗塞 ……………………………………… *220*
14. 大動脈瘤 ……………………………………… *225*
15. 高血圧症・高血圧性脳症 …………………… *228*
16. 不整脈・発作性心頻拍症 …………………… *231*
17. 下肢急性動脈閉塞症 ………………………… *234*
18. 急性下肢深部静脈閉塞症 …………………… *237*

C. 消化器系

1. 食道動脈瘤破裂 ……………………………… *239*
2. アニサキス症 ………………………………… *244*
3. 急性胃十二指腸粘膜病変 …………………… *246*
4. 胃・十二指腸潰瘍 …………………………… *249*
5. 急性腸炎 ……………………………………… *253*
6. 薬剤性起因性腸炎 …………………………… *255*
7. 虚血性大腸炎 ………………………………… *257*
8. 潰瘍性大腸炎 ………………………………… *259*
9. クローン病 …………………………………… *260*
10. 腸結核 ………………………………………… *262*
11. 腸閉塞（イレウス）…………………………… *264*
12. 急性虫垂炎 …………………………………… *270*

13	（成人）腸重積症	276
14	消化管穿孔	278
15	腸間膜血管閉塞症	282
16	痔疾患	284
17	肝硬変	289
18	肝膿瘍	294
19	劇症肝炎	296
20	胆石症	299
21	急性閉塞性化膿性胆管炎	302
22	急性膵炎	303
23	消化管異物	308
24	食中毒	312
25	ヘルニア嵌頓	314
26	腹部外傷	317

D. 内分泌・代謝・血液系

1	糖尿病性緊急症	322
2	甲状腺クリーゼ	328
3	副腎クリーゼ（急性副腎不全）	331
4	高カルシウム血性クリーゼ	333
5	粘液水腫昏睡	335
6	痛風	338
7	貧血	339

E. 産婦人科系

1	外陰炎・外陰部瘙痒症	342
2	骨盤腹膜炎、附属器炎	345
3	子宮内膜症	348
4	不正性器出血	351
5	卵巣嚢腫茎捻転	355
6	子宮外妊娠	357
7	異常分娩	361
8	正常分娩	364

目　次

9　妊娠悪阻 …………………………………………………………………………*366*
10　切迫流・早産 …………………………………………………………………*369*
11　月経困難症 ……………………………………………………………………*372*
12　腟内異物 ………………………………………………………………………*374*
13　暴行 ……………………………………………………………………………*376*
14　外陰部・腟外傷 ………………………………………………………………*378*

F. 腎、泌尿器系

1　急性尿路感染症（腎盂腎炎、膀胱炎） ……………………………………*379*
2　急性腎不全 ……………………………………………………………………*381*
3　ネフローゼ症候群 ……………………………………………………………*384*
4　腎、尿管結石 …………………………………………………………………*386*
5　前立腺肥大症による尿閉 ……………………………………………………*388*
6　急性性器感染症（前立腺炎、精巣上体炎、尿道炎） ……………………*389*
7　尿路性器外傷（腎外傷、膀胱外傷、尿道外傷、陰茎折症、
　　精巣外傷） …………………………………………………………………*393*
8　精巣捻転 ………………………………………………………………………*398*
9　血液透析患者のシャントトラブルと腹膜透析患者の腹膜炎 ……*399*
10　高カリウム血症、低カリウム血症 …………………………………………*402*

G. 皮膚科

1　麻疹・風疹 ……………………………………………………………………*405*
2　水痘 ……………………………………………………………………………*406*
3　帯状疱疹 ………………………………………………………………………*407*
4　カポジー水痘様発疹症 ………………………………………………………*409*
5　伝染性紅斑 ……………………………………………………………………*411*
6　蜂窩織炎 ………………………………………………………………………*412*
7　丹毒 ……………………………………………………………………………*413*
8　蕁麻疹 …………………………………………………………………………*414*
9　薬疹 ……………………………………………………………………………*416*
10　中毒疹（薬疹を除く） ………………………………………………………*418*
11　凍傷 ……………………………………………………………………………*419*
12　蜂刺症（虫刺症） ……………………………………………………………*420*

H. 耳鼻科・眼科系

1. 急性喉頭蓋炎 ……………………………………………………… *422*
2. 急性扁桃炎 ………………………………………………………… *424*
3. 急性中耳炎 ………………………………………………………… *425*
4. 耳の異物 …………………………………………………………… *426*
5. 鼻の異物 …………………………………………………………… *427*
6. 眼の異物 …………………………………………………………… *429*
7. 結膜炎 ……………………………………………………………… *430*
8. 緑内障 ……………………………………………………………… *431*

I. 小児系

1. アセトン血性嘔吐症 ……………………………………………… *432*
2. 川崎病 ……………………………………………………………… *433*
3. SIDS ………………………………………………………………… *434*
4. クループ症候群 …………………………………………………… *436*
5. 溺水 ………………………………………………………………… *438*
6. 腸重積 ……………………………………………………………… *440*
7. 髄膜炎 ……………………………………………………………… *441*
8. 脳炎 ………………………………………………………………… *443*
9. 脳症 ………………………………………………………………… *446*
10. 喘息 ………………………………………………………………… *448*
11. 異物誤飲 …………………………………………………………… *450*

J. 整形外科系

1. 四肢外傷 …………………………………………………………… *452*
2. 四肢の骨折 ………………………………………………………… *453*
3. 胸椎・腰椎の骨折 ………………………………………………… *456*
4. むちうち損傷 ……………………………………………………… *457*
5. 腰部椎間板ヘルニア ……………………………………………… *458*
6. 脊髄損傷 …………………………………………………………… *460*
7. 肘内障 ……………………………………………………………… *463*
8. 外傷性脱臼 ………………………………………………………… *464*
9. 靱帯損傷（捻挫）………………………………………………… *469*

目 次

10 関節炎 ………………………………………………………472

K. 外科術後救急例

1 創感染 ………………………………………………………477
2 グラフト（人工血管）閉塞 …………………………………479
3 術後血栓症 …………………………………………………481
4 術後イレウス ………………………………………………484

L. その他

1 急性アルコール中毒 ………………………………………488
2 薬物中毒 ……………………………………………………489
3 誤飲 …………………………………………………………493
4 溺水 …………………………………………………………497
5 熱射病（熱中症） …………………………………………498
6 熱傷 …………………………………………………………501
7 熱性痙攣・痙攣重積症 ……………………………………505
8 咬・刺傷 ……………………………………………………507
9 過換気症候群 ………………………………………………511

第3部　基本的な救急処置・処方・ほか

1 気道確保 ……………………………………………………517
2 酸素吸入 ……………………………………………………523
3 人工呼吸 ……………………………………………………526
4 静脈路の確保 ………………………………………………529
5 輸液・輸血 …………………………………………………532
6 動脈穿刺と血液ガス分析 …………………………………536
7 経鼻胃管 ……………………………………………………538
8 胃洗浄 ………………………………………………………541
9 Sengstaken-Blakemore チューブ …………………………543
10 胸腔穿刺・ドレナージ ……………………………………546
11 腹腔穿刺 ……………………………………………………549
12 腰椎穿刺 ……………………………………………………552

13	関節穿刺	*555*
14	導尿法	*558*
15	膀胱穿刺、経皮的膀胱瘻造設	*560*
16	局所麻酔法	*562*
17	創傷の処置	*565*
18	切開・縫合	*568*
19	心電図	*573*
20	腹部エコー	*576*
21	心エコー	*579*
22	尿・血液検査	*585*
23	救急医療と抗生物質	*592*
24	急性腹症の画像診断	*601*
25	救急薬リスト	*608*
26	処方例リスト	*612*
27	診断書の書き方	*619*
28	急患カルテの書き方	*623*

救急患者を診る際の基本的事項

　時間外、あるいは救急車で来院する患者のすべてが重症者とは限らない。一般に地域の医療機関は地域住民のために存在するものであり、病診連携、病病連携を維持、推進する中で、重症救急患者はもちろん、時には時間外に来院する患者の中に含まれる軽症患者も診療しているが、初期対応については以下のことに注意する。

1 医師としての基本的なマナーを守る
　①苦痛でうずくまっている患者は別として、可能な限り自己紹介（○○科の○○です）をして診察を始める。
　②患者のプライバシーに配慮する。救急室では、複数の医師が複数の患者を同時に診ることがしばしばあるので、病歴聴取や診察には十分注意する。男性医師が女性を診察する際（特に直腸診など）には、看護師の介助（同席）が望ましい。
　③言葉づかいと態度に注意する。丁寧でわかりやすい表現を用い説明する。高齢者には敬語を使うのはもちろんのこと、若年者には医師に話しかけやすいように会話する。患者に応対する時は、相手の目をみて話す（アイコンタクト）ことが大切である。
　④服装、身だしなみには日頃から注意し、爪や髭はのばさず清潔にしておく。化粧、マニュキアなどにも注意する。

2 医師の診療義務
　①医師法第 19 条には「診療に従事する医師は診察治療の求めがあった場合は、正当な理由がなければこれを拒んではならない」と、医師の応召義務が定められている。例えば「数日前から症状があるのに、時間外に受診するとは何事だ」、「泥酔患者や浮浪者は診ない」、「何度も入院しているが、医療費を支払ってない患者は診察できない」などは、診療拒否の正当な理由にはならない。
　②特殊治療を要する患者で当該医療機関には十分な設備がない場合は、

その旨を説明し他施設へ紹介するか、あるいは直接高次施設へ転送受診してもらう。
3. 時間外受診者がすべて重症者ではないが、軽症患者として対応している時、手遅れになる例に遭遇することもあるので「この程度の症状で急患としてくるな」などの言葉は慎むべきであり、来院した患者には十分な診療で対応する。
4. 前医あるいは紹介医の診療内容については患者（同伴者）の前で批判（非難）しない。同様に他の医療スタッフの批判（非難）をしない。もちろん"誤り"に対する適切な指導、忠告はその限りではない。
5. 電話での対応（救急車、紹介医、患者、ほか）は、病院として評価されるし、責任を問われることを銘記すべきである。
6. 外来対応で可能と判断した場合でも、症状が改善しなければ、必ず再来を受診してもらう（予約をとる）か、各専門外来へ依頼する（診察依頼を書く）。カルテにもその旨を記載する。あるいは、診察結果で再来受診は不要と判断しても「何か異常がありましたら必ずご連絡下さい」と、一言付け加えておく。
7. 研修医は、診断、治療に関しては必ず上級医（指導医）に相談する。あるいは相談のうえ各専門部門に依頼する。
8. 救急外来でトラブルを起こしやすい例があることに注意する。例えば、軽症で頻回に受診する患者、アルコール泥酔者、待ち時間が長く不満を洩らしている患者など。
9. 救急診療は医療過誤が、患者側からよく指摘されやすいところなので、病状の説明や言動に注意することはいうまでもないが、最後に「ご理解いただけましたか」と聞くことも大切である。自分では十分説明したつもりでも患者は苦痛のため、あるいは気が動転していてまったく理解できていないことがある。
10. 一年次研修医は単独で診断書を書かない。特に交通事故、外傷（喧嘩）の診断書には注意する。同様に死亡診断書も単独では書かない。

(外山久太郎)

1 救急患者の症状からの対応

1 発　熱

❶病歴聴取と身体所見の確認すべきポイント

[1] 病歴聴取

　いつからどの程度の発熱があるのかを問診する。熱型には、稽留熱・弛張熱・間欠熱・回帰熱・波状熱があるが、患者が温度板をつけているわけではないので、熱型から疾患を鑑別するのはしばしば困難である。次に発熱の原因を探るために随伴症状の病歴を聴取する。具体的には、頭痛、嘔気、嘔吐、悪寒、咽頭痛、咳、痰、息切れ、鼻汁、胸痛、腹痛、下痢、腰痛、排尿時痛、頻尿などである。基礎疾患、流行疾患、海外渡航歴なども考慮する。熱中症は暑熱環境での運動、悪性症候群では向精神薬の服用開始、増量の病歴がある。

[2] 身体所見

　まず意識障害の有無、血圧・脈拍・呼吸（SaO_2）などのバイタルサインを確認し、緊急処置が必要か否かを判断する。次に髄膜刺激症状（項部硬直、Kernig徴候）、咽頭所見（発赤、扁桃腫大、コプリック班など）、頸部リンパ節・甲状腺の腫大、心雑音、ラ音、腹部の圧痛、腰部の叩打痛、皮膚所見などの身体所見から局在診断をすすめる。

❷考えられる疾患

1. 頻度的には、急性上気道炎などの感染症が最も多い。感染症では呼吸器系と泌尿器系（腎盂炎：女性、前立腺炎：男性）が大半を占める。
2. 頻度は少ないが悪性腫瘍、血液疾患、膠原病、甲状腺疾患も考慮に入れる。

3. 発疹がまだ出ていない発症早期の麻疹、風疹に遭遇することあり。発疹が出ていれば薬疹との鑑別が必要。
4. 髄膜炎、脳炎、敗血症、感染性心内膜炎は絶対に見逃してはならない。
5. 流行性疾患、結核は見逃すと院内感染の問題が起きるので要注意。

❸必要な検査

疑われる疾患により下記の項目より検査を選択する。
・胸部X線写真、白血球数、白血球分画、CRP、生化学検査、検尿、尿沈渣、各種培養検査、腹部エコー、髄液検査。

❹入院の適応

1. 重症感染症
2. 高齢者の発熱：かぜによる高熱でも意識障害に陥ることもある。
3. 食事摂取不能
4. 38℃以上の発熱が数日以上

❺治療、処置

1. 脱水の補正
2. クーリング
3. 抗生物質（細菌感染症が疑われる場合）
   ※ニューキノロン系の抗生物質は解熱剤と併用すると高齢者の場合、

●ワンポイントアドバイス

特に重症感染症（髄膜炎、敗血症、心内膜炎など）や不明熱の場合には、抗生物質の投与前に培養検体を採取しておくことが重要である。

痙攣を誘発する場合があるので注意が必要。
4．解熱薬
 ・NSAIDs：アスピリン喘息には禁忌。投与前に十分な問診が必要。
 ・ボルタレン®：インフルエンザ脳症の予後を悪化させる（特に小児）。
 ・アスピリン：Rye syndrome との関連が指摘されている。

(吉村信行)

2 頭　痛

外来診療でみられる頭痛のほとんどが原発性頭痛（緊張型頭痛、片頭痛、群発頭痛など）であるのに対して、救急外来では危険な続発性頭痛の割合が増加し16%にも及ぶためその鑑別が重要となる。

◆危険な頭痛の病歴聴取と診察手技のポイント

[1] 頭痛の特徴

1. 原発性頭痛の特徴をよく知っておく（表1）。群発頭痛は少ない。時に、後頭部の瞬間的痛みが不規則に出現する後頭神経痛があることを銘記する。
2. 既存の頭痛が増強したのか、経験のない最初の激しい頭痛なのか？50歳以上で激しい頭痛が初発した場合には、続発性頭痛の可能性がある。
3. 突然の激しい頭痛の場合には、くも膜下出血（SAH）を疑う。
4. 発熱と頭痛が相前後して急性発症した場合は、髄膜炎を考える。
5. 頭痛が進行性に増悪する場合は頭蓋内圧亢進を、体位変換により悪化したり嘔気・嘔吐を伴う場合には脳腫瘍を疑う。

表1. 原発性頭痛の代表的症状

頭痛のタイプ	緊張型頭痛	片頭痛	群発頭痛
症状	締めつけられられるような痛み	ズキンズキンする、拍動性	目がえぐられるような激しい痛み
部位	後頭部を中心に両側性	ほとんど片側性	一側性眼窩
頻度	ほぼ毎日	年数回～月数回	数年である一定期間毎日痛みが持続
随伴症状	肩凝り、項部痛、動作時めまい感	閃輝性暗点、嘔気・嘔吐、光・音過敏	結膜充血、流涙、鼻汁

[2] 随伴症状

1. 複視、羞明、項部硬直、発熱、発疹、意識障害などが頭痛とともに出現した場合は、頭蓋内病変を疑う。
2. 一方、原発性頭痛の随伴症状としては、片頭痛における閃輝性暗点や光・音過敏があり、嘔気・嘔吐を伴う。群発頭痛は眼痛側に流涙や鼻閉が生じる（表1）。

[3] 診　察

1. 髄膜炎やSAHが疑われる場合、髄膜刺激症状（項部硬直、Kernig徴候）を調べる。しかし、発熱と頭痛を主訴とするウイルス性髄膜炎では髄膜刺激症状が明らかでないこともあり、確認のためには腰椎穿刺が必要になる。
2. 意識レベルの低下や神経学的異常の有無を記載する。眼底検査は必須であり、乳頭浮腫の有無を記載する（但し、乳頭浮腫がなくても頭蓋内圧亢進や脳腫瘍を否定できるものではない）。
3. 高齢者の側頭部痛では側頭動脈炎の可能性を念頭において、側頭動脈の炎症や疼痛の有無を確認する。
4. 眼窩に限局した頭痛で視力障害などが生じている場合は、緑内障などを考え眼科に依頼する。前頭部痛や顔面痛があり、上気道感染に引き続く場合は急性副鼻腔炎の可能性も考え耳鼻科にコンサルトする。

◆考えられる疾患

　危険な、あるいは併診を要する続発性頭痛をきたす疾患には以下のものがある。
1. くも膜下出血（SAH）
2. 髄膜炎
3. ヘルペス脳炎

4. 脳卒中
5. 頭蓋内圧亢進をきたす疾患
    ①脳腫瘍
    ②硬膜下血腫
    ③脳膿瘍
    ④水頭症
    ⑤良性頭蓋内圧亢進症
6. 側頭動脈炎
7. 急性副鼻腔炎

❸必要な検査

1. SAH を疑った場合、CT スキャンを施行する。発症後 48 時間以内の検出率は 90％で、わかりづらい場合は脳外科医に相談する。SAH を強く疑い、かつ CT スキャンが陰性であった場合、腰椎穿刺で出血やキサントクロミーを確認する。
2. 細菌性髄膜炎は一刻を争う救急疾患である。炎症反応をチェックするとともに、頭蓋内圧亢進がない場合は直ちに腰椎穿刺を行う。頭蓋内圧亢進が疑われる場合は、血液培養施行後に腰椎穿刺を行うことなく抗生剤治療に突入する（下記）。
3. 頭痛、発熱、意識障害、痙攣発作からヘルペス脳炎を疑った場合、腰椎穿刺、CT スキャン、脳波を施行し、速やかにゾビラックス® を投与する。

❹治療・処置

1. 緊張型頭痛では筋弛緩薬（ミオナール® 3 錠/日分 3）や安定剤（メイラックス® 1 錠/日就寝前）を投与し、頓服として鎮痛剤を投与する。
2. 片頭痛発作に対してはトリプタン系薬剤（イミグラン® ）を投与し、予防上はミグシス® 2 錠/日分 2 を投与する。

3. 群発頭痛にもイミグラン® は有効であるが、強度の際は酸素 7 l/分を 10 分間吸入させる。その後の予防には、ミグシス® 2 錠/日分 2、インデラル® （10）6 錠/日分 3 などを併用する。
4. 高度の後頭神経痛では神経ブロックを行うか、テグレトール® （100 mg 分 1（夕）からゆっくり 400 mg 分 2（朝、夕））を漸増投与することがある。
5. SAH の場合は至急脳外科医にコンサルトする。
6. 細菌性髄膜炎は躊躇することなく大量の抗生剤投与を開始する（例：ビクシリン® 12 g/日、4～6 回投与/日＋ロセフィン® 4～6 g/日、2～3 回投与/日）。
7. ヘルペス脳炎が疑われる場合、ゾビラックス® 10 mg/kg 点滴静注×3 回/日を開始する。

専門医（専門科）へのコンサルトの時期

　脳卒中を含め、これらの疾患では早期に脳外科医、神経内科医にコンサルトすることが肝要である。

（小宮山　純）

3 めまい

末梢性（内耳性）めまいが多いが、椎骨脳底動脈系の梗塞や出血もあり、積極的な鑑別診断を行う。

◆病歴聴取のポイント

1. 三半規管や前庭神経障害による末梢性めまい、脳幹・小脳障害による中枢性めまい、それ以外のめまい感を問診と眼振所見から鑑別する。蝸牛症状（耳鳴り、難聴）やほかの神経症状の有無を調べる。
2. 周囲が回転したり流れていく真性めまい（vertigo）か自らがフラフラするめまい感（dizziness）かを聴取する。次いで、真性めまいの場合、発症パターンが、①頭位めまい、②急性発症の持続性めまい、③反復性めまい、のいずれかを確認する（表1）。
3. どのめまいも体動で悪化するが、頭位めまいでは特定の位置に頭を動かす（起床・臥床、寝返り、上を見上げた時など）と十数秒〜数十秒めまいが生じることを特徴とし、良性発作性頭位めまい症（BPV）が大部分を占める。ほとんどが後半規管型か水平規管型であるが、救急受診するのはほぼ水平規管型であり、臥位で頭部を傾けただけでも高度のめまいと嘔気を生じる。
4. 急性発症の持続性自発性めまいには、前庭神経炎、後頭蓋窩血管障害があり、眼振所見が最も重要な鑑別点となる［**第2章 A-9「前庭神経炎」表1（157頁）**を参照］。下部小脳梗塞では、四肢小脳症状は検出されず鑑別上役立たない（歩行は失調性となるが、救急受診時には施行しにくい）。水平半規管型 BPV が、一見類似の病状を呈する。
5. 反復性めまいとしては、蝸牛症状を伴うメニエール病が有名であるが頻度は少ない。持続は平均2時間。椎骨脳底動脈循環不全がめまいのみを反復することは少ないが、持続は数分と短く、血行力学的な問題から起床時にみられることも多い。

1-3. めまい

表 1. 発症パターン別疾患分類

頭位めまい	良性発作性頭位めまい症 　・水平半規管型 　・後半規管型 中枢性頭位めまい
急性発症の持続性自発性めまい	前庭神経炎 小脳梗塞・出血 ワーレンベルグ症候群
反復性めまい発作	メニエール病 良性反復性めまい 　・前庭型メニエール病 　・片頭痛 外リンパ瘻 椎骨脳底動脈循環不全
めまい感	緊張型頭痛 前失神 　・パニック障害 　・起立性低血圧 多系統感覚障害

6. めまい感として救急受診する代表は、パニック障害であり、息切れ、動悸、四肢冷感・ふるえなどとともにクラクラして動けなくなる。

❷考えられる疾患

頻度の高い疾患を発症パターン別に掲げる（表 1）。

❸必要な診察手技と検査

1. まず裸眼で自発眼振の有無を観察し、ある場合それが眼振急速相を注視させた時に増強するかをみる（注視眼振）。滑動性眼球運動が sac-

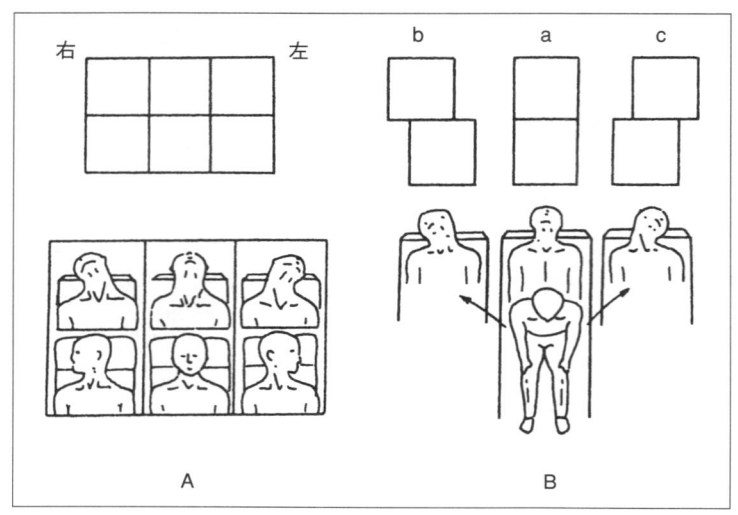

図 1. 頭位眼振（A）・頭位変換眼振（B）検査の実際
座位から左右懸垂頭位への変換操作（B の b、c）は Dix-Hallpike 法と呼ばれ、後半規管型 BPV の診断に必須である。

cadic な場合は、脳幹・小脳病変を意味する。

2. 次いでフレンツェル眼鏡を装着させ非注視下で眼振が顕著となれば、通常末梢性めまいで眼振緩徐相側が病変側と判断される（病変側に急速相を有するメニエール病急性期を除く）。フレンツェル眼鏡下で初めて眼振が明らかになることも稀でなく必須の検査となる。非注視下にすると共同偏視が確認されることがあり、この場合、小脳出血による脳幹圧迫症候であることが多い。
3. めまい急患患者の多くはストレッチャー上でじっと身動きしないでいるが、診断上必要な検査であることを説明したあとに頭位眼振検査を行う（図1-A 下段）。
4. 最も重要なのは、左右下頭位で眼振の変化・出現を確認することであり、方向交代性下向性眼振であれば、水平半規管型 BPV（カナル結石

症)とほぼ確定される。逆に方向交代性上向性眼振となれば、2つの可能性（水平半規管型 BPV（クプラ結石症）か下部小脳梗塞）が残る。注視眼振が両側性であり、さらに方向交代性上向性眼振がみられれば下部小脳梗塞と診断される。
5. 後半規管型 BPV では頭位変換眼振検査(Dix-Hallpike 法、図 1-B の b、c）で診断する。
6. 頭部 CT スキャンは発症早期の小脳梗塞を検出できないが、小脳出血を鑑別するうえで有用である。

❹治療・処置

1. めまい・嘔気が強い例では診察と併行して、前庭抑制薬と制吐薬を投与する。実際には生食水 100 ml＋アタラックス P® 50 mg＋プリンペラン® 1 A を 30 分から 1 時間かけて投与する（高齢者では鎮静効果が強く効き過ぎるためアタラックス P® を 1/2 A とする）。メイロン® の有効性に関するエビデンスはないので、当科では使用しないし困ることもない。
2. かかる対症療法と維持輸液で頻度の高い前庭神経炎では通常翌日にめまいは残るものの嘔気は消失して、食事摂取が可能となる。メニエール病でも発作は 30 分から 24 時間であり、めまい発作自体は対症療法でいく。過去にはピレチア® 併用が有用であったが、現在、注射製薬は販売中止になっている。
3. 水平半規管型 BPV では病変側を決定したら、対症療法とともに健側下の側臥位を維持すると 60％は翌日には無症状になっている（**第 2 章 A-10「良性発作性頭位めまい症」159 頁を参照**）。
4. 下部小脳梗塞の場合には抗血小板剤（キサンボン®）投与を行い、経口摂取が可能になったらバイアスピリン® やパナルジン® に切り替える。稀に広範囲小脳梗塞では脳浮腫により脳幹圧迫症状の出ることがあり、脳圧降下薬を併用する。

5. 小脳出血は受診時に問題がなくても、時に脳室穿破による水頭症や出血増大による脳幹圧迫症状が起こることがあり、意識レベルのモニターが大切で脳外科医と相談する。

専門医（専門科）へのコンサルトの時期

ほとんどのめまい疾患は当直明けに専門医にコンサルトするので問題ないが、小脳出血はCTスキャンで確認したら、早急に脳外科に依頼する。

(小宮山　純)

4 意識障害

　意識障害は神経疾患、循環器疾患、代謝性疾患など、さまざまな疾患においてみられる。迅速かつ的確な診断と処置が生命予後、機能予後に重大な影響を及ぼす。

❶診療のポイント

[1] 救命処置を優先する

1．バイタルサインチェック
2．呼吸障害（呼吸停止、舌根沈下、チアノーゼなど）があれば直ちに気管内挿管を行うか nasal airway で気道を確保する。
3．心肺停止の場合は蘇生術を施行する。
4．点滴を開始する（ラクテック®、ハルトマン®、ヴィーン F® など）。
5．血液検査を行う（血糖値はデキスターで調べる）。
6．低血糖であれば直ちに 50%ブドウ糖液を 20 ml 静注する。
7．できれば動脈採血で血液ガスを調べる。

[2] 意識レベルチェックを GCS で行う（表1）

1．名前、年齢を聞く。
2．目を開けて下さい、手を握って下さい。
3．反応ない時は痛み刺激を加えて反応をみる。

[3] 神経学的検査を簡潔に行う

1．瞳孔、対光反射、眼球偏位の有無。
2．運動麻痺の有無。
3．バビンスキー反射
4．髄膜刺激症状の有無（項部強直、Kernig 徴候）。

表 1. Glasgow Coma Scale (GCS)

大分類	小分類	スコア
A. 開眼 (eye opening)	自発的に (spontaneous) 言葉により (to speech) 痛み刺激により (to pain) 開眼しない (nil)	E 4 3 2 1
B. 言葉による最良の応答 (best verbal response)	見当識あり (orientated) 錯乱状態 (confused conversation) 不適当な言葉 (inappropriate words) 理解できない声 (incomprehensible sounds) 発声がみられない (nil)	V 5 4 3 2 1
C. 運動による最良の応答 (best motor response)	命令に従う (obeys) 痛み刺激部位に手足をもってくる (localizes) 四肢を屈曲する (flexes) 　┌ 逃避 (withdraws) 　└ 異常屈曲 (abnormal flexion) 四肢伸展 (extends) まったく動かさない (nil)	M 6 5 4 3 2 1

[4] 病歴聴取を行う。家族、友人、救急隊など

・特に既往歴をよく聞くこと：糖尿病、頭部外傷、脳卒中、心臓疾患、高血圧、痙攣の有無。
・発症時の状況を聞く：頭痛、嘔気があったか。顔色はどうだったか、嘔吐していたか、痙攣の有無など。

❷検　査

1. 心電図（12誘導）
2. 胸腹部 X 線写真、外傷が疑われる時は頭部 X 線写真。
3. 頭部 CT スキャン

1-4. 意識障害

❸ 鑑別診断と応急処置

❶ 代謝性昏睡
- 低血糖：意識障害の原因で最も多い、糖尿病の既往、経口糖尿病薬の服用、低体温、発汗。
  血糖値 60 mg 以下。
  治療：50％ブドウ糖液静注後、5％ブドウ糖液点滴静注。
- 糖尿病性昏睡：糖尿病の既往、血糖値 400 mg/dl 以上、Kussmaul 呼吸・アセトン臭。
  治療：インスリン（ヒューマリン R® 10 U IV）
  専門医にコンサルテーション
- 肝性昏睡：黄疸、肝性口臭、肝腫大、腹水、羽ばたき振戦、アンモニア高値。
  治療：アミノレバン® DIV　アルギメート® DIV
  ラクツロース注腸
- 肺性脳症：呼吸器疾患の既往、PaO_2 低下、$PaCO_2$ 上昇。
  治療：酸素吸入
- 尿毒症性脳症：腎疾患の既往、BUN、Cr の上昇。
  治療：専門医に相談。

❷ 脳卒中
- 突然の意識障害、運動麻痺、失語、痙攣など。
- CT スキャンで診断する。
- 治療はそれぞれの項目参照。

❸ 脳炎、髄膜炎
- 発熱、頭痛、痙攣発作、項部硬直、ケルニッヒ徴候。
- CT 検査、ルンバール検査。
- ヘルペス脳炎を疑ったら直ちにゾビラックス® を投与する。

❹ てんかん
- 痙攣発作の有無を聞く、痙攣を伴わないてんかん発作のあることに留意。
- 発作後の意識障害や運動麻痺がありうる。
- 重積発作時はジアゼパム（セルシン®、ホリゾン®）10 mg 静注する。
- 頭部 CT 検査を行う。
- 診断の確定には脳波検査が必須である。

❺ 薬物中毒
- 精神安定剤、睡眠導入剤：瞳孔縮小、呼吸数の減少。
  ※必要ならアネキセート® の静注を行う
- アルコール中毒。
- 診断と治療の詳細は他の項目参照。

❻ ショックおよび低血圧
- 頭部外傷
- 精神疾患
  ※それぞれの項目参照。

専門医（専門科）へのコンサルトの時期

脳卒中・心疾患が強く現われる時、けいれん重積状態、GCS で 10 以下、JCS で 30 以上の意識障害が 30 分以上続く時、その後、意識障害の原因がわかったら早急に脳外科にコンサルトすることが望まれる。

(篠永正道)

5 失神

　脳血流低下に伴う一過性意識消失発作を指す。救急外来の3%を占め、多くは良性の血管迷走神経性失神である。一方、器質的心疾患を有する失神は予後不良で、年間死亡率が20～30%に達する。高齢者では血圧の変動が脳血流に影響しやすいため失神を生じやすい。

❶病歴聴取と診察手技のポイント

1. 症状が一過性ないし間欠的で原因疾患（表1）数が多く、検査の根拠・基準が明確でないことから診断は通常困難である。原因不明のことも稀でない。しかし、病歴、診察、心電図が初期診療上重要となる。
2. 現病歴聴取は、発作時の状況（姿勢、状況、労作性）、動悸、家族歴（QT延長症候群、右脚ブロック＋Ｖ１のST上昇を示すBrugada症候群、肥厚性心筋症）、心疾患既往、服薬状況（降圧薬、抗うつ薬など）が要点になる。
3. てんかんとの鑑別は重要であるが、脳血流低下によるけいれん発作（数秒に及ぶ体幹硬直と四肢のけいれん）が失神に伴うことがあることを銘記する（第1章-6「痙攣・不随意運動」表1、23頁を参照）。
4. 診察は、起立時の血圧や脈拍変化、心血管と神経学的所見が焦点になる。循環器所見上、閉塞性の原因として大動脈弁狭窄、肥大型心筋症やうっ血性心不全を確認する。
5. ハイリスク（表2）の場合は入院ないし循環器内科、神経内科にコンサルトする。

❷考えられる疾患

代表的疾患を表1に示す。

表 1. 失神の成因

成因	特徴	重症度	頻度（%）
反射性			
血管迷走神経性		良性	18 (8〜37)
状況性	咳、排尿、嚥下、排便、運動		5 (1〜8)
頸動脈洞症候群	頸部圧迫・頭部回旋		1 (0〜4)
起立性低血圧	立位時	良性	8 (4〜10)
服薬			
起立性	降圧薬、抗うつ薬	良性	
不整脈性	QT延長症候群	重症	
精神科的（パニック障害）[a]		良性	2 (1〜7)
神経内科的	けいれん	中等症	10 (3〜32)
片頭痛（脳底動脈）[b]	頭痛、神経症状		
椎骨脳底動脈循環不全[b]	めまい、複視、しびれ、麻痺		
鎖骨下動脈盗血			
心肺疾患	胸痛、労作性失神、呼吸困難	重症	4 (1〜8)
閉塞性（大動脈弁・僧帽弁狭窄、肥大性心筋症、粘液腫）			
虚血性（心筋梗塞）			
肺（塞栓症、高血圧）			
不整脈	突然の失神、外傷	中等症・重症	14 (4〜38)
徐脈性（心ブロック、sick sinus syndrome、ペースメーカーの故障）			
頻脈性（心房細動、上室性頻脈）	動悸		
不明	検査上異常なし	軽症・中等症	34 (13〜41)

[a] 最近の研究では精神的なものの頻度が多くなっている。
[b] 片頭痛や椎骨脳底動脈循環不全は失神の成因としては極めて稀で、神経疾患の頻度が高いのは痙攣を含むため。

(Heaven, et al：Syncope. Crit Care Med 28 (Suppl)：116-120, 2000 より改変)

表 2. 入院の適応となる失神

絶対的な適応
- 既知の心血管系疾患（冠動脈疾患、心不全、不整脈）
- 失神に胸痛を伴う場合
- 新たに検出された心血管系あるいは神経系の異常所見
- 異常心電図（虚血性変化、頻脈、徐脈、QT延長、Bruguda症候群、伝導ブロック、WPW症候群）
- 肺塞栓症の疑い

入院となり得る可能性のある場合
- 外傷や頻脈を伴ったり労作時にみられた失神
- 頻回の発作
- 冠動脈疾患や不整脈の疑い
- 塩分・水分負荷に反応しない起立性低血圧
- 60歳以上の高齢者

（Hays OW：Evaluation of syncope in the emergency department. Emerg Med Clin North Am 16：601-606, 1998 より引用）

◆必要な検査

1. 心電図：失神の原因となる異常を検出できる頻度は約5%と少ないが、容易に施行でき頻脈、徐脈、急性心筋虚血などの重篤な原因を検出するうえで有用な検査法である。
2. 神経学的検査：脳波や画像診断は、一部（神経学的異常所見やけいれん発作の既往がある場合）を除いて役立つことは少ない。

救急対応レベルではないが、失神の原因を検出する検査としては以下のものが行われている。

3. 心エコー・運動負荷試験：心エコーは器質的心疾患、不整脈、心電図異常がある場合に重要な検査手段となる。運動負荷試験は、虚血性心疾患が疑われたり、心エコーで閉塞性心疾患や肥大性心疾患が除外された労作性失神の際に施行する。

4. ホルター心電図：器質性心疾患や心電図異常がある不整脈に由来する失神や原因不明の失神が適応になる。
5. テーブル傾斜試験・頸動脈洞マッサージ：テーブル傾斜試験（受動的に60～80°起立位として、心拍と血圧を経時的に30～60分観察し、失神を誘発する試験）は反復性失神で器質性心疾患がない場合に考慮する。頸動脈洞マッサージは高齢者で脳血管障害や頸動脈雑音がない場合に施行される。

❹治療・処置

表2に掲げたリスクがある場合には入院し、循環器科や神経内科に対応を依頼する。以下に、代表的疾患の対処方法の概要を示す。
1. 反射性失神・起立性低血圧：ほとんどの患者は、診断に関する説明、規則的日常生活の指導、簡単な対処方法（塩分摂取、水分補給）、引き金となる要因の回避で対応可能となる。血管拡張や脱水を引き起こす薬物を変更ないし中止する。循環血漿量を増やす薬剤（フロリネフ® 0.02～0.1 mg/日分2、メトリジン® 4 mg/日 分2）は起立性低血圧のみならず血管迷走神経反射にも有用である。
2. 不整脈：房室ブロックや洞調律異常に失神を伴う場合などでは、ペースメーカーの装着をはじめとした対応を循環器科に依頼する。
3. 器質性心疾患：虚血性心筋障害や陳旧性心筋梗塞患者において電気生理学的検査で心室性頻脈が誘発される場合は突然死の可能性が大となるため、循環器内科における植え込み型除細動器（ICD）の適応となる。

専門医（専門科）へのコンサルトの時期

予後不良な失神の多くは器質的心疾患例であり、前項の表2の状況がみられ神経学的異常がはっきりしない場合は循環器内科に早急に依頼する。

（小宮山　純）

6 痙攣・不随意運動

痙攣は年代で病型が異なる。急患対応では思春期・成人の全般性強直間代性発作があり、高齢者では部分発作とその全般化があり脳卒中が背景にあることが多い。不随意運動で救急受診する場合は稀であるが、代謝性脳症に伴うミオクローヌスや薬物（向精神薬、プリンペラン®）による急性ジストニー反応がある。

❶病歴聴取と診察手技のポイント

1. 痙攣重積で診察中に確認される場合を除き、現症上異常のないてんかんの診断は一般に困難で、観察者がいれば病歴を確認する。失神との鑑別を行う（**表1**）。失神に伴った痙攣が数秒程度であるのに対して、てんかんでは10～20秒の強直性痙攣に引き続き、30秒ほどの間代期が引き続く。
2. 痙攣後の症状（混乱・傾眠、頭痛、一過性のTodd麻痺）があれば、てんかんの診断に役立つ（**表1**）。

表1．てんかんと失神の鑑別

特徴	てんかん	失神
顔面蒼白・発汗	少ない	あり
体位	いずれの体位でも	通常立位
発症	前兆がある	緩徐
外傷	少ない	稀
けいれん	多い	少ない
失禁	多い	稀
回復	通常ゆっくり	急速
発作後昏迷	多い	稀
誘発要因	稀	食事制限、混雑した部屋、不快な経験
頻度	頻回のことあり	稀

(Herkes GK et al：Epilepsy. MJA 174：534-539, 2001 より改変)

3. 内頸動脈閉塞症に伴う limb shaking は単純部分運動発作に似ている。
4. ヒステリー性転換反応としての痙攣は成人期てんかんの 20〜30％にみられるが、その確定は専門的なビデオ・脳波同時記録が必要になる。
5. 不随意運動で救急外来を受診する患者は極めて稀であり、実際に体験するのは代謝性脳症によるミオクローヌスや急性ジストニー反応（頸部、体幹、四肢近位部の捻転・筋硬直）ぐらいである。ミオクローヌスは四肢の不規則なピクッとした動きである。急性ジストニー反応は小児へのプリンペラン®使用時や精神科疾患患者で向精神薬を投与された初期に観察される。

◆考えられる疾患

表2に思春期・成人例にみられる主なてんかんのタイプと抗てんかん薬を掲げた。一方、高齢者では続発性部分痙攣（全般化を伴う場合と伴わない場合）がほとんどであり、その原因究明が重要となるため、原因疾患を表3に示した。

表2. てんかんのタイプと抗てんかん薬の効果

薬物	部分	続発全般化	間代性強直性	欠神	ミオクロニー
デグレトール	＋	＋	＋	－	－
ザロンチン	○	○	○	＋	○
フェノバール	＋	＋	＋	○	？＋
アレビアチン	＋	＋	＋	－	－
マイソリン	＋	＋	＋	○	？
デパケン	＋	＋	＋	＋	＋

＋＝有効、？＋＝おそらく有効、○＝無効、－＝てんかん増悪、？＝不明
(Brodie MJ, et al: Management of epilepsy in adolescents and adults. Lancet 356: 323-329, 2000)

表 3. 高齢発症てんかん発作の主な要因

	頻度 (%)		頻度 (%)
急性発症		**晩期発症**	
急性脳梗塞	3〜43	陳旧性脳梗塞	3〜9
頭部外傷	17	頭部外傷	2〜21
くも膜下出血	8〜24	脳萎縮	5〜13
脳出血	8	脳腫瘍	8〜45
硬膜下血腫	1	脳血管障害	49
代謝性障害	6〜21	非血管性痴呆	9〜17
アルコール離脱・薬物関連	10		

(Stephen LJ, et al：Epilepsy in elderly people. Lancet 555：1441-1446, 2000)

❸必要な検査

1. 頭部 CT スキャンは救急で出血、脳浮腫、占拠性病変の有無を調べるために行う。一般には MRI がくも膜出血を除き有効な検索手段となる。
2. 通常の脳波による発作波の検出率は多くて 50%であり、殊に高齢者では特異性と感度の点で MRI に劣っている。

❹治療・処置

1. 痙攣は多くの場合短時間で一過性であることから、緊急処置を必要とすることは少ない。強直性ないし間代性痙攣の持続する重積状態でも、高度の低酸素血症やアシドーシスがない限り、秒・分単位の治療は要しない。
2. 重積時頭部を下げ顔を横向きにして誤嚥を防ぐ。気道を確保し（時に気管内挿管を要する）、酸素を投与する。
3. さらに、血管確保時に採血を行う。続いてビタミン B_1（チアミン）100 mg をウェルニッケ脳症がブドウ糖投与で悪化する可能性を念頭におき静注しておく。血糖が正常であることがわかっていない場合は、ブ

ドウ糖 25〜50 mg を急速静注する。低 Na 血症は通常の抗てんかん薬に抵抗するため、検査上明らかな場合は高張食塩水（3％）をゆっくり点滴静注する。低 Ca 血症によるてんかんに対しては、カルチコール® 1〜2 A を 5〜10 分かけて静注する。

4. アレビアチン® 静注を行う（心伝導障害のある患者を除いて）。50 mg/分以上ゆっくりと時間をかけて 2 A（500 mg）を投与する。生食水 100 ml に溶解して 30 分以上かけて投与すれば、心臓に対する負担を心配する必要はない。翌日からは維持療法として、（生食水 100 ml ＋アレビアチン® 125 mg を 1 時間で点滴静注）×2 回/日を行い、経口が可能になるまで継続する。

5. ホリゾン® 静注は一過性であり、呼吸抑制や低血圧があることもあり慎重に投与する。通常単独ではなく、アレビアチン® と併用されて用いられる。

6. ミオクローヌスはランドセン®（0.5）をゆっくり増量し、3〜6 錠/日分 3 で改善する。しかし、背景疾患の治療が可能な場合は行う。

7. 急性ジストニー発作は原因薬を中止して、抗コリン剤アキネトン® 1 A 筋注やホリゾン® 静注で軽快する。以後、経口薬を 2 日間続けて服用する。

専門医（専門科）へのコンサルトの時期

痙攣重積状態の場合は早急に神経内科や脳外科にコンサルトするが、それ以外の場合も可能な限り専門医の診断を早期に仰ぐ方が望ましい。

（小宮山　純）

7 ショック

急性の全身性末梢循環不全をショック（または循環虚脱）という。末梢重要臓器が、必要とする血液によって灌流されていない状態である。多くの場合、血圧低下と尿量の減少を伴う。酸素供給の減少のため、臓器・組織・細胞の機能障害が発生する。

◆分　類

血行動態の特徴から、①循環血液量減少性ショック、②心原性ショック、③血管運動性ショック、の3つに分ける。

表1に各ショックの血行動態からの分類と原因となる疾患を、表2に血行動態の鑑別を示す。

表1．ショックの主な原因疾患

循環血液量減少性ショック 　出血 　血管透過性亢進	出血性ショック（外傷性出血、消化管・腹腔内出血など） 熱傷、急性膵炎、汎発性腹膜炎
心原性ショック 　心筋障害 　機械的障害	急性心筋梗塞、心筋炎、心筋症、弁膜症、心筋挫傷 心タンポナーデ、緊張性気胸、収縮性心膜炎、乳頭筋断裂、左室自由壁破裂
血管運動性ショック 　SIRS、敗血症 　神経原性ショック 　アナフィラキシー	敗血症性ショック (hyperdynamic、hypodynamic) 脊髄損傷、血管迷走神経反射 アナフィラキシーショック

（金井尚之，ほか：ショック．救急医学25 (4)：2001 より引用）

表 2. 血行動態からみたショックの鑑別診断

	心拍出量	全身血管抵抗	肺動脈楔入圧	中心静脈圧
循環血液量減少性ショック	↓	↑	↓	↓
心原性ショック				
心筋梗塞：左室梗塞	↓	↑	左室↑	正常〜↑
右室梗塞	↓	↑	右室正常〜↓	
心タンポナーデ	↓	↑	↑	↑
血管運動性ショック				
敗血症性ショック 　hyperdynamic state	↑	↓	↑	↑
アナフィラキシーショック	↑〜↓	↓	正常〜↓	正常〜↓

(金井尚之, ほか：ショック. 救急医学 25 (4)：2001 より引用)

❷ 治　療

[1] 循環血液量減少性ショック

　治療の基本は、循環血液量の維持である。出血の場合は止血操作により血液の喪失を止め、輸液・輸血で対処する。まずは細胞外液製剤（乳酸リンゲルまたは酢酸リンゲル液）の急速輸液を行う。1,000 ml の輸液によっても改善がみられない場合は輸血を準備する。間に合わない場合は代用血漿（膠質輸液）を投与する。収縮期血圧 100 mmHg 以上、脈圧 30 mmHg 以上、心拍数 120 bpm 以下、尿量 1 ml/kg/h 以上を維持できるようにコントロールする。

　血管透過性亢進が原因の場合は、輸液療法が中心になる。

[2] 心原性ショック

　心拍出量の減少が病態の中心である。原因は、心筋自体の傷害（心筋梗塞など）、心臓および大血管の機械的圧迫（心タンポナーデ、緊張性気胸）である。原因疾患により治療法は異なる。後者の場合は圧迫の解除（心嚢

穿刺、胸腔ドレナージ）が不可欠である。前者で原因疾患に対する治療を行ってもバイタルが不安定な場合は循環補助（IABP、PCPS）も考慮する。

［3］血管運動性ショック

末梢血管の緊張低下、静脈系での血液のプーリング、それによる血圧の低下がこのショックの病態である。

❶ 敗血症性ショック

初期は高心拍出量を伴った hyperdynamic state が出現するが、重症化に伴い心拍出量が低下した hypodynamic state に移行する。治療は十分な輸液による循環血液量の維持、感受性のある抗生物質の投与、可能ならば外科的な感染巣のドレナージや切除である。

❷ アナフィラキシーショック

IgE と抗原との過剰な反応により血管作動性物質が放出され、血管緊張の低下、毛細血管の透過性の亢進が起こる。呼吸困難や血圧低下などの症状が発生する。治療はアドレナリン（エピネフリン）である。軽症例では 0.2～0.5 mg の皮下注、重症例では希釈液を 0.2 mg ずつ緩徐に静注する。

おわりに

以上、簡単にショックの分類、治療について述べた。最も重要なことは、根本原因の治療（例えば出血であれば止血、敗血症であれば感染制御）であることはいうまでもない。

専門医（専門科）へのコンサルトの時期

原因がわかっても治療が困難な場合は、躊躇なく専門医へ紹介する。

（清水　功）

8 呼吸困難

❶病歴聴取と身体所見の確認すべきポイント

　呼吸運動を健康時に自覚することはないが、呼吸運動の増加に対し不快感を伴うと呼吸困難になり、息切れ、呼吸をしにくい、という訴えになる。主観的なことが多いが、頻呼吸、過呼吸、と区別されなければならない。

　既往歴、症状の発症状況、進行経過は診断に役立つ。急性発症か慢性か、持続性か、再発性か、症状の寛解や増悪があるか、などを確認する。急性発症では、小児においては突然発症するものでは気道異物、数分から数時間の経過では急性上気道炎（喉頭炎、喉頭蓋炎、喉頭気管炎）、気管支喘息、などが考えられる。成人では多様な原因で起こるが、呼吸器疾患、循環器疾患にしばしば認められる。疾患部位別では、上下気道疾患、肺実質疾患、肺血管疾患、心臓疾患、神経・呼吸筋・胸郭疾患、心因性疾患、が挙げられ、いずれの場合も呼吸困難を生じうる。

　随伴する症状として、咳、膿性痰、血痰、咽頭痛、胸痛、などの有無を確認する。身体所見として、意識障害、チアノーゼ、呼吸音の異常、バイタルサインの異常、冷汗、浮腫、ばち指、頸静脈の怒張、姿位、SpO_2、をすぐに確認する。異常呼吸音が聴取される場合、rhonchus（低音性連続雑音）では気管支喘息、心臓喘息、気管支拡張症、喀痰貯留・気管支粘膜の浮腫による気道狭窄、wheeze（高音性連続雑音）では気管支喘息、心臓喘息、coarse crackle（粗い断続音、水泡音）では肺炎、重症の肺水腫、気管支拡張症、慢性気管支炎、fine crackle（細かい断続音、捻髪音）では間質性肺炎、軽症の肺炎、軽症の肺水腫、などを考える。

❷考えられる疾患

[1] 急　性

　気管支喘息、肺炎、慢性閉塞性肺疾患急性増悪、気胸、肺動脈血栓塞栓症、肺水腫、急性呼吸促迫症候群、胸水、心膜炎、間質性肺炎急性増悪、気道異物、気道外傷、気道熱傷、溺水、化学的刺激（有毒ガスの吸入など）、アナフィラキシーショック、喉頭蓋炎、小児では急性上気道炎、過換気症候群、その他。

[2] 慢性、進行性

　慢性閉塞性肺疾患、間質性肺炎、気管支喘息、気管支腫瘍・肺腫瘍、左心不全、胸水、睡眠時無呼吸症候群、慢性再発性肺動脈血栓塞栓症、高度な貧血、心因性、甲状腺機能亢進症、神経・筋疾患、その他。

　頻度としては当院では呼吸器疾患では気管支喘息、高齢者の肺炎、慢性閉塞性肺疾患の増悪、が多い。また、経験的だが過換気症候群（パニック障害に伴うもの）は高率に救急車で来院する。循環器疾患では左心不全が多く、頻度が少ないが肺動脈血栓塞栓症などが挙げられる。高齢者では呼吸困難の原因を呼吸器疾患にあるのか循環器疾患にあるのか、両者がどのように関与しているかはっきりさせることが難しいことがある。心臓喘息は左心不全および肺水腫による発作性の夜間呼吸困難であり、初診の喘息患者を診た時は必ず鑑別診断に挙げる。また、比較的稀な疾患（カリニ肺炎など）でも救急外来を初診となることがあり、注意深く診断を進めることが必要である。

❸必要な検査

経皮的酸素飽和度測定、バイタルサイン、動脈血液ガス分析、胸部 X 線、血液検査一式、胸部 CT、心電図、心臓超音波検査など。

❹治療・処置

SpO_2 が 95％以下であれば、低流量（0.5 l/min）から酸素投与を開始し、95％以上を維持するようにし、動脈血液ガス分析値により $PaCO_2$ の上昇がないか確認する。最低でも SpO_2 が 90％以上（または PaO_2 が 60 Torr）を維持するようにつとめる。心電図・呼吸モニター、自動血圧計、SpO_2 を連続して測定し、状態を把握する。経鼻カニューラで酸素投与量が足りない時は、フェイス・マスクで投与を行い、それでも、低酸素状態が改善しない（酸素投与下で PaO_2 <50 Torr）、頻呼吸（35 回以上/分）、重度の呼吸性アシドーシス、高炭酸ガス血症、意識障害、などがみられる場合は気管内挿管・人工呼吸を考慮し、ICU で呼吸管理、循環管理を行いながら、基礎疾患の治療を併せて行う必要がある。呼吸困難の程度はしばしば病状を反映する（重症の呼吸不全でも呼吸困難を訴えない患者に遭遇することもある）ため、早急に原因となっている疾患の診断を行う。それぞれの疾患に対する治療法については、各論に譲る。

重症例では初期治療が重要であり、診断を迅速に行い、外来の時点で直ちに治療を開始する。人工呼吸が必要な状態では素早い処置が必要なため、ほかの医師、看護師を集め、気管内挿管・人工呼吸、静脈路の確保（中心静脈の確保）、血圧（または動脈圧）のモニター（多くの場合は血圧の変動がみられる）、を迅速に行う。来院時に頻呼吸、頻脈、血圧上昇がみられても、人工呼吸開始直後より血圧低下がみられる場合も多く、循環動態が安定するまで昇圧剤、血漿増加剤、などを適宜投与する（**第 1 章-7「ショック」27 頁も参照すること**）。

過換気症候群を疑う場合でも初診であれば必ず「必要な検査」を行い、基礎的疾患の有無を調べる。特に中年以降の場合は、他の疾患（代謝性アシドーシス、肺血栓塞栓症、自然気胸、心筋梗塞、大動脈解離、その他）が存在することがある。

●ワンポイントアドバイス

まず呼吸困難の原因となっている疾患の診断をつけることが必要である。診断がつかない場合は上級医にコンサルテーションする。バイタルサインの異常が認められる場合、重症の場合では来院後の30分程度の間に診断、治療を行うように心がける。肺血栓塞栓症では胸部X線、単純CTで異常所見の指摘が難しく、他の診断が確定しない場合は必ず鑑別診断に挙げる。

（神　靖人）

9 喘 鳴

◆病歴聴取と身体所見の確認すべきポイント

[1] 病歴聴取

・いつから喘鳴の症状が起きたか
・喘鳴の出現時期(明け方、寒冷、運動後:気管支喘息　就寝時:心不全　食後:気道異物)
・随伴症状(咳、痰、血痰、発熱、鼻汁、呼吸困難、咽頭痛、喘鳴、胸痛など)
・基礎疾患(気管支喘息・COPD・気管支拡張症・肺結核・心疾患など)
・喫煙歴

[2] 身体所見

1. チアノーゼ、嗄声、口腔・咽頭所見、下腿浮腫、心音、胸の動き(左右差、頻呼吸、努力呼吸)。
2. 胸部の聴診
   ・stridor:上気道に狭窄がある場合に主に吸気時に聴取する喘鳴→上気道狭窄
   ・wheezing:下気道に狭窄がある場合に主に呼気時に聴取する喘鳴→気管支喘息など

●ワンポイントアドバイス

・聴診上、喘鳴がはっきりしない場合、強制呼気や頸部聴診が有効である。
・COPDや喘息の症状が重篤化するとかえって喘鳴が弱くなる(silent chest)ことがあるので要注意。

❷考えられる疾患

1. 上気道狭窄：急性喉頭蓋炎、クループ、扁桃周囲膿瘍、咽後膿瘍、反回神経麻痺、アナフィラキシーに伴う喉頭浮腫。
2. 気管・太い気管支の狭窄：気道異物、悪性腫瘍（甲状腺癌・食道癌・肺癌）、気管支結核、気道熱傷　気管内の肉芽組織、瘢痕などによる狭窄。
3. 気管支喘息、急性気管支炎、細気管支炎、COPDの急性増悪。
4. 心不全（心臓喘息）：聴診上 wheeze があり時に気管支喘息との鑑別が難しいことがある。特に肺うっ血像が著明ではないが心拡大がある場合、鑑別が難しい。

    ［気管支喘息との鑑別の要点］
    ①既往に高血圧・狭心症・心疾患あり
    ②胸部 X 線写真上、肺うっ血像、CTR の拡大あり
    ③可能ならば胸部 CT でうっ血像や少量胸水を確認
    ④心電図所見
    ⑤下腿浮腫
    ⑥以前の胸部 X 線写真との比較（重要）
    ⑦吸気時の coarse crackles

❸必要な検査

胸部 X 線写真、胸部 CT、心電図、白血球数、白血球分画、CRP、SpO_2 測定、動脈血液ガス分析。

●ワンポイントアドバイス

気管支喘息の再診患者では、カルテをよくみて、必ずしも検査を必要としない。

❹治療、処置

1. 各疾患の治療をする。
2. 緊急の気道確保：上気道閉塞が疑われ、窒息の危険がある時は、速やかに気道確保の準備を始めるとともに、上級医に連絡をする。喉頭展開、挿管（あるいは気管支鏡下挿管）が基本であるが、挿管が不能の時は、ためらわずに輪状軟骨下に 18 G の針を数本刺す。

●ワンポイントアドバイス

stridor を wheeze と間違え、上気道狭窄や気管狭窄の患者を気管支喘息として治療してしまうことがよくあるので要注意。

（吉村信行）

10 咳、痰

◆病歴聴取と身体所見の確認すべきポイント

[1] 病歴聴取

1. いつから咳が始まったか（急性咳、慢性咳）
2. 咳の出現時期
   - 明け方、寒冷、運動後：気管支喘息
   - 就寝時：心不全、副鼻腔炎
   - 起床時：気管支拡張症、慢性気管支炎
   - 食後：誤嚥性肺炎、気道異物
3. 痰を伴うか否か（乾性咳、湿性咳）
4. 痰の性状
   - 膿性痰：細菌感染
   - 淡紅色泡沫状痰：心不全
   - さび色痰：大葉性肺炎（肺炎双球菌）
   - 腐敗臭：嫌気性菌（肺化膿症など）
   - 粘稠痰：気管支喘息
   - 血痰：気管支拡張症（頻度が最も高い）、気管支炎、肺塞栓、結核、肺癌
5. 咳・痰以外の症状（発熱、鼻汁、呼吸困難、咽頭痛、喘鳴、胸痛など）
6. 基礎疾患（気管支喘息やCOPD・気管支拡張症・心疾患など）
7. 喫煙歴

[2] 身体所見

　チアノーゼ、口腔・咽頭所見、頸部リンパ節、胸部の聴診（ラ音の有無、呼気延長、呼吸音の左右差）、下腿浮腫。

❷考えられる疾患

急性上気道炎、咽喉頭炎、副鼻腔炎、気管支炎、肺炎、気管支喘息、慢性気管支炎、気管支拡張症、肺結核、腫瘍、気胸、胸膜炎、肺塞栓、間質性肺炎、肺水腫、気道異物。

①副鼻腔炎：慢性咳の原因として最多である。夜間、仰臥位で咳が出る。後咽頭壁に後鼻漏が確認できることもある。ウオーター撮影で上顎洞のくもりを認める。

②マイコプラズマ肺炎：若年者の肺炎で最も頻度が高い。咳が激しく、痰は少ない特徴がある。

③Cough variant asthma：咳だけの喘息。聴診上、乾性ラ音を聴取しないため診断が難しい。β_2刺激剤（吸入）が効果がある（治療的診断）。

④ACE 阻害剤：副作用で咳が出る。高血圧がある患者は内服薬をチェック。

❸必要な検査

胸部 X 線写真、白血球数、白血球分画、CRP、ECG、呼吸機能検査。

❹治療、処置

1. 各疾患の治療を行う。
2. 対症療法としては

●ワンポイントアドバイス

深吸気時に咳が出る場合
・気管支まで炎症が及んでいる時。
・胸膜炎、間質性肺炎。

1-10. 咳、痰

・痰を伴う場合
　　RP 1) ムコダイン® 6 T 3×
　　RP 2) ムコソルバン® 3 T 3×
　　RP 3) ビソルボン® 6 T 3×
　　RP 4) テオドール® 400 mg 2×
・咳が主で痰は少ない場合
　　RP 1) コルドリン® 6 T 3×
　　RP 2) メジコン® 6 T 3×
　　RP 3) ブロチン® 合 3×
　　RP 4) リン酸コデイン 60 mg 3×（＋酸化マグネシウム 2 g 3×）→
　　　　最も強力

痰が多い場合、痰の喀出を妨げないように鎮咳薬はあまり処方しない。しかし夜も寝れないほどひどい咳の場合は処方する。

（吉村信行）

11 動悸・不整脈

❶病歴聴取と身体所見の確認すべきポイント

バイタルサイン（血圧、脈拍）を第一に！
血圧が低い場合には、血管確保が必要になるとともに診断、治療を急ぐ必要がある。

[1] 病歴聴取

動悸（palpitation）は一般には脈拍の早いことを主観的に表現する言葉である。しかし、期外収縮もしくは期外収縮のあとの最初の心拍（post extrasystolic potentiation）を動悸と感じることもあり、不整脈を表現する症状としてもその内容は一様でない。

病歴としては、動悸はいつから起こったのか、急に自覚したのか、次第に起こったのか、突然停止するか、頻度はどのくらいかについて聴取する。随伴症状、例えば呼吸困難、胸痛、腹痛、体重減少、失神の有無などについて聞く。脈の不整を訴える場合には、脈が走るのか抜けるのか、規則正しいか乱れているかなど具体的にたずねる。患者が動悸、脈の不整を主訴としていても、実は随伴症状の方が重要な場合も多いので、医師自らの判断で速やかに鑑別を進める。

[2] 身体所見

バイタルサイン（脈拍、血圧、体温、酸素飽和度など）のほか、肺音、心音の聴取、眼瞼結膜で貧血の有無を、また浮腫の有無もチェックする。特に洞性頻拍、心房細動では甲状腺腫の有無を確認する必要もある。

❷考えられる疾患（一部重複あり）

1. 不整脈
2. 心不全
3. ショック（出血性、心原性）
4. 甲状腺機能亢進症

❸必要な検査

[1] 12誘導心電図

12誘導心電図は必須である。心電図上、不整脈や頻拍を記録できなくても、波形の異常から原因となる不整脈をつきとめる手がかりを得ることが可能である。例えばデルタ波、心房性期外収縮、心室性期外収縮、房室ブロック、QT時間の延長などがこれにあたる。

[2] モニター心電図

非常に有用である。来院時には症状が軽快している場合でも診察中に再発する場合もある。不整脈の発生から記録することができれば診断能も高い。

12誘導心電図、モニター心電図、いずれにしても短時間のHolter機能もしくはdelay記録機能を搭載した機種を救急外来に設置することが必要である。

●ワンポイントアドバイス

来院後、病状が急速に変化する場合もあり、上級医への連絡をためらわないことも大切である。

[3] 血液検査や胸部 X 線写真、心臓超音波検査

心電図に加えて上記検査も場合により必要となる。特に貧血を疑う場合には血液検査は必須である。また、基礎心疾患の存在を疑う場合には胸部 X 線写真もぜひ必要である。動悸を主訴とした患者に救急外来で心臓超音波検査を必要とすることは少ないが、特に心機能低下の疑われる場合に治療法選択のため施行することがある。鑑別に苦慮する場合、心臓超音波検査を施行した方がよいと判断するような時は専門医へ依頼すべきである。

❹治療・処置

疾患、病態によりかなり異なる、不整脈と診断された時の対応について以下に述べる。

[1] 基礎心疾患が存在する時、もしくはその存在が疑われる時

基本的には基礎心疾患そのものの治療を優先し、不整脈のみを治療することはしない。専門医への依頼は必須。

[2] 基礎心疾患の存在が疑われない時

不整脈の治療を行う。詳細は**第 2 章 B-16「不整脈・発作性心頻拍症」**(231頁)を参照。

専門医（専門科）へのコンサルトの時期
基礎心疾患の存在が疑われる時。

（井川昌幸）

12 胸　痛

　胸痛を主訴とする疾患では発症様式にいくつか特徴があるので、現病歴の把握が重要であり、その場で緊急の治療を要するものであるかの判断を下す必要がある。胸痛や心窩部の不快感の場合には心臓、心膜、肺、胸膜、大血管、肝、胆、膵の重篤な病態を見逃がしてはならない。

❶急性冠症候群（acute coronary syndrome）

　急性心筋梗塞や不安定狭心症では入院させ、早急に再灌流療法を行う。一方、非定型的な胸痛を訴える場合には臨床検査が入院を決める判断材料となる。臨床症状、心電図のST低下の有無に加え、白血球や逸脱酵素の上昇の有無をみることが必須である。

❷解離性大動脈瘤

　突然の発症形態と臨床症状から疑われる疾患である。移動する胸・腹部痛を訴える。胸部X線写真で疑い、造影CTにて診断することとなる。CT上、片側性の少量の胸水には要注意。

❸急性肺血栓塞栓症、肺梗塞

　生活習慣の変化に伴い近年増加している。急性の肺性心を示す心電図変化のほかに核医学的検査、造影CT、心エコーが有用である。
　まず本疾患を疑い、血液ガスを施行し低二酸化炭素血症にもかかわらず低酸素血症を示す所見を得ることが重要である。

❹心膜心筋炎

感冒様症状に引き続く胸部痛として出現する。心電図上ほぼ全誘導においてST上昇を認めることが特徴とされる。ウイルス性の心膜炎のことが多いが、糖尿病など易感染性の場合には細菌性の場合も存在する。

❺その他比較的遭遇しやすい胸痛の特徴

1. 大動脈弁疾患にて胸痛を訴える場合はかなりの重症であり、強いST低下を伴う心電図変化、貧血などの誘因により症状が増悪する。
2. 肥大型心筋症に伴う胸痛の原因は不明であるが、非特異的な症状としては比較的よく聞かれる。この場合も強い心電図変化があれば動脈硬

表 1. 胸痛の原因疾患

1. 心疾患	3. 呼吸器疾患
a) 心筋虚血に伴うと考えられる胸痛 　狭心症・心筋梗塞 　大動脈弁疾患 　僧帽弁逸脱症 　肥大型心筋症 　重症高血圧 　重症貧血 b) 心筋虚血以外 　急性心膜炎 　急性心筋炎	肺血栓塞栓症 　自然気胸
	4. 消化器疾患
	食道炎・食道癌 　消化性潰瘍 　胆石・胆嚢炎
	5. その他
	帯状疱疹 　筋肉痛 　肋間神経痛 　脊椎圧迫骨折 　心臓神経症
2. 大動脈疾患	
解離性大動脈瘤 　胸部動脈瘤	

化の合併を疑わねばならない。
3. 重症高血圧に伴う場合には、解離性大動脈瘤との鑑別も必要になる。
4. 自然気胸は体型と特有の症状が突然出現することから疑われることが多い。胸部 X 線写真は呼気と吸気で撮影すると判断しやすい。
5. 食道炎・食道癌では狭心症と間違われ、かえって見逃されることもある。食道の攣縮を胸痛の原因としている研究者もある。
6. 胆石・胆嚢炎ではサイトカインの影響か ST 上昇をきたすことが知られている。
7. 帯状疱疹では胸痛が持続し、しばらくしてブツブツと丘疹の出現をみる場合がある。
8. 筋肉痛と考えられる例として多いのは、比較的若い患者での成長痛であり、原因不明。時に肋軟骨の病変の場合もあるとされる。

胸痛の原因疾患を表1にまとめる。

●ワンポイントアドバイス

外来時にとった心電図を一部カルテに貼っておくと次回来院した時、心電図変化の有無が確認しやすい。

(梅澤滋男)

13 チアノーゼ

　チアノーゼとは、皮膚や粘膜が青紫色になる状態をいい、一般的に血液中に還元ヘモグロビン（酸素と結合していないヘモグロビン）が 5 g/dl 以上、もしくはメトヘモグロビンが 1.5 g/dl 以上になると出現する。口唇、指趾、爪床、頬部、耳朶など毛細血管の豊富な部位によくみられるが、重症では全身にみられる。チアノーゼは生体内での酸素運搬に必要な酸化ヘモグロビンが減少し、まず第一に低酸素血症による呼吸不全を考えるが先天性心疾患や多血症、赤血球機能以上、末梢循環不全などさまざまの原因がある。

　病因的には次の 2 つに大別される。

❶ 中枢性チアノーゼ

　①呼吸器疾患
　②先天性心疾患
　③ヘモグロビン異常症

❷ 末梢性チアノーゼ

　①うっ血性心不全
　②レイノー現象（寒冷曝露を含む）
　③動脈閉塞、静脈閉塞
　④精神的ストレス

　普段チアノーゼのない人が急に出現した場合、および普段からチアノーゼがある人が急性増悪した場合に緊急処置の対象になる。

❶ 病歴聴取と身体所見に関して聴取、確認すべきポイント

[1] 病歴

1．急性か慢性か
2．中枢性か末梢性か
3．呼吸器疾患の既往の有無（気管支喘息、COPD、結核後遺症など）。
4．心疾患の既往の有無（シャント性心疾患、弁膜症、心筋梗塞など）。
5．患部の疼痛、間欠性跛行の有無。
6．寒冷曝露、精神的ストレスの有無。
7．薬物（鎮痛薬など）の長期服用、化学物質（硫酸塩、アニリンなど）の曝露に有無…異常ヘモグロビン血症

[2] 身体的所見

1．バイタルサインのチェック
2．中枢性チアノーゼか末梢性チアノーゼか（チアノーゼの部位が全身か局所か）
3．心音、呼吸音の異常。
4．clubbed finger の有無。
5．squattung の有無…Fallot 四徴症

❷ 考えられる疾患

❶ 呼吸器疾患
 a．急性（肺炎、気管支喘息発作、気胸、肺梗塞、肺水腫など）
 b．慢性（肺気腫、陳旧性肺結核、肺線維症など）
❷ 心疾患（うっ血性心不全）

❸ 先天性心疾患

Fallot 四徴症、Eisenmenger 症候群、三尖弁閉鎖、Epstein 奇形。

❹ ヘモグロビン異常症

メトヘモグロビン血症、スルファヘモグロビン血症。

❺ その他

- バージャー病（脈拍が触知されない、皮膚の冷感、皮膚の斑点形成・潰瘍）
- 寒冷曝露（Raynaud 現象など）
- 精神的ストレス

❸必要な検査

1. 動脈血ガス分析：低酸素血症の有無。
2. 胸部 X 線写真：呼吸不全、心不全の有無。
3. 心電図：心疾患の有無。
4. 血算：慢性肺疾患や右－左シャントでは多血症がみられる。
5. 心エコー：うっ血性心不全、シャント性心疾患の有無

❹治療・処置

1. 低酸素状態
   - 症状が軽度なら酸素を鼻カヌラで 2～3 l/分より開始し、高 CO_2 血症に注意しながらさらに酸素を上げる。
   - 高度のチアノーゼの場合酸素をフェイスマスク 5 l/分以上で投与。

●ワンポイントアドバイス

CO_2 ナルコーシスを心配するあまり十分な酸素投与がなされない場合があるが、低酸素血症の方が高 CO_2 血症より予後が悪いので十分な酸素投与が優先される。

2. ショック、意識障害があれば100%の酸素投与を行いながら、気道確保し静脈路を確保する。必要なら気管内挿管をして人工呼吸を行う。挿管に自信がなければ、経験豊かな医師を呼び、看護師などスタッフもそろえる。
3. ショックがあればショックに対応する治療を行う。
4. 一次的な救急処置を行いながら原因疾患の検索を行う。
5. 原因疾患が判明すれば、それに対する治療を行う。
6. 原因不明の時または専門的な治療が必要な時には上級医、専門医を呼ぶ。
7. ごく軽症の場合を除いて入院管理が必要。
8. 動脈閉塞で急性のものは血管外科へコンサルト。

●ワンポイントアドバイス

救急外来では呼吸不全、心不全、ショックがほとんどである。

(山崎啓一)

14 腹　痛

　腹痛は腹部臓器疾患のみならず心・肺疾患、代謝性疾患、精神神経疾患に由来するものなど多岐にわたるが、腹痛を鑑別するにあたって腹痛の病態生理（内臓痛、体性痛、関連痛）を理解するのは重要である。

　内臓痛は管空臓器や実質臓器（肝、膵臓など）の拡張、伸展、炎症、虚血などの刺激が自律神経線維（主に交感神経線維）を介し脳へ伝達され、認識される痛みで鈍痛から疝痛まで程度はさまざまである。腹部中心線上に自覚され、対称性で限局しない。

　体性痛は、腹膜、腸間膜、横隔膜などが物理的、科学的刺激を受けた時に感じる痛みで、これらに分布する脳脊髄神経を介して伝達され、限局性で持続性の刺すような鋭い痛みである。

　関連痛は、内臓神経への刺激が脊髄後角において知覚神経を刺激し支配領域の皮膚節に感じられる痛みで、放散痛ともいわれ激しい内臓痛に伴うことが多い。

❶病歴聴取と身体所見の確認すべきポイント

　腹痛を主訴とする疾患は数多く、常習性便秘による軽症のものから急性腹症を含む外科的治療を要するものまでさまざまであるが、診療のポイントは重症度の判定と外科的疾患を見落とさないことである。

［1］年齢、性から考慮すべき疾患がある

・小児：腸重積症
・高齢者：ヘルニア嵌頓、悪性腫瘍
・女性：子宮外妊娠、卵巣嚢腫茎捻転
　閉鎖孔ヘルニアは痩せた高齢の経産婦に多い。

[2] 発症様式で重症疾患を見極める

　症状が突発している場合は、消化管穿孔、腸間膜血管閉塞、腎尿路結石、子宮外妊娠、卵巣嚢腫茎捻転、大動脈瘤破裂（解離性大動脈瘤）、腸閉塞（ヘルニア）などを考慮する。

[3] 痛みの性状から疾患を鑑別する

　疝痛は、管腔臓器に由来する内臓痛でイレウス、結石などを、持続的な痛みは化学的刺激による体性痛で炎症性疾患（腹膜炎・他）を疑う。
　　関連痛：右肩・右背部……胆石、背部……膵炎、下腹部・陰部……尿路
　　　　　結石

[4] 飲食物、服薬歴、既往歴との関連

1．空腹時に強く、飲食物摂取で軽減する：消化性潰瘍
2．脂肪食で悪化：膵炎、胆石
3．新鮮な刺身（魚）摂取後：消化管アニサキス症
4．大量飲酒：膵炎、急性胃粘膜病変
5．消炎鎮痛剤服用：消化性潰瘍（再発、再燃）、急性胃粘膜病変
6．上部内視鏡検査後：急性胃粘膜病変
7．バルビツレート系薬剤で悪化：ポルフィリン症
8．既往歴
　・開腹手術歴：イレウス
　・心房細動：腸間膜動脈血栓症
　・大腸憩室：憩室炎、穿孔性腹膜炎
　・消化性潰瘍：穿孔性腹膜炎
　・動脈硬化症、便秘：虚血性腸炎

　その他タール便、血尿、下痢（性状、頻度）、発熱、嘔吐などの有無も確認する。

[5] 身体所見

❶ 視診

広く腹部を露出し胸部（下部）より両鼠径部まで観察する。

膨隆（腹水、腫瘤、鼓腸）、腹壁静脈の怒張（門脈圧亢進症）、皮下出血（重症膵炎）、蠕動不隠（通過障害）、手術瘢痕の有無を確認する。なお、胸部（くも状血管腫、女性化乳房）、頸部（静脈怒張）、四肢（手掌紅斑、紫斑）、にも注意する。

❷ 聴診

正常では腸雑音は数秒間に1回聴取される。2分間以上聴取されない時はグル音消失と判断し「麻痺性イレウス」を疑う。

・金属性、有響性腸雑音：機械的イレウス
・血管雑音：大動脈瘤

❸ 触診

疼痛部位より遠いところからはじめ、最強疼痛部位は最後に触診する。

・表在部触診：下肢を伸展させた状態で軽く手掌で触れる。
・深部触診：股関節屈曲位で指先で圧迫する。

筋性防御、反跳痛（腹膜炎）の有無に注意する。

❹ 打診

疼痛部位は最後に行うが腹部の四区域を順次打診する。胃泡（鼓音）、肝濁音界、脾濁音界（Traubeの三角）などの確認。

打診で疼痛があるなら腹膜炎を、鼓音の拡大は麻痺性イレウスを疑う。

● ワンポイントアドバイス

直腸診

背部にまわっている虫垂は、虫垂炎の時でも腹部で圧痛が著明でないことがあるので、必ず直腸診による確認を！

11時方向の圧痛は虫垂炎、子宮腟部の可動痛は骨盤内腹膜炎を示唆する。黒色便付着は、上部消化管出血が疑われる。

肝濁音界の消失は消化管穿孔による遊離ガス貯留が疑われる。

◆考えられる疾患（鑑別すべき疾患）(図1)

1. 胆嚢炎、肝疾患（肝炎、肝膿瘍、癌）、横隔膜下膿瘍、肋膜炎、肺炎、肺梗塞
2. 上部消化管疾患（胃・十二指腸潰瘍、食道炎、癌、異物）、膵疾患（膵炎、癌）、虫垂炎（初期）、心疾患
3. 脾疾患（脾梗塞、リンパ腫、ウイルス感染、脾膿瘍）、横隔膜下膿瘍、肺疾患（肺炎、肋膜炎、肺梗塞）、膵疾患（膵炎、癌）、胃潰瘍、心疾患
4. 膵疾患（膵炎、癌）、小腸疾患（腫瘍）、大動脈瘤
5. 腎疾患（結石、腎盂炎、腎周囲膿瘍、梗塞）、大腸疾患（癌、ほか）
6. 虫垂炎、子宮外妊娠、卵巣嚢腫、大腸疾患（癌、憩室炎、ほか）、ヘルニア
7. 卵巣嚢腫、子宮筋腫、子宮外妊娠、中間痛、大腸疾患（腸捻転、癌、ほか）
8. 大腸疾患（捻転、癌、ほか）、ヘルニア

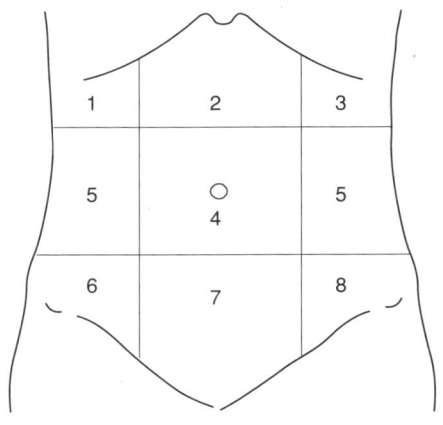

図1．疼痛部位と鑑別疾患（罹患臓器）

❸必要な検査

[1] 尿、血液検査

　血尿、尿中ビリルビン、ウロビリノーゲンなどから尿路疾患、肝胆道疾患が推定できる。ポルフィリン症が疑われる場合は尿中ポルフィリンをチェックする。

　白血球数、CRP で炎症の程度を推測するが、消化管穿孔例でも初期には正常値を示す例がある。生化学検査では少なくとも、アミラーゼ、AST、ALT、クレアチニン、血糖、電解質はチェックする。腸管壊死を疑うなら CPK、LDH を追加する。病状に応じて、動脈血液ガスもチェックする。

[2] X 線検査

　腹部 X 線写真は横隔膜から鼠径部まで含めて撮る。立位可能なら立位、臥位の二方向を。横隔膜直下の遊離ガスは胸部 X 線写真でより明瞭に描写される。水平鏡面像はイレウスを、Dog's ears sign は骨盤内液体貯留を示唆する。

　異常石灰化陰影：胆石、腎尿路結石、膵石、大動脈石灰化、悪性腫瘍（転移性肝癌、胃癌）。

[3] 超音波検査、腹部 CT スキャン

　肝、胆、膵、腎疾患の診断に有用である。特に後者は消化管穿孔時の遊離ガスの診断に優れている。最近はイレウスの初期診断手段としても評価されている。

[4] 上部内視鏡検査、心電図、妊娠反応など症状に応じて施行する

❹治療、処置

[1] 鎮痛処置

1. 内臓痛（腎尿路、胆道、消化管）には、抗コリン剤が有効であるが、禁忌疾患（虚血性心疾患、緑内障など）に注意。
2. 体性痛（腹膜炎）には、NSAIDsやソセゴン® が有用であるが、NSAIDsは消化性潰瘍例（既往、治療中）には禁忌である。
   重症例はもちろん、高齢者や前記処置で改善せず診断が確定しない例は、入院で精査治療するのが無難である。

[2] 抗菌剤、抗生剤

外来で治療可能な感染性腸炎（食中毒）では、多くはニューキノロン系薬剤が有効である。

例：クラビット®　3～6錠　3回/日　食後

細菌性腸炎が疑われるなら、止痢剤は使用せず整腸剤の処方が望ましい。また抗菌剤、抗生剤使用に際しては偽膜性腸炎の合併予防のためビオフェルミンR® 3.0　3回/日　食後も併用する。

> ● ワンポイントアドバイス
>
> 腹痛患者の多くは対症療法で改善する。重症例や外科的疾患（急性腹膜炎、腸閉塞、腸間膜血管閉塞など）の対応が重要であるが、適時上級医の指示を仰ぎ外科医にコンサルトする。
> 腹部臓器以外に起因する腹痛があることも銘記すべきである（帯状疱疹、心疾患、脊髄疾患など）。

（外山久太郎）

15 腹部膨満

腹が張る、腹が張って苦しい、痛いなどの訴えで来院する患者の腹部膨満（膨隆）は、鼓腸、腹水、腹部腫瘤などに起因している。

❶病歴聴取と身体所見の確認すべきポイント

症状は最近（急性）か、あるいは徐々に出現（慢性）してきたか、痛み、嘔気、嘔吐などの有無。膨満感は腹部全体か、限局しているのか。排便習慣や便の性状についても聴取する。閉経前の女性は、最終月経（妊娠の可能性）を確認する。

腹部手術を含む既往歴の聴取や症状は繰り返しているかを確認する。摂取食品（コンニャク、肉など）は、術後癒着性イレウスに関与していることがあるので発症直前の食事内容について聴取する。

身体所見は視診、聴診、打診、触診の順に行う。膨隆しているのは腹部全体か、限局しているか。腹壁の血管怒張や皮下出血（Cullen 徴候、Grey-Turner 徴候など：膵炎）、手術瘢痕などの有無を確認するが、鼠径部まで観察することも銘記すべきである（ヘルニア嵌頓）。その他黄疸、女性化乳房、くも状血管腫、手掌紅斑にも注意する（肝硬変症）。

次いで腸雑音の亢進や金属音（イレウス）、血管雑音（動脈瘤）の有無を聴取する。

打診で鼓音の有無（鼓腸）、部位による音の変化（腫瘤、ほか）に注意する。波動の有無で腹水をチェックするが、その時痛みを訴えるなら（腹膜刺激症状）腹膜炎も疑う。

触診で腹部腫瘤、圧痛、筋性防禦の有無をみる。鼠径部の腫瘤、圧痛、男性なら睾丸腫瘤にも注意する。なお直腸診で便、腫瘤、圧痛の有無をみる。

❖考えられる病態（疾患）

[1] 鼓　腸

　消化管内にガスが異常に多く貯留している状態で、下部消化管の通過障害や腸管麻痺などに起因する。
・腸閉塞：腫瘍、術後腸管癒着、腸捻転、腸重積、炎症性腸疾患など。
・腸管麻痺：急性腹膜炎、急性膵炎、低K血症。
・盲管症候群
・先天性巨大結腸症
・呑気症

[2] 腹　水

1．肝硬変症（漏出性）
2．腹膜炎（滲出性）
　・炎症（急性：虫垂炎・ほか、慢性：結核など）
　・腫瘍：癌、悪性リンパ腫、腹膜偽粘液腫など。

[3] 腹部腫瘤

1．悪性腫瘍：胃癌、転移性肝癌、大腸癌、肝癌、膵癌の順に頻度が多い。その他腎癌、卵巣癌、悪性リンパ腫など。
2．良性腫瘍：肝、腎、膵囊胞、先天性総胆管囊腫、子宮筋腫、卵巣囊腫など。
3．そ の 他：腹部大動脈瘤、炎症性腸疾患（クローン病）、副腎腫瘍、水腎症、腹壁の脂肪腫、繊維腫など。

[4] その他

　腹壁瘢痕ヘルニア、尿閉（前立腺肥大、神経因性膀胱など）、便秘、妊娠

など。

❸必要な検査

[1] 腹部単純X線写真

腸閉塞では腸管ガス貯留と鏡面像が認められる。炎症による腸管の限局性麻痺では sentinel loop sign が認められる（膵炎・ほか）。腰筋陰影の消失は、腹水貯留、同部の腫瘤あるいは腹膜炎を示唆する。Dog ear's sign も腹水貯留で認められる。

[2] 腹部超音波検査

一定の技術を要するが実質臓器の腫瘤の描出に優れている。

[3] 腹部CTスキャン

推定される原因疾患によっては横隔膜から鼠径部まで広範囲に撮る（閉鎖孔ヘルニア、大腿ヘルニアなど）。実質臓器の病変はいうまでもないが、大動脈瘤や腸管の病変（腸重積、内ヘルニア、腫瘍など）の描出あるいは尿閉により拡張した膀胱、婦人科疾患などにも有用である。

[4] 検尿、血算、生化学検査（肝胆道系酵素、膵酵素、総蛋白、クレアチニンなど）

凝固機能検査は必要かつ適正に（肝疾患ならHPTあるいはPTとAPTTなど）！
その他血沈、CRP、肝炎ウイルスマーカー、腫瘍マーカーなど症例に応じて適時オーダーする。
腹水穿刺は入院後でもよいが、性状のほかに病状に応じて細胞診、細菌培養、腹水中の腫瘍マーカー、脂質、赤血球、血色素などもオーダーする。
妊娠が疑わしければ、患者に説明し妊娠反応をみる。

❹治療・処置

　単なる便秘、呑気症によると考えられるなら浣腸による処置、下剤、精神安定剤などの処方で様子をみる。但し、その後の検査（検便、消化管造影検査など）について必要性を説明し了解が得られれば検査予約をとる。

　腸閉塞が疑われるなら入院精査とするが、病状によっては当日中にイレウス管を挿入し、十分な輸液を行う。

　腹部腫瘤、腹水例も入院精査とするが、腹水例は可能な限り当日腹水穿刺を行う。

　外来での利尿剤（ラシックス® 40～160 mg、アルダクトン® 25～100 mg）、減塩(5～7 g)などは、入院例における一般的な腹水の治療に準ずる。

　膵炎、腹膜炎に起因するものは、適時輸液、抗生剤、蛋白酵素阻害剤を投与する。

　腸閉塞や腹膜炎に起因する例では外科コンサルトの時期が重要である。

（外山久太郎）

16 悪心・嘔吐

　悪心とは、心窩部や前胸部に起こるムカムカとした不快感であり、嘔吐とは消化管内容物の口腔からの吐出である。悪心は通常嘔吐に先行する。延髄の外側網様体に嘔吐中枢があり、一般に物理的要因、化学的要因や精神的要因などが直接嘔吐中枢を刺激する中枢性嘔吐と、求心性神経路を介して嘔吐中枢を刺激する反射性嘔吐に分けられる。また、薬物や代謝物質による延髄の第四脳底部にある化学的刺激受容体を介する嘔吐もある。

❶嘔吐の病歴聴取のポイント

　病歴だけでかなり診断に近づくことが可能。例えば中枢性疾患では意識障害やめまいなどを伴うことが多い。
1．嘔吐の状況、回数、時期、経過。
2．吐物の性状、量、血液の混入、便臭の有無（イレウス）。
3．随伴症状の有無：消化器系（腹痛、下痢）、中枢神経系（めまい、頭痛）。
4．基礎疾患
5．腹部手術の有無（イレウスの可能性）
6．食事内容、薬物服用。
7．妊娠の有無
8．身体所見、神経学的所見の確認。

❷考えられる疾患

[1] 中枢性悪心嘔吐

1．脳圧亢進：脳腫瘍、脳出血、くも膜下出血、髄膜炎、ほか。
2．血流障害：椎骨脳底動脈循環不全、偏頭痛、ほか。
3．薬剤：アルコール、ジギタリス、テオフィリン、ほか。

4．代謝性疾患：糖尿病性ケトアシドーシス、甲状腺クリーゼ、尿毒症。
5．その他：妊娠、ヒステリー。

[2] 末梢性悪心嘔吐

1．消化管：食道炎、食道癌、急性胃腸炎、胃潰瘍、急性胃粘膜病変、胃癌、イレウス、ほか。
2．肝胆膵、腹膜：急性肝炎、肝不全、急性胆嚢炎、急性膵炎、癌性腹膜炎、ほか。
3．その他：腎盂炎、尿路結石、付属器炎、心筋梗塞、ほか。

❸必要な検査

一般検査（検尿、末梢血、血液生化学）を施行しながら、病歴に応じて頭部CT、腹部X線検査、内視鏡などを追加する。

❹治療処置

検査結果、診断による。いきなり制吐剤を用いることはない。悪心嘔吐の原因と、その発生機序を理解したうえで薬を選択する必要がある。意識状態が悪く、誤飲の可能性がある場合は胃チューブを挿入する。

（三輪 亘）

17 吐血・喀血

◆吐 血

上部消化管疾患に起因する出血がほとんどである。

[1] 病歴聴取と身体所見の確認すべきポイント

1. 吐物の色調・性状の確認（赤黒色〜鮮紅色：潰瘍、静脈瘤、マロリー・ワイス症候群。コーヒー残渣様：潰瘍、悪性腫瘍、びらん）。
2. 吐物は最初から血液（様）であったか？　2回目以降の吐物からか（マロリー・ワイス症候群）。
3. 最近の服薬歴（内服薬、坐薬）。特に消炎鎮痛薬について聞く。
4. 潰瘍、肝疾患（肝硬変・ほか）の既往、あるいは治療中か否か。飲酒歴やストレスの有無についても聴取する。

身体所見では、脈拍、血圧などバイタルサインをチェックしながら眼瞼結膜で貧血の程度を、また紫斑、くも状血管腫、手掌紅斑などの有無を確認する。腹部では腹水、腫瘤、圧痛の有無をみる。
症状に応じて経皮的動脈血酸素飽和度をチェックする。

[2] 考えられる疾患

1. 消化性潰瘍（急性潰瘍を含む）
2. 悪性腫瘍（胃癌、食道癌、胃肉腫、胃悪性リンパ腫など）
3. 逆流性食道炎、食道潰瘍
4. 食道・胃静脈瘤破裂
5. マロリー・ワイス症候群
6. 出血びらん

明らかな出血例は必ず上級医に報告し、上部内視鏡検査（止血術）の指

示を仰ぐ。止血困難例は、外科医にも所見を確認してもらう。

[3] 必要な検査

血算、凝固機能検査（PT、APTT あるいは HPT など）、生化学、感染症（HBs 抗原、HCV 抗体、梅毒反応など。但し、最近当院で検査しているなら再検不要）をチェックするが、輸血が予想されるなら血液型も併せて行う。なお、生化学検査は病態を考慮し必要最少項目数にとどめる。

胸・腹部単純 X 線写真：横隔膜直下の遊離ガスの有無（吐血例で穿孔する例は少ない）、胃拡張（幽門狭窄）、胸腔内の胃泡の確認（食道裂孔ヘルニア：食道潰瘍）などに必要。

[4] 治療・処置

吐血を訴えて来院する患者のすべてが出血例とは限らない。疑わしい時は胃チューブを挿入し、数 100 m*l* の生食水で胃洗浄を行い確認する。出血例の多くは入院治療が必要となる。

❶ 輸 液

ラクテック®、ヘスパンダー® などの輸液を開始する。18 ゲージ針を使えば輸血の際に便利である。出血性潰瘍なら内視鏡的止血術と並んで PPI（proton pump inhibitor）（オメプラール® 20 mg＋生食水または 5％ブドウ糖液 20 m*l* 2 回/日の静注 3 日間）が極めて有効である。

但し、静注前後に点滴ルートを生食水（5％ブドウ糖液）20 m*l* 程度でフラッシュする。

❷ 上部内視鏡検査

吐血例では、出血源確認の第一手段である。胃洗浄は不要。

潰瘍からの活動性出血や露出血管が認められたら止血術（ヒータープローブ凝固止血法、純エタノール局注など）を行う。静脈瘤破裂なら結紮

> **専門医（専門科）へのコンサルトの時期**
> 出血性潰瘍の止血困難例は外科医にコンサルトする。

術や硬化療法を行うが、病態（所見）に応じて S-B チューブによる圧迫止血を優先することもある。

❷喀　血

本稿では吐血との鑑別を中心に述べる。

［1］病歴聴取と身体所見の確認すべきポイント

呼吸器疾患の既往歴、咳・痰、胸痛、呼吸困難などの有無、チアノーゼの確認、肺の聴診で左右差、ラ音の有無をみる。鼻出血、口腔内出血も確認する（喀血の除外）。血液疾患で喀血をきたすこともあるので（出血傾向）紫斑、皮下出血などの皮膚所見にも注意する。

血圧、脈拍などバイタルサインのチェックとともに経皮的動脈血酸素飽和度を測定する。

［2］考えられる疾患

気管支拡張症、肺炎、肺結核症、非定型抗酸菌症（空洞を伴う）、肺梗塞、肺癌（特に中枢型）、肺動静脈奇型、びまん性肺胞出血、その他循環器疾患（大動脈瘤、僧房弁狭窄症など）や血液疾患（DIC など）。

［3］必要な検査

胸部 X 線写真は必須。血算、凝固機能検査、血液ガスあるいは経皮的動脈血酸素飽和度測定。気管支鏡検査は有用であり、実施する際は上級医の指示を仰ぐ。感染症（梅毒反応、HBs 抗原、HCV 抗体）チェックも必要。輸血が予想されるようなら血液型もオーダーする。

［4］吐血と喀血の鑑別（表 1）

表 1. 吐血と喀血の鑑別

	吐血	喀血
色調	暗赤色	鮮紅色
性状	食物残査混入	喀痰、泡沫あり
随伴症状	腹痛、悪心、嘔吐	胸痛、咳そう、呼吸困難
pH（テステープ）	酸性	中性

[5] 治療、処置

1. 喀血は特別な例を除いて大量喀血は少ないので、軽度なら翌日以降の精査でもよい。
2. 中等度以上なら入院、安静加療を。
   ① 輸液、止血剤投与（アドナ® 100 mg、トランサミン S® 1,000 mg、ビタミン K_2 20 mg 点滴静注）
   ② 酸素吸入：PaO_2<60 Torr 以下。あるいは 60 Torr 以上でも呼吸困難が強い時。
   ③ 喀血、喀痰を自力で喀出困難な例は気管内挿管し、吸引チューブや気管支鏡で吸引する。気管支鏡下でボスミン®液（200 倍希釈ボスミン生食水）、トロンビン®抹（1 万単位/生食水）を散布、注入。

専門医（専門科）へのコンサルトの時期

止血不能例は外科医にコンサルトする。

（外山久太郎）

18 下　痢

　救急診療では急性下痢症が問題となる。感染性腸炎か、非感染性腸炎に大別され、感染性下痢の大部分はウイルス性下痢症であるが、コレラ、赤痢、腸チフスなどの法定伝染病も常に念頭におく必要がある。感染性下痢症の場合、便培養で同定できる症例は少なく、また、慢性下痢症の患者で急激に症状が増悪した場合もあり、詳細な病歴を聴取する必要がある。治療としては脱水、電解質異常の改善が中心となり、必要があれば感染性腸炎に抗生剤を投与する。

◆病歴聴取と身体所見の確認すべきポイント

1. 下痢の発症日、期間、便の性状や回数、発症前の食事内容や海外渡航歴の有無など、また発熱、腹痛、嘔気・嘔吐、皮疹の有無や程度を問診する。
2. 口渇、尿量低下、頻脈や血圧低下は脱水を示唆するため、バイタルサイン、脱水徴候のチェックをする。また、腹部を診察する際に、筋性防御や腫瘤など、その他の疾患に注意する。
3. 便の色調、便臭や粘液、血液の有無など、便の性状を調べるため直腸指診を施行する。また偽膜性腸炎は肛門鏡で診断可能な場合もあり、肛門鏡も有用である。

◆考えられる疾患

[1] 感染性腸炎

❶ 細菌性腸炎
・毒素産生性：コレラ菌、病原性大腸菌、黄色ブドウ球菌、ウエルシュ菌、クロストリジウム・ディフィシィルなど。

・細胞障害性：腸炎ビブリオ菌、チフス菌、エルシニア・エンテロコリチ
　　　　　　カ、赤痢菌、カンピロバクター、クロストリジウム・ディ
　　　　　　フシィルなど。

❷ ウイルス性腸炎

エンテロウイルス、アデノウイルス、ロタウイルス、全身感染性の消化管症状（インフルエンザなど）。

❸ 原虫

赤痢アメーバ、ランブル便毛虫など。

❹ その他

寄生虫、真菌など。

[2] 非感染性腸炎

神経性、暴飲暴食、乳糖不耐症、緩下剤、薬物中毒、毒キノコ・魚介類の毒素、物理刺激など。

●ワンポイントアドバイス

　初発症状として下痢がみられる器質的疾患（炎症性腸疾患、急性虫垂炎、大腸癌）も念頭におく。

❸必要な検査

1. 白血球、ヘマトクリット、CRP、生化学検査（尿素窒素、クレアチニン、電解質）で炎症所見と脱水の程度を把握する。発熱が持続する場合は敗血症も疑い血液培養を行う（サルモネラ腸炎など）。赤痢アメーバは肝膿瘍を併発する場合もあり腹部エコー、CT検査を施行する。また、下痢を初発症状とする器質的疾患の除外のために腹部単純X線検査も必要である。
2. 感染性腸炎の診断のため便培養を治療前に行う。また、偽膜性腸炎を疑う場合には、併せて嫌気培養やCD toxinを検査する。赤痢アメーバ

を疑う場合は免疫学的検査（アメーバ抗体）や便汁の検鏡も考慮する。
3. 出血例、他の器質性疾患を疑う場合には、大腸鏡検査を施行する。

●ワンポイントアドバイス

大腸鏡検査の前処置の有無については、病変を悪化させるとの報告もあるが、確定診断のためには全身状態を観察して、可能な限り前処置を施行した方がよい。

④治療・処置

1. 脱水が明らかな場合は輸液を開始する。頻回の水様性下痢便は、電解質異常や代謝性アシドーシスの誘因となるため電解質の補給も必要。
   例）K^+を含まないソリタT1号などより開始し、脱水状態、電解質の値より輸液量と内容を変更する。
2. 初期治療として絶食した方が臨床症状の改善が早く、白湯などの摂取は可。
3. 感染性腸炎の場合、感受性のある抗生剤投与が原則であるが、臨床の場では感染性腸炎を疑ったら問診や身体学所見・炎症所見より直ちに治療を開始する。起炎菌のほとんどをカバーするキノロン剤（シプロキサン® など）が一般的であるが、内服できない場合にはホスフォマイシン（ホスミシン® ）の点滴静注をする。

●ワンポイントアドバイス

感冒性胃腸症などのウイルス性腸炎や毒素型腸炎では、抗生剤投与は不要で対症療法（輸液など）を中心に治療する。

4. 下痢は有害物質を排泄する生体防御反応であるから無闇に止める必要はない。激症下痢では抗生剤投与と併用で止瀉剤を投与する。大抵の場合、整腸剤（ラクトミン® など）で落ちつく。
5. 腹痛の強い時は抗コリン剤（ブスコパン® ）を使用する。

●ワンポイントアドバイス

病原性大腸炎（O 157）や毒素性腸炎では、止瀉剤や抗コリン剤投与により菌や毒素の排泄を遅延させるため、中枢性鎮痛剤（ソセゴン®）を使用した方がよい。

専門医（専門科）へのコンサルトの時期

持続性の下痢や血便を伴う患者の場合には、専門医へコンサルトし診断、治療方針の指示を受ける。

（渡邊隆司）

19 下　血

　下血は、一般に Treiz 靭帯より口側の消化管出血でみられる黒色便、タール便などの Melena、それより肛側の出血でみられる鮮血便の Hematochezia に大別される。しかし、上部消化管から短時間で大量出血をみた場合は鮮紅色になることもあり、また、下部消化管出血でも管腔内に長時間停滞した場合には黒褐色化するので注意を要する。

　そのほかに、腸粘液に血液が混じった粘血便も今回は範疇に入れた。

　上部消化管出血では大量出血により迅速な診断と治療が必要となる場合がみられるが、下部消化管出血では大量出血例は少ない。

　大腸、直腸からの出血の頻度が高く、小腸からの出血は少ないことを念頭におく。上部消化管疾患は第1章-17「吐血・喀血」の吐血の項目を参照。

❶病歴聴取と身体所見の確認すべきポイント

1. 下血の性状、出血量、排便状況、下痢、便秘との関係や、発熱、腹痛・嘔気・嘔吐の有無、また、長期臥床の有無や消化性潰瘍、肝疾患、血液疾患、膠原病などの基礎疾患、海外渡航歴、消炎鎮痛剤、抗凝固剤などの服薬歴を聴取する。
2. 口渇、冷汗、尿量低下、頻脈や血圧低下はショック状態を示唆するため、まずバイタルサインのチェック、また、器質的疾患の鑑別のため腹部の触診（圧痛、筋性防御、腫瘤など）を行う。
3. 患者が下血と訴えても下血でないこともあり、血便の色調や性状を直腸指診で必ず確認する。できれば肛門鏡を施行し内痔核や痔瘻の有無をみる。

❷考えられる疾患

1. 排便と同時に Jet 状の新鮮血→痔核、裂肛。

2. 血便→大腸憩室出血、A-Vmalformation、急性直腸潰瘍（長期臥床例など）、大腸ポリープ切除後出血、Meckel憩室。
3. 便（固便〜軟便）に血液混入→大腸癌、大腸ポリープ。
4. 血性下痢→感染性腸炎（赤痢、病原性大腸菌など）、虚血性腸炎（突発する腹痛、下痢から血便へ移行）、放射性腸炎（下腹部に放射線治療の既往）、薬剤起因性腸炎（抗生剤服用の既往）。
5. 粘血便→炎症性腸疾患（潰瘍性大腸炎、クローン病）、偽膜性腸炎（抗生剤服用、発熱の既往）、腸閉塞（絞扼性腸閉塞、S状結腸軸捻転症など）。

● ワンポイントアドバイス

典型例を示したが、臨床の現場では必ずしも上記のように鑑別できるわけではない。

❸必要な検査

1. 白血球、ヘマトクリット、CRP、生化学検査（尿素窒素、クレアチニン、AST、ALTなど）で、出血の程度と炎症所見および基礎疾患を把握する。下痢、発熱が伴う場合には、感染性腸炎を疑い便培養も検査する。
2. 腹部単純X線写真で、腸閉塞（拡張した小腸ガス像やNiveau）、S状結腸軸捻転症（Inverted U-shaped shadow）や消化管穿孔（Free air）などを鑑別する。
3. 第一選択として大腸鏡検査を施行し、出血源確認のため終末回腸まで挿入する。診断と同時に止血処置が可能。
4. 血管造影検査は、大腸鏡で出血源を確認できない場合に施行する。しかしExtravasasionは施行時0.5ml/分以上の出血がみられないと診断できないが、診断と同時に止血処置ができるので有用である。
5. 出血性シンチグラフィー（ヒト赤血球^{99m}Tc）は、大腸鏡で出血源を確認できない場合に施行する。血管造影検査と異なり非観血的な検査ではあるが、やはり施行時0.05ml/分以上の出血がみられないと診断で

きない。また、限られた施設でしかできない欠点がある。

●ワンポイントアドバイス

前処置の有無については、確定診断のために全身状態に問題がなければ可能な限り前処置を施行した方がよい。実際、憩室出血などは管腔内に血液が貯留し診断できないことがある。

④治療・処置

1. 下部消化管出血では大量出血例は少ないため保存的に経過をみれるが、進行性に出血が疑われる場合には静脈路を確保し輸液（乳酸化リンゲル液など）を開始する。出血性ショック状態の場合には上部消化管出血に準じ、輸血も考慮する。
2. 憩室出血や A-Vmalformation が疑われる場合には止血剤（アドレノクロム；アドナ®、抗プラスミン；トランサミン®）を点滴投与してもよい。また、腹痛の強い時は抗コリン剤（ブスコパン®）を使用する。
3. なるべく早期に大腸鏡検査を施行。憩室出血や A-Vmalformation では出血部位に対して止血用クリップまたはヒートプローブ法にて止血し、出血性ポリープの場合は切除、また、大腸癌や炎症性腸疾患を疑った場合は積極的に生検を行う。
4. 大腸鏡検査で出血源を確認できない場合に血管造影検査を施行。Extravasasion を確認し、出血源となる責任血管に対して Embolization を行い止血する。
5. 出血性ショック状態に陥る止血不可能な例では、緊急手術も考慮する。

専門医（専門科）へのコンサルトの時期

持続性の出血や出血性ショック状態の場合には、直ちに専門医へコンサルトし診断、治療方針の指示を受ける。

（渡邊隆司）

20 衰 弱

　衰弱（るいそう）は多くの急性、あるいは慢性疾患の初期兆候である。悪性腫瘍、内分泌代謝性疾患、薬物中毒、または精神科的疾患など、広範囲の原因が考えられる。

◆病歴と身体所見のポイント

1．体重減少の確認。
2．食欲は亢進しているか、減退しているのか。
3．消化器症状（腹痛や下痢など）の有無。
4．精神病の病歴。

◆考えられる病態、疾患

[1] エネルギー消費の増大

　①甲状腺機能亢進症、②褐色細胞腫、③運動過多。

[2] エネルギーの尿や便への損失

　①糖尿病、②吸収不良症候群。

[3] 摂食の減退

　①悪性新生物、②感染症（粟粒結核、AIDS）、③高カルシウム血症、④尿毒症、⑤消化管の閉塞、⑥神経性食思不振症、⑦副腎不全、⑧心不全、⑨慢性閉塞性肺疾患、⑩慢性肝疾患、⑪アルツハイマー病、⑫うつ病、⑬口腔咽頭疾患、⑭薬物中毒（ジギタリス、アンフェタミン）、⑮飢餓。

❸必要な検査

　一般に病歴、身体所見に以下に示す一般血液検査でほとんどは診断可能である。
1．血算、生化学、血沈、尿検査
2．TSH、FT_3、FT_4
3．胸部 X 線
4．便潜血
　必要に応じて CT、内視鏡などを施行する。

❹治療、処置

　診断による、衰弱が激しく生命維持に影響するような場合はすぐ入院させ栄養管理する。

(三輪　亘)

21 黄 疸

溶血性貧血、体質性黄疸、肝炎(急性、慢性)、閉塞性黄疸、胆道感染症などで認められる。劇症肝炎、急性閉塞性化膿性胆管炎は特に緊急の処置が必要であり、十分設備の整った施設で治療すべきである。

◆症 状

眼球結膜および皮膚黄染、胆汁うっ滞型や閉塞性黄疸では皮膚瘙痒感が出現する。
原因疾患によりそれぞれの特徴的な症状が出現する(例＝劇症肝炎：意識障害、全身倦怠感、出血傾向、腹水など)。

◆診 断

[1] 問診

腹痛(特に右季肋部痛)、発熱、肝疾患、胆石などの既往について聴取する。輸血歴、家族歴(体質性黄疸、溶血性貧血など)、アルコール摂取量、服薬の有無についても確認する。

[2] 身体所見

血圧低下(ショック)はないか、意識障害(見当識障害)の有無、アンモニア臭の有無、羽ばたき振戦の有無、上腹部の圧痛、腹膜刺激症状の有無、腫瘤についても注意する(Courvoisier 徴候、ほか)。

[3] 検査所見

❶ 直接ビリルビンと間接ビリルビンのいずれが優位か
①間接ビリルビン優位。

溶血性貧血：自己免疫性溶血性貧血、寒冷凝集素病など。
　　体質性黄疸：Crigler-Najjar症候群、Gilbert症候群。
　②直接ビリルビン優位：肝炎（急性、慢性）、閉塞性黄疸、胆道感染症、体質性黄疸（Dubin-Johnson症候群、Rotor症候群）。

❷ **肝胆道系酵素上昇**

①肝逸脱酵素優位（AST、ALT）：肝炎（急性、慢性）。
②胆道系酵素優位（ALP、γGTP、LAP）：閉塞性黄疸、胆道炎、肝炎（急性、慢性）。

❸ **炎症反応上昇（WBC、CRP、シアル酸、ESR）**

胆嚢炎、胆管炎。

❹ **凝固系異常（PT、APTT、HPT）**

なお保険ではPT、HPTの併施算定はできないので注意する：劇症肝炎、肝硬変でHPTは短時間に鋭敏に変動するため有用。PT 40％以下は劇症肝炎の診断基準の1つである。

❺ **アンモニア上昇**

劇症肝炎、肝硬変の肝性脳症。

❻ **画像（超音波、CT）**

①閉塞性黄疸：肝内胆管、総胆管拡張、結石、腫瘤の有無。
②胆嚢炎：壁肥厚、三層構造、結石の有無。
③劇症肝炎：肝萎縮、腹水貯留。

❸治療、処置

・肝炎：基本的に安静。食欲不振が強い時は輸液を行う。
・閉塞性黄疸：禁食、抗生剤投与。
・胆道感染症：禁食、抗生剤投与。

●ワンポイントアドバイス

　　上記重篤な疾患をまず除外する。

専門医（専門科）へのコンサルトの時期

　劇症肝炎、急性閉塞性化膿性胆管炎が疑われれば専門医へコンサルトする。

（村上　秩）

22 腰痛・頸部痛

腰痛・頸部痛は日常診療や救急で頻繁に遭遇する症状で、明らかな神経症状を伴わなければ安静・鎮静剤投与で対応可能な場合が多い。

❶病歴聴取と身体所見の確認すべきポイント

❶ **診察室入室時から姿勢、移動動作などをよく観察する**
いつから始まったのか。外傷の有無や契機となった出来事を聞く。
❷ **疼痛の範囲・部位の確認とともに圧痛、運動痛の有無や運動制限、神経症状の有無、神経症状があれば発現時期など詳しく検索する**
既往症を聴取し、主訴との関連性を検討する。

❷考えられる疾患

(明らかな外傷がない時)
・急性の腰痛症(いわゆるぎっくり腰)、頸部痛、寝違え：小児では環軸椎回旋位固定。急性の斜頸位(cock robin position)を呈し、上気道感染が合併することもある。高齢者では骨粗鬆症、変形性脊椎症。
(交通事故で low energy injury の場合)
・腰椎捻挫、頸椎捻挫、腰部・頸部打撲。
(交通事故、転落など high energy injury の場合)
・椎体骨折、脱臼骨折［第2章 J-6「脊髄損傷」(460頁)の項参照］。
(軽微な外傷によるもの)
・骨粗鬆症に伴う圧迫骨折、病的骨折
(神経症状がみられれば)
・脊椎管狭窄症や椎間板ヘルニア
(発熱や炎症所見があれば)
・化膿性脊椎炎、脊椎カリエス

1-22. 腰痛・頸部痛

（全身症状や既往症などから）

・転移性を含む脊椎、脊髄腫瘍

などが検討される。

❸必要な検査

X線検査ではじめにスクリーニングする。
　椎体、横突起、棘突起、椎間板の状態、側弯や脊椎変性の程度、椎弓根の消失などに注意する。
　血液検査、その他の検査は症状の緊急性によるが、必要により当日あるいは後日に実施する。

❹治療、処置

1．コルセットなどによる安静固定、臥床。
2．鎮痛剤（既往症での消化管潰瘍の聴取。あれば慎重投与）、筋弛緩剤、湿布などの投与。

専門医（専門科）へのコンサルトの時期
　疼痛が著しく安静・鎮痛剤などで改善しない場合、明らかな神経症状を伴った場合は早めに専門医にコンサルトする。

（吉野正昭）

23 関節痛

　関節痛は、罹患部位、腫脹の有無、急性発症か慢性疾患の急性増悪か、男性か女性かなどでおおよそ疾患は絞られる。

　但し、肩関節、股関節周囲痛などでは、脊椎由来の神経症状との鑑別が直ちには困難なことがあることも念頭におく必要がある。

❶病歴聴取と身体所見の確認すべきポイント

1．入室時から四肢動作、歩容を観察する。
2．いつから起こり、どういう時に痛むか。外傷、誘因、原因の聴取。
3．単関節か多関節か。
4．既往症を聴取し主訴との関連性を検討する。
5．疼痛・圧痛の部位、運動痛・運動制限の有無。
6．腫脹や熱感、皮膚症状の合併の有無。

❷考えられる疾患

(外傷があれば)
・関節内骨折や脱臼、捻挫、靱帯損傷、血腫など：若・壮年期の膝関節では、半月板損傷(スポーツに多い)。幼小児で手を強く引かれたりした後などでは肘内障（別項）。

(外傷以外)
①腱鞘炎や付着部炎、痛風、偽痛風、石灰沈着性腱炎。
②RAやリウマチ性疾患、変形性関節症。
③化膿性関節炎。

(小児の跛行や膝・大腿部痛の訴えがある時は)
・単純性股関節炎

❸必要な検査

疼痛関節を直接触診し、圧痛の局在や程度を確認することが最も大切。X線検査を患者の了解を得て行う。代謝性疾患、RAでは血液検査を予定する。化膿性関節炎が疑われれば穿刺培養検査し血液検査。

❹治療、処置

1. ギプス、シーネ、包帯、テーピングなどによる関節固定。
2. 冷湿布、氷枕。患肢の挙上。
3. 脱臼があれば速やかに整復するが、愛護的に行う。
4. 患者をなるべくリラックスさせ、疼痛による筋緊張をいかに軽くできるかがポイント。
5. 筋緊張がとれず、整復困難な場合は麻酔下で行う。また、膝蓋骨脱臼は麻酔下がよい（無麻酔でも整復は容易だが、筋緊張があるため、整復時に軟骨下骨折を生じやすい）。（第2章 J-6「**脊髄損傷**」、460頁）の項を参照。
6. RAや偽痛風などではステロイド関節注射が著効する。
7. 診断が不確実であれば、関節注射はせずに鎮痛剤の投与で経過観察する。
8. 化膿性関節炎が疑われれば、ステロイド関節注射は禁忌で穿刺液培養。
9. 感染が強く疑われる場合は切開、排膿、広域の抗生物質の投与を開始する。
10. 単純性股関節炎では通常安静治療のみでよい。

（吉野正昭）

24 筋痙攣・筋痛

　筋痙攣（cramp）は突然発症の不随意の有痛性筋収縮であり、多くの場合随意運動時に数秒から数分間生じる。腓腹筋に多いが、手指にも患者の30％でみられる。通常神経原性であり、線維束攣縮を伴う。一方、筋拘縮（contracture）は通常遷延する筋収縮で解糖系酵素欠損による代謝性ミオパチーで生じる。運動によって誘発される筋痛、筋力低下、横紋筋崩壊を伴い、筋電図上電気的には静止した状態にある。筋痛は筋収縮とは関係のない筋の痛み全般を指す。有意な痛みを伴わない筋の不随意収縮には、ミオトニー、ジストニア、テタニーがある。

❶病歴聴取と診察手技のポイント

1. 筋痙攣（表1）では不随意な有痛性筋収縮を生じることから、筋収縮を伴わない筋痛（表2）と鑑別される。筋痙攣の持続時間は数秒から数分間であることから診察時に確認されることは少なく、病歴聴取が最も重要となる。
2. 筋痙攣の場合、良性筋痙攣（表1）に合致するどうかを確認する。
3. 筋痙攣を惹起する可能性のある全身性疾患（甲状腺疾患、肝硬変、血液透析など）や薬物（利尿剤など）服用がないかを確認する（表1）。
4. 診察に際しては、下位運動ニューロン障害（運動ニューロン疾患、ポリオ、神経根障害、腰椎脊柱管狭窄症、末梢神経障害）の有無を調べる。
5. 頻度は少ないが、運動誘発性筋痛・筋力低下・ミオグロビン尿症など筋拘縮を示唆する所見の有無を確認する。

❷考えられる疾患

　表1に筋痙攣、表2に筋痛の原因疾患を列挙する。

表 1. 筋痙攣の成因

良性筋痙攣
    高齢者にみられる夜間痙攣
    運動誘発性筋痙攣
    妊娠時筋痙攣
    家族性良性筋痙攣

病的筋痙攣
    原発性（運動単位疾患）
        運動ニューロン疾患（筋萎縮性側索硬化症、ポリオ）
        神経根症（脊柱管狭窄症）
        末梢性ニューロパチー
    続発性（全身性疾患）
        循環血漿量減少（脱水、発汗、嘔吐、下痢）
        電解質異常（低ナトリウム血症）
        甲状腺異常
        肝硬変
        血液透析（慢性腎不全）
        副腎不全
        胃切除後
        悪性腫瘍
        里吉病
        薬物（利尿剤、トランデート、アダラート、コレナール、サンデュミンなど）

(Simchak, et al：Muscle cramps. Semin Neurol 11：281-287, 1991 より改変)

表 2. 筋痙攣を伴わない筋痛の成因

血管性間欠性跛行	全身性ウイルス性疾患、発熱
外傷	甲状腺機能低下性ミオパチー
血栓性静脈炎	低リン血症
炎症性筋炎（ウイルス、細菌性など）	低カリウム血症
多発筋炎、皮膚筋炎	副腎皮質ステロイド離脱症候群
サルコイドーシス	薬物性
膠原病に伴う血管病変（側頭動脈炎）	成長痛
原発性線維筋症	トリプトファンによる好酸球性筋痛症
急性アルコール性ミオパチー	Carnitine palmityl transferase 欠損症

(Simchak, et al：Muscle cramps. Semin Neurol 11：281-287, 1991 より改変)

❸必要な検査

1. 筋痙攣と臨床診断後に良性か病的（原発性、続発性）かの鑑別に必要な検査を行う。スクリーニングテストとしては、血清電解質、甲状腺機能検査、血清CK値、筋電図検査が含まれる。痙攣筋の筋電図では、高頻度の運動単位活動電位が検出される。
2. 筋拘縮が疑われる場合には、虚血下運動負荷試験、その後の筋生検が代謝性ミオパチーの鑑別診断上必要になる。硬直した筋は、電気的にはサイレントになっている。

❹治療・処置

1. 筋痙攣急性期の治療としては傷害筋の受動的伸展ないし拮抗筋の屈曲を行う。運動前のストレッチは、その後の筋痙攣を防止するために有用である。
2. 抗てんかん薬（ランドセン®、アレビアチン®、テグレトール®）や抗うつ薬（アナフラニール®）が予防上有用であるが、投与方法には専門的知識を必要とするため、神経内科医に依頼する。肝硬変例では、ビタミンEの有用性が指摘されている。
3. 透析患者にみられる筋痙攣は、高張食塩水や高張ブドウ糖液投与後30〜40秒で軽減する。アダラート経口投与によって60〜90秒で改善する（但し、筋痙攣を誘発する薬剤としても知られる）。

専門医（専門科）へのコンサルトの時期

反復性ないし高度の筋痙攣・筋痛の場合は早めに神経内科に依頼する。

（小宮山　純）

25 四肢の運動麻痺・感覚障害

　運動麻痺はその分布から、片麻痺、対麻痺、四肢麻痺、単麻痺に分類される（**表1**）。救急では脳血管障害による片麻痺がほとんどであり、稀に脊髄病変に伴った対麻痺や神経圧迫による単麻痺（橈骨神経麻痺、腓骨神経麻痺など）がみられる。しびれ・痛みなどの感覚障害も分布（**表2**）（顔面・頭部、上肢・下肢、身体の半側など）に基づき判断されるが、救急対応の頻度は少ない。

◆病歴聴取と診察手技のポイント

1. 運動麻痺や感覚障害の分布、発症・進展様式、基礎疾患（高血圧症、心房細動、糖尿病、喫煙など）を聴取する。
2. 神経学的診察は局所診断上重要であり、運動麻痺の分布・程度を確認し、それが大脳・脳幹・脊髄・末梢神経・筋肉のいずれに由来するかを調べる。片麻痺ではBarre徴候を上下肢で調べる。筋緊張（亢進、低下）、腱反射（亢進、低下）所見を組み合わせて、上位運動ニューロ

表 1．運動麻痺のパターン別主要疾患

片麻痺
　脳血管障害（脳血栓症、脳塞栓症、一過性脳虚血発作、脳出血、慢性硬膜下血腫）
　脳腫瘍、脳膿瘍、てんかんに伴うToddの麻痺、多発性硬化症

対麻痺
　脊髄腫瘍、脊髄損傷

四肢麻痺
　脳幹出血・梗塞、頸髄腫瘍・損傷、ギラン・バレー症候群、周期性四肢麻痺、低K血症性ミオパチー

単麻痺
　圧迫性ニューロパチー（橈骨神経麻痺、腓骨神経麻痺）、脳血管障害（稀）

表 2. 感覚障害のパターン別主要疾患

上肢のしびれ	頸椎椎間板ヘルニア
	圧迫性ニューロパチー
	橈骨神経麻痺
	手根管症候群（正中神経麻痺）
	肘管症候群（尺骨神経麻痺）
下肢のしびれ	腰椎椎間板ヘルニア
	異常感覚性外側大腿皮神経麻痺
	腓骨神経麻痺
	足根管症候群
身体半側のしびれ	脳血栓症（視床、橋被蓋）

　ン障害か下位運動ニューロン以遠の病変かを推定する。
3．片麻痺の局在診断上、意識障害、失語などの高次大脳機能障害、眼球運動障害、脳幹障害を示唆する脳神経麻痺、小脳性運動失調、感覚障害など付随する症状が重要になる。
4．身体の半側のしびれ・感覚低下は、救急場面では sensory stroke であることがほとんどであり、橋被蓋か視床が主な病変となる。橋被蓋では眼球運動も同時に障害されることが多く、内側縦束症候群（核間性眼筋麻痺とも呼ばれ、障害側眼の内転障害、健側眼の外転眼振、輻輳可能を三徴とする）や健側への指標追跡運動が saccadic となることなどが観察される。
5．上肢のしびれで救急受診する場面は橈骨神経麻痺を除きほとんどなく、下肢では腰椎椎間板ヘルニアによる下肢の痛みとしびれによる急患が時にみられる。

◆考えられる疾患

　救急受診する可能性のある運動麻痺の原因を**表1**に、感覚障害を**表2**に

示す。

❸必要な検査

1. 緊急CTスキャン上、脳梗塞（血栓症、塞栓症）は過去に同様のアタックがなければ陰性所見から強く推測されることになる。MRIが緊急で可能な場合拡散強調画像が脳梗塞の早期診断上有用となる。椎間板ヘルニアもMRIで確認される。
2. 末梢神経障害に対する神経伝導検査が緊急で必要になることはなく、予約して後日施行する。
3. 顔面や球部の障害がなく急速に四肢麻痺が出現し、周期性四肢麻痺や低カリウム血症性ミオパチーが疑われる場合には血清K値を測定する。

❹治療・処置

1. 救急で片麻痺、対麻痺、四肢麻痺を診た場合、疑われる疾患の専門医（脳外科、整形外科、神経内科）に依頼ないし入院させる。
2. 脳梗塞に伴う片麻痺が進行性の場合や脳塞栓が考えられ場合にはヘパリン点滴静注（10,000単位/日）を脳圧降下薬（グリセオール® 200〜300 mlを1時間で点滴静注×4回/日）と併用する。脳梗塞が広範で脳圧亢進が進行し意識障害が強くヘルニアの危険性がある場合には、減圧術の可否について脳外科医と相談する。脳出血の場合は急速に進行する場合があり、意識障害がある場合には脳外科医にコンタクトをとる。
3. 低K血症に合併した周期性四肢麻痺やミオパチーに対しては、アスパラK® 12錠を服用させる。2、3時間で改善しない場合再投与する。塩化カリウム点滴静注が必要になることはまずない。
4. 急性発症の圧迫性ニューロパチー（橈骨神経麻痺や腓骨神経麻痺）は

緊急治療の適応はなく、メチコバール®（500）3錠＋ユベラN® 3カプセル分3を投与して基礎疾患の有無や神経伝導検査を後日行う。

専門医（専門科）へのコンサルトの時期

片麻痺、対麻痺、四肢麻痺は可及的速やかに専門医（脳外科、整形外科、神経内科）に依頼する。

（小宮山　純）

26 顔面痛・顔面麻痺

　高度の顔面痛のほとんどは血管性圧迫による三叉神経痛であり、第3枝（下顎）、第2枝（頬部）に多い。一側全体に及ぶ末梢性顔面神経麻痺の多くは特発性（ベル麻痺）であるが、時に外耳道帯状疱疹を伴ったラムゼイ・ハント症候群があり、めまい・難聴を呈する。稀に橋梗塞により末梢性顔面神経麻痺が生じる。両側性顔面神経麻痺の原因には、サルコイドーシス、ギラン・バレー症候群などがある。

◆病歴聴取と診察手技のポイント

1. 顔面痛では、いかなる年代にどのような痛みが、どの部位に起こるかを確認することで診断が決着する。高齢者（ことに女性）に多いのが三叉神経痛で、主に下顎、次いで頬に突発性の電撃痛が自然にまたは咀嚼、洗顔などで trigger zone を刺激した時に反復して出現する。三叉神経1枝（前額部）の痛みには、帯状疱疹後神経痛がある。

2. 三叉神経痛の鑑別診断には、非定型顔面痛と lower-half headache がある。非定型顔面痛は若年成人ないし中年に多く、三叉神経の分布に一致しない一側性の差し込むような疼くような痛みがあるが、発作性ではない。原因は不明である。Lower-half headache は鼻、口蓋、頬、耳など一側性の痛みで片頭痛の亜型と考えられ、嘔気・嘔吐を伴う。しかし、経験することは稀である。

3. 顔面麻痺では、患者自らが麻痺を認識する場合のほかに、流涙や眼瞼下垂で眼科を受診するなどがある。一般に、耳介後部の痛みに引き続き麻痺が出現し、時に聴覚過敏、味覚障害を伴う。現症上、一側全体の麻痺をみる（一方、中枢性では下半分に麻痺が強い）。中高年者では糖尿病が背景にあることがある。稀に橋梗塞で末梢性顔面神経麻痺が生じる。

4. 外耳道の痛みが激しく後日帯状疱疹が出現し、ラムゼイ・ハント症候

表 1. 顔面痛・顔面麻痺の原因

顔面痛	三叉神経痛
	非定型顔面痛
	lower-half headache
顔面麻痺	特発性末梢性顔面神経麻痺（ベル麻痺）
	ラムゼイ・ハント症候群
	橋梗塞
	両側性顔面麻痺
	サルコイドーシス
	ギラン・バレー症候群

群と診断されることがあり、入院して加療することが望ましい。時に同側の前庭機能低下のためにめまい・ふらつきを呈する。

5．両側性顔面神経麻痺は稀であるが、サルコイドーシス、ギラン・バレー症候群が原因として知られている。

❷考えられる疾患

表1に顔面痛と顔面麻痺の主な成因を掲げた。

❸必要な検査

1．三叉神経痛が40歳以下の若年層に生じた場合や顔面の感覚低下を伴う場合には脳幹部腫瘍や多発性硬化症であることがあり、早くMRIを行う。
2．急性発症の末梢性顔面神経麻痺では、稀な要因として橋梗塞がありその場合MRIが有用である。中高年者では、顔面麻痺の要因として糖尿病があり、採血を行っておく。
3．両側性顔面麻痺では、腰椎穿刺や血液検査が必要になるが、救急で必

要になることはない。

❹治療・処置

1. 三叉神経痛に対しては抗てんかん薬が奏効し、テグレトール® (400 mg/日、分2)、アレビアチン®(250 mg/日、分2)が一般に用いられる。両薬剤ともに急速に維持量を投与するとふらつきや嘔気・嘔吐が出現するため漸増する。発疹などの副作用が出現したら中止の指示を与える。
2. 非定型顔面痛は一般に難治であるが、抗うつ薬[トフラニール®(10) 3錠分3、ルボックス® 2錠分2]が用いられる。Lower-half headache発作時にはイミグラン® 1錠やカフェルゴット® 1錠の頓服が用いられる。
3. ベル麻痺は発症数日で麻痺のピークに達するが、麻痺が高度の場合には自然寛解(約70%の患者にみられる)の可能性が少なくなるため、プレドニン® を服用させる。30〜60 mg/日(朝1回)を数日間投与して、10日間から2週間かけて漸減・中止する。高度の兎眼に対してはコンドロン® 点眼を就寝前に行い絆創膏で閉眼させるように指示する。眼帯は角膜を逆に傷つけるため使用しない。
4. ラムゼイ・ハント症候群では、入院のうえ生食水100 ml+ゾビラックス® 5 mg/kgを1時間以上かけて点滴静注することを1日3回1週間続ける。

専門医(専門科)へのコンサルトの時期

抗てんかん薬を要する三叉神経痛やステロイド療法を考慮する高度のベル麻痺、さらにはラムゼイ・ハント症候群では早期に専門医に紹介する。

(小宮山　純)

27 血 尿

ここでいう血尿は、目で見て赤い肉眼的血尿のことを指す。逆に顕微鏡的血尿で救急外来を受診することはまずない。

❶病歴聴取と身体所見の確認すべきポイント

いつから血尿が出現したか、血尿の色調、性状の確認(鮮紅色か、暗赤色か、凝血塊が含まれているか)。

既往歴では結石、悪性腫瘍、外傷の有無を聴取する。

身体所見では疼痛の有無、疼痛の部位、熱の有無などの随伴症状をチェックする。

❷考えられる疾患

1. 女性なら急性膀胱炎
2. 若い男性なら結石
3. 中年以降の男性なら悪性腫瘍
4. 小児なら外傷

というように主訴、年齢、性別、既往歴、身体所見により考慮しなければならない疾患が多数ある。(詳細は**表1**参照)。

表 1. 血尿で救急受診する可能性のある疾患

1	感染症:急性膀胱炎、急性腎盂腎炎、急性前立腺炎、尿道炎
2	結　石:腎結石、尿管結石、膀胱結石
3	腫　瘍:腎細胞癌、腎盂癌、尿管癌、膀胱癌、前立腺癌
4	外　傷:腎外傷、膀胱外傷
5	腎血管性病変:動、静脈血栓、梗塞、動脈瘤、動静脈瘻
6	その他:前立腺肥大症、放射線性膀胱炎、間質性膀胱炎

❸必要な検査

まず尿を肉眼的にみて薄いようならたいしたことはない。

血尿とまぎらわしい着色尿にミオグロビン尿、ビリルビン尿、アローゼンなどの薬剤内服後がある。ミオグロビン尿は試験紙法では陽性反応を示すことがあるので、尿沈渣に回した方がよい。

強血尿であれば、血液検査、X線、超音波、CTなどの検査が必要になるが、泌尿器科医を呼んで任してしまうのがよいであろう。

輸血を必要とすることはまずない。

❹治療・処置

疾患により異なる。
1. 急性膀胱炎：抗生剤の内服（キノロン系が一般的）飲水の指示。
2. 結石：とりあえず痛みを取り除く。
   坐薬（インダシン®、ボルタレン® など）
   注射、点滴（ブスコパン®、ソセゴン® など）
   内服薬（ブスコパン®、猪苓湯® など）
   背部温罨法

●ワンポイントアドバイス

血尿の場合考えられる疾患が多数あるため、病歴をよく聞き、十分に身体所見をとること。

専門医（専門科）へのコンサルトの時期

悪性腫瘍、外傷によると考えられる血尿は、泌尿器科医へ診察を仰ぐ。

（波多野孝史）

28 尿閉、乏尿、無尿

　尿閉とは膀胱に尿が充満しているにもかかわらず、排尿できない状態をいう。急性尿閉はそれまでの排尿状態とは必ずしも関係なく、急激に生じた尿閉で、患者は激しい尿意を訴え、苦悶状態となる。
　一方、慢性尿閉は徐々に排尿困難が進行し、尿閉となったもので尿意、疼痛の訴えはあまりない。

❶病歴聴取と身体所見の確認すべきポイント

1. いつから尿が出なくなったか、出にくくなったかを聞く。
2. 以前からの排尿状態、血尿の有無、飲酒の有無も確認する。
3. また前立腺肥大症、糖尿病、脳血管障害の既往がないか聴取する。

　身体所見として、下腹部膨満、圧痛、四肢浮腫の有無を確認する。急性尿閉時患者は脂汗をかいていることが多い。

❷考えられる疾患

1. 高齢男性なら前立腺肥大症。
2. 女性なら神経因性膀胱。
3. 中年の男性、女性なら薬剤性を考える（詳細は表1参照）。

表 1．急性尿閉の主な原因

```
膀　胱：神経因性膀胱（中枢性、末梢性）
　　　　強度の血尿による凝血塊、膀胱結石
前立腺：前立腺肥大症、前立腺癌
　　　　急性前立腺炎
尿　道：尿道狭窄、尿道結石、外傷
薬剤性：α刺激剤（鎮咳剤、感冒薬）
　　　　抗コリン剤（鎮痙剤、潰瘍治療剤、頻尿治療剤）
　　　　抗うつ剤
その他：（β刺激剤、抗ヒスタミン剤）など
```

❸必要な検査

膀胱超音波検査にて残尿の程度を確認。もし膀胱内に尿があまりたまっていなければ、両腎の超音波検査を行い水腎の有無を確認する。もし水腎もなければ、腎性もしくは腎後性腎不全を疑い、血液検査を行うとともに腎臓内科医師に相談する。

❹治療・処置

とりあえず導尿。残尿が多ければカテーテルを留置してもよい。

カテーテル挿入困難であれば、経皮的膀胱穿刺するか泌尿器科医を呼ぶ。この時あまりしつこくカテーテル挿入を試みてはならない。尿道から出血すると、尿が出ないうえに出血は続き、患者は痛がる[第3章-14「導尿法」(558頁)、15「膀胱穿刺、経皮的膀胱瘻造設」(560頁)の項参照]。

●ワンポイントアドバイス

カテーテル留置のまま帰宅させる時は、カテーテル異和感が出現することがあると伝え、場合によってはインダシン®、ボルタレン®などの坐薬を処方してもよい。

翌日、泌尿器科受診を指示する。

専門医(専門科)へのコンサルトの時期

時に骨盤内悪性腫瘍の両側尿管浸潤により乏尿、無尿となることがある。この時は腎後性腎不全となり、放置すると致命的である。速やかに腎瘻造設などの尿路変更が必要である。

(波多野孝史)

29 眼　痛

「眼の痛み」の訴えは最も多くみられるが、さまざまな部位にそれぞれの原因によって発生する。

❶病歴の聴取と身体所見の確認すべきポイント

眼痛は発症原因や患者個々の表現の方法の違いで種々の性状と病変部位を含んでいる。問診によって、痛みの性状を明らかにすることが必要である。

1. 痛みの性状は、患者の訴えをそのまま記載する。「ごろごろ」「ズキズキ」など。
2. 部位は、表在痛（異物感、灼熱感、乾燥感）、眼球痛、圧痛、眼窩痛、放散痛（周辺痛）、頭重感（頭痛）。
3. 発症の状況、突然発症したか、徐々に増悪しているか？　持続性か？　間欠性か？
4. 特定の状況の有無について、異物の飛入（ゴミ、植物片、薬品等）、擦過傷、コンタクトレンズ装用、火傷、紫外線曝露の機会（雪眼、溶接作業、殺菌灯など）、打撲傷、眼や頭部の手術または外傷の既往。
5. 他の随伴症状、充血、羞明感、視力低下、眼脂、悪心嘔吐（急性緑内障）発熱、眼球突出（眼窩蜂巣炎）。

❷考えられる疾患

1. 表在痛、異物感：結膜異物、角膜異物、角膜上皮剥離、外傷（擦過傷、穿孔創）、化学傷、紫外線角膜症、麦粒腫、霰粒種、角膜潰瘍、急性結膜炎。
2. 眼球痛：急性緑内障、虹彩損傷、前房出血、ぶどう膜炎、全眼球炎。
3. 深部痛：眼窩蜂巣炎

❸必要な検査

　ペンライトなどで、眼瞼や眼窩周囲を視診および触診する。眼瞼の発赤と腫脹は、表面痛では、眼瞼の限局した麦粒腫または霰粒腫を触れることが多く、急性結膜炎の場合もある。眼球突出を伴った眼窩の疼痛では、眼窩蜂巣炎も念頭におきCT検査も必要である。穿孔性外傷の恐れがある時は、無理にこじ開けず、デマル鉤を用いて優しく開瞼する。

　コンタクトレンズの過剰装用や、紫外線曝露による角膜上皮障害（上皮剥離、びまん性の浮腫）では、夜半過ぎから徐々に強まる著しい疼痛があり、多くは両眼性である。疼痛や流涙で開瞼しにくい時は、点眼麻酔薬（ベノキシール® 点眼液）を1～2滴点眼すると数秒で和らぎ、容易に開眼できるようになる。角膜異物、結膜異物も同様に異物感が和らぐ［第2章H-6「眼の異物」(429頁) の項参照］。

　開瞼できたら、およその視力を調べ、極度の視力低下の有無を確認する。［第1章-30「視力障害」(99頁) の項参照］

　細隙灯検査で、結膜、角膜、前房の状態を診察する。異物の有無。角膜の透明性。角膜潰瘍では、眼脂や涙の分泌が多く、結膜は充血し、角膜は白く混濁している。打撲傷では、虹彩根部離断や隅角後退などの虹彩損傷で疼痛を生じ、また、前房出血により眼圧が上昇すると疼痛が強い。さらに眼球内の損傷も伴う場合がある。充血し浅前房で、頭痛や吐き気を伴えば、急性緑内障を疑う［第2章H-8「緑内障」(431頁) の項参照］。前房が混濁し、高度の視力障害を伴う時、ぶどう膜炎、前眼球炎を疑い、眼科にコンサルトする必要がある。

　CT検査により、異物の有無、眼球の形状、眼窩および周辺の病変について診断される。必要に応じ、末血、生化学検査を行う。

❹治療、処置

1. 粒腫、霰粒腫、結膜炎：局所の感染症であり、抗生物質点眼液1日4から6回で処方し、翌日眼科を受診させる。眼瞼腫脹が強ければ抗生物質内服薬も併用する。
2. 角膜上皮障害：抗生物質と角膜保護薬の点眼を1日4〜6回で処方し、翌日眼科を受診させる。角膜上皮の再生抑制作用があるため、疼痛除去にといって、決して点眼麻酔薬を処方してはならない。
3. 異物：第2章H-6「眼の異物」（429頁）の項参照。
4. 化学傷：飛入した時点から病院到着前にも水道水でもよいので洗眼を指示する。結膜嚢のpHを試験紙などで調べる。注射用キシロカイン®を数滴点眼して点眼麻酔し、生食水500〜1,000 ml、眼内灌流液などで、眼瞼を反転しながら結膜嚢内を十分に洗眼する。点滴セットを用いて持続洗眼を行ってもよい。抗生物質点眼薬と角膜保護薬を処方し、翌日眼科を受診させる。薬品の種類、pHなどの性状をわかる範囲で聴取しておく。角膜が白濁するような高度なアルカリ外傷では、前房洗浄などの眼科処置を要する場合があり、早期に眼科にコンサルトする。
5. 角膜潰瘍：重症の感染症で、抗生物質は、点眼を1時間ごと点眼とする。さらに内服薬または、点滴投与が必要であり、入院も考慮して眼科にコンサルトする。
6. 打撲傷：穿孔性外傷でなければ、抗生物質点眼薬と鎮痛薬を処方して安静を指示し、翌日、眼科にコンサルトする。疼痛が強ければ入院も考慮する。
7. 急性緑内障：第2章H-8「緑内障」（431頁）の項参照。
8. 眼窩蜂巣炎：眼科にコンサルトし、早急に強力な抗生物質の全身投与を必要とする。眼窩の周辺で副鼻腔感染があれば、耳鼻科的処置をする場合があり、コンサルトが必要である。

（磯部和美）

30 視力障害

視力低下には種々の程度があるが、急激で高度な視力低下について述べる。

❶病歴聴取と身体所見の確認すべきポイント

救急で受診する場合、多くは、「突然見えなくなった」という訴えであることが多い。打撲など外傷はないか、いつからであるか、進行性かどうか、片眼性か両眼性か、視野の変化はないか（上は見える、右方向は見えるなど）、他の眼症状、身体症状はないか、などを聴取する。

既往歴に、糖尿病、高血圧症、副鼻腔疾患とその手術の有無を確認しておく。

視力を確認する。すなわち、光を感ずるか（光覚）、光の照射方向を判別できるか、眼前で手を動かして判別できるか（手動弁）、眼前に示した指の本数はわかるか（指数弁）、あるいはそれ以上の視力がありそうか、確認する。対光反応を診る。直接反応、間接反応。

❷考えられる疾患

1. 網膜中心動脈閉塞症（片眼性、中年以降、高度の視力障害、眼底の乳白色の混濁）
2. 網膜中心静脈閉塞症（片眼性、高齢者、中等度の視力低下、眼底出血）
3. 虚血性視神経症（片眼性、比較的高齢者、時に水平半盲）
4. 視神経炎（片眼性、中心暗点から拡大）
5. 硝子体出血（片眼性、黒い雲状のものが広がった、糖尿病の既往）
6. 網膜剝離（幕のようなものが下がってきた、または上がってきた）
7. 緑内障［強い眼痛、頭痛、→**第 2 章 H-8「緑内障」**(431 頁) の項参照］
8. 脳梗塞（両眼性、同名半盲、CT・MRI 所見）

9. 鼻性視神経症（片眼性、副鼻腔手術の既往、CT・MRI 所見）
10. 外傷性視神経障害（眉毛部の打撲、視神経管撮影）

❸必要な検査

1. 視力検査（光覚、手動弁、指数弁、それ以上）
2. 細隙灯顕微鏡で、結膜角膜等の前眼部を観察する。角膜の混濁（角膜潰瘍など）、角膜穿孔などの外傷、前房の有無［**第 2 章 H-8「緑内障」**（431 頁）の項参照］。
3. 可能であれば、直像鏡などで眼底検査を行う。出血、視神経の浮腫・蒼白等、網膜剥離。眼底検査は、視力障害の診断に不可欠であり、眼球以外の原因が明らかでない場合には、眼科にコンサルトする必要がある。
4. CT・MRI は、脳梗塞では、視覚野の脳梗塞、鼻性視神経症では、副鼻腔嚢腫の所見があれば明らかである。
5. 糖尿病が疑わしい場合は、血糖検査を行う。

❹治療、処置

1. 高度な視力障害をきたす疾患では、頻度は少ないが、網膜中心動脈閉塞症は極めて緊急の治療を必要とする。眼球マッサージ、ニトログリセリンの舌下、早急に血栓融解薬の点滴静注が必要であるが、眼底所見が判然としない場合は、眼科にコンサルトする。
2. 鼻性視神経症では、早期に耳鼻咽喉科にコンサルトし、減圧処置が必要である。
3. 脳梗塞が明らかであれば、その治療にあたる。
4. 外傷性視神経障害が疑われる場合、視神経管骨折の有無にかかわらず、局所の減圧をはかるために、マンニトール点滴静注、ステロイド点滴静注（プレドニゾロン換算 40～80 mg/日）を行う。早急に眼科にコン

サルトする必要がある。
5. 緑内障は、第 2 章 H-8「緑内障」(431 頁) の項参照。
6. 他の多くの眼科疾患は、極度の緊急性はないものの、視力障害が高度であるため、できるだけ早期に眼科にコンサルトし、適切な診断と治療を受ける必要がある。

(磯部和美)

31 嚥下困難・嚥下痛

嚥下とは、飲食物などを口腔から食道を経て胃まで送り込まれるまでの一連の過程をいい、①口腔期（随意運動）、②咽頭期（不随意運動）、③食道期（不随意運動）に分けられる。嚥下困難・嚥下痛は、この過程が何らかの原因によってうまく行えないか、あるいは痛みの出現することを意味している。

◆病歴聴取のポイント

症状の出現する部位はどこか？　症状の発生が急性か慢性か？　間欠的か持続的か？　流動物と固形物で差があるか？　などの特徴を知ることが基本である。

[1] 嚥下困難が発生している部位の観察

1. 口とその周辺
2. 咽頭とその周辺
3. 食道とその周辺

[2] 嚥下障害の原因となった疾患の診断

1. 器質的疾患があるか。
2. 機能的疾患があるか。
3. 食道壁外圧迫の原因となる疾患はあるか。
4. 食道内腔の閉塞を起こすほかの原因はあるか。

嚥下障害の症状は障害部位により微妙に異なる。口腔咽頭性の場合は、「飲み込もうとしても飲み込めない」と訴えることが多く、嚥下痛や鼻腔への逆流、誤嚥もしばしばみられる。一方、食道性では「嚥下のあとにつかえる」といった訴えが多い。したがって、嚥下困難の診断には注意深い病

歴の聴取が大切であり、それだけで病変の存在部位の確定が可能である。診断の進め方の手順を図1に示すが、口腔咽頭性の場合神経学的あるいは耳鼻咽喉科的な検索を要することが多い。

◆嚥下困難・嚥下痛をきたす疾患

[1] 口腔期の障害

❶ 構造異常
①舌・口蓋の先天性異常
②口腔の炎症（舌炎、口内炎、耳下腺炎、歯肉炎）
③悪性腫瘍（舌癌、口腔癌、口唇癌）

[2] 咽頭期の障害

❶ 構造異常
①咽頭部の炎症（咽頭炎、扁桃腺炎、扁桃周囲膿瘍）
②咽頭悪性腫瘍（咽頭癌）
③咽頭外部圧迫（甲状腺腫瘍、頸部リンパ節腫）

❷ 機能障害
①中枢神経障害（血管障害；脳出血・脳梗塞、炎症；脳炎・多発性硬化症、脳腫瘍、脳損傷）
②末梢神経障害（炎症；多発性脳神経炎・Guillain-Barre症候群、神経圧迫、外傷）
③障害（重症筋無力症、筋ジストロフィー）
④その他（Sjögren症候群）

[3] 食道部の障害

❶ 閉塞性障害
①腫瘍（食道癌、食道肉腫、噴門部胃癌、食道良性腫瘍、食道異物）

②壁外圧迫（縦隔腫瘍、大動脈、甲状腺腫、縦隔胸膜炎）
③狭窄（食道潰瘍瘢痕、逆流性食道炎、食道静脈瘤硬化療法後）
④変形（憩室、食道裂孔ヘルニア、奇形）

❷ 機能障害

①アカラジア
②進行性全身硬化症（強皮症）
③食道痙攣

[4] 精神的原因

① globus hystericus（globus sensation）

❸症候と診断へのプロセス

嚥下困難を診断する際の検査の進め方を図1に示した。口腔咽頭性の場合には神経学的あるいは耳鼻咽喉科的な検索を要することが多い。

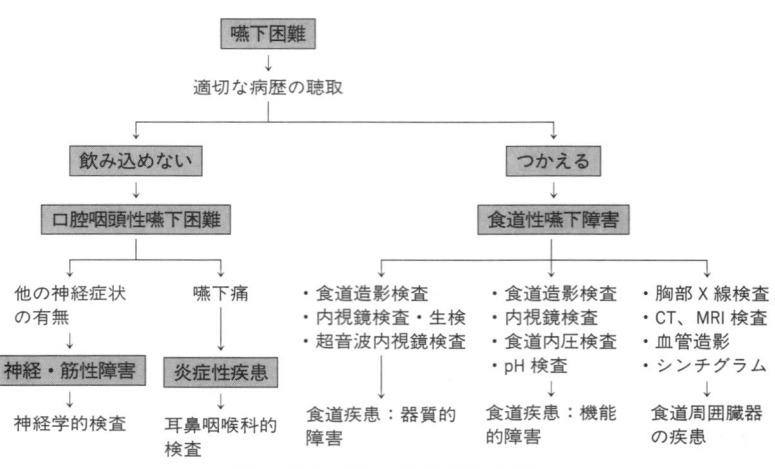

```
                        嚥下困難
                           ↓
                    適切な病歴の聴取
              ┌────────────┴────────────┐
          飲み込めない                  つかえる
              ↓                           ↓
        口腔咽頭性嚥下困難            食道性嚥下障害
        ┌────┴────┐
    他の神経症状   嚥下痛
      の有無
        ↓            ↓
    神経・筋性障害  炎症性疾患
        ↓            ↓
    神経学的検査   耳鼻咽喉科的
                    検査
```

食道性嚥下障害:
- ・食道造影検査   ・食道造影検査   ・胸部 X 線検査
- ・内視鏡検査・生検   ・内視鏡検査   ・CT、MRI 検査
- ・超音波内視鏡検査   ・食道内圧検査   ・血管造影
-                       ・pH 検査   ・シンチグラム

食道疾患：器質的　　食道疾患：機能　　食道周囲臓器
障害　　　　　　　　的障害　　　　　　の疾患

図 1. 嚥下困難症例の診断の手順

❹治療・処置

治療は、それぞれの原因疾患が良性か悪性か、また、病気の進行度によって決定される。嚥下困難のある患者では、脱水症や経口摂取量の不足に伴う栄養障害の有無や程度を正確に把握する必要がある。また、食物や唾液その他の誤嚥による肺炎の合併に注意しなければならない。必要に応じて中心静脈栄養を含む輸液管理とし、肺炎が疑われる場合には早期に抗生剤の全身投与が必要となる。

●ワンポイントアドバイス

問診による患者および家族からの情報が、診断の大きな助けとなるが、誤嚥に注意して造影X線検査なども診断の決め手となってくる。

専門医(専門科)へのコンサルトの時期

さまざまな原因が考えられるため、疑診がつけば速やかに当該科の専門医による診断を受けることが必要となる。

(野登　誠)

32 咽頭痛

上気道の急性炎症を原因とするものがほとんどであるが、急性喉頭蓋炎では見逃せば窒息をきたし生命にかかわるので注意が必要である。

❶病歴聴取と身体所見の確認すべきポイント

発熱の有無・発症は急激か緩徐か。嚥下痛があるか自発痛のみか。呼吸困難は訴えていないか。発声状態はどうか。魚骨異物などの食事との関係はないか。

身体所見では体温、脈拍、血圧などバイタルサインをチェックし摂食困難や発熱に伴う脱水症状がないかを診る。

咽頭所見は患者に口を開けさせて視診し、咽頭後壁の浮腫や発赤腫脹・扁桃周囲の腫脹や膿汁の排出・偽膜や潰瘍の有無を確かめる。また、頸部を触診しリンパ節腫脹や頸部蜂窩織炎の有無を診る。

❷考えられる疾患

1. 急性喉頭炎・急性扁桃炎・急性咽頭炎・
2. 伝染性単核球症
3. 急性喉頭蓋炎（図1）
4. 扁桃周囲膿瘍・咽後膿瘍
5. 咽頭異物（魚骨など）・咽頭外傷

●ワンポイントアドバイス

特に呼吸困難を訴える場合は（他疾患を除外診断したうえで）喉頭付近の狭窄音の有無を聴診し、経皮的動脈圧酸素飽和度をチェックする［第1章-8「呼吸困難」(30頁)の項参照］。

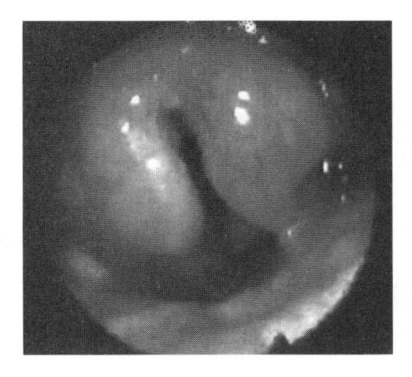

図 1. 急性喉頭蓋炎
喉頭蓋は腫脹し声帯はみえない。
(日経メディカル, 2001.6. より転載)

6. アフタ性口内炎・ウィルス性口内炎
7. 咽頭潰瘍、口腔カンジダ
8. 咽頭悪性腫瘍

❸必要な検査

血算(白血球数・白血球分画)・生化学(CRP. 肝機能・ビリルビンなど)・血沈・尿検査など。金属やプラスチックなどの咽頭異物が疑われる場合や呼吸困難がある時は頸部側面(軟線)X線撮影を行う(図2)。

呼吸困難がある場合は間接喉頭鏡や喉頭ファイバーにより喉頭を視診する(図1)[第2章 H-1「急性喉頭蓋炎」(422頁)の項参照]。

●ワンポイントアドバイス

呼吸困難が強く気管切開の適応の判断が必要な場合は上級医に確認してもらう。

乳幼児で急性炎症などの原因が明らかでない場合は割り箸や歯ブラシなどを加えたまま転倒したことがないかを確認し、咽頭外傷による出血の有無を視診する。

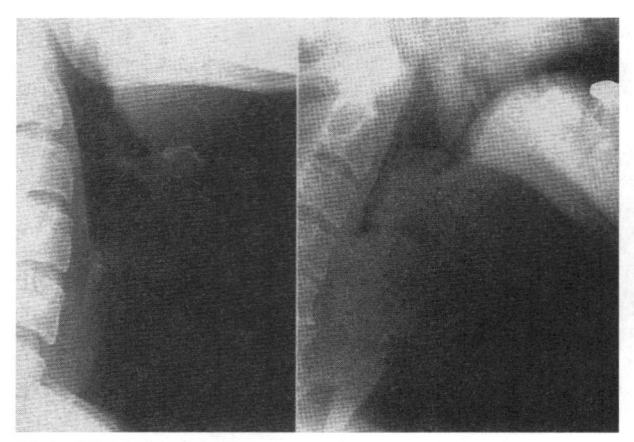

図 2. 頸部 X 線側面像
左：正常。
右：喉頭蓋と頸部軟部組織の著しい腫脹が認められる（急性喉頭
蓋炎）。
（日経メディカル 2001.6. P. 88 より転載）

　頸部腫脹が認められる場合は X 線や頸部 CT にて膿瘍（低吸収領域）やガスの産生所見（ガス壊疽）がないことを確認する。

❹治療・処置

　急性炎症で内服可能であれば抗生剤・消炎鎮痛剤・下熱剤・含嗽薬を処方する。
　開口困難や強い咽頭痛で内服できない場合は抗生剤を点滴する。
　嚥下痛が強く飲水不可能であれば脱水に対して入院のうえ補液と抗生剤の点滴治療を必要とする。

専門医（専門科）へのコンサルトの時期
第 2 章 H-1「急性喉頭蓋炎」(422 頁) の項参照。

（小勝敏幸）

33 鼻出血

　鼻腔より流出する出血であり、まず喀血や吐血と鑑別することが先決である。鼻出血の出血部位を確認することは適切な止血処置に不可欠であるが、確認困難な場合はまず止血処置を優先することが重要である。

❶病歴聴取と身体所見の確認すべきポイント

　鼻出血から来院までに長時間経過している場合は、既に胃の中に飲み込んだ大量の血液を嘔吐する危険があるため患者を座位または側臥位で診察する。患者には血液は膿盆などに口から吐き出すように促し、両側の鼻翼を親指と人差し指で圧迫止血させながら迅速に問診をすませる（図1）。
　高血圧・狭心症や脳梗塞・腎透析による抗凝固剤の服薬歴や、肝疾患による出血傾向などの全身疾患を合併していないか問診する。
　身体所見は脈拍、血圧などのバイタルサインをチェックし出血性ショッ

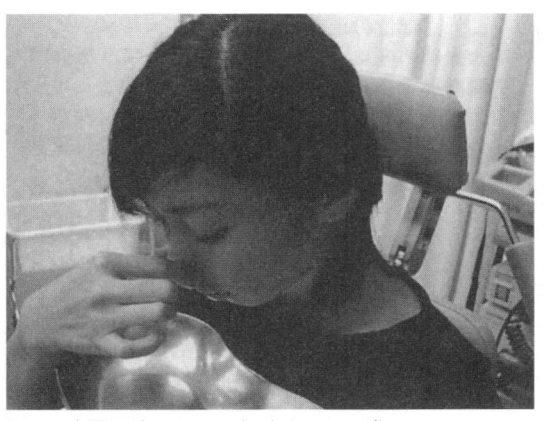

図 1. 鼻翼圧迫による止血（ピンチング）
(JOHNS Vol. 16 No. 10 2000, 1625 より転載)

クのないことを確認する［第 1 章-7「ショック」(27 頁) の項参照］。

❷考えられる疾患

1. 特発性鼻出血（鼻出血の多くは鼻中隔粘膜前方のキーセルバッハ部位が出血源となっていることが多い）
2. 全身性症候性鼻出血（高血圧・出血傾向など）
3. 外傷性出血（鼻骨骨折）
4. 局所性鼻出血（鼻咽腔腫瘍・副鼻腔悪性腫瘍など）

❸必要な検査

1. 血算、生化学、凝固機能、感染症をチェックする。
2. 頭部外傷による場合は頭部 X 線など［第 2 章 A-7「頭部外傷」(152 頁) の項参照］。
3. 鼻骨骨折が疑われる時は鼻骨軸位・鼻骨側面 X 線を撮影して確かめる。

●ワンポイントアドバイス

- さらに咽頭への出血が続く場合は鼻腔へ 14〜18 Fr の膀胱用バルーン・カテーテル挿入やベロックタンポンによる止血と安静入院が必要であり、耳鼻咽喉科医の指示を仰ぐ必要がある。
- 一時的な止血ができた場合でもあとで耳鼻咽喉科医へコンサルトする。鼻内視鏡下に出血していた部位を確認しバイポーラーや超音波凝固止血装置などを使用して焼灼止血し再出血を防ぐ必要がある。

❹治療・処置

[1] 全身的処置

出血量が多く出血性ショックの可能性がある場合や、処置による疼痛や不安による神経性ショックに対するためまず血管を確保し輸液を行う。出血量が多量の場合は代用血漿の輸液や輸血を行う［第1章-7「ショック」（27頁）の項参照］。逆に興奮して高血圧が認められる場合は迅速に降圧剤を使用する［第2章B-15「高血圧症・高血圧性脳症」（228頁）の項を参照］。

[2] 局所的処置

患者には座位で頭を下げて鼻翼を約10分間親指と人差し指で強く圧迫止血（ピンチング）させ、口呼吸でリラックスするよう指導する。さらに止血しない場合は血管収縮薬（プリビナ®、トーク®、ナシビン® など）または5,000倍ボスミン® 液を浸した綿球を出血側鼻腔に挿入してさらにピンチングを行う。出血部位が鼻腔の後方で咽頭への流血が止まらない場合にはベスキチンFガーゼ® に点鼻薬やボスミン® 液を浸したものを鼻腔の奥まで挿入し圧迫止血する。止血処置が終了したら抗生物質、抗ヒスタミン剤、消炎剤、止血剤を投与する。綿球やガーゼは3～4日後に抜去するまで自宅では安静を保ち飲酒や入浴を控えるよう伝える。

（小勝敏幸）

34 耳出血

❶病歴聴取と身体所見の確認すべきポイント

耳出血は耳掃除中に誤って竹の耳搔きなどで外耳道や鼓膜を損傷した場合が多い。耳搔き中に子どもが走ってぶつかってきた場合や歩きながら耳搔きをしていて自ら転倒した場合などは予期せぬ外力が加わり単純な鼓膜裂傷にとどまらないことがある。

暴力によって平手や拳で耳を殴られた場合や側頭部打撲でも風圧で鼓膜に裂創をきたす。受傷の原因と状態を詳しく聴取することで診断が可能であり、問診が極めて重要である。

原因の如何にかかわらず自覚症状として高度難聴・耳鳴・回転性めまいを伴う時は中耳のみならず内耳にも障害が及んでいると考え重大な徴候と受け取らなければならない。また、頭部外傷に伴う場合では側頭骨骨折による耳出血や髄液耳漏が疑われるため顔面神経麻痺や難聴の有無を確かめて頭部外傷に準じた処置が必要である[第2章A-7「頭部外傷」(152頁)の項参照]。

❷考えられる疾患

1. 外耳道損傷（耳掃除などでの異物挿入による直接損傷）
2. 鼓膜裂創（耳掃除などでの異物挿入・暴力による風圧での介達性損傷）
3. 内耳損傷（耳小骨連鎖障害・外リンパ瘻）

●ワンポイントアドバイス

高度難聴と回転性めまい・平衡機能障害・眼振を認める場合は外リンパ瘻などの内耳損傷が強く疑われ、耳鼻咽喉科医をコンサルトしてめまいに準じた入院安静治療が必要である。

4. 頭部外傷（側頭骨骨折による外耳道裂創）
5. 外耳道ポリープ・真珠腫性中耳炎・中耳結核
6. 中耳・外耳悪性腫瘍

❸必要な検査

携帯用耳鏡・拡大耳鏡や耳用顕微鏡を用いて鼓膜を観察し、鼓膜穿孔・外耳道の裂傷や腫脹・鼓室内血腫の有無を確認する。

耳鳴や難聴を訴える場合は純音聴力検査や音叉を用いて聴力検査を行う。

めまいを伴う場合は平衡機能検査や眼振検査［第1章-3「めまい」(10頁)の項参照］を行う。

頭部外傷による場合はX線や頭部側頭骨CT検査を施行し、頭部外傷に準じた検査を行う。

❹治療・処置

いずれの場合も耳洗浄は行ってはならず、外耳道入口部の出血の清拭のみを行う。

外耳道損傷のみの場合は自然に止血されるため特に処置を要しない。

単純な外傷性鼓膜穿孔であれば多くが自然閉鎖する。緊急性はないが感染を伴うと穿孔の自然治癒が困難となるため、抗生物質の内服投与をして翌日には耳鼻咽喉科受診が必要である。

平手打ちなどでの内耳への風圧による音響外傷、頭部外傷に伴う内耳振盪や外リンパ瘻で感音性難聴を示している場合や顔面神経麻痺が認められる場合は副腎皮質ステロイドの漸減投与が必要である。点滴静注ではリンデロン® 8 mg、または内服ではプレドニゾロン® 40 mgを初回に投与して、翌日には耳鼻咽喉科をコンサルトする。

専門医（専門科）へのコンサルトの時期

頭部外傷を合併していれば直ちに脳神経外科医にコンサルトする。

（小勝敏幸）

35 耳 痛

❶病歴聴取と身体所見の確認すべきポイント

　外傷以外の耳痛の原因は中耳・外耳道・耳介の炎症がほとんどである。
　先行する感冒症状の有無や、発熱の有無、頻繁な耳掃除の習慣がないか、汚れた指で耳をいじらなかったか、海水浴やプールに行ったか、難聴・耳鳴・めまいを合併していないか、糖尿病などの易感染性はないか。
　感冒や上気道炎のあとに発熱し夜間に小児が泣きわめくほど痛がる場合は急性中耳炎が疑われ、鼓膜の発赤、膨隆を認める。鼓膜が穿孔して耳漏が排出されると痛みは止む。
　耳掻き後などの局所感染による耳痛で、発熱は伴わず耳介牽引痛や耳珠圧迫痛を伴う場合は外耳道炎を疑い、外耳口に耳鏡を挿入しただけで痛がることがある。
　一般に慢性中耳炎では鼓膜に穿孔があり耳痛を生じないが、糖尿病合併例などでは緑膿菌感染により側頭骨壊死をきたして激しい耳痛を訴えることがある（悪性外耳道炎）。
　耳介の激痛や灼熱痛では耳介の腫脹や帯状疱疹による水泡がないか、また顔面神経麻痺の有無のチェックも必要である。
　耳には直接原因所見がない場合は耳周囲の痛みを耳痛と訴える場合もあり、耳下腺や咽頭所見・虫歯の有無や顎関節の開口状態も診察する。

❷考えられる疾患

1. 急性中耳炎・乳突洞炎
2. びまん性外耳道炎・限局性外耳道炎（耳癤）
3. 緑膿菌による悪性外耳道炎
4. 耳介軟骨膜炎

5．耳介帯状疱疹
6．耳の異物（昆虫による外耳道の咬傷）
7．急性咽頭炎・急性耳下腺炎・顎関節炎
8．三叉神経・舌咽神経痛

❸必要な検査

耳鏡による鼓膜の視診・耳介の視診。難聴・耳鳴があれば聴力検査など。
耳後部腫脹があれば中耳X線（シューラー）や中耳CTにて乳突洞の陰影をチェックする。

❹治療・処置

耳痛に対しては鎮痛剤を投与し、各原因疾患に応じた治療を行う[第2章 H-3「急性中耳炎」(425頁) の項参照]。いずれも緊急性はないが後日、耳鼻咽喉科受診をコンサルトする。

●ワンポイントアドバイス

耳介帯状疱疹の場合は全身的には抗ウィルス剤（ゾビラックス®）の内服や点滴投与、発疹には抗ウィルス剤軟膏塗布、顔面神経麻痺や内耳障害に対してATP・メチコバールと副腎皮質ホルモンとしてリンデロン® 8 mgまたはプレドニゾロン® 40 mgからの漸減投与を行い耳鼻咽喉科医をコンサルトする。

(小勝敏幸)

36 急性の皮膚疾患

急性に皮膚に変化のみられる疾患。皮膚に現われた変化を発疹または皮疹と呼ぶ。

❶病歴聴取と身体所見の確認すべきポイント

まずは発疹の出る前に何かエピソードはなかったか、前駆症状はなかったかを確認する。初診時までの経過を詳細に尋ねる。また、既往歴にも注意し、何か内服した薬はないか、もしあればいつ、何の薬を、どのくらい服用したかを聞く。

次に発疹について理学的に所見をとる。発生部位、発疹の大きさ、色、形、数、種類（紅斑、丘疹、結節、水疱、膿疱、鱗屑、痂皮、糜爛、潰瘍など）、自覚症状などを調べる。また、口腔内所見、リンパ節腫脹の有無、発熱の有無についての所見も重要である。

❷考えられる疾患

❶ 感染症

ウイルス性疾患（麻疹、風疹、水痘、伝染性紅斑、突発性発疹、手足口病、帯状疱疹、カポジー水痘様発疹症、ほか）、細菌感染（溶レン菌感染症、ほか）、真菌感染（白癬症、ほか）、その他。

❷ 非感染性

蕁麻疹、薬疹、アレルギー性疾患（アトピー性皮膚炎など）、接触性皮膚炎、紫斑、膠原病、膠原病類縁疾患、悪性腫瘍、その他。

❸必要な検査

末梢血液、血液像、生化学、ASLO、尿検査などを行う。症例によっては、

感染症、ウイルスの抗体価、凝固能なども調べる。

真菌については鏡検による菌糸（胞子）の有無、ウイルスの中でも水痘やカポジー水痘様発疹症などのヘルペスについては Tzank test などを行う。

❹治療・処置

疾患ごとに治療が異なることはいうまでもない（後頁参照）。いずれの疾患においてもまず全身状態の把握、管理を行い、経口摂取不良、脱水などについては補液を行う。

感染性疾患では、ウイルスについてヘルペス属の感染症（水痘、帯状疱疹、カポジー水痘様発疹症）に対してアシクロビル投与、細菌感染については抗生物質、真菌感染については抗真菌剤といった薬剤を投与する。

非感染性疾患においては、薬疹が考えられる場合は、その薬剤と同系統の薬剤投与を可能な限り避け、薬剤中止あるいは変更を、投与されている医療機関に依頼する。その他の疾患では、かゆみが強ければ抗アレルギー剤や抗ヒスタミン剤を投与し、止痒作用のある外用剤を塗布し、皮膚科専門医にコンサルトする。

（山川有子）

37 全身瘙痒症

掻破痕以外に明らかな皮膚病変が認められないが、強いかゆみを訴える場合を、全身瘙痒症という。

❶病歴聴取と身体所見の確認すべきポイント

発症時期を含んだ詳しい病歴の聴取が必要で、既往症、基礎疾患との関連が重要である。非常に強い瘙痒を訴えるにもかかわらず、全身のどこを見ても線状の紅斑、小鱗屑、小出血点、小糜爛といった掻破による病変が主体である。しかし、掻き続ければ掻破性湿疹、苔癬化、膿痂疹化をきたすようになる。

❷考えられる疾患

1. 代謝内分泌疾患：糖尿病、黄疸、肝炎、肝硬変、胆道閉塞性疾患、慢性腎不全、痛風、甲状腺機能亢進症、甲状腺機能低下症、尿崩症、妊娠、妊娠中毒症、更年期障害など。
2. 悪性腫瘍：悪性リンパ腫、慢性白血病、癌。
3. 血液疾患：多血症、貧血。
4. 薬剤性：コカイン、モルヒネ、ピリン、ヨード、クロム、キニーネ、インシュリン、抗生物質、サルファ剤、アルコール、ほか。
5. 寄生虫症：回虫、十二指腸虫、住血吸虫、フィラリア。
6. 心因性：精神的不安、ヒステリー、精神衰弱、ストレス。
7. 老人性：乾皮症
8. その他：胃腸障害、過労、病巣感染、食餌、低蛋白血症、高血圧症。

❸必要な検査

上記の考えうる疾患が基礎疾患としてないか、血液検査、尿検査、ほかを施行する。

❹治療・処置

基礎疾患がある場合はその発見と治療をすることが先決である。そのうえで止痒性軟膏の外用、抗ヒスタミン剤や抗アレルギー剤あるいは精神安定剤の内服を行う。

●ワンポイントアドバイス

基礎疾患の治療をしなければ瘙痒感は軽快しない。また、長期にわたって瘙痒感に悩まされた患者は、たとえ基礎疾患のコントロールが良好になったとしても、容易には軽快しないことが多い。

(山川有子)

38 行動異常

❶診察する前に

　幻覚妄想状態や精神運動興奮、緊張病症候群、あるいは躁的興奮、抑うつ状態（まとめて精神病症状と呼ぶ）以外の症状がまったくない患者が、精神科病棟のない総合病院の救急外来に現われることは首都圏では滅多にない。通報があった段階で救急隊員か警察官が自治体（都道府県か政令都市）の精神科救急医療システムへ診療要請をするからである。

　たまに精神病症状に動転した本人や家族などが、病院なら何とかしてくれるのではと直接電話してきたり、救急外来の窓口へきてしまうことがある。事務員や看護師が対応に苦慮した場合、当直医に相談が回ってくる。的外れな依頼と腹が立つかもしれないが、スタッフも困り果てての依頼であるし、本人や家族などはさらにうろたえてしまっている。窓口相談の支援も当直医の仕事の１つと自分にいい聞かせ、親切な気持ちでスタッフや本人らに対したい。電話の場合、問診により身体疾患の可能性の低いことが確かめられれば、相手に救急隊、興奮や希死念慮が著しい場合は警察へかけ直し、自治体の精神科救急医療システムを利用するよう指導する。外来窓口へきてしまった場合でも、スタッフから連絡があった段階で、正規の診療に入る前に、診察室の外で同様の指導を行ってもよい。

　これらの場合、診療録を作らないことになるが、簡単でも当直日誌などに記録を残しておくべきである。

●電話での対応のポイント●

1．優しい口調で話を切り出す。
2．はじめに、これから相談の件が当院で対応できる問題かどうかを確認するための質問をするので、状況をよくわかって説明できる人（本人を含む）に電話に出てほしいと告げる。

3．問診により身体疾患の可能性の低いことが確かめられたら、大問題であることは承知しているが、残念ながら当院で対応できる性質の問題ではないので、専門のシステムを利用すべきであると告げる。

◆救急外来での診察

上記のようなトリアージを行ったうえで、なお救急外来で当直医が診療を行う必要のある状況は以下のような場合である。いま、目の前の症例がどの場合に当てはまるかを考えてほしい。

①精神病症状に加え、発熱などの身体症状を伴っている場合。
②ある程度の重症度以上の身体疾患を既にもっている患者が精神病症状を呈した場合。
③精神病症状のために事故を起こし、ないしは自殺を図り、受傷している場合（急性薬物中毒を含む）。
④パニック発作（過換気症候群を含む）を起こし、不安がっている場合。
⑤まったく別の身体疾患の診療のために受診した患者が、精神病症状というほどではないが、言動がおかしい場合。

何より精神病症状に惑わされず、身体症状を見落とさないことが肝腎である。判断に迷ったら、とにかくスクリーニング検査を行う。①、②、③では、精神科救急医療システムの当番病院が精神病院だと、先に総合病院などで身体疾患や外傷の診療を受け、精神病院でも対応可能な身体状態であることが確認されてからではないと受けられないと条件をつけることも多い。鑑別診断のポイントは次の2点である。

[1] 身体因性の精神病症状かどうか？

例）脳髄膜炎、脳血管障害、脳腫瘍、慢性硬膜下血腫。
　　糖尿病、甲状腺疾患。
　　電解質異常、脱水症、水中毒、熱中症。

肝硬変、尿毒症。
全身性エリテマトーデス
薬剤性、など。

[2] 専門医にコンサルトするべきかどうか？

　●**面接のコツ**●
1. 優しい口調で尋ねる（誰でも精神的に不安定な時は、医師の第一印象にその後の反応が左右されやすいものである。たとえ精神的要因による身体症状であっても、患者の苦痛には大差がないのだから…）。
2. 早口にならないよう注意する（人は苛立つと、早口になり、口調がきつくなりやすい）。
3. 本人を問いつめず、ついてきた人がいれば、その人からも情報を得る。
4. 事前に集められる情報は集めておく。例えば、必ず事務当直者にかかっている全診療科の診療録を出してもらう（病名リストの中に精神病症状を呈しやすい身体疾患があるかどうか？）。また家族など、ついてこれる人がいるなら、できる限りきてもらう。

　●**問診のポイント**●
1. 患者にとって一番苦痛の大きい症状は何か？
2. 精神障害および神経疾患（特にてんかん）の既往歴ないし治療歴。
3. 同居家族の有無、特に key person は誰か？
4. 精神病症状と身体症状の出現の時間的関係。
5. 症状発生のきっかけがあるかどうか？
6. 普段の本人との相違点。
7. 飲酒行動や服用している薬剤の確認（覚醒剤や有機溶剤等の有無はなかなか尋ねにくいものだが、患者の様子から怪しく感じたら、最後に家族らに「他にありませんか？」と訊く）。
8. 患者が病識あるいは状況見当識を持っているか？　ないしは治療意思

をもっているか？

●神経学的診察のコツ●

意識障害の評価と巣症状や髄膜刺激症状の確認が最重要である。最低チェックすべき検査項目を診察順に列挙しておく。

1. 顔・姿勢が左右対称的か？
2. 発音が明瞭か？　また話がまとまっているか？
3. 歩行が安定しているか？　安定していないとしたら、どのようなよろけ方か（眩暈によるのか、足腰に力が入らないのか）？
4. 手指振戦（pill-rolling か、羽ばたきか、ミオクローヌスか、その他か？）
5. バレー徴候
6. 指鼻試験
7. 両側上下肢の屈筋反射（4点）
8. ホフマン反射、バビンスキー反射。
9. 下顎反射、口尖らし反射。
10. 四肢の筋強剛
11. 頸部硬直
12. 眼球偏視、眼振。

●スクリーニング検査●

以下の項目は鑑別診断上最低限必要なものであり、可能な限りチェックした方がよい。

1. バイタル・サイン：体温、血圧、脈拍数、呼吸数、SpO_2。
2. 血液検査：血算
　　　　　　生化学（TP、TB、AST、ALT、LDH、CK、AMY、BUN、Crea、Na、K、Cl、Ca、P、血糖、アンモニア）
　　　　　　血　清（CRP、RPR）
3. 尿検査：性状、沈渣。
4. 心電図：向精神薬の多量服薬の症例では特にQTc延長に注意する！

5．頭部 CT 単純撮影

　　　●脳神経外科医ないしは神経内科医へコンサルトする適応●
1．意識障害に加えて粗大な神経学的巣症状が認められた場合。
2．意識障害に加えて発熱や頭痛、頸部硬直などが認められ、脳髄膜炎が疑われた場合。
3．痙攣発作が多発ないしは重積している場合。
4．てんかんの既往があり、発作後のもうろう状態が疑われた場合。
5．その他。

　　　●精神科医へコンサルトする適応●
1．診断がつかず、治療方針が決められない場合。
2．鎮静がうまくいかない場合。
3．パニック発作がなかなか収まらない場合。
4．自殺未遂で来院し、意識が保たれており、処置後身体的には帰宅させられるのだが、希死念慮がまだありそうな場合。
5．紹介するのに適切な精神科医療機関がわからない場合。
6．その他。

❸初期治療

初期治療は大きく3つの場合がある。

［1］とりあえずの鎮静

興奮や拒絶のために身体的な診察や検査、あるいは点滴などの処置が十分にできない場合、セルシン® あるいはホリゾン® の静注により鎮静を図らざるを得ない。舌根沈下や呼吸抑制に注意しながら以下を施行する。

　　　Inj) セルシン® /ホリゾン® （10 mg）　1筒　静注（3分以上かける）

1-38. 行動異常

（安全上ゆっくり静注しなければならないので、患者が多少動いてもいいように翼状針を使うとよい）

15分観察して鎮静が不十分ならもう1筒追加してもいいが、その場合は患者が入眠したら、そこで注射を終了する。鎮静後バイタルサインと経皮的動脈血酸素飽和度、心電図をモニターするが、血圧や経皮的動脈血酸素飽和度の著しい下降などがみられたら、アンビューバッグによる陽圧換気を行い、経皮的動脈血酸素飽和度を90％以上に保ちながら、速やかにアネキセート®を静脈注射してリバースをかける。この処置により一旦ホリゾン®の鎮静効果が打ち消せても、アネキセート®の効果の方が早く消えてしまい、再び過鎮静状態が出現することが少なくないので、必要に応じてアネキセート®を随時追加投与しなくてはならない。

呼吸不全などのためにセルシン®あるいはホリゾン®が使えない患者の場合は、比較的興奮が軽いなら：

  Inj) アタラックス® P (50 mg)   1筒 筋注

ないしは

  Inj) アタラックス® P (50 mg)   1筒
    キット® H あるいは生食水(100 ml)1筒 点滴静注(15分程度)

興奮が強いならセレネースを使わざるを得ないが、できれば緊急検査でQTcの延長や急性横紋筋融解症などを起こしていないことを確かめてからが望ましい。

  Inj) セレネース® (5 mg)   1筒
    ヒベルナ® (25 mg)   1筒 筋注

ないしは

  Inj) セレネース® (5 mg)   1筒
    キット® H あるいは生食水(100 ml)1筒 点滴静注(15分程度)

鎮静の目標は、（可能ならば）うとうとしている状態である。身体疾患の

治療のためにもうしばらく鎮静を持続せざるを得ない場合は以下の処置を追加する。

　　Inj）ロヒプノール®/サイレース®（2 mg）1筒
　　　　キット® H あるいは生食水(100 ml)1筒　点滴静注(30〜60分)

[2] 身体疾患の治療

　精神病症状の原因か否かはともかく、身体疾患の存在が疑われた場合は、まずそちらの治療を行う。それにより精神病症状の改善をみるようであれば（受け容れてもらえたことで安心しただけにせよ）、ひとまずはよい。

[3] 精神科的な対症療法

❶ パニック発作（過換気症候群を含む）

　来院した時点で既に落ちついていることが多い。動悸や胸痛、過呼吸などの身体症状、このまま死んでしまうのではないかという恐怖感がまだ強いようであれば

　　Rp）セルシン®/ホリゾン®（5 mg）　2錠　頓服
ないしは

　　Inj）セルシン®/ホリゾン®（10 mg）　1筒　静注(3分以上かける)
　　　　（途中で患者が落ちついたり眠くなったら、途中で終了してよい）

既往歴で患者が過鎮静になりやすいことがわかっている場合は半量から投与する。過換気症候群の場合、発作が収まっても、しばらく手足のしびれが残るため、ペーパー・バック呼吸法をやらせながら、1〜2時間ベッドで休ませる。

　身体的な診察などにより余病がないことが確認できたら、既往があり、患者も発作が何であるか知っている場合は、①今回も無事発作が収まってよかったこと。②通院中であれば、できるだけ早く主治医と連絡を取り、今後の指示を求めること（時に主治医を替えたいと希望する場合があるが、いずれにせよ紹介状をもらった方が望ましいので、一旦は今の主治医に相談するよう勧める。医療機関探しは保健所か口コミで）。③もし発作時の頓

服薬がないようなら、患者が覚えていればそれを、覚えていなければ
　Rp）コンスタン®／ソラナックス®（0.4mg）1～2錠　頓服　5回分
　　（1日に2回まで反復可！）
　　（セルシン®／ホリゾン®（2mg）1～2錠でもよい）

　治療歴がない場合は、①身体的には危険な病気ではないし、後遺症もないが、ストレスで自律神経が異常興奮して起こるため、再発しやすい。②近日中に精神科か神経科、心療内科の診療所、ないしは病院に受診した方がいい（但し、当院の他の診療科に通院中の患者であれば、当院の心身医療科の初診予約を取ってもいい）。③それまでのつなぎとして、発作時の頓服薬を出そうと話す。

　いずれにしても薬物療法と同じくらい病院へきたことや医師などの声かけによる安心効果が大きいので、発作が収まり帰宅できるようになるまではそれを損なわないよう心がける。

❷ 自殺未遂

　切創、服薬、刺創、投身、縊首が主な自殺の手段である。あとにいくほど既遂率が高くなる。しかし忘れてはならないのは、自殺というものは必ずしも確固たる意思に従ってなされるわけではないことである。人は自分の人生に悲観的な考えや虚しさをいつも感じている状態に陥ると、普段は自殺の誘惑に耐えていても、深酒や他人のちょっとした冷たい言葉、身体疾患などに一押しされて（それを人は衝動的というが）、自分を傷つけてしまうことがある。精神障害、特にうつ病であればなおさらである。所詮私たち医師のような限られた人生経験しかない者が、しかも救急外来という限られた場面で、自殺を図った人の気持ちの深いところまで理解するなどできはしない。そう割り切って、ともあれ優しく接することが基本である（特に first contact の時の声かけ）。そして stay cool！　救急外来を去ってゆく時の患者の後味を少しでもよくすることがせめてもの救いなのだから…。

　事情を訊ねる際のポイントは以下の通りである。患者本人に訊ねるのが

原則だが、十分な返答が得られなければ深追いせず、同伴者や救急隊員等に訊ねる。

●自殺の事情を訊ねる際のポイント●

1. いつ、どこで、(誰と、)どのような手段で行ったか？
2. 発見者は誰か？
3. 手段が単一かどうか？　例えば、跳び降りる前に睡眠薬を多量に飲んだりしていないか？
4. 自殺企図のきっかけになったできごとがあるかどうか？
5. 精神科、神経科、心療内科の治療歴があるかどうか？
6. あるとしたら最近の通院状況や病状がどうだったか？
7. 何か自殺の前触れはあったか？
8. すぐまた自殺を図ると思うか？
9. 家族などが付き添ってやれるか（言い換えると、患者を見張れるか）どうか？
10. 普段患者が一番頼りにしていた（あるいは、よく相談していた）人物は誰か？

　意識障害がないか、あっても軽度で、身体的には軽症であれば、当院では救急外来での処置だけで終わる。しかし、希死念慮がまだ強いと思われる場合には精神科的な危機介入が必要であり、黙って帰してはいけない！

　下記のいずれかに当てはまり、再企図の危険性が高いと疑われるか、判断に迷う症例では、できる限り心身医療科の医師と連絡を取り、電話で相談したうえでケースワークを行う。可能ならば心身医療科の医師に来院してもらい、患者に対応してもらう。研修医が対応せざるを得ないのならば、まずこちらの気を落ち着かせたうえで、患者や同伴者に対し、自殺の危険がまだ去っていないように医師にはみえること、せっかく助かった命を大事にしてほしいことを毅然として伝え、直ちに精神科の医療を受けるべきであると勧める。たとえ本人が拒否しても、同伴者が同意すれば、まず普

段通院している医療機関へ、そこでの対応が困難ならば速やかに自治体の精神科救急医療システムの窓口へ連絡する。なだめたり説得しても患者が興奮して抵抗するようなら、自傷の危険性から（緊急）措置入院の適応になるので、無理せず警察に保護を要請する。これらの手続きには若干時間がかかるので、つなぎとして止む得ず薬理学的鎮静や身体拘束を用いたとしても緊急避難として許容される。

●再企図の危険性の評価●
1．本人や家族らが希死念慮がまだ強いと肯定する場合。
2．自殺企図の既往、今回の企図が前回の企図から3カ月以内に起こっているのならば特に危険である！
3．自殺企図の家族負因。
4．自殺の手段が、医薬品以外の薬剤（例、農薬）、刺創、投身、縊首などの既遂率が高いものだった場合、特に手段がより危険なものにエスカレートしてきている場合は特に危険である！
5．心中未遂
6．うつ病や何らかの精神病が疑われるが、未治療であったり、現在通院が中断していたり、服薬遵守性が乏しい場合、また精神科治療を拒否している場合。
7．強い喪失体験や被虐待体験（例：降格あるいは昇格、失業や退職、大事な人・ペットの死、離婚、家庭内暴力、強姦、その他の犯罪被害者）からまもない時期。
8．孤立状況（例：単身生活）
9．アルコールやシンナーなどによる著しい酩酊状態。

また、若い人たちに多いが、自傷行為（手首切創と中等量服薬が代表）を反復している患者がいる。研修医の諸君の中には、彼（彼女）に共感できるという人もいれば、甘えていると感じ反感をもつ人もいるだろう。しかし、ここはあくまでクールに！　聞くべきことを聞き、まず切迫した希

死念慮がないことを確かめる。そのうえで、①医師として後遺症を残すような状態に至らなくてよかったと思っている。②しかし、このようなことを今後しなくても済むよう、ここらでそろそろ元になっている悩みごとの解決を図った方がよいのではないかと説き、③当院に何科によらず普段通院中の患者であれば、心身医療科の初診あるいは再診の予約を取る。普段当院へ通院していないか、または心身医療科の初診予約が先になってしまう場合は、よその精神科の診療所あるいは病院を、今日か明日のうちに必ず（朝電話で本日初診を受けつけているかどうか確かめてから）一緒に受診するよう患者と同伴者に指導する。もちろん、両者とも受診を拒否するようなら、それはそれで仕方がないが…。

意識障害が Japan Coma Scale（JCS）で2桁以上であったり、身体状態が重篤であれば、入院させて身体面の治療を行うことが優先であり（大抵の精神病院では対応不能！）、患者が拒否していても、身体面の治療のために薬理学的鎮静や身体拘束を用いることは緊急避難として許容される。

❸ アルコール退薬症候群

飲酒行動（酔い方ではなく飲み方！）の異常が、飲酒量の増加を招いたり、依存形成へと向かわせ、アルコール性肝炎や慢性膵炎をはじめとして多くの身体・精神疾患の発病や増悪の要因として働く。したがって、問診において1日の平均飲酒量だけではなく（これには個体差が大きい）、患者の飲酒行動パターンを確認することが重要である。＜病的＞飲酒行動パターン（タイプCかD）まで達しており、耐性上昇やコントロール喪失が認められれば、アルコール依存症と診断できる。このような患者が、もう身体が酒を受けつけなくなったり、入院などで飲めなくなったり、自分から禁酒したり、いずれにせよ飲酒が中断すると、退薬症候群（いわゆる禁断症状）を起こし、救急外来へ駆け込んでくることがある。

アルコールの退薬症候群は、飲酒中断後24〜48時間以内に、発汗や血圧上昇といった自律神経症状、振戦、時に痙攣発作で始まり、不安・焦燥、不眠が加わり、3〜5日目を頂点に意識障害、精神運動興奮、幻覚を呈し（つ

まり振戦せん妄)、1週間前後で離脱できるのが定型例だが、軽症例が多いし、一方、ウェルニッケ脳症やペラグラなどのビタミン欠乏性脳症を併発し、せん妄が遷延したり、時にコルサコフ症候群へ移行することがある。

患者や家族にはあくまで冷静に、「24時間体の中にアルコールが残っているような飲み方をしていたために、いざアルコールが抜けたら、反動で自律神経がおかしくなってしまった、つまり禁断症状ですね。収まるのに1週間くらいかかりますから、症状を軽くするために薬を飲んで下さい(あるいは点滴に通って下さい)。またお酒を飲むと、あとでもっと大変になりますよ。途中で専門家に紹介しますから、必ず受診して下さい。禁断症状が出るようになったら、もう意思が強い弱いの問題ではなく、一種の脳の病気ですからね」と告げる。入院させるかどうかは身体的な重症度から決めるのが原則である。しかし、意識障害を呈している単身者などでは入院させざるを得ない場合もある。身体疾患への治療が外来でできる程度であり、退薬症候群も軽度であれば、外来で治療しながら経過観察する。

治療のポイントは、退薬症候群をできるだけ軽く経過させることと、ビタミン欠乏性脳症の併発を予防することの2点である。自律神経症状、振戦、不安・焦燥、不眠に留まっている患者には、交差耐性をもつジアゼパンによる置き換えとビタミン $B_{1,12}$ やニコチン酸、葉酸などの補充を行うため、以下を処方する：

  Rp 1) セルシン®/ホリゾン® (2 mg) 3錠
    ビタメジン® S   3カプセル 分3毎食後
  2) セルシン®/ホリゾン® (5 mg) 1錠
    ワッサー® V   1g 分1寝る前

退薬症候群が消褪し、断酒後1週間以上経過したら、1)から漸減する。

但し肝硬変の末期だったり、身体的衰弱が著しい場合は、2)から開始した方が安全であり、ビタミンは点滴静注で投与する。1週間は継続し、退薬症候群が消褪してから経口に切り替えて漸減する。

  Inj) M. V. I.®   1筒
    アリナミンF® (25 mg) 2筒

　　　　フィジオゾール® 3号F(500 ml)など1筒　点滴静注
　意識障害や幻覚が出現していれば、上記の処方に加えて：
　　　Rp　3) レスリン® デジレル®（25 mg）　2～4錠　分2夕食後・寝る前
　過去に振戦せん妄の既往がある患者であれば、断酒した時点からRp)の1)～3)を予防的に投与した方がいい。

　精神運動興奮に応じて下記の注射を頓用する（反復投与可）：
　　　Inj）セレネース®（5 mg）　　　　　　　　　1筒
　　　　　キット® H あるいは生食水(100 ml)1筒　点滴静注(15分程度)
　これらの処置に対し病名は、アルコール退薬症候群、ビタミン欠乏性脳症の予防、器質性精神病とつける。

　なお、精神運動興奮がコントロールできず、身体疾患の治療に支障が生じる場合、せん妄に眼振を伴い、足腰がふらついている場合、せん妄が1週間経っても収まらない場合は、精神科医にコンサルトする。精神運動興奮や攻撃性が短時間のうちにコントロールできそうもなければ、精神科救急医療システムを要請せざるを得ないこともある。また、退薬症候群の解毒治療から依存症の治療教育へスムーズに結びつけるために、解毒治療が終了する前に精神科医へコンサルトし、心身医療科の外来予約を取るか、専門医療施設などへ紹介した方がいいか相談することが望ましい。

　通常離脱時のけいれん発作は1回だけなことが多いので、特に抗てんかん薬を投与しなくていいが、繰り返すようなら以下の処置を行ったうえで、脳神経外科医ないしは神経内科医へコンサルトする。
　　　Inj）セルシン®/ホリゾン®（10 mg）　1筒　静注(3分以上かける)

●飲酒行動パターン（小宮山分類）●

　五つの質問：
「お酒を毎日飲んでいますか？」　　　　→イエスなら、習慣飲酒以上
「休みの日は昼間から飲みますか？」　　→イエスなら、既に病的飲酒
「飲み始めた頃と比べてお酒に大分強くなりましたか？」
　　　　　　　　　　　　　　　　　　　→イエスなら、耐性上昇あり

「仕事に二日酔いで行くことが増えましたか？」
　　　　　　　　　　　　　　→イエスなら、コントロール喪失
「医者からお酒を控えるよういわれたことがありますか？」
　　　　　　　　　　　　　　→イエスなら、コントロール喪失
　＜正常＞タイプＡ：機会飲酒（宴会や週末などでの飲酒のみ）
　　　　　　　　　　　　↓
　　　　タイプＢ：習慣飲酒（晩酌や寝酒のように、１日のうちで血液中
　　　　　　　　　にアルコールのない時間の方が長い飲み方）
　　　　　　　　　　　　↓
　＜病的＞タイプＣ：少量分散飲酒（食事の度にビールを飲むなど、日常
　　　　　　　　　生活の合間に少しずつ飲酒を繰り返す）
　　　　　　　　　　　　↓
　　　　タイプＤ：持続深酩酊飲酒（飲んでは眠り、醒めてはまた飲む
　　　　　　　　　ことを繰り返す、休日のみの場合もある）

❹ 夜間せん妄

　せん妄とは、意識障害（自分が今どこで誰と何をしているかが混乱し、集中できず、話がまとまらず、忘れっぽい）を中核として、しばしば興奮や感情失禁、幻覚、妄想が加わる症候群である。さまざまな原因から起こるが、特に高齢者や痴呆、身体疾患を有する患者に誘因（精神的ストレス、環境の急変、疼痛や瘙痒感などによる不眠、失明などの感覚遮断、不動化など）が働いて起こることが多い。夜間急性に発症し昼夜逆転、やがて１日の中で症状が動揺しながら睡眠覚醒リズムが断片化するのが典型的な経過である。原疾患の回復により一過性で治まることも少なくないが、治療を妨げ、ADL の回復を遅らせることが多い。痴呆と違って適切な治療によりしばしば改善するが、痴呆と見誤られて放置されたり、薬物療法により逆に増悪してしまうことも珍しくない。

　原因や誘因を特定する一方で、身体疾患の治療を安全に行うため、身体拘束や薬物療法による鎮静を行う。

精神的にも身体的にも軽症であり、外来で対応可能であれば、以下を投与する：

　　Rp　1) グラマリール® (25 mg)　　　　2〜4錠　分2夕食後・寝る前
　　　　2) レンドルミン® (0.25 mg)　　　1錠　分1寝る前

興奮や幻覚、妄想が目立つ場合は、グラマリールをとばして以下を投与してもよい：

　　Rp　3) レスリン®/デジレル® (25 mg)2〜4錠
　　　　　セレネース® (0.75 mg)　　　　2錠　分2夕食後・寝る前

付き添ってきた家族らには、これはせん妄という現象で、原疾患のため脳が弱っていたところに誘因が加わって意識が曇り、環境に適応できなくなって錯乱状態を起こしているのであり、対症療法をしながら原疾患の治療を進めていくことになる、治まりが悪ければ、専門の医師にも診てもらう必要があると説明する。そのうえで、日中は話しかけたり、座らせたり、デイ・サービスへ出したりしてして、できるだけ起こしておくことが望ましい。但し過鎮静（夜から引き続き午前中まで眠ってしまう、ふらつき、ろれつが回らない、むせやすいなど）が目立つ場合は連絡をよこすようにと指導する。

上記の処方でせん妄が治まった場合、原疾患が改善してきたら、向精神薬の漸減を始める。漫然と投与しているとパーキンソン症候群などが出現することがあるからである。

　　●せん妄の原因●

1．薬物の副作用：抗コリン薬、睡眠薬、炭酸リチウム、H_2遮断薬、ジギタリス製剤、L-ドーパ、副腎皮質ステロイドなど。
2．中毒物質：覚醒剤、コカイン、有機溶剤、一酸化炭素、重金属など。
3．退薬症候群：アルコール、ベンゾジアゼピン系薬剤、バルビツレート系薬剤、モルヒネなど。
4．代謝性疾患：肝性脳症、尿毒症、低血糖、著しい高血糖、低酸素脳症、電解質異常（特に低ナトリウム血症）、ポルフィリアなど。

5. 内分泌疾患：甲状腺疾患、副甲状腺疾患、下垂体機能不全、クッシング症候群、アジソン病など。
6. ビタミン欠乏症：ビタミン B_1、ビタミン B_{12}、ニコチン酸など。
7. 感染症：髄膜炎、脳炎、脳膿瘍、神経梅毒、敗血症、麻疹、インフルエンザ、チフス、エイズなど。
8. 神経疾患：頭部外傷、脳血管障害、高血圧性脳症、脳腫瘍、多発性硬化症、てんかんなど。
9. 心肺疾患：心不全、心筋梗塞、洞不全症候群、肺動脈塞栓症など。
10. 自己免疫性疾患：全身性エリトマトーデス、リウマチ熱など。
11. その他：セロトニン症候群、悪性症候群、極度の貧血、熱中症など。

(武川吉和)

2 時間外に来院する救急患者の対応

【A. 脳神経系】

A-1 一過性脳虚血発作（椎骨脳底動脈循環不全）

❶診 断

　一過性脳虚血発作（TIA）は24時間以内に回復する脳ないし網膜の虚血を指す。しかし、TIAの定義は人為的なものであり、脳梗塞との違いは障害の程度と持続期間にしかない。多くは頸部動脈や脳内主幹動脈のアテロームに形成された血小板血栓に由来する塞栓が原因となる。椎骨脳底動脈系TIAを椎骨脳底動脈循環不全と呼ぶが、高齢者のめまいに対して安易に用いられる傾向にある。TIAを放置すると脳梗塞に移行する危険性が高く、内科的救急状態と認識する。

●特徴的な症状や徴候（障害された血管領域による）

1. 内頸動脈領域が障害されると、同側眼あるいは対側大脳半球症状が出現する。眼症状は一過性黒内障と呼ばれ、まるでカーテンが降りてくるような水平性半盲を数分間生じる。大脳半球虚血では、対側の下半分優位の顔面麻痺や片麻痺を呈するが、言語・認知・行動の変化も生じ得る。持続は平均14分と短い。
2. 椎骨脳底動脈系TIA（椎骨脳底動脈循環不全）では、前庭・小脳（めまい、運動失調）、眼球運動（複視）、一側ないし両側の運動・感覚障害、後頭葉（皮質盲）を呈する。平均持続時間は8分。
3. 頭痛はTIAや脳梗塞に多くみられるが、発症時に高度の痛みが頭頸部や目に生じた時は、動脈解離を疑う。この場合、脳血管撮影が必須となることを銘記する。
4. 上記神経学的所見に加え、動脈硬化リスク（高血圧症、喫煙、糖尿病、高脂血症）の病歴聴取と塞栓源となる心房細動、僧房狭窄症などの心血管系の評価を行う。

表 1. TIA を疑われ脳卒中センターに紹介された 512 例の最終診断

TIA	195 (38%)
TIA 以外の診断	317 (62%)
片頭痛	52 (10%)
失神	48 (9%)
TIA の可能性	46 (9%)
funny turn[a]	45 (9%)
孤発性めまい	33 (6%)
てんかん	17 (3%)
一過性全健忘	14 (3%)
両眼視力消失[b]	14 (3%)
その他	33 (6%)

[a] funny turn は原因不明の一過性非局在症状に対してつけられた状態名(一過性昏迷状態など)。
[b] TIA 患者と同様の予後を呈したことから、あとで TIA と考えられた。

(Hankey JG：3 Transient ischemic attacks and stroke. Med J Australia 172：394-4000, 2000 より引用)

●鑑別診断

表1に TIA をプライマリ・ケア医に疑われ、脳卒中センターに紹介された 512 例の最終診断の内訳を示す。

●必要な検査

1. 一般検査(血算・血沈、生化学、胸部 X 線、心電図)に加え、頭部 CT スキャンを施行する。

2. CT は一過性脳症状を呈する稀な疾患(脳腫瘍、慢性硬膜下血腫)を除

●ワンポイントアドバイス

初回発作後1カ月間の梗塞移行率は 4〜8%、1年間で 12〜13%と増加する。さらに TIA 頻回例(ことに次第に増加している例)、心室内血栓、末梢血管障害合併例では早期の梗塞移行例が高くなるため内科的救急状態と認識する。

2-A. 脳神経系

外する上で有用である。大脳半球性 TIA 患者の 20％で脳梗塞を示唆する低吸収像が検出される。椎骨脳底動脈系 TIA では CT はあまり役立たず、MRI を即日施行できない多くの施設では予約して後日行うことになる。

3. MRI では拡散強調画像で皮質に散在性高信号域を、T１強調画像でもガドリニウムによる増強効果をみる場合がある。

◆治療、処置

1. TIA に限らず虚血性脳疾患に対してアスピリンを投与する。アスピリンの抗血小板作用は容量依存性ではなく、本邦ではバファリン® 81 mg やバイアスピリン®（100 mg）が１錠/日で用いられる。稀に上部消化管出血の副作用がみられる。ペルサンチン® -L ２カプセル/日を追加するとさらに脳梗塞予防効果が上がることが確認されている。パナルジン® も同様に用いられるが、肝障害や好中球減少などの副作用に注意する。

2. TIA が心原性のフィブリン塞栓によると考えられる場合には入院してヘパリン投与（10,000 単位/日）を開始し、APTT を投与前の 1.5〜2 倍前後にコントロールする。引き続きワルファリンに移行する。PT（INR）2.0 前後を目安とする。

専門医（専門科）へのコンサルトの時期

早急に脳卒中医、脳外科医、神経内科医など専門医に紹介する。心原性塞栓が疑われる場合には循環器科医に心循環器系評価を依頼する。

（小宮山　純）

A-2 くも膜下出血

❶診 断

●症状

突然発症の激しい頭痛、嘔吐、意識障害（30％くらいの例）。発症3時間以内は項部硬直、ケルニッヒ徴候は出ないことが多い。2～3割の患者は発症の1週間以内に頭痛発作（警告頭痛）を経験する。ごく軽症のくも膜下出血では頭痛のみで歩いて外来受診することがある。但し数時間以内に頭痛が消失する場合はくも膜下出血の可能性は低い。意識清明の患者でも再出血により突然昏睡になることがしばしばみられる。

●必要な検査

まずはCTスキャン。診断が確定したら直ちに鎮静を行う。

鎮静はロヒプノール®、アタラックスP®、フェンタネスト®の点滴静注が効果的。

CTスキャンで診断が確定しない時は腰椎穿刺を行い診断を確定する。

❷治療、処置

くも膜下出血の死因の多くは再出血であり、血圧のコントロールと鎮静鎮痛が決定的に重要である。

くも膜下出血を疑ったらCT検査の前に血圧を下げることが大切。

血圧のコントロールはヘルベッサー® 12.5 mgの静注がおすすめ。

くも膜下出血の場合はアダラートカプセルの舌下では不十分なことがしばしばである。

頭痛に対してはボルタレン®座薬(50)。ボルタレン®無効の時はペンタゾシン®静注またはフェンタネスト®静注が有効である。

Hunt & Kosnik grade Ⅴ：気管内挿管、呼吸異常の時ベンチレーター装着

2-A. 脳神経系

マンニトール® 500 ml 急速点滴静注
IV：舌根沈下の時 nasal airway または気管内挿管、血圧コントロール
II、III：血圧コントロールおよび鎮静

SAH と診断されたら直ちに脳卒中センター集中治療室または個室に収容する。

血圧コントロールは A-line による観血的モニターを行いヘルベッサー®またはペルジピン® DIV で行う。

鎮静鎮痛はフェンタネスト静注または間欠的点滴静注で行う。

血圧が安定したら脳血管撮影を行う。通常は入院後 2〜3 時間後に行う。

脳動脈瘤が診断されたら可及的速やかにクリッピング手術を行う。

専門医（専門科）へのコンサルトの時期

くも膜下出血と診断されたら直ちに脳神経外科医にコンサルトする。

（篠永正道）

A-3 髄膜炎

脳脊髄を被う髄膜の炎症であり、急性発症のウイルス、細菌によるものから、亜急性に経過する結核、真菌、癌などのよるものを含んでいる。通常救急受診する原因としては、ウイルス性のものが多く良性の経過を辿るものが多い。一方、頻度的には少ないが細菌性髄膜炎は急速進行性であり、時間単位で悪化するため神経内科では最も性急な処置を必要とする疾患の1つである。

❶診 断

●特徴的な症状や徴候

1．ウイルス性髄膜炎の多くは、発熱と頭痛といった感冒様症状のみのた

め見過ごされている可能性が高い。実際、このような患者では典型的な髄膜刺激症状（項部硬直や Kernig 徴候）は検出されない。したがって、症状が長引く場合には脳脊髄液検査をして診断を確定し、数日間の入院経過観察が安全である。エンテロウイルスが原因となることが多い。

2. 一方、細菌性髄膜炎は重症感があり、発熱、頭痛、意識障害、痙攣などが急速に進行することがあるため、抗生剤治療の決定を速やかに行う。85％の患者では細菌性髄膜炎の3徴候（発熱、頭痛、項部硬直）が明らかである（成人例）。その他の症状には、嘔吐（35％）、痙攣（30％）、脳神経麻痺や脳局所症状（10〜20％）がみられる。眼底検査で病初期に乳頭浮腫をみることは稀であり、ある場合にはほかの疾患を考える。

3. 乳幼児と高齢者は成人と異なった反応を呈する。高齢患者では、気力低下や嗜眠傾向といった状態でゆっくり経過し、髄膜炎の診断に必要な発熱や髄膜刺激症状が検出されないことがある。

●必要な検査

1. 頭蓋内占拠性病変の鑑別もあり、救急外来では腰椎穿刺を行う前に頭部CTスキャンを施行しておく。しかし、細菌性髄膜炎では急速に予後が悪化するため、血液培養後に下記抗生剤を始めておく（CT を施行して腰椎穿刺を行ってからでは、病状が悪化してしまっていることがある）。

表 1. 細菌性髄膜炎患者の脳脊髄液所見

初圧	>180 mmH$_2$O
白血球数	$1,000 \sim 5,000$/mm^3
多核白血球	$\geq 80\%$
蛋白	$100 \sim 500$ mg/dl
糖	≤ 40 mg/dl
グラム染色陽性率	$60 \sim 90\%$
培養陽性率	$70 \sim 85\%$

(Tunkel AR, Schled WM. Acute meningitis. In：Principles and practice of infectious diseases. New York：Churchill-Livingston, 1995 より改変)

2-A. 脳神経系

表 2. 細菌性髄膜炎の年代ごとの起炎菌と有効な抗生剤

年齢	起炎菌	有効な抗生剤
3カ月〜18歳	インフルエンザ桿菌、髄膜炎菌、肺炎球菌	第3世代セファロスポリン（ロセフィン®、クラフォラン®）、またはビクシリン®とクロロマイセチン®
18〜50歳	肺炎球菌、髄膜炎菌	第3世代セファロスポリンとビクシリン®の併用[a]
50歳以上	肺炎球菌、髄膜炎菌、リステリア、グラム陰性桿菌	第3世代セファロスポリンとビクシリン®の併用

[a] リステリアが疑われる場合には、ビクシリンを追加する。

　白血球数、CRPを測定する（ウイルス性では白血球増加はみられない）。
2. 脳脊髄液検査上、ウイルス性髄膜炎では肉眼上軽度の日光微塵、リンパ球優位の軽度の細胞数増多、蛋白増加・糖正常が定型的所見である。ウイルス抗体価は結果の解釈が通常困難である。一方、細菌性髄膜炎では髄液は一見混濁しており**表1**のようなプロフィールをとる。

❷治療、処置

1. ウイルス性髄膜炎では、通常補液と鎮痛薬・解熱薬投与数日で軽快することが多い。しかし、時に意識障害、脳局所症状を呈する脳炎を合併する。
2. 細菌性髄膜炎の診断を疑った場合起炎菌が同定されるまでは、経験的に各年代に多い細菌に対する抗生剤を開始することになる（**表2**）。一般に培養結果が出るまでは、ビクシリン® 2g　4〜6回/日、ロセフィン® 2g　2回/日を併用する。

●ワンポイントアドバイス

　細菌性髄膜炎は急速進行性であり、時間単位で悪化することを銘記し、早急の抗生剤投与を行う。

3. 抗炎症作用を期待してデカドロン®（6 mg 静注、4 回/日、抗生剤の初回投与に先行かつ併用して 2〜4 日間）を行うことが有用と考えられている。
4. 同時に頭蓋内圧亢進に対して、ベッド頭部を 30 度挙上やグリセオール®間欠投与（200〜300 m*l* 1 時間で点滴静注×4 回/日）を併用する。

● **専門医（専門科）へのコンサルトの時期**

細菌性髄膜炎は内科的緊急疾患であると認識して、可能な限り速やかに神経内科スタッフにコンサルトする。

(小宮山　純)

A-4 脳　炎

脳炎は脳組織を障害する急性炎症性疾患であり、多くの場合隣接する髄膜にも炎症が及ぶ。ほとんどがウイルスによって生じ、良性のものから致死的なものまである。ヘルペスウイルス、エンテロウイルス、アルボウイルスが主なものである。脳炎の代表例は単純ヘルペス脳炎（HSE）であり、10〜30％が致死的となり生存例でも重篤な後遺症を残すことがあり、早期の適切な対応が重要となる。エンテロウイルスのほとんどは髄膜炎の病型をとる。アルボウイルスは蚊やダニを媒体として流行性に生じ、地域差がある。

❶診　断

●特徴的な症状や徴候

1. HSE の臨床症状には、頭痛、発熱、意識障害、部分痙攣、脳局所症状が挙げられる。この中でも発熱とともに片麻痺、失語、記憶障害などの脳局所症状や部分痙攣が組み合わさってみられることが発症早期には多い。

2. HSEの予後不良例としては、意識障害の程度が強くGlasgow Coma Scaleが6以下、年齢が30歳以上、ゾビラックス® 開始までに4日以上経過していること、などがある。
3. HSEと同様の局所性脳炎の病像を呈するものとしては、ヒトヘルペスウイルス6型、帯状疱疹ウイルス、エンテロウイルス、麻疹ウイルスなどある。
4. 単純ヘルペス以外のウイルス性脳炎のほかにも、経過が比較的ゆっくりとした細菌性髄膜炎から脳静脈洞血栓症まで多数の疾患が鑑別対象に挙げられるが、検査と経過から専門的に鑑別される。
5. 発熱性疾患（発疹、呼吸器・胃腸系疾患）の1～3週目に脳炎様症状がみられることがあり、感染後脳脊髄炎（ないしADEM）と呼ばれる。急性小脳失調もみられることがあり、これらは自己免疫異常に基づく。

● 必要な検査

1. HSEの診断上MRIが現在最も鋭敏かつ特異的な診断法と考えられ、T2強調画像やFLAIR画像で内側から下部側頭葉に高信号域を認める。
2. 検出感度（発症早期では50％）は劣るがCTスキャンでも同様の病変を認める。CTスキャンでも異常がみられることはそれだけ脳障害が強いことを示し、予後不良のサインと捉えられる。
3. 約2/3の患者では脳波に異常がみられ、障害された側頭葉上で特徴的な周期性鋭波・徐波複合が観察される。
4. 脳脊髄液検査ではリンパ球増多と蛋白上昇に加え、赤血球が多くの例

● ワンポイントアドバイス

臨床経過・病像、髄液所見、頭部MRI/CT所見、脳波などから側頭葉を主座とした炎症性疾患ではHSEをまつ先に疑い、早期にゾビラックス® を開始することが肝要である。

で混入してみられる。単純ヘルペスウイルスに対するPCR（polymerase chain reaction）が高率に陽性となる。

◆治療、処置

1. 診断を疑った場合早急にゾビラックス® を用いる（10 mg/kg を1時間以上かけて緩徐に点滴静注することを8時間ごとに反復し2～3週間続ける）。意識が障害される前に治療を開始することが大切である。再発した場合は、さらに1～2週間再投与する。
2. 診断が確定するまでは、同時に抗生剤（第3世代セファロスポリンのクラフォラン® やロセフィン® ）を投与しておく。
3. 意識障害が強く痙攣が持続する場合は、気管内挿管のうえで抗痙攣薬投与、脳圧降下薬投与を行う。したがって、急性期治療はICUで行うことが望ましい。

専門医（専門科）へのコンサルトの時期

発症早期のゾビラックス® 開始が明暗を分けるため、疑診例では早期に神経内科のある基幹病院に移送する。

（小宮山　純）

A-5 脳梗塞

脳梗塞患者の評価上重要なのは3点であり、①脳局所症状を示すほかの神経疾患との鑑別、②脳局在診断（前方か後方かの鑑別）、③発症機序を明確にする（殊に抗血小板療法以外の治療が必要になるか否かの鑑別、塞栓では抗凝固療法が必要になる）ことが重要になる。

●ワンポイントアドバイス

脳血管障害をみた場合、早急に専門医に相談する。

2-A. 脳神経系

❶診断

●問診のポイント

❶ 神経症状の発症・進展様式

突然発症する場合は、脳塞栓症が疑われ、数分〜数時間かけて進行するタイプは小血管病変ないしラクナ梗塞でみられる。発作が複数回ある場合、同一症状では局所の動脈狭窄が、いくつかの血管領域に生じる場合は塞栓が疑われる。

❷ 動脈硬化のリスクと心疾患既往の聴取

ほかのリスクには頭頸部外傷や閉経前女性におけるピルの使用の有無などがある。

●特徴的な症状や徴候

1. まず、病変が前方（頸動脈領域）か後方（椎骨脳底動脈領域）かを確認することは画像診断を進めるにあたって必須になる。一過性脳虚血発作の項でこれらの症状の違いについて述べた。しかし、所見が不全片麻痺やしびれのみで、眼球運動障害など特徴的な所見が加わっていない場合、必ずしも鑑別は容易でなく、後日MRIで初めて確認される場合もある。

2. 次いで、皮質病変か皮質下病変かの鑑別を行う。一般に皮質病変は塞栓症や大血管病変により生じ、症状の特徴としては失語症、皮質性感覚障害（立体覚や2点識別覚など）、顔面・上肢優位の麻痺（中大脳動脈領域）、下肢優位の麻痺（前大脳動脈領域）がある。皮質下病変では麻痺は一側に均一となる。

●必要な検査

1. 救急外来では、容易に施行できる頭部CTスキャンを脳出血との鑑別などの有用性から施行する。緊急CTでは多くの場合脳梗塞は検出できない。24時間後に再検する。

2. MRI 拡散強調画像では脳梗塞発症後 2～3 時間で病変が検出される。拡散強調画像で検出される異常は 2 週間で正常化することから、新旧の病変を鑑別できる。
3. 血算・血沈、PT、APTT、一般生化学、心電図、胸部 X 線写真が総合的評価上必要になる。

◆治療、処置

1. 理想的には熟練した脳卒中センターで対応する。手術例は脳外科で、それ以外は内科でみるといった対応では予後が不良になる。
2. 高血圧は脳卒中発症後急性期には高血圧性脳症、心不全、心筋梗塞、大動脈解離などの状況がない限り降圧しないのが原則となる。38℃以上の発熱は神経細胞障害を悪化させるため、解熱を図る。発熱時は抗生剤を併用する。
3. 人工呼吸、脳圧降下療法が必要な患者では、ICU ないし脳卒中センターで対応する。脳幹梗塞例や広範な大脳半球梗塞例（発症後 2～5 日）では専門的加療が必要になる。
4. 脳塞栓例や進行性脳梗塞例ではヘパリンを APTT が治療前の 1.5～2 倍になるようにコントロールする（一般に 10,000 単位/日）。経口摂取可能例では、引き続きワルファリン 3 錠/日を投与し、PT（INR）を 2 前後にコントロールする。それ以外の梗塞例では抗血小板剤を投与する（本邦ではキサンボン® 点滴静注が行われる）。引き続きバイアスピリン 1 錠/日かパナルジン® 2 錠/に変更する。アスピリンにペルサンチン L® 2 カプセル/日を追加すると予防効果が上がる。

専門医（専門科）へのコンサルトの時期

可能であれば早急に脳卒中専門医にコンサルトすることが望ましい。

（小宮山　純）

A-6 脳出血

❶診　断

●症状

急に頭痛症状が出現ししだいに強くなる、嘔吐、嘔気を伴う。
血圧上昇はほぼ全例、意識障害は3割くらい。

- ・被殻出血：片麻痺、共同偏視、失語（優位半球の場合）。
- ・視床出血：片麻痺、知覚障害、不随意運動。
- ・小脳出血：意識障害、めまい、運動失調、眼振。
- ・橋　出　血：意識障害、上下方向または回転性眼振、瞳孔縮小、四肢麻痺など。

●鑑別診断

- ・高血圧性脳出血
- ・アミロイド血管症：高齢、皮質下出血、非高血圧。
- ・脳動静脈奇形（AVM）：比較的若年、脳のどこにでもおこりうる。
- ・海綿状血管腫：白質内出血、比較的小さい出血。
- ・外傷性
- ・もやもや病
- ・その他：脳腫瘍、血液疾患、出血性脳梗塞など。

❷治療、処置

●救急処置
- ・呼吸管理：舌根沈下の場合は気管内挿管。

● ワンポイントアドバイス

リハビリテーション：数日以内にリハビリを依頼する。

- 血圧のコントロール：アダラート® 舌下、ヘルベッサー® 12.5 mg 静注
  ※意識障害の場合はグリセオール® またはマンニトール® の点滴静注
  ※昏睡状態の時はマンニトールの方がよい。
- 血圧コントロール：A-line でモニター、ペルジピン® またはヘルベッサー® DIV
- 一般に保存的治療を行う。
  手術適応：進行性意識障害
  　　　　　血腫量 30 g 以上の時。
  　　　　　血腫の吸収が遅延し神経症状が続く時。

専門医（専門科）へのコンサルトの時期

脳出血と診断されたら直ちに脳卒中診療医にコンサルトすること。

（篠永正道）

A-7 頭部外傷

❶診断のポイント

- 初診時意識障害の評価　GCS（Glasgow coma scale）
- 受傷時に意識障害や記憶障害があったか。
- 頭痛、嘔気、嘔吐の有無。
  脳震盪：一過性意識障害または記憶障害。
  脳挫傷・急性硬膜下血腫：意識障害、嘔吐、麻痺、痙攣など。
  急性硬膜外血腫：意識清明期、運動麻痺、進行性意識障害。
- ●診断
- 頭部 X 線（A-P、L-R、R-L、タウン）
  頭部 CT：どのような患者に CT 検査を行うか。
  　　　　①頭部を強く打撲した時

2-A．脳神経系

　　　②軽度であっても受傷時に意識障害がある時
　　　③受傷時の記憶がないか曖昧な時
　　　④顔色が蒼白な時
　　　⑤受傷後嘔吐、嘔気がある時
　　　⑥高齢者（70歳以上）および飲酒患者は必ずCTをとること
・MRI検査は頭部外傷時の救急検査としての診断価値は低く一般には行われない。
・ルンバールは特殊な場合を除き禁忌：特殊な場合とは脳動脈瘤破裂によるくも膜下出血が疑われる場合、発症時に転倒して頭部を打撲し、CTでSAHが診断できない時と髄膜炎により痙攣発作が起こり頭部を打撲した時を指す。

❷注意事項

1. 飲酒患者は重大な外傷が隠されている可能性が高い。酔っ払いだからといって診療を拒否したり必要な検査を行わずに帰宅させてはならない。どうしても暴れて困る時は鎮静剤を投与してCTスキャンをとり、入院させて経過を観察すること。
2. 高齢者の頭部外傷は初診時に意識障害がなくともCTスキャンで出血がなくともそれなりの受傷機転があれば入院させて経過観察を行うことが望ましい。
3. 受傷時に意識障害がある例や受傷の記憶がない例は大部分は脳振盪であるが、急性硬膜外血腫の可能性があるので入院させ6時間は厳重に経過をみる必要がある。
4. 合併外傷に留意する（気胸、血胸、内臓損傷、脊髄損傷、四肢骨折、脊椎骨折、骨盤骨折）。

❸重症頭部外傷の救急処置

1. 呼吸障害：気管内挿管を行う。
2. 脳ヘルニア所見：昏睡、瞳孔左右差、呼吸以上、片麻痺などがみられ

る時はCT検査の前に静脈確保してマンニトール® 500 m*l* を急速点滴静注する。血液検査を至急行い手術に備える。

専門医(専門科)へのコンサルトの時期
①意識障害がある、または進行している。
②CTスキャンで頭蓋内血腫、脳挫傷の所見がある。
③髄液鼻漏、髄液耳漏がみられる。
④頻回の嘔吐がみられる。
⑤痙攣発作がある。

(篠永正道)

A-8 てんかん

てんかんとは脳の一次的疾患であって、神経細胞の突発的かつ過剰な放電によって引き起こされる、反復する種々の発作症状を呈するもの。

❶鑑別診断

・年少児　①発作直前の啼泣、痛みや驚愕の有無(泣き入り引きつけ)
　　　　　②睡眠時(夜驚症)
　　　　　③空腹時(低血糖症)
　　　　　④下痢、嘔吐(電解質異常)
・年長児　①長時間の立位保持、急に立ち上がった時、痛みや驚愕の有無(失神、OD)
　　　　　②一般的な発作症状と異なる奇妙な症状(心因反応、ヒステリー発作)

❷てんかん発作分類と治療薬

❶ 部分発作
①単純部分発作（意識障害を伴わない）CBZ、PHT、ZNS
②複雑部分発作（意識障害を伴う）CBZ、PHT、ZNS
③二次性全般発作（A から C、B から C、A から B から C）PHT、CBZ、ZNS

❷ 全般発作
①欠神発作、非定型欠神　VPA、CZP、ESM
②ミオクロニー発作　VPA、CZP、NZP
③間代発作　VPA、PB、ZNS
④強直発作　VPA、PB、ZNS
⑤強直間代発作　VPA、NZP、ZNS
⑥脱力発作　VPA、NZP、CZP

```
CBZ：carbamazepine   CZP：clonazepam
ESM：ethosuximide    NZP：nitrazepame
PB：phenobarbital    PHT：phenytoin
VPA：valproic acid   ZNS：zonisamide
```

❸問　診

周産期異状の有無、熱性けいれんの既往、精神運動発達、性格変化、退行。

❹家族歴

てんかん、熱性痙攣、遺伝性神経疾患。

●ワンポイントアドバイス

・痙攣重積による二次的脳浮腫の可能性があるので輸液量は控え目にする。
・不適当な輸液が痙攣を誘発することがある。

❺検　査

頭部 CT、MRI、血液検査（Ca、Mg、電解質、血糖）、脳波検査。

専門医（専門科）へのコンサルトの時期
痙攣が 10 分以上止まらない時。

（城崎慶治）

A-9 前庭神経炎

急性発症で持続性のめまい、嘔気・嘔吐を生じる疾患の中で最も多く、救急車で来院するめまい患者の多くがこの前庭神経炎である。回転性めまいを呈する疾患としては、良性発作性頭位めまい症（BPV）に次いで 2 番目に多い。原因はウイルス感染、血管閉塞の 2 つの機序が考えられている。水平半規管型 BPV、下部小脳梗塞が主な鑑別疾患である。

❶診　断

●特徴的な症状や徴候

1. 急性発症の持続性めまい・嘔気・嘔吐を呈する。時に軽度の症状が前駆する。めまい・嘔気が強いためにストレッチャー上で健側を下にしてじっと固まっていることが多々ある。
2. ゆっくりと正面を向かせ、仰臥位で観察すると水平性ないし混合性眼振があり、眼振急速相を注視すると眼振が増強する。ここでフレンツェル眼鏡を装着し非注視下にすると、一層眼振が顕著になることで末梢性眼振と判断される。
3. 頭位眼振検査（第 1 章-3「めまい」の図 1-A、12 頁）は必須であり、通常前庭神経炎では眼振緩徐相側（病変側）を下にするとめまいと眼振が増強する。しかし、健側を下にした頭位でも眼振の向きが変わるこ

2-A. 脳神経系

表 1. 前庭神経炎と下部小脳梗塞との鑑別

		前庭神経炎	下部小脳梗塞
眼振	タイプ	一方向性自発眼振（水平性、回旋性の混在、健側に向かう）、健側をみると増強	注視眼振、時に一方向性（眼振の急速相は健側、病変側のどちらもある）、下眼瞼向き眼振
	固視抑制（フレンツェル眼鏡装着）	増強	不変
	頭位眼振検査	病変側を下にするとめまい増強	方向交代性上向性眼振
	持続期間	2、3日以内	遷延
起立・歩行		可能、病変側に偏倚	困難
神経学的所見		ほかに異常（−）	四肢の小脳症状は通常検出されない

とはない。

4. 一方、水平半規管型 BPV では方向交代性下向性眼振（カナル結石症）や方向交代性上向性眼振（クプラ結石症）を呈することから鑑別される。しかし、下部小脳梗塞でも方向交代性上向性眼振を呈することがある。水平半規管型 BPV（クプラ結石症）と異なり、下部小脳梗塞では注視眼振や失調性歩行を呈する（**表1**）。

●ワンポイントアドバイス

1. 急性持続性めまいを呈するめまい疾患で最も多い。
2. 一側性前庭障害を確認する。
3. 水平半規管型 BPV も自発眼振があるようにみえることがあり、頭位眼振検査を施行しないと鑑別できないことを銘記する。

●必要な検査
1. 緊急の頭部 CT スキャンは、急性めまいを呈する小脳出血を鑑別するのに役立つが、前庭神経炎自体の診断上必要ない。前庭神経炎の約20％に脳幹・小脳病変を検出したとする報告もあり、後頭蓋窩 MRI を予約して後日撮影する（通常異常はない）。
2. 時に糖尿病やほかの動脈硬化のリスクを有する例があり、一般血液・尿検査などのルーチンは施行しておく。

◆2 治療、処置

1. 入院が原則である。通常嘔気・嘔吐が高度のため、前庭抑制薬と制吐薬を投与する。入院時に１回投与すると、翌日以降必要ないことが多い（投与例：生食水 100 ml ＋アタラックス P ® （50）１A＋プリンペラン® １A を 30 分から１時間かけて点滴静注する）。食事が可能となるまで（多くは翌日）、維持点滴を行う。
2. 嘔気が治まったら、病状が前庭神経の障害で末梢性であり心配ないこと、じっとしていることは逆に中枢による代償機転が働かず平衡障害の改善を妨げることを説明する。積極的に平衡訓練を行うと、急速に軽快する。
3. この時点での前庭抑制薬の使用は逆効果と考えられており投与しない。また、メリスロン®、アデホス® など、めまい時に常用される薬剤は前庭神経炎に対する効果が検証されていないことから投与しない。

専門医（専門科）へのコンサルトの時期
入院翌日にめまい専門医にコンサルトする。

（小宮山　純）

A-10 良性発作性頭位めまい症

良性発作性頭位めまい症（BPV）はめまいの日常診療中最も多く、めまい全体の20～40％を占めると報告されている。しかし、地域の実態を反映すると考えられる当科では約半数と圧倒的に多く、その対応を熟知しておく必要がある。耳石残屑が卵形嚢耳石器からは三半規管内に移行したために、頭部の一定の動きに際してめまい・嘔気を生じる。50歳以降に多く、一部の頭部外傷や耳疾患を除いて特発性である。ほとんどが後半規管型と水平半規管型である。自然寛解が通常2、3週間以内でみられるが、現在は積極的な治療が可能になっている。

◆診　断

●特徴的な症状・徴候と検査（半規管別に解説する）

❶ 後半規管型

①回転性めまいが起床時・就寝時、上を見上げた際に生じる。実際の訴えは、頭位変換時にグルグル回る、ファファするものから中心がとれないなど、さまざまである。持続は通常30秒以内。嘔気を訴える割合は比較的少ない。

②診断は頭位変換眼振検査（Dix-Hallpike法、第1章-3「めまい」の図1-B、12頁）で、病変側を下にした際に同側に向かう上向性・回旋性眼振をフレンツェル眼鏡下で確認して行う（著明な眼振は裸眼でも観察は可能）。通常2、3秒の潜時がある。

❷ 水平半規管型

①症状は後半規管型と異なり、多くの場合めまい・嘔吐が高度である。時に頭を傾けただけで激烈なめまい・嘔吐を生じ、救急車で来院することもしばしばである。したがって頭位との関係が一見わからないこともある。

②朝覚醒時・起床時に発症することが多い。寝返りによるめまい・嘔気が特徴的で、時に左右差を自覚する。

③診断は臥床状態で頭部を左下・右下頭位（頭位眼振検査、第 1 章-3「めまい」の図 1-A、12 頁）にすると、短潜時で下向性眼振が誘発される（このタイプをカナル結石症と呼ぶ）。眼振の強い側が病変側とされる。持続は通常 60 秒以内だが、数分にわたる場合もある。疲労現象は少ない。1 回目と 2 回目の操作で眼振の態度が変わることがあり反復して調べる（患者が辛い時には、生食水 100 ml＋アタラックス P® 50 mg＋プリンペラン® 1 A を 30 分～1 時間で点滴静注しながら行う）。

④一方、上向性眼振がみられる場合には水平半規管の奥のクプラ付近に耳石が付着しているために生じると考えられている（クプラ結石症）。理論的には強い眼振急速相の方向が病変側と考えられ、カナル結石症とは逆になる。

⑤一般に頭部 CT スキャンなどの緊急検査は不要である。頭位眼振検査による方向交代性下向性眼振はカナル結石症しかない。一方、方向交代性上向性眼振は稀に小脳梗塞でみられることがあり、注視眼振や滑動性眼球運動の障害（saccadic になる）や失調性歩行の有無が鑑別点として挙げられる。

❷治療、処置

治療の原則は浮遊顆粒を刺激の生じない卵形嚢に移動させる頭位・体位変換操作（耳石置換術）を行うことであり、嘔気が強い時には前述のように生食水 100 ml＋アタラックス P® 50 mg＋プリンペラン 1 A® を点滴静注しながら行うようにする。

❶ 後半規管型

①一般には、Dix-Hallpike 法からそのまま移行できる Epley 法を行うとスムーズに治療できる（図 1）。時に水平半規管型に移行してしまうことがあり、治療後は就寝時まで座位をキープするように指導している（原典では 48 時間座位保持になっているが、辛いので困難）。単回操作で約 80％が寛解する。2、3 日ふらつくことがあるが心配ないことを伝える。

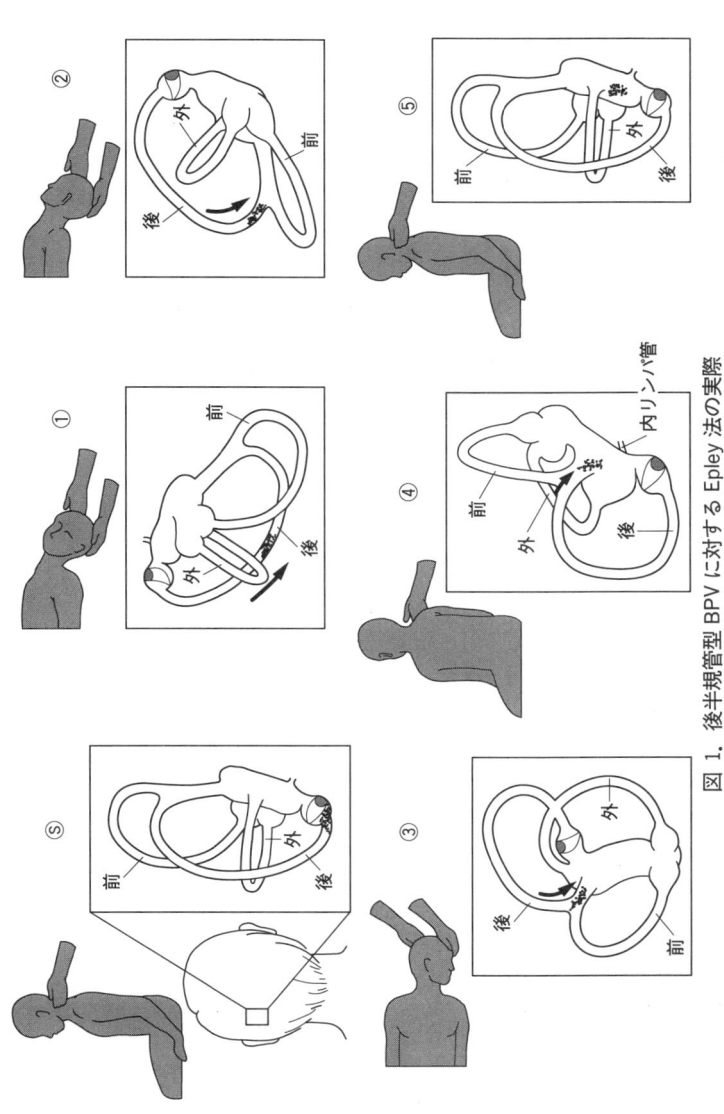

図 1. 後半規管型 BPV に対する Epley 法の実際

左側が病変。⑤座位で 45 度病変側を向き、①障害耳を下にした Dix-Hallpike 手技を急速に行う。2、3 分後に、②ゆっくりと頭を反対側に捻転する。③引き続き、頭と身体の関係を変えずに対側へ側臥位となる。さらに、2、3 分後に、④座位に戻り、⑤頭部を前屈する。

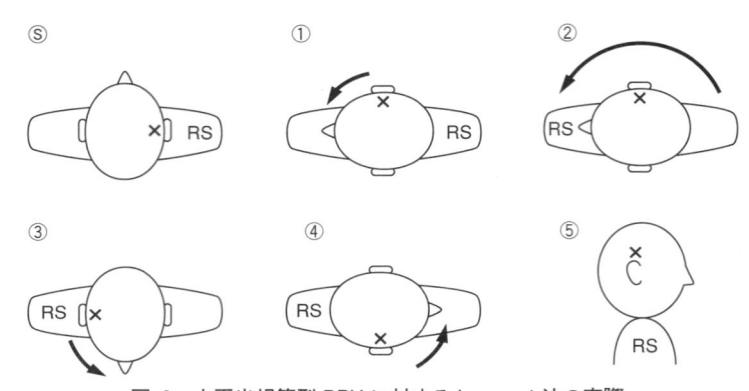

図 2. 水平半規管型 BPV に対する Lempert 法の実際
Ⓢ仰臥位になる。X が障害耳で、RS で右肩を示す。①健側に頭部を 1/2 秒で回旋する。めまいが治まって 30 秒後に、②腹臥位になる。その 30 秒後に、③頭を 1/2 秒で健側に 90 度回旋し下向きになる。次いで、④90 度健側に最後の頭部回旋を行い、⑤座位に戻る。

②Semont 法は Epley 法に比べ患者の負担が大のため、Epley 法がうまくいかない時に考える。

❷ 水平半規管型

①後半規管型に比べ自然寛解率が高い割に、耳石置換術の効果は劣る。
②嘔気が激しい患者にとって楽なのは、健側を下にした側臥位を 12 時間キープする方法であり、同時に前述の前庭抑制薬と制吐薬を投与するものであり、半数以上はこれで軽快する(Vannucchi 法)。
③もう 1 つに Lempert により報告された方法があるが(図 2)、治療効果は必ずしもよくない。

●ワンポイントアドバイス

めまいで怖い疾患は、小脳出血や広範囲の下部小脳梗塞など比較的低頻度の疾患のみで、およそ半数のめまいが BPV であることを理解する。

2-A. 脳神経系

● 専門医（専門科）へのコンサルタントの時期

　時間外で診察した場合は、上記所見があれば、前述の点滴を行いながら、翌日専門医に紹介するとよい。

（小宮山　純）

A-11 悪性症候群

　悪性症候群は、精神分裂病に対する薬物療法（クロルプロマジン）が開始されて間もなく、1960年代にフランスで報告されたクロルプロマジン投与中の高熱、意識障害、筋固縮・不随意運動などの錐体外路症状を主徴とする重い副作用に名づけられた。「悪性」とつけられたのは、放置すると時に死に至る重篤な副作用であるという意味を示している。

　一般に悪性症候群には、遺伝性や家族性は認めないが、精神発達遅滞、慢性アルコール症、脳器質疾患などの中枢神経系の脆弱な症例に発症しやすい。

❶症　状

　典型的な場合は、悪性症候群の前駆症状として、無動・緘黙、発汗、頻脈、筋硬直、振戦、言語・嚥下障害、流涎、体温上昇などがある。この段階で適切な処置をせず、そのまま放置すると悪性症候群に進行し、体温は1～2日の間に38～40℃、さらに40℃以上に上昇し、意識障害、急速に進行する脱水症状や栄養障害、呼吸障害、循環虚脱をきたし、ついには死に至ることもある。

❷発生機序

　発生機序は、まだ十分に解明されていないが、ドパミン作動性神経が体温下降に、セロトニン性作動神経が体温上昇に関与しており、悪性症候群の発症にはドパミン・セロトニン不均衡状態が関与していると考えられ、

また、ノルアドレナリンが関与するという指摘、筋繊維内のカルシウム代謝異常などの説もある。

❸治療法

悪性症候群が発現した場合、直ちに的確な治療が必要となる。抗精神病薬または他の原因医薬品の投与を即時中止し、対症的な全身管理を行いつつ、特異的治療を行う。

抗精神病薬の中止により、精神症状が急速に悪化することは稀にあるが、やむを得ぬ場合は一時的に抑制し、睡眠薬などで鎮静をはかる。

抗パーキンソン病薬の中止によるものである場合には、一旦中止前の投与量を再投与する。そして、これらの処置と同時に体冷却、輸液などの支持療法を迅速に行う。

悪性症候群の特異的治療剤としては、抗パーキンソン薬のブロモクリプチンと末梢性筋弛緩薬のダントロレンの有効性が認められている。

意識障害の場合には、錠剤を粉砕して、胃チューブを通して鼻腔から注入する。まず7.5 mg/日から開始し、症状に応じて30 mg程度まで増量する。ダントロレンとは作用機序が異なるので、併用するとより効果的である。ただ、悪性症候群に対する保険適用はない。

ダントロレン（ダントリウム®）は内用薬、注射薬ともに、悪性高熱症に保険が適用されている。内用薬は筋弛緩薬としてよく処方される。静注用は悪性高熱症に使用する場合、通常1 mg/kg（必ず蒸留水に溶解する）から開始し、約1週間を目途とし、症状が改善すれば内用薬に切り換える。

静注用がない場合には内用薬150〜200 mgを鼻腔から注入する。軽症で経口摂取可能な場合は、内服薬を75〜150 mg/日から開始し、症状に応じて増減する。血清CKが正常化し、症状が安定すれば投与を中止する。

❹悪性症候群を起こす可能性のある薬剤

1. 抗てんかん剤：カルバマゼピン
2. 抗パーキンソン剤：塩酸アマンタジン、ドロキシドパ、レボドパ、レ

ボドパ配合剤

3. 精神神経用剤―フェノチアジン系： 塩酸クロルプロマジン、塩酸クロルプロマジン配合剤、レボメプロマジン、ペルフェナジン、マレイン酸ペルフェナジン、マレイン酸フルフェナジン、塩酸フルフェナジン、フェンジゾ酸ペルフェナジン、マレイン酸トリフロペラジン、マレイン酸プロクロルペラジン、塩酸チオリダジン、ジメタンスルホン酸チオプロペラジン、プロペリシアジン
4. 精神神経用剤―ブチロフェノン系製剤：ハロペリドール、チミペロン、ブロムペリドール、塩酸ピパンペロン、スピペロン、塩酸モペロン
5. 精神神経用剤―三環系抗うつ剤：塩酸イミプラミン、塩酸アミトリプチン、塩酸クロミプラミン、塩酸デシプラミン、マレイン酸トリミプラミン、塩酸ノルトリプチリン、塩酸ロフェプラミン、アモキサピン、塩酸ドスレピン
6. 精神神経用剤―四環系抗うつ剤：塩酸マプロチリン、塩酸ミアンセリン、マレイン酸セチプチリン
7. 精神神経用剤―リチウム製剤：炭酸リチウム
8. 精神神経用剤―その他：ピモジド、塩酸カルピプラミン、クロルプロチキセン、塩酸クロカプラミン、塩酸モサプラミン、オキシペルチン、チオチキセン、スルピリド、塩酸スルトプリド、ネモナプリド、ゾテピン
9. その他の中枢神経系用剤：塩酸チアプリド
10. その他の消化器官用剤：メトクロプラミド

● 専門医（専門科）へのコンサルトの時期 ●

　稀な疾患であるが、いったん発症すると致死的であるので本症が疑われたら集中治療専門医へのコンサルトが必要である。

（清水　功）

A-12 重症筋無力症

重症筋無力症（MG）は神経筋接合部後膜アセチルコリン受容体（AChR）に対する自己免疫性疾患であり、骨格筋の易疲労性と脱力を呈する。本疾患では多くの場合、眼瞼下垂や複視で発症し、亜急性ないし慢性に経過することから救急外来を初診する機会は少ない。しかし、稀に急速に嚥下困難や呼吸困難が増強したために救急を初診することがある。また、十分なコントロール下にない患者では感染による発熱などを契機として急速に悪化すること（クリーゼ）もあることから、嚥下・呼吸困難の鑑別診断として念頭におく必要がある。

◆診　断

●特徴的な症状や徴候

1. MGは、骨格筋の易疲労性と脱力が外眼筋（眼瞼下垂、複視）、顔面筋、球部諸筋（嚥下・咀嚼困難、呼吸困難）、四肢近位筋（多くの場合上肢挙上困難）などの部位に好発することから疑われる。易疲労性は重要な所見でほかのミオパチーとの鑑別点になるが、救急を受診する重症例では筋力低下が強く判然としないことがある。
2. どの年代にもみられるが、若年女性と中高年男性に多い。
3. 筋力が繰り返しテストすると次第に弱くなることを確認する（眼瞼下垂が診察中に次第に悪化し、瞬目による休息後軽快する、など）。
4. 腱反射は多くの場合活発であり、球症状と合わせ脳幹障害と見誤まる場合がある。
5. 救急の場面での鑑別診断としては、上記以外に顔面・球部を主に障害するギラン・バレー症候群やミラー・フィッシャー症候群などがあるが、これらでは腱反射が消失することなどから鑑別は困難でない。

●ワンポイントアドバイス

治療経験が豊富なMG専門医とそれ以外の神経内科医では治療結果に大きな差異が出る可能性があり、紹介先は慎重に検討する。

2-A. 脳神経系

●必要な検査

1. テンシロンテスト（アンチレクス® 10 mg をゆっくり静注）は多くの場合劇的に奏効する。評価可能な筋力をテスト前後で確かめる（眼瞼下垂がある場合は一目瞭然）。もともとメスチノン® などの抗コリンエステラーゼ薬を多く服用している場合には、効果がないばかりか副交感神経機能が亢進し唾液が増加するため嚥下が一層困難になることも予想される。
2. アンチレクス® が手元になく眼瞼下垂が高度の際には、ビニール袋に氷水を入れて 60 秒冷やすと改善することからある程度予測可能である（コールドテスト）。
3. MG 症状悪化の要因としての感染の有無を血液検査、胸部 X 線撮影を行って確認する。抗 AChR 抗体価測定用の血液を保存する。

◆治療、処置

1. 呼吸困難が高度でない場合には、メスチノン® 180 mg 分 3 を経口ないしそれが困難な場合は経管で投与し状態を落ち着かせ、神経内科医にコンサルトする。
2. 一方、呼吸が困難で気道分泌物も多くメスチノン® でコントロールできない場合は、気管内挿管を経鼻的に施行する。球麻痺のため挿管は比較的容易である。人工呼吸器を装着する必要も生じる。
3. 感染が MG 症状悪化の要因として疑われる場合には、抗生剤投与を併用する（アミノグリコシド系、ポリペプチド系が神経筋ブロックを増強する）。
4. クリーゼ状態では、免疫抑制剤を使用しながらの血漿交換も必要になる。

専門医（専門科）へのコンサルトの時期

可能であれば、診断を疑った段階で早急に対応可能な神経内科医に併診することが望ましい。

（小宮山　純）

A-13 ギラン・バレー症候群

 ギラン・バレー症候群（GBS）は四肢筋力低下をはじめとする種々の神経症状を包含する自己免疫性疾患である。前駆する感染によって免疫反応が惹起され、その結果神経の脱髄や軸索障害が起こる。免疫グロブリン大量静注療法と血漿交換がともに有効であるが、前者が第一次選択と捉えられている。

◆診　断

●特徴的な症状や徴候

1. 約2/3で感染症が前駆する。約40％は呼吸器感染を、約20％は胃腸炎をGBS発症の1カ月以内に経験している。
2. 最も多い症状は四肢筋力低下であり、通常近位筋が強く障害される。呼吸筋障害による呼吸補助が1/4の例で必要になる。一般に腱反射は消失する。脳神経症状としては顔面神経麻痺が約半数と最も多く、引き続き球麻痺、内・外眼筋麻痺、舌筋力低下がみられる。
3. 高度の眼筋麻痺、運動失調、腱反射消失を呈する稀なGBSの亜型をミラー・フィッシャー症候群と呼ぶ。約半数で四肢の感覚障害が前駆する。
4. 筋痛は90％にみられ、時に激痛となる。自律神経障害は2/3にみられ、血圧・脈拍の変動が最も多い。
5. 発症は急性ないし亜急性であり、多くの場合2週間でピークに達する。回復が発症後1カ月からみられ、約2/3が発症1年目で完全に回復する。一方で約5％が死亡し、死亡例の1/4が発症1週以内に起こるため、神経内科の専門スタッフを備えた基幹病院に早期に転送するのが

●ワンポイントアドバイス

　発症早期の専門的加療が機能的予後のみならず生命予後を大きく改善させる。

賢明である。
6. 死因としては自律神経障害による心停止が 20～30％と最も多く、呼吸器感染症、呼吸不全がそれに次ぐ。

●必要な検査

1. 脳脊髄液検査における蛋白上昇と正常な細胞数（蛋白細胞解離）は GBS の診断を強く支持する。しかし、発症後1週間以内は正常なことがある。
2. 神経伝導検査は病型（脱髄型、軸索障害型）で所見が異なる。後日神経内科に依頼する。

◆治療、処置

1. 筋力低下が進行性の場合、神経内科による専門的診療が可能な施設に移送する。呼吸困難が強い場合は、気管内挿管などの救急処置が必要となる。
2. 治療法としては、免疫グロブリン大量静注療法（0.4 g/kg 体重を5日間）や血漿交換（回数にコンセンサスはないが、フランスの治験結果から軽症例では2回、中等症～重症では4回が妥当とされている）を行う。現在、特に禁忌（選択的 IgA 欠損症、投与に伴うアナフィラキシーの既往、心不全、腎不全）がない限り、容易に施行できる免疫グロブリン大量静注療法が第一次選択と考えられている。

専門医（専門科）へのコンサルトの時期

原則的に本症を疑ったら、早期に専門的治療経験の豊富な基幹施設での加療を依頼する。

（小宮山　純）

【B．呼吸・循環器系】

B-1 風邪症候群

　上気道の急性炎症性疾患で、80％以上はウイルス感染である。その他、マイコプラズマ、クラミジア感染および細菌感染と、非感染性のアレルギーにより発症する。ウイルスはアデノウイルス・RSウイルス・ライノウイルス・エコーウイルス・コロナウイルスなどがあるが身体の抵抗力低下および誘因が強くなければ発病しない。これらのウイルスは伝染性が弱く、症状も軽く、流行しない（普通感冒）。しかし、インフルエンザ（パラインフルエンザ）感染の場合、感染力が強く大流行を起こす（流行性感冒）。感冒は罹患季節があり、寒く、空気の乾燥した時期に多く発症する。但し、夏でも風邪をひくことがある。

❶診　断

●特徴的な症状や徴候

　くしゃみ、鼻汁、鼻閉、咽頭痛、咳、痰などの一般的呼吸器症状があり、発熱、全身倦怠、頭痛、腰痛などの全身症状を示す場合と、腹痛、下痢などの消化器症状を示す場合がある。インフルエンザと普通感冒の鑑別点は発熱、流行状態および季節である。1～2日前から突然の高熱（38～39℃）と強い一般的呼吸器症状と全身症状があり、流行が認められる場合は、インフルエンザの可能性が高い。発熱が低く（37℃台）、一般的呼吸器症状が強くなく、一週間ぐらいで治癒する場合は普通感冒である。

　インフルエンザ流行期には、罹患者は低年齢層を中心に発生するが、死亡者は高年齢者に多い（死亡者の80％は65歳以上の高齢者）。血清アルブミン値の低下している高齢者では、インフルエンザ肺炎の合併率が高い。

●必要な検査

1．感冒の流行状況、典型的なインフルエンザの症状の有無によって、ウイルスの証明、ウイルスの分離。インフルエンザ迅速診断キット（Dir-

ectigen flu A)を使用し、15分でA型インフルエンザ診断が得られる。発病36時間以内の陽性率は高く、抗インフルエンザ薬(タミフルおよびリレンザ®)も、発症後36時間以内の投与が最も効果がある。
2. 病原がいろいろな臨床症状を起こすが、臨床症状から病原を推測してはならない。病原診断は咽頭ぬぐい液、鼻汁、痰などから病原を分離する(うがい液のPCR検査法)。発病時に診断がつかない場合、急性期および回復期のペア血清にて血清学的診断をする(この方法では病期が終了してから診断がつくことになる)。
3. 血液検査[白血球数とその分画、CRP、肝機能検査(AST、ALT、LDHなど)、腎機能検査(BUN、Creatinine)、CPKなど]、必要があれば脳障害、DICの合併にも注意する。レントゲン検査(肺炎の有無を確認する)。CRP、白血球数増加は細菌の二次感染を考慮する。

◆治療・処置

1. 安静・保温・水分補給・ワクチン接種(インフルエンザの最大の予防方法で、接種回数に関して、高齢者では1回接種で感染防御水準に達する。しかし、新型インフルエンザウイルス出現の際の接種回数については、今後検討の必要がある)。
2. ①薬物療法:点鼻剤、トローチ、抗ヒスタミン剤(鼻汁分泌抑制剤)、鎮咳剤、去痰剤、解熱剤(インフルエンザで高熱が認められる場合、解熱剤の長期連用は禁忌である)。
   ②肺炎に対する予防措置:ハイリスク患者および高齢者には細菌感染による肺炎予防のため抗生物質を使用する(マクロライド系薬、ニューキノロン系薬、セフェム系薬、経口βラクタム系薬など)。
3. 抗インフルエンザ薬:塩酸アマンタジン(シンメトレル®)はA型インフルエンザのみに有効(塩酸アマンタジン100 mg/日、7日間使用可能、発症後48時間以内が有効)。ノイラミニダーゼ阻害剤(リレンザ®、タミフル)は、内服薬ではタミフル(ザナミビル150 mg 2×/日、5日間。予防には流行中は5〜7週間投与する)および経鼻剤ではリレン

ザ®（オセルタミビル、一回2吸入、一日2回、5日間）の使用でA型およびB型インフルエンザともに有効である。

● **専門医（専門科）へのコンサルトの時期** ●
1. 各種感染症（細菌性肺炎・咽頭炎・扁桃炎・気管支炎・クループ）が疑われる時
2. 慢性呼吸器疾患の急性増悪時
3. 高熱の場合、他の急性熱性疾患との鑑別必要時

（別府穂積）

B-2 気管支喘息

❶診　断

●病歴の聴取

　家族歴、小児喘息の有無、アレルギー性鼻炎・慢性副鼻腔炎・蕁麻疹・アトピー性皮膚炎の有無、発作の時期（季節と時間）、発作の頻度、発作の誘因（急性上気道炎・運動・アルコール・鎮痛解熱薬内服など）、来院前の投薬、治療状況の確認、心疾患・慢性肺疾患の既往。
・発作を起こしている患者の病歴聴取は手早く。
・発作は秋と春、夜間から明け方に多い。
・喘息患者は咳・痰などの軽い喘息症状を「風邪」と表現することが多い。発作が軽度で喘鳴を自覚あるいは聴取しなくても「胸になにかつまっている感じがする」と訴える。放置すれば発作の重篤化を招く。医師はこれをよく理解し喘息の初期症状であることを患者に認識させる必要がある。

●身体所見

胸部にWheezingを聴取する。発作が軽い場合、強制呼気をさせると呼気終末にWheezingを聴取する。頸部聴診も感度が高く役に立つ。重篤な発作では喘鳴はむしろ減弱する。

●検　査

1. 胸部X線写真
   - 新患の場合、必ずとる。
   - 再来の場合、高熱、膿性痰があったり、CRPが高い場合は肺炎の合併などを考慮する。
2. 動脈血液ガス分析
3. 心電図、血算（好酸球増加）、CRP（感染合併の有無）

●鑑別診断

❶ 左心不全（いわゆる心臓喘息）

喘鳴、呼吸困難を呈し喘息に似た症状を呈する。左心不全は胸部X線写真上、心拡大と肺うっ血像を認める。軽度の心不全は、鑑別が難しい場合がある。その場合、心電図所見、以前のX線写真との比較、胸部CTが参考となる。

❷ 慢性閉塞性肺疾患（COPD）

COPDを合併していないか注意する。COPD患者が気胸を併発した場合、症状は喘息発作と酷似する。

●重症度の把握

表1参照。

❷急患室での治療

重症度別に治療を選択する。

表 1. 重症度の把握

	呼吸困難	会話	喘鳴	意識状態	SpO_2%(r.a)	PaO_2	$PaCO_2$
小発作	横になれる	一文区切り	呼気の終わり	正常	>95%	正常	<45 Torr
中発作	苦しくて横になれない	句で区切る	大きい	正常	91〜95%	>60 Torr	<45 Torr
大発作	前屈みになる	語で区切る	ふつう大きい	動揺している	<90%	<60 Torr	>45 Torr

●小発作

① $β_2$刺激薬の吸入

- ジェットネブライザー
  ベネトリン® またはメプチン® 0.3 ml
  ビソルボン® 1.0 ml またはインタール® 2 ml ︱ 30〜60分ごと
  生食水 1.0〜2.0 ml

- MDI（metered-dose inhaler）：アイロミール® またはメプチンエアー® 2 puff　30〜60分ごと

●ワンポイントアドバイス

・ジェットネブライザーは気道の刺激となり咳が誘発され、かえって苦しくなることがある。

・手指振戦、頻脈を訴えることあり。

●中発作

① $β_2$刺激薬の吸入

② ボスミン® 皮下注：0.3〜0.5 ml（体格、年齢、症状により適宜増減）、20分おき反復可、3回まで。

●ワンポイントアドバイス

・高齢者、頻脈（>140/min）、不整脈には禁忌。

③ソリタＴ３号® 200 mℓ　点滴静注（30分〜60分）
　　ネオフィリン® 0.5〜1 A＋サクシゾン® 200〜300 mg
　　またはソル・コーテフ® 200〜300 mg
　　またはソルメドロール® 40 mg

●ワンポイントアドバイス

嘔気を訴えたらネオフィリン中毒に注意

　ネオフィリン®量はテオフィリン内服歴、前医の投与歴を考慮して決定。テオフィリン濃度（至適濃度 10〜20 μg/mℓ）はかなりの個人差がある。肝障害・高齢者は血中濃度が高くなりやすい。また、テオフィリン代謝に影響を及ぼす薬剤がある。

【帰宅時処方】

　　RP ）テオドール® 400 mg 分2＋アイロミール® 1本
　　　　　プレドニゾロン 20〜30 mg 分1、5日間
以上の治療で発作の改善なければ入院治療とする。

【入院後の治療】

①ネオフィリン®の持続点滴　0.5〜0.8 mg/kg/時
②サクシゾン®またはソル・コーテフ® 200〜400 mg 静注　またはソル・メドロール　40〜60 mg 静注　症状改善まで6〜8時間ごと
③感染合併時は抗生剤

●大発作

① β_2刺激薬の吸入：医師が、MDIを5〜10分おきに患者の吸気時のタイミンングを合わせて吸入させる。
②ボスミン®皮下注
③ネオフィリン®静注：生食水 20 mℓ＋ネオフィリン® 1 A（10分以上かけて）（但しネオフィリン®の前投与がない場合）
その後は中発作の治療に準じる。

●気管内挿管・人工呼吸管理

意識障害、呼吸減弱が認められれば直ちに気管内挿管をする。しかし、挿管にてまどると大変危険である。経験豊富な医師を呼び、看護師も集める。

【人工呼吸】

・換気モード：SIMV
・1回換気量：5〜8 ml/kg
・吸気相：呼気相　1：3　以上になるように吸気流速を設定。
・気道内圧は 40 cmH$_2$O 以下が目標。
・barotrauma に注意。

●ワンポイントアドバイス

・喘息におけるステロイド治療の心得：ステロイドの使用開始の遅れと過少使用をしないこと。短期的な使用では、過量投与による副作用はほとんど経験しない。少量投与による治療失敗が目立つ。医師のステロイド剤に対する過剰な不安が背景にある。
・喘息における酸素療法の心得：十分な酸素を投与する（SpO$_2$ 93％以上に保つ）。CO$_2$ナルコーシスという慢性呼吸不全に多くみられる病態を恐れて喘息で十分な酸素が与えられない風潮がある。COPD を合併してなければ高濃度酸素投与により CO$_2$ナルコーシスになることは稀である。むしろ十分な酸素投与がなされないため低酸素血症の後遺症として脳障害をきたす方がこわい。高炭酸ガス血症は後遺症としての脳障害をきたしにくい。
・CV ライン確保のための鎖骨下静脈穿刺は医原性の気胸の危険性があるので禁忌。
・ほとんどが既に喘息の診断がついている再来患者が多い。カルテをみて以前の治療に準じた治療を行うことが原則。

（吉村信行）

B-3 急性肺炎

❶診　断

　肺炎および肺臓炎は多様な原因により引き起こされ、結果として種々の炎症性変化が引き起こされることが共通する。間質性肺炎も炎症性変化が生じるが、救急マニュアルであるため、感染性肺炎を中心に記述する。肺炎の診断、治療の方法は、呼吸器症状、肺の画像診断より肺感染症を疑い、起炎微生物を同定または推定し、適切な抗菌剤を投与し、治療効果を判定するという手順と、合併する低酸素血症や脱水症に対して迅速に対処し全身状態の改善を図ること、の両者が必要である。

　原因となっている微生物を推定するために、患者集団を、市中肺炎、院内感染肺炎、免疫不全患者の肺炎に分類し統計的な頻度を考える。市中肺炎のガイドラインは米国胸部学会（ATS）、米国感染症学会（IDSA）、日本呼吸器学会、などから出ており、いずれにも目を通しておいた方がよいが、画像診断や細菌学的検査を診断に取り入れており、日本の医療の現状に即している日本呼吸器学会のものが参考になると思われる。

　感染経路としては経気道性感染の頻度が高い。経気道的感染を生じる基礎疾患としては、健常者では風邪症候群（冬季ではインフルエンザ）に引き続き発症することが多い。また、慢性呼吸器疾患（肺気腫、慢性気管支

●ワンポイントアドバイス

　胸部X線上で陰影が認められる時に、安易にすべて『肺炎』として抗生剤を投与すべきではない。本当に肺炎かどうか必ず考えること。逆に、肺炎像があるのに見逃さないようにすることも必要である。胸部X線の仰臥位正面像だけでは、肺野の4分の1程度は読影が困難となる。また、漫然と同じ抗菌剤を投与するのではなく、必ず効果判定をすること。

表 1. 市中肺炎患者の患者状態の分類

Ⅰ群	60歳未満の基礎疾患のない患者で、外来治療が可能な市中肺炎
Ⅱ群	60歳以上の特に感染症の経過に影響すると思われる基礎疾患のない患者で、外来治療が可能な患者
Ⅲ群	年齢を問わず、感染症の経過に影響すると思われる基礎疾患を有する患者で、少なくとも初期経過の観察のため短期間の入院が好ましい患者
Ⅳ群	年齢を問わず、入院を必要とするが、重篤でない(集中治療室管理や人工呼吸器装着を必要としない)患者
Ⅴ群	年齢を問わず、集中治療室管理もしくは人工呼吸器装着を必要とする重篤な患者

(日本感染症学会:抗菌薬使用の手引きより引用)

炎、気管支喘息、気管支拡張症、肺結核後遺症など)、アルコール中毒、高齢者、糖尿病、膠原病、免疫抑制剤使用、悪性腫瘍、AIDS、昏睡、鎮静剤の使用、脱水、などを基礎にもつと肺炎に罹患しやすくなる。

●身体症状

症状は上気道炎では鼻閉、鼻汁、咽頭痛、咽頭乾燥感、咳、発熱が認められるが、これらに加え、強い咳、痰(膿性痰)、呼吸困難、胸痛などの呼吸器症状がみられれば肺炎を疑う。高齢者ではこれらの呼吸器症状を訴えず、全身倦怠感、食欲不振などを主訴とすることもある。ほかに頭痛、関節痛、筋肉痛、下痢、嘔気などの随伴症状を伴うことがある。

身体所見としては胸部聴診上、障害されている肺野で呼吸音の減弱、coarse crackle、気管支呼吸音などを認める。低血圧、低体温、頻呼吸、チアノーゼ、意識障害、WBC>30,000/μl、または WBC<3,000/μl、呼吸不全は予後不良のサインである。

2-B. 呼吸・循環器系

表2. 患者状態群別の第一選択薬（I〜IV群）および empiric therapy（V群）

患者群別	第一選択の例	
	経口薬	注射薬
I、II群	(A) クラリスロマイシン* またはミノサイクリン	ミノサイクリン
	(B) クラブラン酸/アモキシシリンまたはセフカペン** またはトスフロキサシン***	アンピシリンまたはセフトリアキソン
III、IV群	(A)	ミノサイクリンまたはエリスロマイシン
	(B)	スルバクタム/アンピシリン# またはセフォチアム
V群		セフォゾプラン§ またはパニペネム/ベタミプロンᵇ ± エリスロマイシンまたはクリンダマイシン

（日本感染症学会：抗菌薬使用の手引きより引用）

(A) マイコプラズマ、クラミジアなどの非定型肺炎群
(B) 肺炎球菌、インフルエンザ菌などの細菌群
I〜IV群では第一選択として(A)もしくは(B)をまず選択。V群では empiric therapy として併用も時に必要。

* その他、14員環ではロキシスロマイシン、15員環ではアジスロマイシンも有用。
** その他、抗肺炎球菌活性の優れるものが望ましい：セフジトレン、セフポドキシムなど、ファロペネム（ペネム系）も良好な抗肺炎球菌活性を持つので選択し得る。
*** その他、抗肺炎球菌活性の優れるものが望ましい：スパルフロキサシン、レボフロキサシン（高用量）など。ニューキノロン系薬は高齢者や何らかの基礎疾患を有する症例で特に有用。III群の一部にも適応し得る。
# 肺炎球菌を想定する場合高用量を用いる。また、グラム染色などで肺炎球菌やレンサ球菌群が強く疑われる場合、アンピシリンの選択もあり得る。
その他セフトリアキソン、セフォゾプランなどの第三世代セフェム系薬。
§ その他抗肺炎球菌、抗緑膿菌活性を合わせて有するセフェム系薬：セフェピム、セフピロムなどを選択する。
ᵇ その他イミペネム/シラスタチン、メロペネム。

表 3. 代表的な市中肺炎原因微生物の第一選択薬

微生物 (耐性の種類)	第一選択薬（および代替薬）	
	経口薬	注射薬
肺炎球菌 (ペニシリン感受性)	エステル型アンピシリンプロドラッグ (セフェム系薬* ニューキノロン系薬* ペネム系薬*)	アンピシリン (第二～第三世代セフェム系薬*)
(ペニシリン耐性)	セフェム系薬* (ニューキノロン系薬* ペネム系薬*)	上記の高用量 (カルバペネム系薬)
黄色ブドウ球菌	β-ラクタマーゼ阻害薬配合型ペニシリン (ニューキノロン系薬)	β-ラクタマーゼ阻害薬配合型ペニシリン (第一～三世代セフェム系薬)
モラクセラ・カタラーリス	β-ラクタマーゼ阻害薬配合型ペニシリン (セフェム系薬 ニューキノロン系薬)	β-ラクタマーゼ阻害薬配合型ペニシリン (第一～三世代セフェム系薬)
インフルエンザ菌 (β-ラクタマーゼ陰性)	エステル型アンピシリンプロドラッグ (セフェム系薬 ニューキノロン系薬)	アンピシリン (第一三世代セフェム系薬)
(β-ラクタマーゼ産生)	β-ラクタマーゼ阻害薬配合型ペニシリン (セフェム系薬 ニューキノロン系薬)	β-ラクタマーゼ阻害薬配合型ペニシリン (第二～三世代セフェム系薬)
肺炎桿菌	セフェム系 (ニューキノロン系薬)	第二三世代セフェム系薬

2-B. 呼吸・循環器系

表 3. 続き

嫌気性菌	β-ラクタマーゼ阻害薬配合型ペニシリン (マクロライド系薬) セフェム系薬 ペネム系薬	クリンダマイシン (β-ラクタマーゼ阻害薬配合 型ペニシリン 第二〜三世代セフェム系薬** カルバペネム系薬)
マイコプラズマおよびクラミジア	マクロライド系薬 (テトラサイクリン系薬*** ニューキノロン系薬)	テトラサイクリン系薬 (エリスロマイシン)
レジオネラ属菌	原則としてエリスロマイシン (注) +リファンピシン (経口) 併用代替として ニューキノロン系薬 テトラサイクリン系薬 またはシプロフロキサシン (注)#	

(日本感染症学会：抗菌薬使用の手引きより引用)

* 肺炎球菌に強い活性を有するもの。経口セフェム系薬ではセフジトレン、セフカペン、セフポドキシムなど、ニューキノロン系薬ではスパルフロキサシン、トスフロキサシン、レボフロキサシンなど(ただし ボフロキサシンは、やや高用量を必要とする)、注射用セフェム系薬はセフォチアム (第二世代)、セフトリアキソン、セフォタキシム、セフォゾプラン (第三世代)などを選択する。
** セフマイシン系薬、オキサセフェム系薬が特に優れる。セフメタゾール (第二世代)、ラタモキセフ、フロモキセフ (第三世代)。
*** マイコプラズマ、クラミジアに良好な活性を有するものはスパルフロキサシン、トスフロキサシンなど。
# 保険適用はないが有効性を期待できる。

181

表 4. 代表的な院内肺炎病原細菌の第一選択抗菌薬

微生物(耐性の種類)	第一選択薬	代替薬
黄色ブドウ球菌 （メチシリン感受性）	β-ラクタマーゼ阻害薬配合型ペニシリン	第一〜二世代セフェム系薬
（メチシリン耐性）	バイコマイシンまたはアルベカシン	テイコプラニン
肺炎桿菌・大腸菌 （ESBL 非産生）	第二〜三世代セフェム系薬	アミノグリコシド系薬
（ESBL 産生）	β-ラクタマーゼ阻害薬配合型セフェム系薬	セファマイシン、オキサセフェム系薬*、カルバペネム系薬
エンテロバクター属	第二〜三世代セフェム系薬	アミノグリコシド系薬
緑膿菌（各種耐性）	抗緑膿菌用ペニシリン系薬 抗緑膿菌用セフェム系薬 アミノグリコシド系薬 カルバペネム系薬 シプロフロキサシン（注）	感受性に応じて単独または2剤併用
アシネトバクター属	カルバペネム系薬	アミノグリコシド系薬
ステノトロフォモナス・マルトフィリア	テトラサイクリン系薬	—
嫌気性菌	クリンダマイシン	第二〜三世代セフェム系薬、カルバペネム系薬、β-ラクタマーゼ阻害薬配合型ペニシリン
レジオネラ属菌	エリスロマイシン ＋ リファンピシン、またはシプロフロキサシン**	エリスロマイシン ＋ 経口ニューキノロン系薬

(日本感染症学会：抗菌薬使用の手引きより引用)

* セファマイシン、オキサセフェム系薬は、セフメタゾール(第二世代)、ラタモキセフ、フロモキセフ（第三世代など）

** 保険適用はない。

表 5. 院内肺炎の患者状態群別第一選択薬（I〜III群）およびempiric therapy（IV群）

患者群別		第一選択薬の例	特定の病原菌に対して（各群共通）
第I群	経口（軽症）	レボフロキサシン*または セフカペン**	ESBL セフメタゾール#または スルバクタム/セフォペラゾン MRSA バンコマイシンまたはテイコプラニン またはアルベカシン各単独 もしくは +スルバクタム/アンピシリンまたは +スルペラゾン§+クリンダマイシン*** ブドウ糖非発酵グラム陰性桿菌 ミノサイクリンまたはイミペネム/シラスタチン 嫌気性菌群 イミペネム/シラスタチン****または クリンダマイシン
第II群	注 射	スルバクタム/アンピシリンまたは セフォチアム	
第III群	注 射	イミペネム/シラスタチン単独****ま たはセフォペラゾン§+クリンダマイシ ン	
第IV群	注 射	セフォチアムまたはセフォブラゾン§ またはスルバクタム/アンピシリン	
	注 射	アミカシン+セフタジジムまたはピ ペラシリン、イミペネム/シラスタチ ン****またはクリンダマイシン	

（日本感染症学会：抗菌薬使用の手引きより引用）

* その他スパルフロキサシン、トスフロキサシン、シプロフロキサシンなど
** その他セフジトレン、セフポドキシムなど
*** その他パニペネム/ベタミプロン、メロペネム、またはニューキノロン系のシプロフロキサシン（注）も可。
**** その他セフェピム、セフピロムなど
§ その他ドキシサイクリン
その他フロモキセフ、ラタモキセフなど

表 6. 特定の状況下の院内肺炎（Ⅴ群）に対する empiric therapy

患者状態群別	empiric therapy の例
Ⅴ群-1 （人工呼吸器管理下）	イミペネム/シラスタチン*単独または アミカシン**またはセフタジジム ＋クリンダマイシン
Ⅴ群-2 （好中球減少）	イミペネム/シラスタチン*単独または セフォゾプラン***＋アミカシン
Ⅴ群-3 （嚥下性肺炎）	イミペネム/シラスタチン*単独または セフォゾプラン***＋クリンダマイシン

（日本感染症学会：抗菌薬使用の手引きより引用）
特定の病原体に対する薬剤選択は表 15 に同じ
*　その他パニペネム/ベタミプロン、メロペネム、またはシプロフロキサシン（注）
**　その他トブラマイシン、シソマイシンなど
***　その他セフェピム、セフピロムなど

●必要な検査

肺炎を疑わせる症状、所見が認められれば診断のために胸部 X 線（2 方向）、CT 検査で新たに出現した浸潤影を確認する必要がある。同時に SpO_2 測定、血液検査で血算、生化学、CRP、赤沈、動脈血液ガス分析、などを行う。白血球増多、核の左方移動、CRP や LDH の上昇などがみられれば細菌性肺炎を疑う。60 歳未満の基礎疾患のない患者で頑固な咳が続き、白血球増多がなく、胸部 X 線および CT 所見で淡いスリガラス影、グラム染色で細菌を認めない、β-ラクタム剤無効、というような場合は非定型肺炎も考慮し、マイコプラズマ、クラミジア、レジオネラ、コクシエラ、ウイルスなども疑う。肝機能異常（マイコプラズマ、オウム病）、中枢神経症状（レジオネラ、オウム病）、鳥類との接触歴（オウム病）、家畜・妊娠しているネコとの接触歴（Q 熱コクシエラ）、温泉旅行歴・循環式風呂（レジオネラ）、劇症（レジオネラ、オウム病）、などに注意する。マイコプラズマでは溶血性貧血、スティーブン・ジョンソン症候群、脳炎、小脳失調、ギラン・バレー症候群、心筋炎などを生じることがある。A 型インフルエンザ

2-B. 呼吸・循環器系

ウイルスの流行に伴って一次性のウイルス性肺炎がみられる。この場合は上気道症状と同時に発症した場合は一次性を、遅れて肺炎を発症した場合は細菌の二次感染を疑う。

細菌学的検査(喀痰、気管支内の喀痰、血液培養、胸水によるグラム染色、細菌培養、抗酸菌染色・培養、レジオネラを疑う場合はヒメネス染色、DNAプローブ法、PCR法など)、尿中抗原(保険適応のないものもあるが重症で診断がつかない場合は必要)、血清学的検査などを行い確定診断に努める。肺結核、肺非定型抗酸菌症、肺真菌症、ニューモシスティス・カリニ肺炎などはX線・CTで疑い得ることが多い。感染性肺炎以外にも心不全・肺水腫、肺癌、びまん性肺疾患(IIP、薬剤性肺炎、BOOP、EP、HP、Wegener's肉芽腫、サルコイドーシスなど)、ARDSなどは肺炎様陰影を呈する可能性がある。

外来治療可能な目安は、65歳未満、自宅に介護者がいる、呼吸不全・低酸素血症がない、食事や水分の摂取が可能で脱水がない、歩行可能である(外来通院可能である)、基礎疾患・合併症がない、という場合、そうでなければ入院を考慮する。併存する慢性腎不全、虚血性心疾患、うっ血性心不全、重症閉塞性肺疾患が肺炎により増悪した場合、悪性腫瘍、アルコール中毒、免疫不全、精神障害、細菌性肺炎、呼吸不全の進行により敗血症、循環不全、多臓器不全、DICなどを合併する場合はICUなどで集中治療管理を必要とする。

●ワンポイントアドバイス

肺結核が疑われる場合は外来で抗酸菌塗抹検査を行い、院内感染予防のために一般病室への入院はさける。

❷治　療

病状が重症であれば確定診断(起炎菌の証明による)の結果を待つのは手遅れになることもあるので、検査のための検体を採取したのちに、経験

的な治療を開始する。重症例では状況より考えられる起炎菌をすべてカバーするように抗生剤を組み合わせて投与する必要がある。日本感染症学会、日本化学療法学会による抗菌薬使用の手引きから**表1〜6**を引用しており、参考にして頂きたい。

●市中肺炎

　基本的には細菌性肺炎が疑われる時は β-ラクタマーゼ阻害剤配合ペニシリン系、セフェム系、非定型肺炎が疑われる時はマクロライド系、テトラサイクリン系を投与する。肺炎球菌、インフルエンザ菌、クレブシエラ、レンサ球菌群、S. milleri グループ、黄色ブドウ球菌、モラクセラ・カタラーリス、マイコプラズマ、レジオネラ、クラミジア、コクシエラ、ウイルスなどを考慮する。約3日間の治療で効果判定をし、抗菌薬の継続、変更を考慮する。判断項目は解熱、白血球数の低下、CRPの低下、臨床症状の改善、胸部X線所見の改善（3日目に認められないこともしばしばある）などである。第7日目頃にも同様の判定を行う。

　肺炎球菌は軽症例で外来治療を行う場合、経口ペニシリン、セフェム、ペネム薬の内服。PISP、PRSPはマクロライド、テトラサイクリン、ST合剤にも耐性をもつものが多い。入院治療の場合、PISP、PRSPを考慮し、十分量のペニシリン、第3世代セフェム系、カルバペネム系薬の点滴静注を行う。

　インフルエンザ菌は外来治療の場合、経口 β-ラクタマーゼ阻害剤配合ペニシリン、第3世代セフェム、ペネム薬、フルオロキノロンの内服。エリスロマイシンには耐性を示すが、ニューマクロライドは有効である。入院治療では β-ラクタマーゼ阻害剤配合ペニシリン、第2、3世代セフェム系薬、カルバペネム系薬を使う。

　マイコプラズマ肺炎にはクラリスロマイシン、エリスロマイシン、アジスロマイシン、ミノサイクリンを投与する。

　レジオネラ肺炎ではエリスロマイシン点滴静注＋リファンピシン（経口）、またはシプロキサン点滴静注。

脳血管障害、誤嚥性肺炎、口腔疾患・処置後、閉塞性肺炎では嫌気性菌も考慮し β-ラクタマーゼ阻害剤配合ペニシリン、クリンダマイシン、カルバペネム系薬が有効である。

AIDS でカリニ肺炎を疑った場合は ST 合剤、ペンタミジンなど。

● **院内感染肺炎**

入院後 48 時間以上経過して発症したもの。市中肺炎の起炎菌に加え、比較的感染力の弱い皮膚、粘膜、上気道、腸管などの常在菌も原因になりうる。また、複数菌の感染が生じる。黄色ブドウ球菌（MSSA、MRSA）、肺炎球菌、緑膿菌、クレブシエラ、インフルエンザ菌、高齢者では大腸菌、嫌気性菌の頻度も高くなる。入院後時間が経っている場合はグラム陰性桿菌群の頻度が増す。

好中球減少時、カテーテル留置時は真菌感染も疑う必要がある。

酸素投与については、第 1 章-8「呼吸困難」(30 頁)、第 3 章-1「気道確保」(517 頁)、第 3 章-2「酸素吸入」(523 頁) の項を参照。

(神　靖人)

B-4 胸膜炎・膿胸

❶診　断

胸膜に炎症をきたし、胸腔に滲出性の胸水、または膿の貯留を生じたものを、前者を胸膜炎、後者を膿胸と呼ぶ。胸膜炎の原因として、感染（細菌、真菌、ウイルスなど）、腫瘍、膠原病や血管炎に伴う炎症がある。膿胸は感染性である。感染経路として、経気道性（特に嫌気性菌の誤嚥により膿胸が生じる）、肺動脈・気管支動脈・肋間動脈を介した血行性、肺以外の周囲の臓器からの局所的な進展（縦隔炎、心膜炎、食道炎、食道破裂、脊椎椎体炎、骨髄炎、椎間板炎、脊椎硬膜炎、化膿性胆管炎などの腹部臓器

の感染症、急性膵炎など)、外傷や手術後の感染、が考えられる。気管支胸腔瘻の存在は持続感染の原因となりうる。扁桃周囲膿瘍、咽頭膿瘍、口腔膿瘍なども脊椎前方を経て胸膜へ感染をきたすことがある。

●症状および身体的所見

症状は発熱、胸痛、肩痛、呼吸困難などである。身体所見では、大量の胸水貯留時に患側を下にする側臥位をとることがある。また、痛みや癒着のため患側の胸郭運動が制限される。胸部の打診で濁音となり、聴診上、肺胞呼吸音の減弱・消失、初期には胸膜摩擦音が聴取されることがある。

●必要な検査

胸部 X 線、CT で胸水・胸腔内の滲出物の確認、血液検査で白血球増多、CRP の上昇などがみられる。画像所見で air-fluid level がみられる場合は、ガス産性菌、気管支胸腔瘻、胸膜直下の肺化膿症を考える。確定診断のために、胸腔穿刺を行う[第 3 章-10「胸腔穿刺・ドレナージ」(546 頁)の項も参照]。胸水の細菌検査(グラム染色、抗酸菌染色および、培養を一般細菌、嫌気性菌、結核菌、真菌に対して行う。必要に応じて結核菌の PCR 法などの遺伝子検査も行う)、細胞数(好中球優位な白血球が 25,000/ml で膿胸)、細胞分画、細胞診、pH、LDH、糖、ADA、ヒアルロン酸、腫瘍マーカーなどを測定する。穿刺液が肉眼的に膿であれば、膿胸とすぐに確定する。肉眼所見では、早期では血性、緑色膿(グラム陰性菌)、悪臭の強い膿(嫌気性菌)、黒色(Aspergillus niger)、茶褐色(食道破裂、アメーバ性肝膿瘍の胸腔内穿破)などの特徴がある。結核性胸膜炎が疑われる場合は、胸膜生検も行う。

●ワンポイントアドバイス

胸腔内の滲出物の診断には胸部 CT が有用であり、胸部 X 線で判然としない場合は CT 検査を行うこと。

❷治療、処置

胸水のpHが7.2以下、胸水中に細菌が認められる時、およびグルコース値が血清の50%以下の場合はchest tubeを留置し排液する。胸水が複数箇所に被包化してしまうと、肺が再拡張せず、また、抗菌剤の投与効果も出にくいので、素早く排液する必要がある。

原因菌は一般細菌では黄色ブドウ球菌、肺炎球菌、溶血性レンサ球菌、嫌気性菌、ほかに結核菌などが考えられる。治療開始時は特に嫌気性菌にも有効な抗菌剤を選択する。肺炎、肺化膿症が同時に存在するならば、同じ原因菌で生じていると考えられる。グラム染色で原因菌が推定可能であれば、適切な抗菌剤を使用し培養結果に応じて変更する[第2章B-3「急性肺炎」(177頁)の項も参照する]。低酸素血症などの合併症に対しても治療を行う。

専門医（専門科）へのコンサルトの時期

胸膜炎、膿胸が疑われればその後の検査・治療方針を呼吸器科医に相談する。

(神　靖人)

B-5　気　胸

何らかの機序により胸腔内に空気が侵入し、貯留して肺が虚脱した状態。病因によって次のように分類される。

・自然気胸…①原発性気胸（基礎疾患のない患者）
　　　　　　②続発性気胸（肺気腫、気管支喘息、肺結核、肺癌、月経随伴、好酸球性肉芽腫症、塵肺など）
・外傷性気胸…肋骨骨折、鎖骨骨折など。
・医原性気胸…中心静脈栄養時の鎖骨下静脈穿刺、経皮肺生検、経気管支

肺生検、胸腔穿刺、胸膜生検、陽圧人工呼吸、鍼灸針など。

❶診断

●特徴的な症状や徴候
・症状は突然の胸痛、背部痛、咳、過呼吸、呼吸困難、動悸など。
・一般にバイタルサインは正常だが、高度の気胸では頻脈、奇脈、血圧低下、チアノーゼを呈することもある。
・老人の続発性気胸は症状がはっきりしないこともある。
・好発年齢は原発性気胸は10代後半から20〜30歳代で長身、痩せ型に多い。
・男女比は圧倒的に男性に多い。
・続発性気胸は高齢者に多い。
・聴診で患側の呼吸音の減弱、打診で鼓音、音声振盪の減弱を認める。
・縦隔気腫、皮下気腫を伴うこともある。
・既往歴の聴取。気胸を繰り返していれば胸腔鏡下の手術を考慮。

❷鑑別すべき疾患

虚血性心疾患、胸膜炎、肺梗塞、肋骨骨折、解離性大動脈瘤、巨大肺嚢胞など。

❸必要な検査

・胸部X線写真で肺の虚脱を認める（肺の輪郭を示す細い曲線を認め、その外側は明るく肺紋理を認めない）。
・はっきりしない時には呼気時の撮影で強調される。
・高度の気胸では縦郭の偏位を認めることもある……緊張性気胸。
・胸部CTではさらにはっきりして、ブラがわかることもある。

❹治療・処置

1. 肺の虚脱率（Kircherによる）が15%以下で穿刺が困難な場合、安静

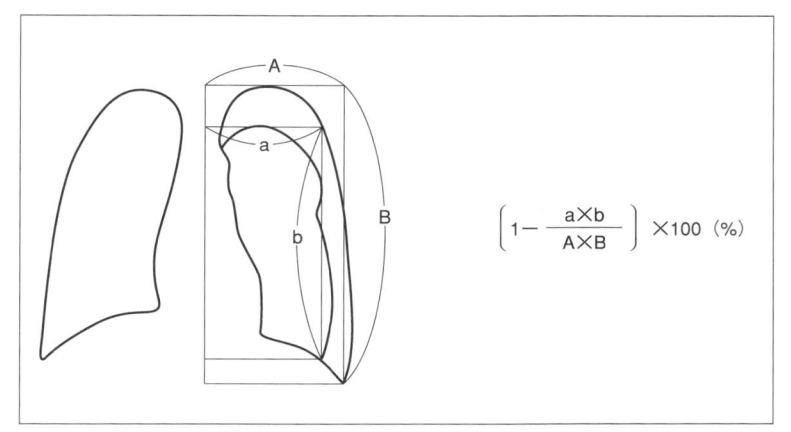

図 1. Kircher の肺虚脱率

$$\left(1 - \frac{a \times b}{A \times B}\right) \times 100 \ (\%)$$

にして経過をみる（図1）。入院での経過観察が望ましいが、やむを得ず外来経過観察を行う場合は翌日受診させ X 線写真で確認する。症状増悪時にはすぐ受診するように話しておく。

2．肺の虚脱率が15%以上の場合

①穿刺脱気
  ・16 G のエラスター針を鎖骨中線上第二肋間より穿刺し、外套を挿入留置する。三方活栓を接続して、シリンジを使って胸腔内の空気を吸収する。抵抗が増したら中止する。
  ・市販の気胸セットなどでの脱気でもよい。

②胸腔ドレナージ：トロッカーカテーテル（16～24 Fr）を原則として鎖骨中線または後腋窩線上第2～第4肋間より肺尖に向かって挿入する。これに Heimlich flutter valve（一方向弁）を装着し脱気する。あるいは、Water sel 法（チェスト・ドレインバックあるいはメラサキュウムなどを使用）により脱気する。必要に応じて−5〜−20 cmH$_2$O の圧で持続吸収する。エアーリークがなくなり、X 線写真で肺の膨張を確認したらトロッカーカテーテルをクランプする。24時間後再虚脱が

なければトロッカーカテーテルを抜去する。
3. 5〜7日経ってもエアーリークが止まらない場合は外科的方法を考慮。
4. 高齢者や陳旧性肺結核などによる胸膜癒着が著しく、外科的方法の適応がない人などには胸膜癒着術（ミノマイシン®、ビブラマイシン®、ブロンカスマ・ベルマ® など用いて）をすることもある。

⑤注意事項

❶ 緊張性気胸
・胸膜の損傷部位がチェックバルブになって、吸気した空気が胸腔内にどんどん貯留する状態で、胸腔内圧が上昇して吸収循環不全をきたす。
・急速な呼吸困難、片側性の皮下気腫、頸静脈の怒張などを認める。
・胸部 X 線写真では著明な肺虚説、縦隔の健側への偏位を認める。
・致命的になることもあるため、大至急胸腔ドレナージが必要だが、すぐ準備ができなければ、取りあえず 16 G エラスター針を数本肋間に刺入し脱気をはかる。

❷ 血気胸
・血液ないし血性胸水の貯留を伴ったもの。
・トロッカーを挿入して脱気、排液をはかる。血液量が少量なら経過をみる。
・バイタルサインをチェックして輸液・輸血ルートの確保して輸液する。
・ヘマトクリット 30％以下なら輸血する。
・大量（1,500 ml 以上）の血胸、または胸腔ドレーンより出血が続いたり、輸血にもかかわらず低血圧が続く時は緊急手術を考慮。

●ワンポイントアドバイス

最近は胸腔鏡下手術（VATS）が普及して、比較的侵襲が少なくて、短期間で社会復帰ができ、再発率も低いためブラが明らかな症例には初回から VATS を行うこともある。

❸ 再膨張性肺水腫

急速に肺が膨張すると透過性亢進型の肺水腫を発症することがある。肺の虚脱率が大きかったり、虚脱期間が長かったり、急速な再膨張で起きやすい。

起こってしまったら、

①酸素投与

②ラシックス® 40 mg/日 i. v.

③イノバン® 3〜10 μg/kg/分 div.

④ステロイド　プレドニゾロン 20〜40 mg/日 P. O. 高度ならソル・メドロール® 1,000 mg/日 div.（ステロイドの評価はまだ定まっていないが、有効であるとの報告もある）

(山崎啓一)

B-6 肺動脈血栓塞栓症

◆診　断

●臨床症状

呼吸困難(73%)、胸痛(53%)、不安感(31%)、冷汗(31%)、失神(27%)、動悸(26%)、発熱(15%)、咳(13%)、血痰(6%)。

むしろ特異的な症状が存在しないのが特徴ともいえる。

●発症要因

下肢深部静脈血栓症（臨床上有意な肺動脈血栓塞栓症の 90% 以上に認められる）

●危険因子

心疾患、脳血管障害、悪性腫瘍、外科手術 4 週間以内（膝・股関節術後、骨盤内術後）、下肢骨折、カテーテル検査後、ペースメーカーの挿入、妊娠、

エストロゲン療法、肥満、脱水、3日以上の臥床、長時間の座位（economy class syndrome）、先天性血栓性素因（アンチトロンビンIII欠乏症、プロテインC欠乏症、プロテインS欠乏症）、抗リン脂質抗体症候群（ループスアンチコアグラント陽性、抗clβ_2GPI抗体、血小板減少、APTT延長）。

● **身体所見**

IIpの亢進、チアノーゼ、頸静脈の怒張、ショック状態、下肢の疼痛、腫脹 Homan's sign（深部静脈血栓症）。

深部静脈血栓症があっても症状がないことも多い。

● **検査所見**

・胸部X線写真：心拡大、中枢肺動脈の拡張（特に右）・末梢肺動脈の狭小化・末梢領域の肺野の透過性亢進（Westermark's sign）、胸膜側を底辺とする扇状の浸潤影（Hampton's sign）、板状無気肺、横隔膜挙上。
・SpO_2の低下。
・動脈血液ガス分析：PaO_2低下、$PaCO_2$低下。
・心電図：SI QIII TIII（出現頻度は30％以下）、V 1-3のT波の陰転化、右脚ブロックなど。
・Dダイマー高値（500 $\mu g/l$）、LDH高値。

● **確定診断**

❶ **胸部CT（造影）**

ヘリカルCTなど高速で撮像が可能なCTが有用。肘静脈から造影剤を静注しながら大動脈弓部から肺底部まで5 mm間隔で連続して撮像を行い、肺動脈の造影CT像を得る。主肺動脈から葉枝、区域枝までの血栓に関しては感度、特異度とも90％前後である。肺血栓塞栓症の診断において核医学診断に代わる第一選択の画像診断法。

❷ **肺血流シンチ**

区域性の血流欠損像を認める。慢性肺疾患を合併している症例では有用

2-B. 呼吸・循環器系

性は低い。

❸ 肺動脈造影
確定診断の目的以外にも、治療方針の決定、カテーテルを用いた治療が可能。

❹ 心臓超音波所見
右室の拡大、心室中隔の偏位、三尖弁逆流右室負荷所見。

❺ 超音波ドップラー
下肢深部静脈血栓症の診断。

治 療

●一般的治療
酸素療法、循環動態の維持（カテコールアミンの投与）。

●抗凝固療法
①ヘパリン
 ・初期投与：5,000 単位　iv
 ・維持投与：500 単位〜1,000 単位/時間
　　　　　　APTT を 1.5〜2.5 倍に維持。
②ワーファリン® ：ヘパリン中止 5 日前より併用する。初回 10 mg より開始し維持量まで減量する。維持量は TT を 10〜25%。

●ワンポイントアドバイス

・典型的所見に遭遇することは、稀である。
・胸部 X 線写真の所見がなく、原因不明の低酸素血症がある時に疑う。
・欧米に比し本邦では肺動脈血栓塞栓症の発症数は桁違いに少ないが、under-diagnosis ではないかと指摘されている。

●血栓溶解療法

予後改善効果を示すデーターが極めて少なくその適応についてはいまだ明確ではない。一般にはショックが遷延するような重症例が適応とされる。少なくとも右心負荷がなく血行動態が安定した症例では、血栓溶解療法の死亡率の低下、再発率の低下を示した報告はない。本治療に伴う重篤な出血の合併症が認められるため、専門医とよく相談することが必要である。

- ウロキナーゼ：24～96万単位/日　数日間静脈内投与（初期量24万単位を10分ぐらいで静注）
- t-PA（アクチバシン®）：2,400万単位を2時間以上かけて持続静脈内投与

薬剤投与経路としては、肺動脈の局所投与と末梢静脈がある。

●ワンポイントアドバイス

わが国では栓溶療法薬は、肺血栓塞栓症に対して保険適応は認められていない（深部静脈血栓症にウロキナーゼ24万単位/日、7日間が認められているのみ）。

●下大静脈フィルター

抗凝固療法禁忌例や再発予防不能症例に対して考慮する。

●外科的血栓除去術

広範囲で内科的治療を行っても短時間で循環動態の改善が得られず、PaO_2の低下、右心系の圧上昇が続く症例に適応がある。

（吉村信行）

B-7 ARDS（成人性呼吸促迫症候群）

❶診　断

●症　状
何らかの全身あるいは局所侵襲後 1〜2 日以内に生じる著明な呼吸困難、呼吸促迫。

●身体所見
多呼吸、チアノーゼ、両側背下部の fine crackles。

●検査所見
①胸部 X 線写真：初期は両側びまん性の間質性陰影、次第に両側びまん性の肺胞性陰影に移行する。ARDS は、非心原性肺水腫であり心原性肺水腫との鑑別が重要である。心拡大、胸水貯留、肺うつ血像、Kerley line などの所見は心原性肺水腫を示唆する。再来患者であれば、必ず以前の胸部 X 線写真との比較を行う。急性間質性肺炎、カリニ肺炎、急性好酸球性肺炎などの鑑別も必要である。
②胸部 CT：心原性肺水腫などとの鑑別を行う。
③ECG、心エコー：心原性肺水腫との鑑別を行う。

●原因疾患の存在
ARDS は単独では起こらない。必ず ARDS を引き起こす何らかの原因疾患がある。敗血症、メンデルソン症候群、溺水、嚥下性肺炎、外傷（多発性骨折、胸部外傷）、熱傷、急性膵炎、過量の薬物(阿片、覚醒剤、パラコートなど) 播種性血管内凝固症候群（DIC）などが挙げられる。明らかな原因疾患がない場合は急性間質性肺炎と呼ぶ。

● Petty の診断基準
　①局所的または全身的侵襲の存在
　②慢性肺疾患または左心不全の除外（肺動脈楔入圧≦12 cmH$_2$O）
　③呼吸促迫の存在（呼吸数＞20、呼吸仕事量の増大）
　④びまん性両側性肺浸潤陰影の出現
　⑤肺機能異常-FiO$_2$＞0.6 で PaO$_2$≦50 Torr など

　この診断基準によれば非心原性肺水腫（ARDS）と心原性肺水腫の鑑別のために Swan-Ganz カテーテルの挿入が必須であるが、肺動脈楔入圧が必ずしも左心不全を存否を反映しない場合もある。したがって複雑な循環動態のの管理が必要とされる時のみ Swan-Ganz カテーテルの挿入を適応するという提言もある。実際の臨床の場では②以外の基準を満たせば、強く ARDS を疑い治療を行っていることも多い。

❷治療、処置

①ARDS を引き起こした基礎疾患の治療。
②PEEP を併用した人工呼吸：CMV＋PEEP が一般的。PEEP は良好な PaO$_2$ のための最小の圧を設定（5〜15 cm）。
③従来よりステロイドパルス療法が試みられている：近年では、ステロイドの効用については無効という報告も多い。特に敗血症が原因の場合、予後を改善しないという報告があり、むしろ禁忌。しかし ARDS 発症初期にステロイドを使用することで臨床成績が向上することが期待されているが、いまだ結論は出ていない。
④全身管理

（吉村信行）

B-8 慢性閉塞性肺疾患の急性増悪

◆診 断

気道感染、鎮静薬の過剰投与などが肺胞低換気や右心不全を生じうる。

●症 状

呼吸困難感の増強が最も多く、喘鳴、咳・痰の増加、膿性痰、発熱などを示す。不眠、錯乱、うつ、傾眠などの神経精神症状、不定愁訴などを伴うこともある。

●必要な検査

動脈血液ガス分析、血算、生化学、CRP、胸部X線(肺気腫では肺野のX線透過性が亢進しているためCTが有用なことが多い)、心電図、痰の性状のチェックおよび痰のグラム染色・培養。

表 1. 慢性肺疾患の急性感染増悪の代表的な原因菌

グラム陽性球菌群	肺炎球菌 (*Streptococcus pneumoniae*) 黄色ブドウ球菌 (*Staphylococcus aureus*)
グラム陰性桿菌群	インフルエンザ菌 (*Haemophilus influenzae*) 肺炎桿菌 (*Klebsiella pneumoniae*) エンテロバクター属 (*Enterobacter sp.*) 緑膿菌 (*Pseudomonas aeruginosa*) アシネトバクター属 (*Acinetobacter sp.*) ステノトロフォモナス・マルトフィリア (*Stenotrophomonas maltophilia*)
グラム陰性球菌	モラクセラ・カタラーリス (*Moraxella catarrhalis*)
嫌気性菌群	ペプトストレプトコッカス属 (*Peptostreptococcus sp.*) ペプトコッカス属 (*Peptococcus sp.*) フソバクテリウム属 (*Fusobacterium sp.*)

(日本感染症学会、ほか:抗菌薬使用の手引きより引用)

表 2. 代表的な慢性肺疾患の急性感染増悪病原細菌の第一選択抗菌薬

微生物（耐性の種類）	第一選択薬（および代替薬）	
	経口薬	注射薬
肺炎球菌 （ペニシリン感受性）	エステル型アンピシリンプロドラック （セフェム系薬* ニューキノロン系薬*）	アンピシリン （第二～三世代セフェム系薬）
（ペニシリン耐性）	ニューキノロン系薬* （セフェム系薬*）	上記の高用量 （カルバペネム系薬）
黄色ブドウ球菌 （メチシリン感受性）	β-ラクタマーゼ阻害薬配合型ペニシリン （ニューキノロン系薬）	同 左 （第一～三世代セフェム系薬）
（メチシリン耐性）		（ニューキノロン系薬）　バンコマイシン （アルベカシン テイコプラニン）
モラクセラ・カタラーリス	ニューキノロン系薬 （β-ラクタマーゼ阻害薬配合型ペニシリン セフェム系薬 マクロライド系薬）	β-ラクタマーゼ阻害薬配合型ペニシリン （第二～三世代セフェム系薬）
インフルエンザ菌 （β-ラクタマーゼ非産生）	同　上	アンピシリン （第二～三世代セフェム系薬）
（β-ラクタマーゼ産生）	同　上	β-ラクタマーゼ阻害薬配合型ペニシリン （第二～三世代セフェム系薬）

緑膿菌（各種耐性）	ニューキノロン系薬	（抗緑膿菌用セフェム系薬** 抗緑膿菌用ペニシリン系薬 カルバペネム系薬 アミノグリコシド系薬　シプロフロキサシン（注） ）***

(日本感染症学会，ほか：抗菌薬使用の手引きより引用)

* 肺炎球菌に強い活性を有するもの。経口セフェム系薬ではセフジトレン、セフカペン、セフポドキシム、ニューキノロン系薬ではスパルフロキサシン、トスフロキサシン、レボフロキサシン
  (ただし、レボフロキサシンはやや高用量を必要とする)
** 抗緑膿菌用セフェム系薬はセフタジジム、セフォブプラゾン、セフェピム、セフピロムなど
*** 感受性に応じて単独または併用で選択する

表 3. 慢性肺疾患の急性感染増悪時の患者状態に応じた想定原因菌

患者状態群別	特に頻度の高いもの	頻度は低いが注意すべきもの
I群	インフルエンザ菌 肺炎球菌 モラクセラ・カタラーリス	肺炎桿菌 黄色ブドウ球菌*
II群	同上	同上に加えて嫌気性菌群
III群	同上に加えて 肺炎桿菌 緑膿菌 黄色ブドウ球菌*	エンテロバクター属 その他グラム陰性腸内細菌群 ステノトロフォモナス・マルトフィリア パークホルデリア アシネトバクター属 嫌気性菌群
IV群	同上	同上だが各々比率は高くなる

(日本感染症学会、ほか:抗菌薬使用の手引きより引用)

* MRSA 含む
 これらが複数菌で関与する複数菌感染症の頻度も、群が進むにつれて高くなる

●鑑別診断

肺炎、心不全、肺血栓塞栓症、気胸、胸水。

❷治療、処置 (表1〜4)

酸素吸入を適量で開始し、15〜20分後に再度動脈血液ガス分析を行い、$PaO_2>60$ Torr、または $SpO_2>90\%$、アシドーシスのないことを確認する[第1章-8「呼吸困難」(30頁)の項参照]。β_2刺激薬の吸入、全身的な副腎皮質ステロイド投与(プレドニゾロン換算で30〜40 mg、内服できない時は

● ワンポイントアドバイス

初診の患者では慢性閉塞性肺疾患を見逃さないことが重要で、低酸素血症で酸素投与を行う場合は必ず酸素投与後の動脈血液ガス分析を状態が安定するまで繰り返す必要がある。

表 4. 慢性肺疾患の急性気道感染増悪に対する患者群別抗菌薬の選択（第一選択薬、empiric therapy）

患者状態群	第一選択薬あるいは empiric therapy	
	経口薬	注射薬
Ⅰ群	クラブラン酸/アモキシシリンまたはセフカペン*またはトスフロキサシン**	スルバクタム/アンピシリンまたはセフトリアキソン*
Ⅱ群	セフカペン*またはトスフロキサシン**またはシプロスロキサシン***	セフトリアキソン*
Ⅲ群	シプロフロキサシン*** 単独もしくは右記と併用	セフォゾプラン**またはメロペネム
Ⅳ群		上記に下記のいずれかを併用 　クリンダマイシン 　ミノサイクリン 　アミカシン

（日本感染症学会、ほか：抗菌薬使用の手引きより引用）

* 　その他セフジトレン、セフポドキシムなど
** 　ニューキノロン系薬はグラム陽性菌に主な標的に選択の場合のトスフロキサシン、その他スパルフロキサシン、レボフロキサシンなど
*** 　ニューキノロン系薬は緑膿菌を主な標的に選択の場合はシプロフロキサシン、その他のグラム陰性桿菌ではヘボフロキサシンなど
* 　その他セフォタキシム、セフォチアムなど、ただし外来で用いる場合は半減期の長いもの
** 　その他セフピロム、セフピムなど
* 　その他パニペネム/ベタミプロン、イミペネム/シラスタチン、またはシプロフロキサン（注）

静脈内投与。救急患者ではほとんどが静脈内投与となる、例えばソル・メドロール® 40 mg, div.)、テオフィリンの点滴静注、気道感染が疑われる時は抗生物質（肺炎球菌、インフルエンザ菌、クレブシエラ、モラキセラ・カタラーリス、MSSA、MRSA、緑膿菌、アシネトバクター、エンテロバクター、ステノトロフォモナス・マルトフィリア、ペプトストレプトコッカス属などを考慮する）の投与を行う。

安静時呼吸困難の新たな出現または増強、基礎疾患の COPD が重症、チ

アノーゼ、右心不全兆候、心疾患や糖尿病などの他疾患の合併症が存在、高齢、初期治療に対する反応が悪く低酸素血症が持続する、などがみられれば入院治療とする。

呼吸補助筋を使った頻呼吸、軽度の呼吸性アシドーシス（pH 7.30〜7.35）、軽度の高炭酸ガス血症（$PaCO_2$ 45〜60 Torr）、などがみられれば非侵襲的間欠陽圧人工呼吸（NIPPV）の適応があり、呼吸器科医に相談する。

重度の呼吸困難、酸素投与下またはでの重度の低酸素血症（PaO_2＜50 Torr）、重度の呼吸性アシドーシス（pH＜7.30）、重度の高炭酸ガス血症（$PaCO_2$＞60 Torr）、神経精神症状、循環不全、敗血症、NIPPV で改善がみられないなどの兆候が認められれば、ICU への入室を考慮し侵襲的人工呼吸の準備をする。呼吸停止の場合は直ちに人工呼吸を開始し、心臓マッサージ、静脈路の確保を行う。

入院後は輸液のバランス、電解質異常、循環不全、不整脈などに常に注意し治療を行う。

専門医（専門科）へのコンサルトの時期

重度の呼吸困難・高炭酸ガス血症・呼吸性アシドーシスが認められれば速やかに呼吸器科医に相談すること。

（神　靖人）

2-B．呼吸・循環器系

B-9 胸部外傷

　外傷患者における全身の初期評価においては A（Airway）、B（Breathing）、C（Circulation）、の順にこれらをほぼ同時進行で評価、処置が行われる。中でも胸部外傷はこれら A、B、C に関与する損傷である可能性が高く、気胸、血胸、肺挫傷などによる急性呼吸障害、心臓・大血管損傷による急性循環障害など極めて緊急度の高いものが多い。

◆診　断

　緊急を要することが多いので、できるだけ短時間に受傷の機序、既往歴などを聴取しながら、着衣を全部脱がせ全身をチェックする。胸部だけに止まらず、頭頸部・腹部・四肢に外傷が及んでいることも多いので、どれが最も生命の危険に関わるかを判断し、その処置を優先することが重要である。

●症　状
1．胸痛➡心タンポナーデ、心筋挫傷、肋骨骨折、気胸など。
2．呼吸困難
3．血痰➡肺挫傷、気管・気管支損傷など。
4．呼吸回数の増加または減少。

●理学的所見
1．呼吸音減弱（左右差）➡血胸、気胸。
2．奇異呼吸（異常呼吸運動：呼気時に膨隆、吸気時に陥凹）➡ Flail chest
3．胸壁の圧痛➡肋骨骨折
4．皮下気腫➡気管・気管支損傷、壁側胸膜の損傷。

●検　査
❶ 胸部 X 線写真（Chest XP）

①肺野陰影での左右差、浸潤陰影➡肺挫傷、気道内の分泌物貯留。
②壁側胸膜と臓側胸膜の間のSpaceの存在➡ガスまたは液体（血液など）の貯留。
③縦隔の拡大、大動脈陰影の消失➡心大血管損傷
④皮下のガス像、胸筋の描出➡皮下気腫
⑤縦隔気腫➡気管損傷、食道破裂。
⑥横隔膜陰影の低位、縦隔陰影の偏位➡血胸、気胸、緊張性気胸。
⑦横隔膜陰影の挙上、縦隔・胸腔内の消化管ガス像➡横隔膜損傷、横隔膜ヘルニア。

❷ 血液ガス分析（Blood Gas Analysis；BGA）

①PaO_2➡重症例では著明に低下。
②$PaCO_2$➡過換気のため低下することが多いが、換気量低下の場合は上昇する。

❸ 心電図（ECG）

多源性心室性期外収縮、洞性頻脈、心房細動、脚ブロック、ST変化➡心筋挫傷

❹ 心エコー（UCG）

・心嚢内のecho free space➡心タンポナーデ
・心臓の可動性の評価。

❺ その他の検査

CTスキャン、血管造影、気管支鏡、上部消化管造影など。

❷治療、処置

●気胸（Pneumothorax）

・呼吸機能が保たれていることを確認し、密な理学的所見の観察、胸部X線写真の撮影により、必要に応じて胸腔ドレナージ（$-10-15\,cmH_2O$で開始）。
・静脈ルートの確保、抗生物質の投与。

❶ 緊張性気胸（Tension pneumothorax）

- 肺もしくは胸壁に生じた「one-way valve、一方弁」により、空気が胸腔内に押し込まれて発生。
- 損傷側の肺が完全に虚脱し、縦隔は対側に圧排。
- 静脈還流が阻害され、対側肺の圧迫から循環障害・呼吸障害が起こる。
  ①直ちに胸腔ドレナージによる減圧が必要。
  ②時間的余裕がない時は、鎖骨中線上第2肋間に大口径の針を刺し、緊急回避的に胸腔減圧を行う場合もある。

❷ **解放性気胸（Open pneumothorax）**
胸壁に欠損が存在し、空気がその欠損部を優先的に通過し、有効な換気が障害される結果、低酸素血症・高二酸化炭素血症を生ずる。
  ①解放創を縫合またはガーゼなどで完全に被覆し、速やかに胸腔ドレナージを行う。
  ②胸腔ドレーンは創から離れた部位から挿入する。

●肋骨骨折
- 好発部位は第4-9肋骨。1-3肋骨は折れにくいが、折れた場合は気管・気管支損傷、鎖骨下動脈損傷に注意。

❶ **Flail chest**
胸壁の一部が他の胸郭との連続性を失った場合に発生。一本の肋骨が2カ所以上で骨折し、それが3本以上連続した場合で、その部分が Floating を起こし、吸気時に陥没、呼気時に膨隆する、いわゆる奇異呼吸を伴う。
  ①気管内挿管下に陽圧換気を開始し、肺における換気を確保し、低酸素状態から脱する。
  ②時に外科的に肋骨を固定する。

●血胸（Hemo thorax）
- 肋骨骨折に伴って発生し、気胸を合併することが多い（血気胸）。
- 大量の血液（1,500 ml 以上）が胸腔内に急速に貯留した場合➡緊急開胸術の適応（**表1**）。

表 1. 血気胸に対する開胸術の適応

1．胸腔ドレーンからの出血が、 　1）胸腔ドレーン挿入時 1,000 m*l* 以上 　2）初療室で 1,500 m*l* 以上 　3）出血量 200 m*l*/hr が 2〜4 時間持続
2．Air leak が 　1）大量で肺の拡張が得られない、もしくは 　　動脈血酸素飽和度が維持できない 　2）4 日間以上持続する

・ドレナージを十分に行い、胸腔内に大量の血液を残して後にその凝血塊から肺の拡張障害を起こさないために、胸腔ドレーンは太めのものを。

●心タンポナーデ

・心囊穿刺：急性心タンポナーデの場合、15〜20 m*l* の少量の血液除去で循環動態の改善をみることもある。
・心囊ドレナージ：場合により、さらに持続的な心囊ドレナージが必要。

●気管・気管支損傷

・比較的稀な損傷ではあるが、初期にはしばしば見落とされる。
・左右主気管支に多い。
・血痰、気胸、縦隔気腫、皮下気腫。
・大量の Air leak に対応するために、胸腔ドレーンの追加挿入が必要になることあり（表1）。

●ワンポイントアドバイス

　二次的な肺炎予防のための喀痰排出の促進や、ストレスの予防の意味から、全身状態をみながら鎮痛薬・肋間神経ブロック・硬膜外麻酔などを用いた除痛も重要である。

●大動脈損傷

・鎖骨下動脈分岐部直下に好発。80〜90%は病院到着前に死亡。
・左反回神経圧迫による嗄声、上下肢の血圧差、縦隔陰影の拡大。
・胸部造影CT、血管造影も早期診断上重要。

●横隔膜損傷

❶ ヘルニア合併例

・診断は比較的容易であるが、患側肺の虚脱や縦隔偏位から起こる呼吸循環不全、横隔膜損傷部から脱出した消化管の絞扼によるイレウスや、胸腔内への穿破の可能性など緊急性は高い。
・消化管造影やMRIが診断に役立つ。
・急性期では腹腔内臓器損傷を否定できない場合、経腹腔的アプローチで修復。

❷ ヘルニア非合併例

他の合併損傷に対する手術中に発見されることが多く、診断が難しい。

(片山清文)

B-10 気道異物

❶診　断

　気管・気管支への異物の吸入の大多数は10歳以下の小児に生じ、成人では高齢者および基礎疾患として、精神・神経疾患、アルコール中毒、鎮静剤中毒、意識障害を伴う外傷などの状態が存在することが多い。吸引するものは多様であり、食物（野菜、肉、ピーナッツなど）、飴などのお菓子、ピン、針、歯、宝石、薬（錠剤、カプセル）など。異物吸入のエピソードがあれば、疑いやすいが、時間が経っている場合は忘れられていることもあり、乳幼児の場合は既往がはっきりしないことも多い。

●症状

　症状は咳、窒息しそうなむせる感じが多く、首を手でつかむような動作をしていれば中枢気道の閉塞を疑い、話すことができない場合は完全閉塞である。X線不透過性の異物であれば、下気道では胸部X線が診断に有効で異物の診断、部位の確認が可能であるが、X線所見正常、または非特異的な陰影のこともある。無気肺、閉塞性肺炎、閉塞部位より先での肺化膿症などを示す。成人では閉塞部位より遠位の肺では容量減少を示す。長期にわたる合併症では気管支拡張を生じることがある。

●必要な検査

　CTやMRIは全例に行う必要はないが、単純X線で診断困難な例に有効なことが多い。胸部CT検査はX線透過性の物質でも確認できることが可能で、その局在も診断できる。MRIも金属以外の異物の診断に有用なことがある。成人で本人の協力が得られれば、気管支ファイバースコープが確認および摘出に有効なことが多い。早期では気管支粘膜は浮腫、炎症をきたし、その後潰瘍、肉芽組織を生じることもある。これらにより気道狭窄をきたす。時として、異物が肉芽組織に覆われて腫瘍状にみえ、生検により初めて異物と診断されることがある。

❷治療、処置

　上気道・中枢気道が閉塞した場合は重篤で来院前に窒息死してしまうことがある。食事中にむせ込むような症状の後に呼吸停止をきたした時は、

●ワンポイントアドバイス

　　気管支異物を摘出する場合は、摘出方法を術前によく検討しておくことが必要であり、異物に応じた適切な把持鉗子を用意する。気管支鏡の経験豊富な呼吸器科医、耳鼻科医の立ち会いが必要である。小児では硬性鏡、全身麻酔が必要になることが多く、耳鼻科医、麻酔科医、小児科医ともよく相談する必要がある。

2-B. 呼吸・循環器系

気道閉塞を念頭におき、声帯上部から声帯を観察し気道確保および心肺蘇生術を行う。気道異物を確認できればマギール鉗子やケリー鉗子などで速やかに除去する。患者の反応がある場合は背部を5回強打し、その後腹部圧迫を行い、横隔膜を挙上させ気道内圧を上昇させる（ハイムリック法）。full stomach の場合は胃内容部の逆流をきたすので注意が必要である。

　気道異物と診断または疑う症例で時間に余裕のある時は、合併する低酸素血症に対する酸素投与や感染症に対する抗生剤の投与を行い、呼吸器科医に相談する。摘出に気管支ファイバースコープ、硬性鏡のどちらを選択するかは施設や術者の経験によるが、硬性鏡は成人でも全身麻酔が必要となり、繰り返し行うには難点がある。自力喀出または経気管支鏡的に摘出できなければ、外科的治療が必要になってしまうため、確実な方法がよいが、可能であれば気管支ファイバースコープを使用するのが趨勢と思われる。

（神　靖人）

B-11 ガス中毒

　ガス中毒は災害、不慮の事故、職業病などとして発生している。中毒症状はガスの種類、曝露濃度、期間によって異なり、経過および生命に対する予後もそれにより左右される。

　ガス中毒では起因ガスが容易に拡散したり、体内に吸収されると酸や塩基に急速に変化するため、一部のものを除き、各種検体から同定することは困難である。したがって曝露状況の問診と、臨床症状から診断しなければならないことが多い。また、意識障害がある場合は本人からの聴取ができないことがあり、発見者、職場の安全管理者などからガスの種類、曝露時間、原因、患者の状態、来院までの時間、この間の治療などをできるだけ詳細に聴取する必要がある。

　吸入されるガスの種類によって2つのタイプに大別される。

①気道系への影響はないが、体内に吸収されて全身性の影響を及ぼすガス：一酸化炭素、二酸化炭素、プロパンガス、シンナー（トルエン、メタノール）など。
②接触する気道、肺実質を直接障害するガス：塩素ガス、硫化水素、亜硫酸ガス、二酸化窒素、アンモニアなど。

ガス中毒の治療の原則は曝露からの隔離、吸入ガスの種類の確認、バイタルサインのチェックをして、全身の管理（呼吸・循環の管理）を行うことである。

❶一酸化炭素中毒

ガス中毒の中で最も多く、火災、燃料の不完全燃焼、自動車の排気ガスなどで起こる。

COの毒性は酸素の250倍の親和性でヘモグロビンと強く結合してCO-Hbを形成し、酸素とヘモグロビンとの結合や解離を妨げて組織での酸素の取込みを障害することによる。このため組織では低酸素状態となり、脳や心臓など酸素需要が高く低酸素血症に弱い臓器ほど強く障害される。

●診断

・CO曝露歴の確認。
・血中CO-Hbの増加。
・症状［血中Hb-CO濃度（％）］

　0～10％：無症状
　10～20％：軽度の頭痛、軽度の息切れ。
　20～30％：拍動性頭痛、耳鳴、易疲労性。
　30～40％：激しい頭痛、めまい、嘔気、嘔吐、視力障害。
　40～50％：錯乱、運動失調、呼吸促迫。
　50～60％：痙攣、意識障害、頻脈、皮膚蒼白。
　60～70％：尿便失禁、昏睡。

●必要な検査

①CO-Hb の測定：CO-oxymeter で測定する。測定できない時には臨床症状から推定する。

②動脈血ガス分析：代謝性アシドーシス。PaO_2が正常であっても末梢組織では低酸素状態である。

③末梢血：血管透過性の亢進による血液の濃縮によって Hb、Ht 値の上昇。

④血液生化学：CPK、AST、ALT の上昇。

⑤検尿：ミオグロビン尿

⑥頭部 CT・MRI：脳浮腫の所見、大脳白質や淡蒼球に低吸収域を認めることがある。

●治療・処置

一般的にはバイタルサインのチェックを行い、有症状者にはフェイスマスクにより酸素 5 l/分以上で症状が消失するまで投与する。

①軽症（%CO 濃度 20%以下）：酸素投与にて CO を洗い出し、経過をみる。

②中等症（同 20〜50%）：フェイスマスクで酸素 5 l/分以上投与しながら血管確保し輸液を行って、気管内挿管、人工呼吸を考慮。

③重症（同 50%以上）：気管内挿管し、人工呼吸器を装着し 100%の O_2を投与し人工換気をはかる。静脈路より脳浮腫予防のグリセオール、マニトール、ステロイドなどを投与する。

●ワンポイントアドバイス

高圧酸素療法が最も効果的ではあるが、高圧酸素室が近くにない場合は高圧酸素室のある施設をさがすより、人工呼吸器を用いて一刻も早く 100%の酸素を投与し、換気する方がより有効だとされている。

※高圧酸素のある施設では2気圧1時間を2回行う。CO半減期は室内空気では4～6時間、100％酸素投与では40～80分、高圧酸素療法では15～30分である。

●注意事項

いったん症状が改善したあと、一定期間おいて再び意識障害や精神障害をきたすことがある…間欠型。
・高圧酸素療法が有効とされる。

❷塩素ガス中毒

塩素は刺激臭のある気体で主に目や鼻、咽頭、上気道、気管支などの粘膜を刺激し腐食性の炎症を引き起こすが、高濃度の曝露では肺水腫や化学性肺炎を引き起こす。

漂白剤、消毒薬、農薬として使われるものから発生する。

●診断（特徴的な症状や徴候）

①眼、鼻腔、口腔、気道粘膜などに刺激症状（痛み、浮腫、びらんなど）、咳など。
②高濃度曝露の時は呼吸困難、喘鳴、血痰、失神、昏睡、痙攣など。

●必要な検査

・バイタルサインのチェック
・胸部X線写真：肺炎、肺水腫の有無をみる。
・動脈血ガス分析：低酸素血症
・電解質のチェック

●治療、処置

①眼の洗浄、口腔のうがい。
②酸素投与

③肺水腫のある場合挿管し人工呼吸器に装着し PEEP をかける。
④補液（電解質異常があれば補正）
⑤利尿剤、ステロイドの投与。
⑥抗生剤

❸硫化水素ガス中毒

無色の腐卵臭を有する猛毒ガスでイオウを含む有機物の分解で発生する。化学工場、汚水処理場、火山地帯の硫黄泉などからの発生が報告されている。

粘膜刺激のほか、経気道的に吸収された硫化水素は肺で吸収され、ミトコンドリアのチトクローム酸化酵素と結合して組織での酸素呼吸を障害する。また、このための低酸素血症により中枢神経障害も出現する。

●診断

❶ 特徴的な症状や徴候

①鼻腔、口腔、気道粘膜、眼結膜の刺激症状。
②中枢神経症状（頭痛、悪心、嘔吐、呼吸困難、平衡障害、意識障害など）

❷ 必要な検査

・血液ガス分析…低酸素血症の評価。
・胸部 X 線写真…肺炎、肺水腫の有無。
・血中・尿中チオ硫酸ナトリウム測定
・心電図…心筋虚血による不整脈。

❸ 診断

・中毒発生箇所の状況、特有の腐卵臭から診断する。
・血中・尿中のチオ硫酸ナトリウムの増加をみる。

●治療・処置

1. 酸素吸入

2．意識障害があれば、気道を確保して呼吸循環の管理を行う。
3．重症例では血管確保して
  ①硝酸アミルの吸入（1Aをガーゼに浸して1分間につき30秒吸入させる）
  ②亜硝酸ナトリウムの3％液を2.5～5 ml/分で静脈投与する。

（山崎啓一）

B-12 狭心症

狭心症とは、心筋における酸素の需要供給のバランスが崩れることにより出現する前胸部の不快感、絞扼感をいう。一般には安静・加療により消失する。

❶症　状

その機序としては①動脈硬化、②冠攣縮、③両者の合併、に大別される。患者は前胸部の締めつけられる感じ、押される感じを訴えることが多く、左腕への放散痛は比較的少ない。むしろ喉がしまる感じや歯の浮く感じは特異度が高い。冷汗を伴う場合はより重症で心筋梗塞、その他を考えた方がよい。冠攣縮性狭心症は早朝、深夜などの特定の時間帯に症状が出現しやすい特徴がある。また、虚血の程度（重症多枝病変、左主幹部病変、冠攣縮など）により、心不全や不整脈などが前面に出ることがあることを忘れてはならない。

❷狭心症の分類

救急にて来院する狭心症はいわゆる新規発症型か急性増悪型であることがほとんどである。近年、冠動脈硬化巣における粥腫の不安定化と破裂に伴う冠動脈内血栓を不安定狭心症から急性心筋梗塞症に至る病態の本質と考え、急性冠症候群（acute coronary syndrome）として扱っている。20

表 1. Braunwald の不安定狭心症の分類

> Ⅰ：労作狭心症の 2 カ月以内に初発、あるいは増悪で安静時狭心症のないもの
> Ⅱ：安静時にも症状をみるが最近の 48 時間以内には安静時狭心症はない
> Ⅲ：安静時狭心症を 48 時間以内に認めるもの
>
> 状況にて subclass に分類する。
> Class A：貧血、大動脈弁疾患、感染症、甲状腺疾患
> Class B：primary angina
> Class C：2 週間以内に心筋梗塞に罹る

分以上続く胸痛、ECG 変化（特に ST 上昇を示す）、冷汗を示す場合には急性の血栓性の冠閉塞の可能性が高く、acute coronary syndrome として緊急冠動脈造影などの適応である。表 1 に Braunwald の不安定狭心症の分類を上げておく。日常臨床ではⅡB を示す症例が多く、ここには軽症から重症までいろいろな病態が含まれる可能性がある。ⅢB の患者では冠動脈内血栓の関与が強く示唆され積極的な治療を必要とする。

❸診 断

●来院時症状が治まっている場合

胸痛・息切れ・背部痛・動悸・失神といった症状の性状、程度、出現する時間帯、誘因、持続時間、随伴症状の有無、硝酸薬服用の経験などから診断を試みる。症状の経過、心電図変化から病状の不安定性を考慮する。症状が治まっていても ST の変化がある場合にはニトログリセリンを舌下させ心電図の経過を確認し可逆性変化を認めれば確定する。ST 変化のない場合、昼間の時間帯であれば軽い運動負荷を試みることもある。

●症状がまだある場合

一番痛かった時の何割程度の痛みが残っているかを尋ね、ニトログリセリンを投与する。胸痛時に心電図上 ST 低下または上昇を認め、ニトログリセリンの舌下により急速に ST が基線に戻り、胸痛が改善したりする場合

もある。

　異型狭心症ではSTが基線にもどるのが確認されるが、そうならない場合には心筋梗塞の可能性が高い。狭心症を疑った場合には経過観察のため入院させ、重症度・不安定性の評価を行う。胸痛があるのに心電図変化を認めない場合には自覚症状のとらえ方が問題となる。少しでも問題の残る症例は入院させ経過を観察する。

●気をつけたい症状のポイント
1. 中年の女性は、ST低下も出やすくfalse positive例も多い（X症候群）。しかし、高齢の女性、特に糖尿病、肥満を合併する例における虚血性心疾患の予後はかえって悪いので積極的に検査を勧める必要がある。
2. 高齢者の胸痛をどう扱うか？　高齢者では感受性の問題もあり胸痛を訴えるということは少なく、むしろ呼吸困難感として訴えることが多い。また、悪性新生物（貧血）、脳循環障害の合併など背景にある二次的要素も考えておくことが必要である。
3. 末梢血管の異常。本症では虚血性心疾患を合併することも多い。日常生活ではわざと歩かずにいる場合もあって胸部症状が出にくく、より詳細な問診が必要である。

❹検　査

　血算特に白血球の増加・貧血の有無、血液ガスは重要。白血球が10,000以上であればなんらかの不安定性を示すと考えてよい。貧血によるST低下はよく経験する。胸部X線写真にて胸部大動脈瘤、心不全の有無を検討する。

❺治　療

　high riskと考えられる狭心症を表2に示す。これらの場合には不安定狭心症と判断し、ヘパリンを含めた点滴治療、集中治療を行う。安静のうえ酸素を投与し、硝酸薬やシグマートのdivを行う。薬剤によるコントロール

表 2. High risk と考えられる狭心症

1. 増悪した狭心症（内科治療にもかかわらず軽い労作にても狭心症が誘発されるようになった場合）
2. 持続時間の長い（15分以上）
3. 頻回の発作（2～3回/日）
4. NTGの効果の減弱
5. 冷汗、嘔吐などの随伴症状を伴う
6. 心電図変化が遷延し、不整脈などの出現を見る場合（高度狭窄病変が示唆される）
7. 急性心筋梗塞発症後24時間～2週間以内の安静狭心症

には自ずと限界があるため、緊急冠動脈造影・PTCAを考慮する。この場合、バイアスピリン® 2Tを嚙みくだかせ、プレタール® 2Tを内服させておく。最近ではLMT病変を有する重症例が増えているので積極的冠動脈造影を施行することが多い．状況によってはCABGを考慮することとなる。できれば心エコーにより壁運動の異常、壁厚、弁の逆流の有無を確認する。これらの治療にて症状が落ち着けば随時内服薬に変更していく。

してはいけないこと!!

発作時のprimary careが極めて重要であることを認識し、以下には十分注意する。
1. 鎮痛薬だけで様子をみてしまう。
2. 硝酸薬などの効果や心電図の経時的変化を確認しない。
3. 心電図モニターをせず様子をみる。

基本的にOver diagnosisでもまったくかまわない。異常だと思えば入院させ経過を観察する姿勢、行った治療に対する患者の反応を確認し、様態

●ワンポイントアドバイス

ニトログリセリンの舌下で頭重感のある場合、その胸痛は狭心症とは異なることが多い。

の変化をきめ細かに観察する姿勢が大切である。また、明らかに心臓由来とは考えにくく帰宅させた場合でも翌日には一度来院させ心電図を確認した方がよい。

◆⑦本人、家族への説明

本人、家族へは落ち着いたところで、わかりやすく説明する。緊急検査が必要な時にはできるだけ実際の症例を提示してその意味と効果について理解してもらう。本人にも病状を説明するとともに家族に面会してもらい、家族から安心して検査・治療を受けるように話をしてもらう。

● 専門医(専門科)へのコンサルトの時期 ●

Terminal T の陰転化、QT 時間の延長は、遷延した重篤な虚血とその解除を示し、intervention 治療の適応となることが多い。

(梅澤滋男)

B-13 心筋梗塞

一般的に激しい胸痛で発症し、massive な心筋壊死を生じる重篤な疾患。特異な前胸部痛、心電図変化、心筋壊死を示唆する心筋逸脱酵素の上昇のうち2つを満たせば臨床的に心筋梗塞と診断する。

◆①発症とその進展

acute coronary syndrome を含め、超急性期に冠動脈造影がなされるようになり冠動脈内血栓の存在が確認されている。この知見から冠血管の内皮細胞の機能低下により lipid rich な plaque が形成・破綻し、そこに血小板が付着、血管に攣縮が起こり急速に冠動脈内に血栓が形成されるとの説が有力である。初期治療が遅れたり、安静が守れないと、脆弱な梗塞部位が拡大したり (extension)、引き伸ばされ (expansion)、心内腔は拡大・

変形し(remodeling)、心機能低下や不整脈の原因となり予後不良の原因となる。

❷症状：胸痛の鑑別

胸痛は持続的なこともあれば、一時、改善し、また痛くなったりすることもある。一般的には20分以上持続し、冷汗など全身性の変化を伴う。胸痛の一時的な改善は冠動脈の一過性の開通を意味することが知られているが容易に再燃しその場合は再閉塞の可能性が高い。

●鑑別すべき胸痛
①**前胸部痛**：心膜炎、解離性大動脈瘤、肺梗塞、肋間神経痛(帯状疱疹)。
②**心窩部痛**：胃・十二指潰瘍、急性膵炎。
③**背部痛**：後壁梗塞では背部痛を自覚することもあり、解離性大動脈瘤に類似した症状を呈するが移動することはない。

❸患者をみた場合

まず慌てずに診察する。バイタルサインを確認(四肢の脈を触れる)し、冷汗、チアノーゼ、ラ音の有無、心雑音の有無をみる(Killip分類)。簡易なSaO_2モニターがあると便利。酸素を投与し、心電図を取り心筋梗塞に特有の変化を認めたらすぐ静脈を確保し、採血・点滴を開始する。本症では急激な血行動態の変化や合併症に短期間に対応しようとするため、患者はショックを含めいろいろな反応を示す。このため、精神の安定を含め無駄な負荷をとり心筋を休める治療、看護が基本となる。このため尿道カテーテルを留置したり、胸痛の処置に塩酸モルヒネを使用することも多い。

●ワンポイントアドバイス
特に下壁梗塞では吐気を訴えることも多く誤診された例も多い！！

❹診　断

●心電図変化

　STの上昇を認めれば、その時点で治療方針を選択することになる。そのためには超急性期の心電図変化や典型的な心電図の時間経過・良好な再疎通をしたあとの変化などは知っておく必要がある。LMT病変では広範囲にわたりSTの低下を示すほかに、Wide QRSのみの場合もある。LCXの病変でははっきりしないことも多いが、V1でのu波の増高、V1〜3のST低下を示す場合も認められる。心内膜下梗塞ではSTは0.3〜0.5 mVと著明な低下を示す。心電図は時間的経過で変化するため、経過を追って何度も取ることが必要である。心電図に出にくい梗塞のあることを肝に銘じ、心電図上STが一時的に改善しても放置することは厳禁である。下壁梗塞（Ⅱ、Ⅲ、aVFでSTの上昇を認める）の場合には、右室梗塞の有無をみるため右側胸部誘導をとることを忘れてはならない。

●臨床検査

　WBCの増大が一番早期に現われる。CPK、CKMB、AST、LDHといった心筋逸脱酵素を経時的に測定する。CKMBなどは6〜8時間経過しないと増加しない（最近登場したトロポニン-Tは早期診断に有効との報告があり期待されている）。これらのデータは心電図上はっきりした変化を認めない例においては重要な情報となる。これらの酵素は発症36〜48時間は6〜8時間おきに採血し、そのMax値とそれまでに要する時間を把握する。peak outまでの時間が短いほど再灌流状態は良好と考えられ、心筋梗塞の大きさと治療効果の有無を把握することができる。

●心エコー検査

　心電図が非特異的な場合には心エコーによる壁運動異常の検出も有用な診断方法であり、合併症である心のう水や僧帽弁逆流の早期診断にも有用である。

● ワンポイントアドバイス

胸部 X 線は必ずチェックする（解離性大動脈瘤の合併やを心不全その他のチェックにも役立つ）。

❺ 梗塞部位による特徴

前壁梗塞は広範囲のことが多くそれだけ注意が必要で、心電図上脚ブロックの出現は予後不良である。心機能の低下が問題となるので積極的な治療の対象になることが多い。

下壁梗塞は入院時徐脈・心室頻拍に注意すれば機能障害は大きくない。右室梗塞を合併するとショック状態となり難渋することとなるので基本的に早期の再疎通療法が必要となる。

側壁梗塞は心電図変化から安易に考えてしまうが、比較的大きなこともあり心不全や付随する心房細動でコントロールに難渋することがある．Ｄ１領域では小さい範囲でも心破裂、心室瘤の形成が起きやすいとされる。

❻ 治療の流れ

急性期の発症 6〜8 時間以内は intervention の適応とし心筋 salvage に努める。入院後 2 日は絶対安静とする。経過良好なら 3 日より他動的リハビリを開始する。この間、バイタルサインを確認し、聴診など理学的所見はしっかりとる必要がある。最近の治療は早期再疎通療法と薬剤（ACE 阻害薬、h-ANP 製剤など）による remodeling の予防にある。早期に再疎通に成功しても心筋は stun の状態にあり、初期から心機能の改善がはっきりしないことも多い。このため、IABP を挿入してサポートすることも多く、血行動態の観察が重要である。

●合併症を呈する例

❶ 心不全合併例

心筋梗塞の範囲の大きな例、発症から時間の経っている例に多い。スワ

ンガンツのデータを頼りに血管拡張薬、カテコラミン、利尿薬を投与し、血行動態の安定に努める。心源性ショック例では積極的に IABP を挿入する。予後不良な例が多いため、発症早期例には PTCA を施行する場合も多く、PCPS の併用により経過良好となったとする報告も多い。

❷ 心破裂

前壁梗塞に多い。突然 electro-mechanical failure であっという間に死亡する。以下の 2 つの病型では救命例が報告されている。

・**心室中隔穿孔**：入院した翌日など急に血圧低下など血行動態の悪化をみる。聴診すると収縮期雑音を聴取する。心エコーと S-G cath からの採血で診断する。血行動態は不安定であり基本的には手術適応となる。

・**oozing type**：早期診断が重要だが、どこから手術適応とするか判断に迷うことも多い。ほぼ全誘導での ST 上昇と心エコーでの心嚢水の貯留が判断材料となる。

❸ 不整脈管理

CCU の整備により急性期の不整脈管理は良好となっており、心室性期外収縮の多発に対してはキシロカイン® 50 mg iv の後、体重あたり 1 mg/分の持続点滴を行う。心室細動が出現した場合には循環虚脱を確認し DC ショックを行う。DC 後の徐脈に対し経皮的なペーシングの可能な DC ショックも使用可能である。その後キシロカイン® を増量するが、最近では早期からアミオダロン® を投与する場合もある。心房細動では頻脈時に心室細動に移行する場合があるので注意が必要である。下壁梗塞にて徐脈を呈する場合には積極的に temporary pacing を行う。

●ワンポイントアドバイス

初期治療にもよるが、急患室では再疎通時の心室細動に注意し、搬送時の患者への声かけ、検脈は忘れてはならない。

❼本人、家族への説明

第 2 章 B-12「狭心症」の項で述べたことに準ずる。2 日間は安静が必要

2-B. 呼吸・循環器系

などある程度目安を呈示しておくと患者も安心する。

● **専門医（専門科）へのコンサルトの時期** ●

　急性期や合併症を有する例はもちろんであるが、心電図の判定困難な超急性期や、非定型的な心電図所見を示す場合にもコンサルトすべきである。

（梅澤滋男）

B-14 大動脈瘤

　大動脈瘤は発生部位により、また性状により胸部大動脈瘤、解離性大動脈瘤、腹部大動脈瘤に分かれる。いずれも、安定期には、特に危険はない。

　瘤が破裂に到るまでには基本的には3つの step がある。まず瘤が急速に大きくなる①expanding、次いで瘤周囲に漿液がしみ出る②sealed rupture、最終的に破裂に至る③frank rupture、である。

　無症状な安定期から突然破裂に到ることはまずない。

　①②をまとめて切迫破裂（impending rupture）と称し、この時期を見逃さないことは重要である（図1）。

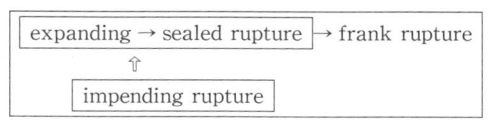

```
┌─────────────────────────────────────────┐
│  expanding → sealed rupture │ → frank rupture │
│              ⇧                            │
│       impending rupture                   │
└─────────────────────────────────────────┘
```

図 1.

❶胸部大動脈瘤

●診　断

❶ 症状：瘤周囲の圧迫症状、胸痛

　胸部大動脈瘤の大部分は無症状。救急来院する場合は、瘤の急速な拡大に伴う周囲臓器の圧迫症状、すなわち呼吸困難、血痰、反回神経麻痺の圧迫による嗄声、胸痛などがある。

❷ 身体所見

　胸郭に囲まれた部位なので、他覚的所見はあまりなく、参考にならない。

❸ 検　査

①胸部 X 線写真
②胸部造影 CT
③MRI

1．胸部 X 線所見では上行、下行大動脈の拡大をみる。
2．胸部造影 CT、MRI では鮮明に大動脈瘤を描出できるとともに、破裂の有無も確認でき、特に造影 CT は極めて有用である。

●治療、処置

　胸部大動脈瘤切迫破裂と診断したら、直ちに心臓血管外科の専門医にコンサルトする必要がある。

❷腹部大動脈瘤

●診　断

❶ 症状：激しい腹痛、拍動性腫瘤

　救急来院する場合は、瘤の急速な拡大に伴い切迫破裂となり来院する場合と、破裂してショック状態で来院する場合とがある。前者の場合は腹痛を伴い、痛みは激しく持続性である。

❷ 身体所見

腹部に拍動性腫瘤を触知する。破裂の場合境界が不鮮明なことがある。大腿動脈の拍動は触知する。

❸ 検　査

①腹部 X 線写真
②腹部造影 CT
③腹部エコー

1．腹部 X 線写真では破裂の場合は腰筋の陰影が不鮮明となる。
2．腹部造影 CT では腹部大動脈瘤が鮮明に造影され、瘤内に血栓を認める。また、破裂の場合、瘤周囲に血液の流出を認める。ほとんどの症例は破裂は後腹膜にとどまり、腹腔内臓器は圧排されている。
3．腹部エコーでも同様である。

❸大動脈解離（解離性大動脈瘤）

●診　断

❶ 症状：胸部、背部の激痛

胸部または背部の激痛を特徴とする。救急来院する場合は、解離の急速な進行の場合が多く、鑑別診断として、急性心筋梗塞を考えなければならない。痛みは激しく持続性である。

❷ 身体所見

解離が心臓近くに及ぶと、不整脈を呈することがあるが、あまり参考にはならない。

❸ 検　査

①胸部 X 線写真
②心電図
③造影 CT
④エコー

1．胸部 X 線写真で、肺疾患を否定する。

2．心電図で急性心筋梗塞を否定する
3．造影 CT は有用で最初に真腔が造影され次に偽腔が造影される。
4．エコーで解離内膜の陰影を確認する。

●治療、処置

診断がついたら直ちに降圧療法を行い、疼痛に対しては鎮痛剤を使用し、専門医に連絡する。

● 専門医（専門科）へのコンサルトの時期 ●

腹部大動脈瘤切迫破裂は、緊急手術の適応であり、直ちに心臓血管外科の専門医にコンサルトする必要がある。破裂の場合は後腹膜にとどまる場合には数時間の余裕はあるが、腹腔内に穿破した場合直ちに出血性ショックに陥る。いずれにしろショックに対する治療（輸血が主体）を開始すると同時に、専門医にコンサルトする。

（熊本吉一）

B-15 高血圧症・高血圧性脳症

◆診　断

高血圧症の厳密な定義については、高血圧治療ガイドライン（JSH 2000）や米国高血圧合同委員会のレポート（JNC-Ⅳ）を参照して頂くとして、ここでは救急外来に「高血圧」を主訴もしくは合併して来院された患者について述べる。

高血圧性脳症とは血圧が脳血流の自動調節域の上限を持続的に超えて脳血流が非常に増加し、脳の毛細血管から血漿成分が漏出して脳浮腫が惹起され頭蓋内圧が亢進した状態をいう。放置すれば不可逆的な障害が起こり致命的となりうるため、直ちに降圧治療を開始しなくてはならない。この

ように、高血圧そのものがごく短時間のうちに臓器に致命的障害を及ぼす可能性があり、その場で降圧治療を開始しなくてはならない病態をまとめて「高血圧緊急症」と呼んでいる。高血圧性脳症、脳内出血、大動脈解離、高血圧性左心不全、子癇などがこれに相当する。したがって、救急外来ではこれらの疾患を見逃さないことが重要である。

●症状や徴候

たまたま血圧測定を行い高血圧に気づき来院する患者は、自覚的にはいわば無症状といえる。一方、頭痛、めまい感、鼻出血といった症状をきたしたり、特に高血圧性脳症の場合には激しい頭痛、嘔気、嘔吐、さらには意識障害、不穏、痙攣など、重篤な症状を示す。発症の経緯、既往症も理学的所見と合わせ診断、そして治療方針決定のために非常に大切であるので、本人、家族などから詳細に聴取すべきである。

高血圧そのものが症状の原因となっている場合と、ほかの何らかの原因で二次的に血圧上昇している場合があり、心血管系のみならず全身の診察が重要である。救急外来では脳血管障害の患者が比較的多い。

●検　査

症状、理学的所見により重点的に診察するポイントが異なってくる。高血圧緊急症を見逃さないことが第一である。随伴症状から高血圧性脳症、脳内出血、大動脈解離、高血圧性左心不全、子癇などを疑わせる所見があったらまずこれら重大疾患の除外診断から始める。高血圧性脳症については脳出血、脳梗塞に伴う高血圧を厳密に診断しなくてはならない。降圧の基準が大きく異なるからである。

●治療、処置

例えば痛みのために血圧が上昇しているのであれば、痛みの原因を除去すれば血圧は速やかに低下するはずである。

高血圧性脳症と判断される場合には速やかな降圧が必要である。正常血

圧まで降圧する必要はなく、臓器障害が不可逆的になる前にくい止めることができればよい。平均動脈圧を20〜25%、もしくは拡張期血圧を100〜110 mmHgまで低下させる。数分のうちに低下させてよい場合もあるが、治療の過程で脳虚血が誘発されることもあり、高齢患者、脱水を伴う時などは特に慎重に緩徐な降圧を心がける。

　静注もしくは点滴静注可能な薬剤としてisosorbide dinitrate（ニトロール®）、nitroglycerin（ミリスロール®）、nicardipine（ペルジピン®）、diltiazem（ヘルベッサー®）などがある。それぞれに特徴があり降圧能力にも差がある。nifedipine（アダラート®）舌下投与は有名であるが、降圧の程度をコントロールしづらく、点滴ルートが確保できるのであればかえって静注薬の方が使用しやすい。

●ワンポイントアドバイス

高血圧緊急症を疑うなら上級医への連絡は必須である。

（井川昌幸）

B-16 不整脈・発作性心頻拍症

❶診　断

●症状や徴候

　最も特徴的な症状は動悸である。それも突然自覚するものが多い。一方、血圧の低下を伴う時にはめまい感、立ちくらみ、眼前暗黒感、失神が主訴となることもある。前駆症状として動悸を伴っていること、失神の場合には倒れる自分をまったく自覚できないことなどが循環器疾患を疑わせるヒントとなる。さらに、心不全、呼吸不全に合併した不整脈も多く認められ、これらでは呼吸困難を合併もしくは呼吸困難が主訴となることもある。いずれにせよ重要なことは疑いを抱くことであり、疑わないことには正しい診断に到達しない。催不整脈作用のある薬剤も多く、薬剤服用歴については詳細な問診が重要である。

●検　査

　12誘導心電図は必須である。モニター心電図で代用可能な部分もあるが、正確な診断のためには12誘導心電図を必ず一度は記録すべきである。例えば、完全房室ブロックはモニター心電図でほぼ診断可能であるが、急性心筋梗塞に合併していた場合、モニター心電図だけでは異常Q波、ST-T変化を見逃す可能性は十分ある。

　QRS幅の延長した頻拍（wide QRS tachycardia）をみた場合も12誘導心電図で診断すべきである。重要なことは心室頻拍と心室内変行伝導を伴った上室性頻拍を鑑別することである。洞調律時に脚ブロックなど心室内伝導障害を伴う症例では上室性頻拍時も当然 wide QRS を示すが、初診で洞調律時心電図の得られていない場合には区別不能である。一般的な特徴を述べると、

・右脚ブロックパターンで軸変位の認められない時は心室内変行伝導を伴った上室性頻拍であることも多い。

- 右脚ブロックパターンで軸変位の認められる時は心室頻拍であることが多い。
- 左脚ブロックパターンの時は心室頻拍、心室内変行伝導を伴った上室性頻拍のいずれであるにしても重症基礎心疾患を伴っていることが多い。

また、wide QRS 頻拍の中に1拍だけ narrow QRS が間入する現象を認めた場合は心室頻拍である。

低血圧、ショック、酸素飽和度などバイタルサイン不良の時は胸部 X 線写真、血液検査なども必須である。

● 治療、処置

❶ この不整脈を治療すべきか？　そのまま専門医にコンサルトすべきか？

心不全を合併する時は基本的には入院加療である。外来で不整脈を無理に止めようとしない方がよい。まず心不全の一般的な治療から開始する。不整脈の治療は基礎心疾患を心臓超音波などで確認したあとでも手遅れになることは少ない。しかし、心原性ショックを呈している場合にはためらわず DC カウンターショックを施行すべき時もあり、専門医への連絡は必須である。

心不全症状を示さなくても基礎心疾患の存在が明かな時は専門医へのコンサルトを先行させた方がよい。

❷ バイタルサインに異常がなく、基礎心疾患を伴わない時

1．徐脈性不整脈：洞機能不全症候群、高度房室ブロック、徐脈性心房細動

めまい、眼前暗黒感、失神を伴う時は来院時に症状改善していても基本的には入院加療がよい。一時ペーシングを必要とする場合もある。電解質異常、甲状腺機能低下症、薬物による徐脈（ジゴキシン中毒、抗不整脈薬）など原因を取り除けば回復可能な場合を除けば、一時ペーシングと永久型ペースメーカーの適応は同一である。専門医コンサルトは必須である。

2．頻脈性不整脈：発作性上室性頻拍、心房細動、心房粗動、特発性心室頻拍

発作性上室性頻拍は息こらえ、頸動脈洞マッサージなどで停止すること

もある。これで止まらない時は、薬物治療の対象となる。ATP（アデホス®）急速静注、verapamil（ワソラン®；5 mg/5分で静注）などが副作用も少なく使用しやすい。

　心房細動、心房粗動の停止には抗不整脈薬を必要とすることが多い。しかし、以下に述べるように外来での cardioversion 禁忌の症例も多く、自覚症状が強くなければレートコントロールのみで十分と考えてよい。具体的には脳血管イベントの既往、糖尿病、75歳以上の患者は cardioversion に伴う脳卒中発症の危険性が高く、一方、発症時刻が不明な症例、発症から48時間以上経過した症例では心内血栓のリスクが急速に高まるため、直ちに cardioversion せず、レートコントロールにとどめるべきである。後日エコーで心内血栓の有無を確認するとともに、必ず抗凝固療法を十分行ってから cardioversion することになる。レートコントロールに使用する薬剤としては digoxin、verapamil、diltazem、β-blocker などがある。但し、デルタ波の認められる症例（pseudo VT）では禁忌である。cardioversion 目的で抗不整脈薬を使用するなら Ia、Ic 群の抗不整脈薬が適応となるが、国産の pilsicainide（サンリズム®）が血圧低下も比較的少なく使用しやすい。

●ワンポイントアドバイス

　右脚ブロック左軸変位の特発性心室頻拍は verapamil が著効する。唯一外来で治療可能な心室頻拍である。

（井川昌幸）

B-17 下肢急性動脈閉塞症

原因は、①慢性動脈閉塞症の急性増悪、②動脈塞栓症、の２つに分かれる。

◆診 断

❶ 慢性動脈閉塞症の急性増悪

アナムネーゼで、既往に冷感、しびれ感、間欠性跛行があり、血管造影で、動脈の虫食い像、蛇行、側副血行の発達がある。

❷ 急性動脈塞栓症

アナムネーゼで冷感、しびれ感、間欠性跛行がなく、血管造影で、閉塞部以外の血管が正常な場合、また、普段より心疾患や不整脈、特に心房細動があれば急性動脈塞栓症と考えてよい。

●症状：下肢の持続性の激痛

閉塞動脈は一般的に腸骨動脈より末梢のことが多く、下肢の持続性の激痛が特徴的である。発症からどのくらい時間が経過しているかは重要。

時間が経過している時には、下肢の切断もあり得るため、いつ発症したかは必ず確認しなければならない。

●身体所見

下肢は蒼白で冷感を呈し、動脈拍動の消失（大腿動脈、膝下動脈、足背動脈、後頸骨動脈）を認める。さらに重症の場合、知覚障害、運動麻痺が生じる。

●検 査

1. 超音波ドップラー法による血流の評価
2. 血管造影
3. DSA

2-B. 呼吸・循環器系

まずしっかりアナムネーゼをとる。

発症時期の確認。冷感、しびれ感、間欠性跛行、心疾患などの既往の有無。

次いで、大腿動脈、膝窩動脈、足背動脈、後頸骨動脈の拍動を確認するが、膝窩動脈、足背動脈、後頸骨動脈の拍動の触知はある程度の経験を要するので、普段から拍動触知の訓練をしておくことは重要である。

視診で、痛む部位の色調、知覚の有無を確認し、血管外科の疾患か、骨折など、他の疾患を鑑別する必要がある。

拍動がなかったり（pulseless）、色調が蒼白（pale）、チアノーゼを呈していれば急性動脈閉塞を疑う。

①無浸襲検査法である、超音波ドップラー法により血流の有無を評価。
②血管造影により閉塞部位、動脈の性状を評価し、慢性動脈閉塞症か、塞栓症かを診断する。血管造影は大腿動脈よりセルジンガー法、または直接穿刺で行うのが一般的であるが、拍動がなく穿刺困難なときは上腕動脈より行う。最近は DSA を第一選択としている施設が多い。
③DSA により閉塞部位の確認を行う。

❷治療、処置

診断がついたら、早急に治療を行わなければならない。

慢性動脈閉塞症の急性増悪は、新たに生じた側副血行の血栓閉塞の場合と、主動脈の閉塞とがあり、両者の間で治療法が異なることがある。

前者は線溶療法が主体でウロキナーゼの点滴静注、tissue plasminogen

●ワンポイントアドバイス

治療のタイミングが遅れると、下肢を失うか、時に壊死代謝産物が全身に周り死に至ることがある。これを myonephropathic metabolic syndrome と呼んでいる。

このように、治療方法は多彩であり、診断がつき次第、血管外科医の指示を仰がなければならない。

activator の点滴静注が有用とされているが、実際には動脈血栓は静脈血栓ほど効果が期待されず、手術となることが多い。

後者は手術、すなわち血栓摘除術、バイパス術が適応となる。

急性動脈塞栓症では、fogarty catheter を用いた塞栓摘除術が一般的である。

特に膝窩動脈より中枢の閉塞で、知覚障害や麻痺が認められる症例では早急に手術を行うべきである。

一方、高齢者に高率に発生する微少塞栓による手指、足趾動脈の塞栓症である blue toe syndrome では一般に、ヘパリン、線溶療法、プロスタグランジン E1® の静注が適応となる。

急性動脈閉塞症（発症時期重要）
⇨慢性動脈閉塞症急性増悪→線溶療法
　　　　　　　　　　　→塞栓摘除
　　　　　　　　　　　→バイパス術
⇨動脈塞栓症→塞栓摘除術
⇨発症より時間が経過している時→切断

（熊本吉一）

B-18 急性下肢深部静脈閉塞症

❶診　断

　下肢静脈血は、筋肉のポンプ作用で心臓側に流れていく。そのため、長時間立位でいたり、座位で下肢を動かさない場合などは下肢静脈のうっ血を生じることが多く、血栓を生じやすい。脱水も関連する。時に血栓塞栓が肺に飛び肺梗塞を生じ、死に至ることもある。

●症状：下肢の急激な痛みと腫脹

　下肢の急激な痛みと腫脹である。
　閉塞が広範に及んだ場合下肢が発赤腫脹し、疼痛を伴うことがあり、これを有痛性赤股症という。
　反応性に動脈の拍動が消失し、下肢が蒼白になる場合を有痛性白股症という。

●身体所見

　急性動脈閉塞では激痛とともに下肢が蒼白となるが、腫脹は生じない（静脈血栓症との大きな違いである）。静脈血栓症では静脈のうっ血のため下肢が腫脹し、下腿腓腹部に圧痛を認める。
　腫脹とともに、先に述べたように下肢が発赤したり、蒼白になことがある。
　大腿動脈の拍動は一般には触知するが、先に述べた有痛性白股症の場合は減弱、ないし消失する。

●検　査

　①下肢静脈造影
　②超音波カラードップラー
　③腹部造影CT

1. X線透視下で下肢静脈造影を行うと直ちに診断がつく。造影方法はまず造影剤が深部静脈に流入するように踵部を軽く緊迫し、浅在静脈の血流を止め、X線透視下で足背静脈より、造影剤をゆっくり注入し、深部静脈の閉塞を確認する。深部静脈が途中で途絶していれば、深部静脈閉塞症と診断して間違いない。
2. 超音波カラードップラーでは動静脈の流れが鑑別でき、有用で、静脈の血流が消失しているのが確認できる。
3. 腹部造影CTにより腸骨静脈、下大静脈の血栓の状態を診断し、肺塞栓の危険性を評価する。

◆治療、処置

多くは、線溶療法（ウロキナーゼなど）で寛解する。

有痛性赤股症、有痛性白股症は venous gangrene の危険があり、血栓摘除術の適応である。

静脈血栓が総大腿静脈など広範に存在する時は肺塞栓症の危険性があり、血栓摘除術の前に、経静脈的に下大静脈にフィルターを挿入し肺塞栓症を予防しなければならない。

診断がつき次第、下肢を高挙安静にし、弾性包帯を巻き、少しでも深部静脈の血流を維持しつつ専門医を呼び、治療方針を決定する。

```
深部静脈血栓症 ⇨ 線溶療法
　有痛性赤股症 ⇨ 血栓摘除術
　有痛性白股症 ⇨ 血栓摘除術
```

（熊本吉一）

【C. 消化器系】

C-1 食道動脈瘤破裂

　食道静脈瘤は大部分が肝硬変を基礎疾患としている。静脈瘤出血後には肝不全に陥ることも稀ではなく、致命的な状態にもなりかねないため食道静脈瘤破裂に対しては早急な対応が必要である。また、胃静脈瘤破裂は食道静脈瘤破裂より頻度が低いとされているが、一度出血するとより重篤である。静脈瘤破裂の治療に際しては、常に再出血および再発防止を考慮しすすめていくことが重要である。さらに、単にショックの改善や止血だけでなく、肝性脳症、腹水、肝不全などを考慮した治療が必要である。

◆診　断

　吐血もしくは下血の詳細（出血量や色調など）や、消化性潰瘍の既往、内服薬（特にNSAIDs）、飲酒歴などの情報を聴取する。前述したように基礎疾患の大部分は肝硬変症で、肝障害の病歴の有無は特に重要であり、慢性肝疾患の存在が考えられる場合は食道胃静脈瘤破裂を念頭において対処することが肝要である。

●**身体所見**

　血圧、脈拍数、呼吸数、意識レベル、体温、尿量などをまず測定する。また、黄疸や腹水、肝脾腫、腹壁静脈の怒張などの存在も確認する。

●**採　血**

　血液ガス、末梢血、総蛋白、アルブミン、AST、ALT、LDH、γGTP、T. Bil、BUN、Cr、電解質、アンモニア、プロトロンビン時間、ヘパプラスチンテストなどを測定する。また、輸血に備えてクロスマッチも実施する。内視鏡検査は必須であり感染症（HBV、HCV、ワ氏など）も確認する。

●腹部超音波・CT 検査

 肝臓の形態的変化や脾腫、腹水、肝癌の合併、門脈塞栓の有無、脾静脈や左胃静脈の拡張などを確認する。

●緊急内視鏡検査

 バイタルサインが安定した後に直ちに施行し、静脈瘤破裂と診断した場合は、後述する内視鏡的治療を同時に施行する。出血中の内視鏡検査では出血部や出血状態を把握する。また、止血後であった場合は臨床的意義の高いフィブリン栓の存在を注意深く確認する。

❷治　療

●初期治療

 まずは、バイタルサイン・意識レベルなどをチェックし、全身状態の安定をはかる。絶対安静とし血管確保はもちろん、必要に応じて気道確保や酸素投与を行う。輸液は、ショック状態であれば細胞外液を主体としアルブミン製剤や加熱人血漿蛋白を補給する。目標の収縮期血圧は 90〜100 mmHg 程度とする。貧血が高度の場合は、輸液のみではなく、輸血を行う。

 循環・呼吸状態が安定したら、直ちに緊急内視鏡検査を行う。

●緊急内視鏡検査

 当然のことながら肝硬変患者だからといって必ずしも出血の原因が静脈瘤破裂とは限らず、潰瘍出血や門脈圧亢進胃症（portal hypertensive gastropathy；PHG）からの出血もみられる。緊急内視鏡検査は出血源・部位・程度を把握するうえでは欠かすことのできない検査である。

 また、診断と同時に止血処置も可能であり、静脈瘤破裂と診断した際には直ちに以下に述べる内視鏡的処置を行う。つまり、緊急内視鏡検査施行にあたってはさまざまな状態に対応が可能となるように準備をすることが重要である。

2-C．消化器系

❶ 内視鏡的硬化療法：EIS

　EISは第一選択の治療法である。活動性出血の場合は内視鏡装着バルーンにて圧迫止血を行い視野を確保する。次に、バルーンにて遠肝性血流を遮断後に穿刺し5%オレイン酸モノエタノールアミン（EO）や1%エトキシスクレロール（AS）を、出血点およびその周囲の血管内あるいは血管外に注入する。数 ml 程度であれば非透視下でも注入可能であるが、それ以上の注入に際しては造影剤を混和した硬化剤を用い透視下に施行すべきであり、硬化剤の注入範囲を把握する必要がある。血管内注入は主に EO、血管外注入は AS を用いる。EO は 0.4 ml/kg を極量とし、10 ml 以上の血管内注入がなされた場合には溶血防止のためハプトグロビンを投与する。AS による血管外注入は1穿刺あたり1〜2 ml 程度とし、注入範囲が重ならないように注意する。EVL に比較し人手がかかり熟練を要するが、静脈瘤消失後の再発は EVL に比べ明らかに低いという利点がある。

　胃静脈瘤破裂時にも同様に EIS は施行可能であるが、食道静脈瘤に連なる噴門部静脈瘤と、孤立性の穹窿部静脈瘤とでは対処法が異なる。食道静脈瘤に連なる噴門部静脈瘤は基本的に食道静脈瘤の治療と同様に施行する。一方、孤立性の穹窿部静脈瘤は胃-腎シャントの存在がその形成に関与しておりバルーンによる血流遮断が不可能で、単に硬化剤を注入しても全身循環に流出してしまい効果が得られない。このためシアノアクリレート系接着剤を注入する場合があるが、その使用にあたっては十分な経験が必要である。

❷ 内視鏡的静脈瘤結紮療法：EVL

　EVL は、EIS に比較して簡便である点から普及している。薬剤を使用しないため副作用や硬化剤の注入範囲など専門的な知識を必要としないため経験年数の浅い内視鏡医でも施行可能である。出血点またはその肛門側を結紮し止血する。静脈瘤消失後の再発率が高いという欠点がある。

●その他の治療法

❶ Sengstaken-Blakemore tube：S-B チューブ

　内視鏡的止血は良好な視野の確保が必要で視野確保が困難で止血不能の場合や、内視鏡医の不在の腸合、さらに患者が大量吐血でショックに陥っている場合などに用いる圧迫止血法である。胃バルーンに 150 ml 程度の空気を注入後、胃噴門部を圧迫するようにチューブ全体を引き抜く。次いで、食道バルーンに 50～60 ml の空気を注入し 30 Torr 前後の圧で圧迫する。圧迫部の粘膜壊死を防ぐため数時間ごとに減圧する。挿入後はレントゲンにて位置を確認する。あくまでも一時的な止血法であり、止血後は内視鏡的治療などを必要とする。

❷ 経皮経肝門脈塞栓術：PTO、バルーン下逆行性経静脈的塞栓術：B-RTO

　PTO は経皮経肝的に静脈瘤の供血路を金属コイルなどを用い塞栓する方法で、B-RTO は孤立性の穹窿部静脈瘤に対して経静脈的に胃-腎シャントから塞栓する方法であるが、Interventional Radiology：IVR の専門的な技術を要する。

❸ 薬物療法

　治療後の後出血が危惧される場合は全身投与で門脈圧低下作用を有するピトレッシン 10 アンプル（200 単位）＋生食水 10 ml を輸液ポンプを用い 1.2～2.4 ml/時（0.2～0.4 単位/分）にて静注する。但し、本剤の副作用として横紋筋融解症が時にみられ腎不全に陥ることもあるため繁用すべきではない。後出血防止のためガスター® 20 mg/回、1 日 2 回またはタガメット® 400 mg/回、1 日 2 回の点滴静注、およびアルロイド G® 80 ml/日、分 4 の経口投与を開始する。また、止血剤としてトロンビン 40,000 単位/日、分 4 を 3 日間投与する。潰瘍形成が広範な場合などには H$_2$ブロッカー

●ワンポイントアドバイス

　専門医が到着するまでに血圧低下やショック状態に至った場合はS-B チューブを挿入し対処する。

を PPI に変更する。なお、レセプトには潰瘍病名の記載が必要である。

● **術後の食事・栄養管理**
　原則として 1～3 日目以降に施行する内視鏡検査までは絶飲食とする。内視鏡検査で再出血の危険がなければ流動食より開始し、2～3 日ごとに 5 分粥・全粥へと移行する、再出血が強く危惧される場合は中心静脈栄養を考慮する。

● **その他の管理**
　出血後には肝不全が起こりやすく意識レベル、手指振戦の有無、急激な腹水貯留、黄疸の増強などに注意する。また、血液の分解産物により肝性脳症が誘発されるため、内視鏡施行時には可能な限り血液を吸引し、必要に応じて浣腸を行う。出血処置後には誤嚥性肺炎などを起こしやすく広範囲スペクトラムの抗生剤を投与する。

● 専門医（専門科）へのコンサルトの時期 ●
　吐・下血の症例に関しては基本的に全例専門医へのコンサルトが必要。特にショック状態などの場合は早期にコンサルトする。

（高田雅博）

C-2 アニサキス症

　アニサキス症（テラノーバを含む）は、アニサキス（Anisakis simplex）の幼線虫を中間宿主とする魚介類を生食することにより、虫体が消化管内に刺入または穿通し発症する。1960年にVan Thielがアニサキス症を発表して以来、内視鏡検査の普及により多くのアニサキス症が報告され、今日では日常診療上、急性の腹痛を主訴とする患者において念頭におかなければならない疾患である。

❶病歴聴取と身体所見の確認すべきポイント

1. 発症以前に生鮮魚類やイカなどを摂取していることがポイント。既往歴に海産魚類の生食で腹痛の経験があれば、アニサキス症の可能性が高い。
2. 摂取魚類は、北海道地区ではタラ（テラノーバ）、イクラなど、関東地区ではシメサバ、また、九州ではサバが多くみられ、水揚げされる各地域や季節で異なる特徴がある。
3. 生食後数時間から数日以内に腹痛（鈍痛〜疝痛）が出現、嘔気や嘔吐を伴い、また、蕁麻疹がみられる場合もある。消化管粘膜の刺入部位は胃に最も多くみられるが、食道や小腸も報告されており、胃アニサキス症に比べ頻度は低いが念頭におく必要がある。
4. 身体学的には、一般に痛みの強さに比較して抵抗、圧痛や筋性防御などの腹部所見は乏しいが、過去にアニサキス症の既往のある患者では激しい痛みのため、右下腹部痛を主訴とする症例では急性虫垂炎の鑑別も必要になる。
5. 成書では胃・腸穿孔の症例も報告されているが、当院では1例の経験もなく、実際の臨床の現場では極めて少ないと考えてよい。

❷鑑別すべき疾患

　急性胃腸炎、急性胃粘膜病変、胃十二指腸潰瘍、急性虫垂炎、消化管穿

孔、腸閉塞など。

❸必要な検査

1. 他の疾患との鑑別上、腹部単純X線検査は必要（アニサキス症としては有意な所見はないが）。採血で白血球増多は比較的みられるが軽度で、好酸球増多は必発ではない。
2. 食道・胃アニサキス症では、虫体の確認と摘出が可能な内視鏡検査が第一選択となる。
3. 小腸アニサキス症では、成書によれば、腹部単純X線検査では麻痺性イレウス様所見（小腸ガス像など）、腹部超音波検査で小腸壁の肥厚、内腔の液貯留などがみられるとしているが、いずれも参考程度。また、小腸造影検査で壁の浮腫性肥厚や母指圧痕像がみられ、圧迫所見で虫体が確認できるとの報告もある。

❹治療・処置

1. 食道・胃アニサキス症では、直ちに内視鏡検査を施行する。刺入部位や虫体跛行部位の粘膜は、浮腫状に肥厚し出血斑やびらんがみられる。特に胃アニサキス症では、体部大弯の皺壁の浮腫状腫大は特徴的で、同部に刺入した虫体が発見されることが多い。生検鉗子で虫体を把持し、抜去すれば症状は消失する。この時、複数匹刺入している場合もあり十分な観察が必要である。
2. 小腸アニサキス症では、虫体穿入による腸管浮腫の状態により、輸液や鎮痙剤などの保存的療法から、イレウス症状が強い場合には、一時的にイレウス管留置で経過をみる場合もある。いずれにしても虫体死滅により症状は消失するので経過観察が主となる。

●ワンポイントアドバイス

　成書では腸穿孔の症例も報告されているが、その場合は急性腹症として手術適応となる。

（渡邊隆司）

C-3 急性胃十二指腸粘膜病変

急性胃十二指腸粘膜病変（AGDML：acute gastro-duodenal mucosal lesion）の誘因は、非ステロイド系抗炎症薬（NSAIDs：nonsteroidal anti-inflammatory drugs）、ストレス、大量飲酒などが大部分を占めているが、上部内視鏡検査後に発症する例もみられる。

❶診　断

●誘因となる病歴聴取が重要である

NSAIDs の使用（内服、坐薬）、精神的、肉体的ストレス（脳血管障害、中枢神経系手術：Cushing 潰瘍、火傷：Curling 潰瘍）、大量飲酒、最近の上部内視鏡検査、新鮮な刺身を摂取することで発症する胃アニサキス症などが関与している。その他、胃異物（包装錠）による例もある。

薬剤服用の基礎疾患（慢性関節リウマチ、変形性関節症）があることに注意！

●症状および身体所見

・心窩部痛（軽い痛みから激痛までさまざま）、嘔気、嘔吐、消化管出血（吐下血）：大量出血ではショックになる。
・心窩部圧痛
・直腸診で黒色便の有無を確認する。

●必要な検査

❶ 血液検査

貧血の有無、炎症反応（CRP）、生化学検査（尿素窒素、クレアチニン、電解質、AST、ALT など）、感染症（梅毒反応、HBs 抗原、HCV 抗体）などをチェックする。その他 PT、APTT などの凝固機能検査、輸血が予想されるなら血液型も追加する。

❷ 腹部単純 X 線写真

合併症や他疾患（胆石、ほか）の確認および除外。

❸ 上部内視鏡検査

出血例は吐血の項に準じ検査を進める。

不整形で浅い多発潰瘍が特徴で高齢者は体部、若年者では前庭部に多い。十二指腸では球部のみならず第二部にまで発赤や薄い白苔を有する潰瘍（びらん）が多発する。潰瘍底には黒色の凝血塊が付着し、粘膜は浮腫状を呈する例が多い。アニサキスによる例ではびらん、潰瘍、浮腫などの所見に加えてほとんどに1～数匹のアニサキス虫体が確認される。異物による場合は、粘膜に突き刺さった異物と近傍の胃粘膜に浅い潰瘍やびらんが多発して認められる。

❷治療、処置

●出血例

内視鏡的止血術（1万倍ボスミン液局注、10～20 ml, Heater probe による凝固処置）を行い入院治療とする。

①禁食
②輸液（ラクテック® 500 ml あるいはヘスパンダー® 500 ml）60～100 ml/時間
③止血剤
　アドナ® 100 mg＋トランサミン® S 1,000 mg＋ビタミン K（K₂N）20 mg/日　混注（点滴）
　トロンビン抹　1万単位　経口（経鼻胃管）　4回/日　6時間ごと
　注）トロンビンは胃酸で失活するのでリン酸緩衝液や牛乳に混ぜて投与することが推奨されている。
　注）マーロックスやアルロイド G との混合投与はトロンビンの活性を低下させる。
　注）生食水は可。

④抗潰瘍薬

　a．オメプラール® 20 mg＋生食水（5%ブドウ糖液）20 ml　2回/日　12時間ごと　静注
　　3日間を限度とする。本薬剤を静注する際はその前後に点滴ルート内を生食水（5%ブドウ糖液）20 ml程度でフラッシュする。
　b．ガスター® 20 mg＋生食水 20 ml　2回/日　12時間ごと　静注
　c．タガメット® 200 mg＋生食水（5%ブドウ糖液）20 ml　4回/日　6時間ごと　静注

●合併症のない例（非出血、ほか）

❶ 酸分泌抑制剤

①プロトンポンプ・インヒビター（PPI：proton pump inhibitor）

タケプロン®	30 mg	1回/日	朝食後
オメプラール®	20 mg	1回/日	朝食後
パリエット®	20 mg	1回/日	朝食後

② H_2受容体拮抗剤（H_2RA：H_2 receptor antagonist）

タガメット®	800 mg	2回/日	朝夕食後（または眠前）
ザンタック®	300 mg	1回/日	夕食後（または眠前）または 2回/日朝夕食後
ガスター®	40 mg	1回/日	夕食後（または眠前）
アシノン®	300 mg	1回/日	夕食後（または眠前）または 2回/日朝夕食後
アルタット®	150 mg	2回/日	朝夕食後（または眠前）
プロテカジン®	20 mg	2回/日	朝夕食後

❷ 防御因子増強剤

プロマック®	1.0 g	2回/日	朝夕食後
セルベックス®	3 c	3回/日	食後
アルサルミン®	3.0 g あるいは 30 ml	3回/日	食間

酸分泌抑制剤、防御因子増強剤の中から各々1剤を処方する。

2-C. 消化器系

● 出血例で止血できない場合や穿孔例

時期を逸さぬよう外科にコンサルトする。

● ワンポイントアドバイス

「つい先日上部内視鏡検査で異常ないと言われた」という例で、他疾患、他誘因が明らかでない時は、内視鏡検査後の AGDML の可能性も考える。

(外山久太郎)

C-4 胃・十二指腸潰瘍

胃・十二指腸潰瘍は、ヘリコバクターピロリの除菌治療により再発、再燃例が減少しているものの、いまだ消化器疾患の中に占める頻度は多くその診断はもちろん、治療(特に出血例)に精通しておくことは重要である。

❶診断

1. 空腹時、深夜に心窩部痛が強く、飲・食物摂取で軽減する。
2. 症状が増悪する以前の服薬歴の有無。特に、解熱、鎮痛剤(かぜ薬、頭痛、歯痛、腰痛、関節痛などの薬剤)の使用(内服薬、坐薬)について確認する。
3. 同様の症状は以前にもあったか(既往歴)、黒色便(タール便)の有無などを聴く。
4. 心窩部の圧痛、筋性防御(穿通、穿孔の疑い)の有無をみる。黒色便の訴えがあるか、貧血があり出血が疑われるなら直腸診を行う。黒色便が認められるなら潰瘍からの出血、ダグラス窩に圧痛があるなら穿孔性腹膜炎(汎発性腹膜炎)が疑われる。
5. 末梢血、生化学、感染症(梅毒反応、HBs 抗原、HCV 抗体)などをチェッ

クする。貧血の有無、尿素窒素の上昇（クレアチニンが正常なら出血も疑われる）などに注意する。
6. 腹部単純 X 線写真：横隔膜直下の遊離ガス（消化管穿孔）、胃拡張（幽門狭窄）などの像に注意する。
7. 緊急内視鏡検査で診断を確定する。大量の食事摂取直後でなければ胃洗浄は不要である。穿孔性腹膜炎（遊離ガスの確認）の可能性があるなら内視鏡検査は中止、外科にコンサルトする。合併症がなく、他疾患（膵炎、胆石症など）が否定的、痛みが自制可能、かつ食事を摂取しているなら上部内視鏡は翌日かあるいは近日中に予約をとる。

❷治療、処置

● **合併症がなく痛みが自制可能なら外来治療とし、プロトンポンプインヒビター（PPI：proton pump inhibitor）、H_2 受容体拮抗剤（H_2RA：H_2 receptor antagonist）を処方する**

例：酸分泌抑制剤

①PPI

オメプラール®	20 mg	1回/日	朝食後
パリエット®	20 mg	1回/日	朝食後
タケプロン®	30 mg	1回/日	朝食後

②H_2RA

ガスター®	40 mg	1回/日	夕食後
ザンタック®	300 mg	1回/日	夕食後あるいは2回/日 朝夕食後
プロテカジン®	20 mg	2回/日	朝夕食後
タガメット®	800 mg	2回/日	朝夕食後
アシノン®	300 mg	1回/日	夕食後あるいは2回/日 朝夕食後

防御因子増強剤

プロマック®	1.0 g	2回/日	朝夕食後

セルベックス®　　3c　　　　3回/日　食後

アルサルミン®　　3.0g または 30 ml　3回/日　食間

酸分泌抑制剤、防御因子増強剤の中から各々1剤ずつ選んで処方する。

痛みが強いか、痛みや嘔気のため食事摂取が困難であれば入院の上禁食、点滴治療を行う。

●出血例は原則として入院治療

❶ 内視鏡的止血術

胃洗浄は不要。活動性出血あるいは赤色の血管が認められる場合に止血処置を行う。1万倍ボスミン液（ボスミン® 1 ml ＋生食水 9 ml）を 10～20 ml 出血部位（血管）周辺の粘膜に局注。止血あるいは出血速度が弱まってきたところで、ヒータープローブ（25～30 J）による凝固止血（血管が黒変するか消失）を行う。

❷ 禁食

❸ 輸液（60～100 ml/時間）

ラクテック® 500 ml またはヘスパンダー® 500 ml を点滴静注

いずれも腎障害（腎不全）、うっ血性心不全例では慎重投与が必要。

❹ PPI あるいは H_2RA の静脈内投与（いずれか1剤を選択）

・オメプラール® 20 mg（1 A）＋生食水（5%ブドウ糖液）20 ml　2回/日　12時間ごと　静注

　注）最大　3日間まで。

　注）静注前後に生食水（5%ブドウ糖液）で点滴ルートをフラッシュする。

・タガメット® 200 mg ＋生食水（5%ブドウ糖液）20 ml　4回/日　6時間ごと　静注（点滴内に混注可）

・ガスター® 20 mg ＋生食水 20 ml　2回/日　12時間ごと　静注

❺ 止血剤

　a．アドナ® 100 mg ＋トランスアミン S 1,000 mg ＋ビタミン K（K_2N）20 mg　1回/日　点滴内に混注投与。

b. トロンビン抹1万単位＋リン酸緩衝液　50 ml　経口あるいは経鼻胃管　4回/日　6時間ごと(リン酸緩衝液以外では牛乳50 mlに混ぜるのもよい)

注) トロンビンはマーロックスと混ぜると成分の水酸化アルミゲル、水酸化マグネシウムに吸着し活性が落ちる。またマーロックスは患部を被覆する為トロンビンより先に投与してはいけない。

注) アルロイドGもトロンビンと混ぜると効果を減少させる。

注) 生食水は胃内pHを上昇、維持できないの不適とされているが、トロンビンを失活させることはないので一般には混合して用いられている。

●ワンポイントアドバイス

トロンビン製剤は胃酸により失活することからpHを上げるリン酸緩衝液や牛乳などに混ぜて服用させることが推奨されているが、日常の臨床ではPPIやH$_2$RAなど強力な酸分泌抑制剤を注射しているので実際にはあまり問題にはならないと思われる。

●穿孔例

腹部単純X線写真で遊離ガスが認められる。単純写真で遊離ガスが不明確な場合は腹部CTスキャンで確認する。

●ワンポイントアドバイス

緊急処置ではないがヘリコバクター・ピロリ陽性の胃・十二指腸潰瘍例では(特に再発例、難治例、出血例など)、除菌の有用性を説明し同意が得られたら除菌治療を行う。
(タケプロン® 60 mg＋クラリシッド® 400 mgまたは800 mg＋パセトシン® 1,500 mg　2回/日　朝夕食後　7日間、オメプラール® 40 mg＋クラリシッド® 800 mg＋パセトシン® 1,500 mg 2回/日　朝夕食後　7日間)

2-C．消化器系

■ 専門医（専門科）へのコンサルトの時期
　穿孔例は原則的に緊急手術が必要なので即刻外科にコンサルトする。

(外山久太郎)

C-5　急性腸炎

　原因により感染性と非感染性に分けられ、多くは2週間以内の経過で改善する。ここでは、臨床上遭遇することの多い感染性腸炎について述べる。
　感染性腸炎の病原菌は以下に分類される。
　①感染症（以前の法定伝染病などで届け出が必要）：赤痢菌、腸チフス、コレラ、腸管出血性大腸菌、赤痢アメーバ、パラチフス。
　②食中毒：腸炎ビブリオ、サルモネラ菌、ブドウ球菌、ボツリヌス菌、病原大腸菌、キャンピロバクター、エルシニア、ウエルシュ菌など。
　③その他：ロタウイルス、HIV、真菌、寄生虫など。

◆診　断

●症状および問診の留意点
　下痢、腹痛、悪心、嘔吐、発熱などが一般的であるが、起因菌により症状、疫学的背景に特徴がみられる。
　①腸炎ビブリオ：魚介類の生食後8～24時間で発症し、病初期に激しい上腹部痛を訴えることが多い。
　②サルモネラ：食肉類や鶏卵などを摂取後8～48時間で発症。発熱が遷延することが多く、学校給食など大規模発生が多くみられ近年増加傾

● ワンポイントアドバイス

　問診（摂取食物、発症までの時間、海外渡航歴など）で、ある程度の診断は可能なので詳細に行う。

253

向にある。

③ブドウ球菌：穀類や弁当などの加工品摂取後発症までの潜伏時間が30分～5時間と短いことが特徴である。

④病原大腸菌：汚染食物摂取後12～48時間で発症。腸管出血性大腸菌では血便、毒素原性大腸菌では激しい水様性下痢がみられる。

⑤キャンピロバクター：潜伏時間が2～7日と長いのが特徴であり、時にギラン・バレー症候群やフィッシャー症候群に進展することがある。

⑥ボツリヌス菌：菌が増殖し産生した毒素を摂取することにより、12～36時間後に視神経麻痺や動眼神経麻痺、呼吸失調などの中毒症状を呈するが、先行して嘔気、嘔吐、下痢などの症状がみられる。

⑦コレラ：米のとぎ汁様の下痢便で、発熱はみられない。

⑧粘血便、血性下痢：赤痢菌、腸管出血性大腸菌、腸炎ビブリオ、キャンピロバクター、エルシニア、腸チフスなどにみられる。

● 検　査

①糞便検査：肉眼的性状、鏡検、培養、毒素検査などを行う。

②血液検査：白血球、CRP、赤沈、電解質、尿素窒素、クレアチニン、凝固系など。菌血症の確認として血液培養。また、エルシニア、アメーバ、HIVなどの血清抗体価。

③画像検査：血便があり、他の疾患との鑑別を必要とする場合などで大腸内視鏡検査、X線検査を行うが、必ずしも必要ではない。

しかし、腸管出血性大腸菌などで、前処置により菌の排出を行うことで、治療にもなる場合がある。

❷ 治　療

一般的な感染性腸炎では、止痢剤は用いず、整腸剤のみか、ニューキノロンなどの抗菌剤の併用を行う。脱水に注意し、腸管出血性大腸菌では腎不全と出血傾向に留意する。伝染病によるものでは、指定された医療機関への移送が必要な場合がある。

2-C．消化器系

● 専門医（専門科）へのコンサルトの時期 ●
　血便、中等症以上の例、感染症、食中毒例では、早期に専門医へコンサルトする。

(本間二郎)

C-6　薬剤性起因性腸炎

　抗生物質によるものが多く、偽膜性大腸炎と出血性大腸炎に大別される。このほか、非ステロイド系鎮痛剤、経口避妊薬、抗腫瘍薬などでもみられることがある。

❶偽膜性大腸炎

　抗生物質投与により、菌交代現象で *Clostridium difficile*（*Cd*）が異常増殖し、産生される毒素により引き起こされる腸炎である。高齢者や基礎疾患を有する者に発症しやすく、リンコマイシン、クリンダマイシンのみならず、セフェム系抗生物質などが原因となる。

●診　断
❶ 症状
　下痢、腹痛、発熱、腹部膨満感などである。血便は通常ないか、あってもわずかである。

❷ 検査
　①血液検査：白血球増多、CRP 陽性、血沈の亢進など。
　②糞便検査：便培養で *Cd* を、また *Cd* toxin を検査する（嫌気性培養）。
　③内視鏡検査：直腸〜S 状結腸が好発部位であり、黄白色の半球状もしくは融合している偽膜が認められれば、診断は容易である。しかし、内視鏡検査の観察時期により、偽膜が認められず、発赤やアフタのみの症例もみられる。

●治　療
1．抗生物質を中止し、輸液による脱水、電解質の補正を行う。
2．バンコマイシン 2 g/日の内服を 1〜2 週間。または、フラジール®
   750〜1,000 mg/日の内服を 1〜2 週間。再発する例もあるので観察（症状
   および内視鏡、便培養）を十分に行う。

ワンポイントアドバイス

偽膜性大腸炎は、直腸診で偽膜を触れることがあるので行ってみるとよい。

❷出血性大腸炎

どんな抗生物質でも起こりうるが、特に合成ペニシリン服用中あるいは服用後に発症する大腸炎で、下血、血性下痢を特徴とする。

●診　断
❶ 症状
下血、血性下痢、腹痛などが比較的急激に発現する。下血は新鮮血である。抗生物質投与後発症までの期間は 2〜10 日。

❷ 検査
①血液検査：軽度の白血球増多や CRP の陽性などがみられるが、通常貧血は認めない。
②内視鏡検査：病変は横行結腸から上行結腸に多く（特に横行結腸）、びまん性の発赤、びらん、浮腫、にじみ出るような出血が特徴で、明らかな潰瘍などの形成は少ない。
③便培養：*Klebsiella oxytoca* が検出されることが多いが、原因ではなく、結果と考えられている。

●治　療
一般的に起因抗生物質の中止のみで軽快する。必要に応じ、内科的保存

治療（脱水の補正など）を行う。

> **専門医（専門科）へのコンサルトの時期**
>
> 偽膜性大腸炎では疑いの段階でコンサルト。出血性大腸炎は抗生剤中止後改善しない時にコンサルト。

（本間二郎）

C-7 虚血性大腸炎

一過性型、狭窄型、壊死型の3型に分類されるが、一過性型と狭窄型を虚血性大腸炎（狭義）と呼ぶことが多い。

❶診 断

●症 状

急激に発症する腹痛、下痢、下血を3主徴とする。典型例では、急な腹痛発作で始まり、数回の下痢後、鮮血の下血をみる。初回の排便より下血をみる例もある。時に、嘔気、嘔吐を伴う。

●検 査

①内視鏡検査：高度の下痢、下血を伴う際には、前処置せずに検査を行う。病変は多くはＳ状結腸から下行結腸に病変を認める。壊死型の場合、粘膜は全体に緑がかった灰白色を呈する。この場合、直ちに内視鏡を抜去し、外科にコンサルトする。

> **ワンポイントアドバイス**
>
> 下血出現までの症状の推移で、ほぼ診断は可能なので、問診を十分に行う。

②注腸X線検査：急性期の所見では母指圧痕像や管腔の狭小化がみられる。
③血液検査：早期に白血球の増加やCRP陽性、赤沈値の亢進などが認められる。
④血管造影検査：ほとんどの症例で所見が得られない。多発性動脈炎、SLE、糖尿病など全身性疾患の合併症として発症した例では、動脈閉塞の所見が得られることがある。

◆治　療

1．症状が高度の症例では、入院し禁食、点滴で数日間経過観察する。
2．壊死型では早期に外科的処置を必要とするので、前述の内視鏡所見が観察された場合や、腹膜刺激症状の強い例では、外科医に直ちにコンサルトする。
3．狭窄型の治癒期に閉塞症状を伴う場合、外科的治療の検討が必要となる。
4．軽症例は対症療法のみで改善する。

専門医（専門科）へのコンサルトの時期

症状（下血、下痢、腹膜刺激症状など）の強い症例は直ちにコンサルト。

(本間二郎)

2-C. 消化器系

C-8 潰瘍性大腸炎

❶診　断

●症　状

①下痢および粘血便：1日数回～10数回の粘液を混じたトマトケッチャップ状、イチゴゼリー状の血便が持続性もしくは反復性に認められる。

②腹痛：下腹部に多くみられる。軽いものから重症例では腹膜刺激症状を伴うこともある。

③発熱：中等症以上の症例では37～38℃の発熱を伴うことが多い。

④頻脈、皮膚病変、関節病変、膵炎などを伴うことがある。

●検　査

①血液検査：白血球増加、赤沈値亢進、CRP陽性、α2-グロブリン分画高値などの炎症所見がみられる。また、貧血、低蛋白血症、凝固能の亢進などがみられる。軽症の直腸炎型では、炎症反応の正常な症例も認められる。

②大腸内視鏡検査：確定診断に欠かせない検査である。

③注腸造影検査

④重症例では内視鏡、注腸造影検査の前処置は禁忌である。また、中毒性巨大結腸症が疑われる時は、検査は禁忌である。

❷治　療

初発例では軽症、中等症でも入院管理が望ましい。重症例は入院とし、

● ワンポイントアドバイス

検査の前処置や、検査で症状が悪化することがあり、注意が必要である。

259

速やかに専門医にコンサルトする。外来で管理する場合は、軽症や中等症ではできるだけ早い時期に大腸内視鏡検査を行い、診断確定後より専門医に治療を決定してもらう。

軽症、中等症ではサラゾピリンかペンタサの内服を行う (6～9錠/日)。1～2週間で症状や炎症所見の改善がみられない症例や、重症例ではステロイドホルモンや中心静脈栄養を考慮する。

専門医（専門科）へのコンサルトの時期

経過などにより、潰瘍性大腸炎が疑われたら速やかにコンサルトすることが望ましい。

(本間二郎)

C-9 クローン病

10～20歳代の若年に発症することが多い。

❶診 断

● 症 状
①腹痛：軽度～中等度のことが多く、時に腹痛を欠く症例も認められる。高度の痛みの場合は腸閉塞などを起こしている可能性がある。
②下痢：高度の下痢を起こす症例は比較的少ない。また、血便が認められることは稀である。
③発熱：腹部症状に先行することがあり、不明熱として治療をされている場合がある。

● ワンポイントアドバイス

腹部症状に乏しく、不明熱や肛門病変、腸管外病変（皮疹、関節炎など）で発症することもあるので注意が必要である。

2-C. 消化器系

④その他:体重減少、肛門周囲膿瘍や痔瘻などがみられることが多い。若年者で肛門病変がみられた場合や、既往歴にある時は本症を疑うことが必要である。アフタ性口内炎や皮疹、関節炎なども比較的よくみられる症状である。

●検　査
①血液検査:潰瘍性大腸炎と同様に赤沈の亢進、CRP陽性、貧血、低蛋白血症などがみられる。
②X線検査:小腸造影(経口小腸造影、経管小腸造影)、注腸造影検査を行うが、腸閉塞などの通過障害が疑われる時は注意が必要である。
③内視鏡検査:下部内視鏡検査で大腸および終末回腸を観察し、病理組織で非乾酪性肉芽腫の有無を検査する。また、上部消化管においても十二指腸（特に球部）に敷石状外観が観察されたり、胃や十二指腸のびらんより肉芽腫が証明されることがあり、上部内視鏡検査も必要である。

❷治　療

入院治療および検査を原則とする。また、再発を繰り返すため、手術はできる限り行わない。
1. 重症例、狭窄を認める例、瘻孔を伴う例は完全静脈栄養療法を行う。
2. 中等症例や重症例の回復期、寛解を維持する際には、経腸栄養療法を行う。
3. ステロイドホルモン、ペンタサ、サラゾピリン、メトロニダゾールなどの薬剤も併用することが多く、専門医にコンサルトし決定してもらう。

専門医(専門科)へのコンサルトの時期
クローン病を疑ったら速やかに専門医にコンサルトし、検査を含めて計画を立ててもらう。

(本間二郎)

C-10 腸結核

　腸管が初感染巣と考えられる原発性腸結核と、肺などの他臓器結核に合併する続発性腸結核に分けられる。活動性（特に肺結核を伴う場合は呼吸器の専門医にもコンサルトする）の結核が疑われたら、患者を個室に隔離し、結核菌の検査を直ちに行い結核菌を証明し、早期に結核の専門病院（できれば消化器疾患の専門医のいるところ）に移送する。

◆診　断

●症　状
　腹痛、下痢、発熱、体重減少、腹部膨満、食欲不振、腹部腫瘤、貧血などがみられるが、特徴的なものはない。結核性腹膜炎を合併すると、腹水を認めることが多い。

●検　査
　①血液検査：赤沈値の亢進、CRP陽性などの炎症所見や貧血、低蛋白血症が認められるが、白血球の増加を示すことは少ない。
　②ツベルクリン反応：大部分の症例では陽性であるが、陰性でも結核を否定するものではない。
　③胸部X線検査：続発性腸結核では活動性または陳旧性肺結核がみられる。
　④腹部単純X線検査：腸管膜リンパ節の石灰化がみられることがある。
　⑤結核菌培養：原発性腸結核では糞便の培養検査では陽性率は低い。生

> **●ワンポイントアドバイス**
>
> 　結核菌、乾酪性肉芽腫が証明されず、画像でも腸結核かどうか診断に苦慮した場合、他の専門医にもコンサルトし、抗結核剤を投与する診断的治療を行うことがある。

2-C. 消化器系

検組織の培養だけでなく、喀痰、胃液、尿など検査（PCR 法も併用）も行う。

⑥大腸 X 線および内視鏡検査：回盲部の変形、萎縮瘢痕帯、上行結腸の短縮、帯状、地図状、輪状、円形などさまざまの形態の潰瘍がみられる。生検組織より結核菌もしくは乾酪性肉芽腫を証明する。また、生検組織の培養で結核菌を証明する。

⑦小腸 X 線検査

⑧腹腔鏡検査および腹水検査：結核性腹膜炎を合併した場合、腹膜や漿膜に結核結節を認め、また腹水の結核菌培養や細胞学的検査でリンパ球が増加していれば結核性腹膜炎の可能性が高い。

❷治 療

イソニアジド（INH）、リファンピシン（RFP）とストレプトマイシン（SM）またはエタンブトール（EB）の3者併用を、活動性病変が瘢痕化するまで、3〜6カ月間投与し、その後 INH 単独もしくは RFP の併用を6カ月間行う。

専門医（専門科）へのコンサルトの時期

腸結核が疑われたら速やかにコンサルトする。

（本間二郎）

C-11 腸閉塞（イレウス）

　消化管は、つまりは口と肛門がつながっている一本の管に過ぎない。ある部位で通過障害が生ずれば、同部の違和感・痛み、そして口側腸管の拡張に伴う腹部膨満・悪心・嘔吐の出現、肛門側腸管の虚脱と排便・排ガスの消失と状況は進展していく。この経時的な流れの中で、どこが閉塞部位なのか（存在診断）、原因と程度は何なのか（質的診断）と診断を進めていくのが重要である。

　基本的に入院してみていくべき病態である。

◆診察（Step 1）(表 1、2)
（問診と腹部所見を平行して把握できるように）

●問　診

　①悪心・嘔吐・吐物の性状。

　②腹痛・腹部膨満

　③排便・排ガスの有無、便の性状。

　　注）発症時期、程度、経過（間欠的か持続的か）。

　④既往歴：腹部の手術・外傷、虚血性心疾患。

●腹部所見

　①腹痛・圧痛の部位（最強部、範囲）、程度。

　②腹膜刺激症状（Blumberg 徴候、筋性防御、板状硬）の有無。

　③腸音：亢進・金属音は閉塞性イレウスを、減弱・消失は麻痺性イレウスを疑う。

　④打診：腸管内のガス、腸液の分布応にじて、鼓音・濁音。

　　注）よほどの状態でなければ腹水を認識するのは困難。

　⑤直腸診：腸重積症・結腸癌では粘血便を低位の直腸癌では腫瘤を触知する。

　⑥手術創の有無（術後癒着性腸閉塞、腹壁創ヘルニア）、鼠径ヘルニア・

表 1. イレウスの発生原因による分類

1. **機械的イレウス**
   A. **単純性（閉塞性）イレウス**
      1) 先天性のもの
      2) 腸管内腔に存在する異物による閉塞（胆石、腸石、硬便、寄生虫）
      3) 腸壁自体の器質的変化による腸内腔の狭窄をきたして起こるもの
         a) 瘢痕性狭窄
         b) 腫瘍によるもの
         c) 癒着によるもの
         d) 屈折によるもの
         e) 索状物により腸管が緊圧されて起こるもの
         f) 腸管外からの圧迫によるもの
         g) 悪性腫瘍の転移・播種によるもの（癌性イレウス）
   B. **複雑性（絞扼性）イレウス**
      1) 絞扼性（狭義の）イレウス
      2) 腸重積症
      3) 腸管軸転不通症
      4) 腸管結節形成によるイレウス
      5) 腹腔内腸嵌頓症
      6) ヘルニアの嵌頓

2. **機能的イレウス**
   A. **麻痺性イレウス**
      1) 急性腹膜炎の際
      2) 開腹手術後、腹部打撲、卵巣嚢腫、遊走腎、大網・睾丸などの茎捻転、脊髄損傷、腸間膜血管の血栓・塞栓、脳いっ血、腹部大神経叢付近の出血または炎症、胆石または腎結石発作、ヒステリーなど
   B. **痙攣性イレウス**
      1) 鉛中毒、ヒステリー、神経衰弱など
      2) 腸管に鈍力・損傷・異物などが作用したときに反射的に起こる
      3) 胆石症、腎結石、虫垂炎、胸骨骨折、腹膜外出血の際に反射的に起こる
      4) 腸管支配神経の障害、中毒、伝染病、脊髄癆など
      5) 腸間膜血管の血栓・塞栓

大腿ヘルニア・閉鎖孔ヘルニアの有無

注） これらのヘルニアは見落としやすいので注意（第 2 章 C-25「ヘルニア嵌頓」を参照）。

表 2. 機械的イレウス症例の内訳

イレウスの種類		症例数
単純性	癒着性	338
	腫瘍性	59
	炎症性疾患	12
	先天性	0
	癌性腹膜炎	102
	その他	39
	計	550
複雑性	絞扼性	22
	腸重積	19
	軸転不通症	8
	嵌頓ヘルニア	31
	腸結節形成	0
	計	80
計		630

(1990.1〜1995.12)

❷重症度の評価（Step 2）（図1）

嘔吐・腸管内容貯留に伴う体液の異常喪失による脱水が基本にあるためバイタルサインをチェックし以下の検索を進める。

①DIV：16〜18 G 留置針にて血管確保を行い、ラクテック®100〜120 ml/hr で開始。

②血液検査（末血、生化学検査）：WBC、好中球の左方偏移、CRP の高値。
　注）高齢者では・腹部所見が乏しく・好中球の左方偏移のみのことがあり注意。

Na、K、Cl の電解質異常、Ht 上昇。CK 高値（腸管の血行障害を疑う）。

③ABG：酸塩基平衡異常

④腹部 X 線写真

　立位：鏡面形成（niveau）、step ladder apperance

　臥位：Kerckring fold, Haustra coli

2-C. 消化器系

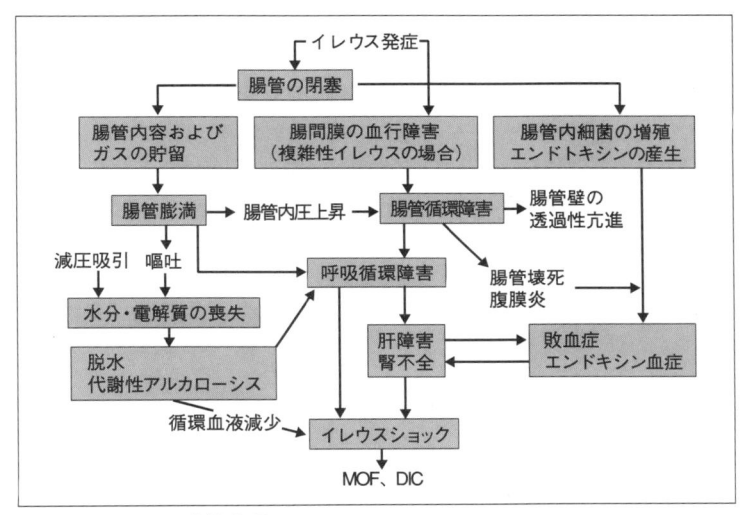

図 1. イレウスの病態生理

注）閉塞部位、程度（不完全 incomplete、完全 complete）を判断する。
注）腸管内が腸液で完全に置換されると、gassless 像を呈し、内圧の逃場のない腸管の存在が疑われ危険である。
注）腸管壊死が進むと壁内ガス、穿孔すると腹腔内遊離ガス像がでるので見落とさない。
注）誤嚥の可能性（特に高齢者）あれば、胸部 X 線写真。
⑤US・CT（可能な限り、全腹の情報が望ましい）拡張腸管（腸管壁肥厚、腸内容の貯留）、虚脱腸管の存在より閉塞部位の把握に努める。

注）腹腔内液体貯留があれば、腸閉塞は高度である。脱水が高度な時は液体貯留がないことがある。
注）colorectal cancer の緊急手術（oncogenic emergency）も増加傾向にあり plain CT は有用である。血清 Cr 高値でなければ、enhanced CT も可能である。

（この段階までは、外来受診後に進める）

> **❶ 麻痺性イレウスで炎症所見のあるもので注意すべきもの**
>   ①急性重症膵炎：薬物治療が主体だが、外科的治療の可能性あり。
>   ②急性虫垂炎：右下腹部を中心としたイレウス像は常に鑑別診断に
>   入れるべきであり除外してはならない。
>   ③腸間膜動脈血栓症：明確な閉塞部はないが腹部症状が強く腸管の
>   血行障害が疑われた場合。
> **❷ 閉塞性イレウス**
>   Step 3 へ。
> **❸ 絞扼性イレウス**
>   ヘルニア嵌頓を含め、腸管の血行障害が疑われる場合。

専門医（専門科）へのコンサルトの時期
①．③．は外科にコンサルト。

❖腸管の減圧ドレナージ（Step 3）
（外来もしくは入院後）

❶ ドレナージ処置
①上部空腸より口側の閉塞：胃管（NG tube）挿入。
　注）病棟で入れてもよいが、腹部 X 線写真で位置確認。
②下部空腸より肛門側の閉塞：イレウス管挿入
　注）原則として 2 人で行い・閉塞部位にできるだけ近位に留置。

❷ 消化管造影検査
　注）原則として腸閉塞では行わない。
　注）バリウムは用いず、ガストログラフィンを使用する。
①イレウス管造影：選択的小腸造影は閉塞部位の質的診断に有用。
　注）ガストログラフィンは高浸透圧であり、腸粘膜のダメージ腸液の
　　　増加をきたす可能性あり、注意する。

注）必要に応じて追跡の腹部 X 線写真をこまめに撮る。

②注腸造影：S 状結腸捻転症、腸重積症、大腸癌（開腹歴のない中高年は常に考える）

専門医（専門科）へのコンサルトの時期

完全閉塞（complete obstruction）なら外科にコンサルト。

④入院し経過観察（Step 4）

1．絶飲食、状況に応じて安静度を決定。
2．鎮痛剤：ソセゴン® 15〜30 mg IM または IV
　注）診断が確定するまで原則として使用しない。
　注）ブスコパン® は腸閉塞（特に麻痺性）を悪化させるので使用しない。
3．輸液
　①急速輸液：利尿がつくまで、ラクテック® 10〜15 ml/kg/hr
　②維持輸液＋異常喪失（吸引量）
　③絶飲食が長期（1 週間が限度）におよぶ場合は中心静脈栄養。
4．抗生剤投与：閉塞性腸炎、腸内細菌の侵入（bacterial translocation）が起こるので必要。
　・広域のペニシリン系、セフェム系で強力でないものから 1 剤。
5．腸管運動促進剤：プロスタルモン F® 1/2〜1 A／生食水 100 ml（60）×2 回/日

●ワンポイントアドバイス

　入院観察中に閉塞症状の進行、腸管壊死、穿孔、ショックの危険があるので、観察・採血（特に炎症所見、電解質）・腹部 X 線写真をこまめに行う。
　以上で改善しない場合、進行する場合は外科転科。

● **手術適応**

> ❶ **麻痺性イレウス**
> ①汎発性腹膜炎：特に急性虫垂炎、急性重症膵炎は注意を要する。
> ②腸間膜動脈閉塞症
> ❷ **閉塞性イレウス**
> 改善しない場合、進行する場合。
> ❸ **絞扼性イレウス**

注） 閉塞機転が術後癒着性、炎症性、腫瘍性、ヘルニア嵌頓、先天性なのかできるだけ診断を進めていることが望ましいが、緊急性の問題もあり不十分でもよい。

注） 外科へのコンサルト・転科のタイミングを常に考慮することが重要！

(白石龍二)

C-12 急性虫垂炎

急性虫垂炎は外科医にとって「アッペに始まりアッペに終わる」といわれるほど、最もポピュラーでかつ確定診断に苦慮する疾患である。

原因として諸説あるが、一般には糞石・食物残渣・壁内リンパ濾胞の腫大などによる虫垂の閉塞が起こり、細菌感染が加わることにより発症すると考えられる。

病期が進行すると、カタル性、蜂窩織炎性、壊疽性、穿孔性となり、炎症の波及とともに限局性または汎発性腹膜炎、膿瘍形成をみる。

苦慮する要因は、①虫垂の位置に起因するもの、②年齢に起因するもの、に分けてとらえた方がよい。

2-C. 消化器系

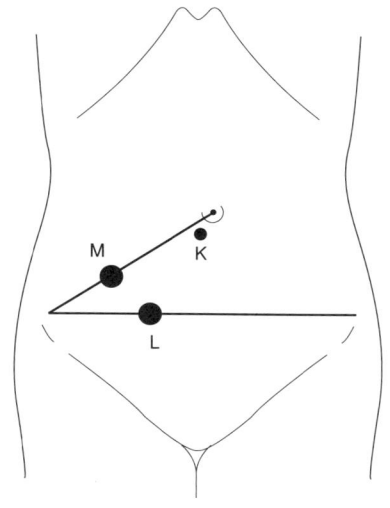

図 1. 急性虫垂炎の圧痛点
M：McBurney 点, L：Lanz 点, K：Kümmel 点

◆診 察

●問 診
①腹痛：典型例では、心窩部痛から始まり、次第に右下腹部となる。痛みは疝痛から持続痛になる。
 注）虫垂の位置によっては右腰背部痛を訴える。
②嘔気・嘔吐
③発熱（小児では高熱）
④既往歴、最終月経、妊娠の可能性。

●腹部所見（図1）
①圧痛点：McBurney, Lantz, Kümmel
②Blumberg sign：徐々に圧迫して急に離す時に訴える痛み。→反跳痛（rebound tenderness）

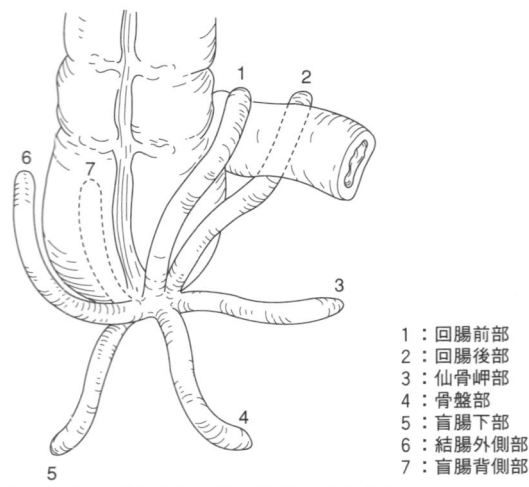

1：回腸前部
2：回腸後部
3：仙骨岬部
4：骨盤部
5：盲腸下部
6：結腸外側部
7：盲腸背側部

図 2．虫垂炎探求と虫垂の位置および走向

注）振動を与え深部を探る方法といえる。腸炎、尿路結石でも陽性に出る。

③筋性防御 defense musculare：軽く圧迫して指先に感じる反射性腹壁の緊張である。

注）浅部を探る方法といえ、病巣が浅ければ早期に出現し、深ければ病期が進行しており板状硬を呈する。

(②③は腹膜刺激症状と呼ばれるものである)

④Rovsing sign：下行結腸を逆全蠕動性に圧迫し、結腸ガスを盲腸に移

●ワンポイントアドバイス

①〜③を中心に細かく所見をとり、虫垂の方向は？ (図2)病巣の中心は？、病巣の深度は？、炎症の広がりは？ と全体像を把握するのが重要である。

2-C．消化器系

動させるようにすると回盲部痛を訴える。
⑤Rosenstein sign：McBurney 点を左側臥位で圧迫すると、背臥位の時より疼痛増強する。
⑥iliopsoas sign：右腰部の屈曲で腸腰筋を動かすと痛む。
⑦直腸診：直腸右側に圧痛

❷重症度の評価

●一般検査所見
①WBC≧10,000/mm³
　注）重症、老人の場合は高値を示さず低値のことがあり、好中球の左方偏移、比率（％）を必ず参考にする。
②CRP 高値
　注）発症より 12 hrs で上昇しはじめ、48 hrs でピークになる。グルココルチコイドは 6 hrs で上昇するので CRP≦1 mg/dl でも血糖値≧95 mg/dl の時は注意（特に幼小児）。
③尿検査：腎盂腎炎、尿管結石との鑑別。
　注）虫垂炎が後腹膜に波及してくれば陽性に出る。

●腹部 X 線写真
①回盲部のガス像（炎症の波及による麻酔性レウス）
②糞石（fecolith）の有無
③右への脊柱側弯（functional scoliosis）
　注）穿孔例でも遊離ガスは出にくい。

●ワンポイントアドバイス
肥満が著明な場合、虫垂先端部の炎症（いわゆる先端アッペ）で虫垂の閉塞機転が軽度な場合は、腹部所見が乏しいので注意。

●腹部超音波検査
　①虫垂の腫大（閉塞機転による内腔拡大、炎症の進行による壁肥厚）
　②周囲〜Douglas 窩の浸出液
　③回腸末端部の拡張腸管
　　注）虫垂の方向・深度を探りつつスキャンする。
　　注）肥満、病期の進行による腸管ガスの増加により、所見が得られないことがある。

●腹部 CT スキャン
　①虫垂の腫大
　②周囲〜Douglas 窩の浸出液、
　③回腸末端部の拡張管、糞石の有無
　　注）糞石の検出率は腹部 X 線写真より高く、炎症の波及の範囲が客観的に把握できる。
　　注）他の疾患との鑑別が困難な時、有用である。

❸重症度・病期の判定

　所見と病期はほぼ 80％は相関し、残りの 20％は注意を要すると考えている。→腹部超音波検査、plain CT スキャンを併用する。

●年齢が要因となるもの
　①学童前の小児：本人からの情報が少なく、病期の進行が早く、穿孔率が高い。
　　注）WBC、好中球％、CRP、血糖値、糞石の証明より早期診断に努める。
　②高齢者：症状・所見と重症度との解離がみられたり、閉塞機転が盲腸癌・虫垂癌のことがある。

●虫垂の位置が要因となるもの

①後腹膜に向いている（paracolic、retrocolic position）

　注）腰背部痛で発症し、穿孔・膿瘍形成例が多い。

②骨盤底に向いている（pelvic position）かつ先端アッペ

　注）右下腹部所見に乏しく、直腸診陽性のみで下痢発症が多い。

③妊娠期：時期によって位置が偏移し、産婦人科と外科で対応。

　注）症状がマスクされるので、抗生剤は原則として使用しない。

❹鑑別診断と対応

症状・炎症所見の強いものは入院治療。

1．急性胃腸炎
2．盲腸憩室炎、メッケル憩室炎。
3．急性回腸末端炎：エルシニア感染症、アニサキス症。
4．卵管炎、卵巣腫瘍・捻転、子宮外妊→産婦人科
5．睾丸捻転、尿管結石、腎盂腎炎→泌尿器科

●ワンポイントアドバイス

急性虫垂炎の可能性が強い場合は外科にコンサルト。

急性虫垂炎の可能性が否定できない場合は入院し絶食・点滴治療。

（白石龍二）

C-13 (成人) 腸重積症

腸管の一部が、それに連続した腸管内腔へ嵌入した状態で血行障害を伴う腸閉塞を呈する。乳幼児の場合と異なり腸管壁の病変が先進部となり、蠕動方向に起こることが多い（図1）[第2章 C-11「腸閉塞」(264頁) を参照]。

◆診 察

●問診
①悪心・嘔吐・吐物の性状
②腹痛・腹部膨満
③排便（血便）・排便ガスの有無
　注）発症時期、程度、経過（間欠的か持続的か）。特定の部位の異和感・腹痛の反復。

●腹部所見
①腹痛・圧痛の部位、腫瘤の触知
②右下腹部空虚 (Dance sign)
③腹膜刺激症状
④腸音の亢進

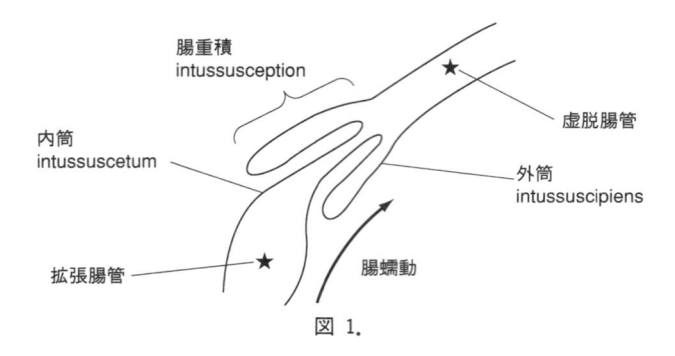

図 1.

2-C．消化器系

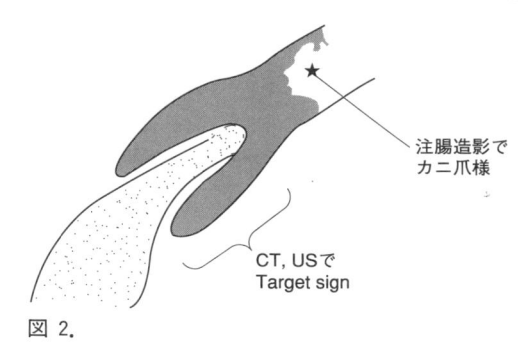

図 2.
注腸造影で
カニ爪様
CT, USで
Target sign

⑤直腸診：血便の有無

❷重症度の評価

1．静脈路確保
2．血液所見、ABG、腹部 X 線写真のチェック
3．US・CT にて腫瘤に一致して、スキャン方向にもよるが同心円状構造（target sign）（図 2）。

❸腸管の減圧ドレナージ（放射線科、透視下で行う）

①ガストログラフィンによる注腸造影：カニ爪陰影
　注）整復（reposition）を試みてもよいが、不能例が多く重症進行例は穿孔の危険がある。
②胃管またはイレウス管の挿入

●原因
1．非腫瘍性：異所性膵、メッケル憩室。
2．腫瘍性
　①良性：平滑筋腫、脂肪腫、血管腫、腺腫など。
　②悪性：悪性リンパ腫、腺癌、平滑筋肉腫など。

●ワンポイントアドバイス

腸閉塞との観点からとらえて診断治療を行う。

専門医（専門科）へのコンサルトの時期

外科にコンサルトし緊急手術の可能性を探る。

(白石龍二)

C-14 消化管穿孔

消化性潰瘍による上部消化管穿孔にて来院する症例が多いが、大腸憩室穿孔など下部消化管によるもの、また悪性疾患によるもの、絞扼性イレウスからの穿孔など、その発症機転は幅広く、時に鑑別が困難なこともある。

外科的処置の対象となる症例が多く、特に下部消化管穿孔の場合その時期を逸しないように迅速な診断と対応が求められる。

◆症　状

❶ 腹痛

穿孔部位に一致した腹痛であることが多いが、時に別の部位であったり、汎発性腹膜炎となっている場合は腹部全体にわたる。周期的な疝痛から、持続痛に変わっていく。また、老人では疼痛に対する反応が鈍いことがあり、注意を要する。

❷ 発熱

38℃以上の高熱であることが多いが、初期や高齢者では発熱がみられない症例もある。

❸ 吐気・嘔吐・下痢

吐気・嘔吐が先行して食道破裂が起こることもある。腹膜炎初期に下痢症状がみられることがある。

2-C．消化器系

❹ 吐血・下血
原因となっていた疾患により起こることがある。慢性の消化性潰瘍や胃癌が存在していた場合は、タール便をみることがある。

❺ 腹部膨満
腹膜炎による腸管の運動麻痺により、腸管内のガスが停滞して生ずることがある。

❷身体所見

❶ 腹部の圧痛
穿孔部位に一致して圧痛・反跳痛・筋性防御を伴うことが多いが、汎発性腹膜炎となっている場合には、腹部全般に及ぶ。発症から時間が経過していたり、高齢者では所見が弱いこともある。

❷ 腸雑音の減弱
腹膜炎による腸管の運動麻痺により、腸雑音が減弱することが多い。

❸ 直腸診
炎症がダグラス窩に及んでいる場合は圧痛がみられる。また、腫瘤の触知、熱感、抜去指のうへの血液の付着の有無も参考になる。腹膜炎が極度に進行している場合は肛門括約筋緊張の低下。

❹ 脱水症状
発熱、体液の喪失により脱水となる。頻脈、脈圧の減少、乏尿。

❸検　査

❶ 血液検査
①白血球増多(10,000/mm^{2}以上)、左方移動。重症例では逆に減少する。
②CRP 上昇。初期には上昇しないことあり。
③出血を伴う場合の貧血。脱水により逆に Hemoconcentration。
④全身状態の把握のため、動脈血ガス分析、電解質、肝機能、腎機能などのチェック。

❷ X線写真

①立位胸部正面像

　a．左右横隔膜窩の遊離ガス（free air）像：胃、十二指腸穿孔では、80〜90％の出現頻度とされるが、大腸では半数程度で、小腸ではさらに少ない。

　b．胸水の貯留。

　c．疼痛が強く、立位がとれない場合は腹部左側臥位正面像（デクビタス像）。

②腹部正面像

　a．小腸ガス像、時にイレウスによる鏡面像形成。

　b．腸腰筋陰影の不明瞭化。

❸ 腹部超音波検査

free air、浸出液の貯留。

❹ CT スキャン

①free air：単純 X 線写真よりわかりやすい場合あり。

②胸水、腹腔内浸出液の貯留。

❺ ECG

心筋梗塞との鑑別診断。

❻ 腹部血管造影

場合により行う。上腸間膜動脈血栓症との鑑別。

④治療・処置

1．静脈ルートの確保➡開始液、細胞外液より輸液の開始。導尿バルーンを挿入し、尿量を見ながら。
2．絶飲食とし、経鼻胃管チューブを挿入。
3．抗生物質：広域ペニシリン系、セフェム系薬の投与。
4．循環不全➡カテコラミン（カタボン® など）、ミラクリッドの投与。
5．鎮痛剤：ソセゴン® 15〜30 mg im または iv。腹部所見がマスクされることがあるので要注意。ブスコパン® は腸閉塞症状を悪化させるので、

原則使用しない。
6．手術
　①胃・十二指腸潰瘍穿孔：穿孔部直接縫合閉鎖、大網による被覆。穿孔部大網充填術。広範囲胃切除術など。
　②胃癌穿孔：原則的に胃癌の手術に準じて行う。患者の状態に応じて最小限の手術に止め、後日2期的に行う場合もある。
　③小腸穿孔：頻度は比較的少ない。原因として、外傷、イレウス、ヘルニア嵌頓、悪性腫瘍、炎症性腸疾患、魚骨などの異物、Meckel 憩室などがある。手術は穿孔部縫合閉鎖、切除吻合術などが行われる。
　④大腸穿孔
　　a．良性疾患による大腸穿孔
　　　・憩室炎や虚血性大腸炎など➡切除吻合術または切除人工肛門造設術（後日閉鎖）
　　　・CF 下（polypectomy、EMR による）の大腸穿孔➡腸管の前処置が行われている場合は縫合閉鎖で済むことも多い。悪性疾患に対する検査中であった場合は下記に準ずる。
　　b．悪性疾患による大腸穿孔：原則的に病巣部を含めて切除吻合または人工肛門造設術。患者の状態により、人工肛門造設術に止め、後日2期的に根治術を行う場合もある。

●ワンポイントアドバイス

　胃・十二指腸潰瘍穿孔の場合、発症から治療開始までが短時間で、条件のよい症例を選び、絶食、胃管挿入による胃液ドレナージ、輸液、抗生物質・H_2ブロッカーまたは PPI の投与による保存療法を行う場合もある。

（片山清文）

C-15 腸間膜血管閉塞症

◆診　断

腸間膜血管閉塞症において代表的な疾患は、急性上腸間膜動脈塞栓症である。比較的頻度は低いが上腸間膜静脈塞栓症も頭に入れておかねばならない。動脈塞栓は心房よりの由来が圧倒的に多い。

●症状：腹部全体の持続的な激痛

腸間膜動脈閉塞症は、突然の腹部全体の持続的な激痛で発症する。腸間膜静脈閉塞症は腸間膜動脈閉塞症に比べ症状が比較的緩やかである。

●身体所見

発症初期は、腹部全体の激痛の割に腹部所見に乏しいことが特徴である。

腹部は圧痛のみでデファンス（筋性防御）もなく圧痛の局在性も認めない。この所見が短時間の間に変化し腹部全体にデファンスが出現し、麻痺性イレウスとなり腹部が膨満してくる。

時間が経過するとともに腸管が壊死に陥り、重得な絞扼性イレウスとなり腹膜炎の症状を呈し、麻痺性イレウスとなる。

この経時的変化をとらえることが重要である。

●検　査

1. 腹部単純 X 線
2. 血液ガス分析
3. 血液生化学検査
4. 血管造影
5. 心電図
6. 心エコー

　①発症初期は、腸管の阻血のためスパスムスを生じ、腹部単純 X 線検査

にて、腸管のガス像をみないイレウスを呈する。時間が経過すると、麻痺性イレウスとなるためニボーを生じる。

②発症早期に血液ガス分析で、著明な代謝性アシドーシスを認める。

③遅れて CPK の上昇、白血球増多を示す。

④血管造影では病変部血管の閉塞像を示す。

⑤心電図、⑥心エコー：動脈塞栓は、基礎に、心疾患、心房細動などを認めることが多いため⑤心電図、⑥心エコーが必要である。心エコーでは房内血栓が認められることがあり、これが血栓塞栓の１つの原因となる。急速なジギタリゼーションも原因の１つである。

閉塞動脈は上腸間膜動脈が圧倒的に多く、血行障害が小腸全般に及ぶことが多い。

静脈塞栓は原因が不詳なことが多く、先天的に凝固線溶系の異常（C-protein 欠乏症、S-protein 欠乏症、AT Ⅲ 欠乏症など）を認めることも多い。確定診断は血管造影（門脈造影）である。

●診　断

診断は極めて困難で、本疾患が念頭にあるかどうかが極めて重要である。短時間に変化する所見は本疾患において極めて特徴的である。

❷治療、処置

緊急を要する疾患であり、本疾患と診断がついたら腸間膜動脈閉塞症の場合には直ちに血管造影下に線溶療法を行い、効果がなければ直ちに緊急手術を行う。血流再開までに時間がかかった場合、小腸大量切除を余儀なくされ、短腸症候群になることがある。そのため初回手術では腸管の viability を評価しつつ、腸切除は極力小範囲にとどめ、second look operation を行うこともある。

腸間膜血管閉塞症⇒腹部所見に乏しい激痛⇒短時間で腸管壊死⇒凡発性腹膜炎⇒小腸大量切除⇒短腸症候群

> **● ワンポイントアドバイス**
>
> 腹部の持続的な激痛を伴う疾患は、ほかにもいろいろあるが、激痛の割に腹部所見に乏しい時は、本疾患を疑い、早急に上級医に相談すべきである（腸管を切除せず、血栓摘除のみで救命された症例は少ない）。

(熊本吉一)

C-16 痔疾患

肛門疾患は、幅広い年代の人々にみられる日常的なものである。羞恥心、自分でみられない、他人に相談し難いといった心理的な要素があり、特に若い人・女性には診察時の十分の配慮が必要である。

❶ 診 察

● 問 診
①肛門痛、異和感、狭窄感。
②出血・分泌物とその性状。
③腫脹、硬結、脱出。
④排便状況、便の性状。
　注）発症時期、程度、経過（間欠的か持続的か）、長い期間の反復。
⑤既往歴
　a．アルコール飲酒歴、食事の嗜好（特に辛い物）
　b．高血圧・不整脈・狭心症・心筋梗塞・脳梗塞への抗血小板剤の投与
　c．糖尿病
　d．薬物アレルギー

2-C. 消化器系

●局所所見（Sims 体位（左側臥位で膝屈曲））

①腫脹、硬結、ポリープ、脱出、瘻孔の有無。
②直腸診：手袋をつけ、右示指を用いる。圧痛の部位、内痔核・裂肛・腫瘤の触知、血便の有無。
③肛門鏡：クランク形の直腸の走行を想定し挿入し、ゆっくり抜きながら観察する。
②、③はキシロカイン・ゼリーを十分に塗る。

❷診断と対応（図1）

●痔核

❶ 外痔核

歯状線から肛門縁外側に存在する外痔静脈叢の静脈瘤血栓を伴う、有痛の固い腫脹。急な発症。

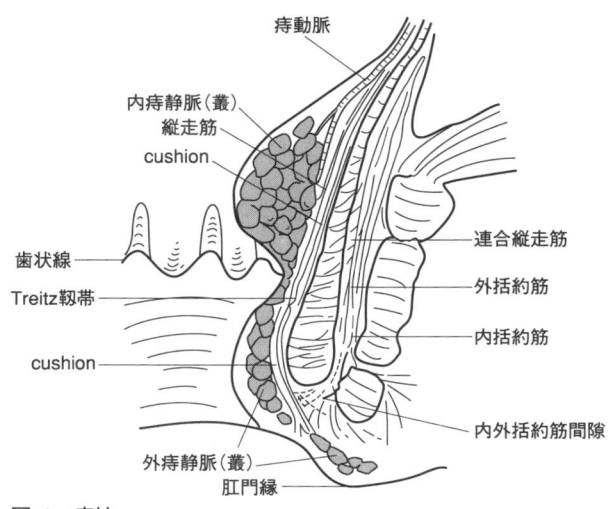

図 1. 痔核

表 1. 痔核の分類[1]

> 1度：痔核は肛門外に脱出しない
> 2度：排便時に脱出するが、排便がすめば自然に肛門管内に還納する
> 3度：痔核の脱出後、指などで押し込まないと中へ戻らない
> 4度：いつも脱出したままの状態

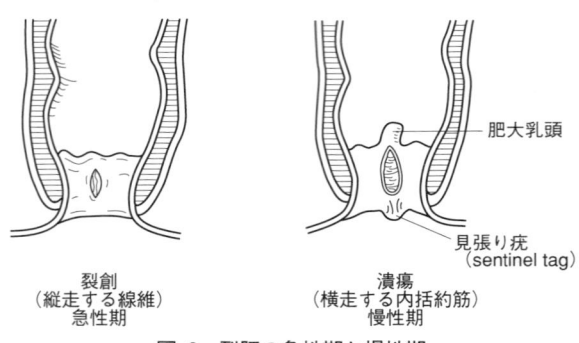

裂創
（縦走する線維）
急性期

潰瘍
（横走する内括約筋）
慢性期

― 肥大乳頭

― 見張り疣
 （sentinel tag）

図 2. 裂肛の急性期と慢性期

❷ 内痔核

上方からの内痔静脈叢の静脈瘤。血液うっ滞。柔らかい腫脹。脱出程度による分類（Goligher 分類）

注） 急に脱出し環納不能の状態（嵌頓痔核）（**表1**）

注） 慢性に脱出した状態（脱肛）

●裂肛（図2）

便秘が基本にあり、激しい痛み、出血で来院。肛門上皮が浅く裂けて赤い肉芽の形成。

注） 1～2ヵ月治らないと、上方に肥大乳頭・肛門ポリープ下方に見張り疣が発生。

注） 6～12ヵ月治らないと、肛門狭窄となる。

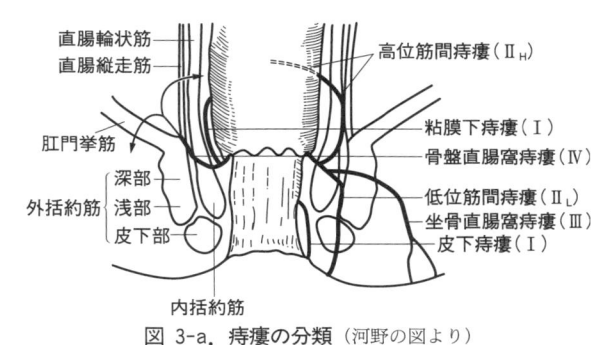

2-C．消化器系

図 3-a．痔瘻の分類 （河野の図より）

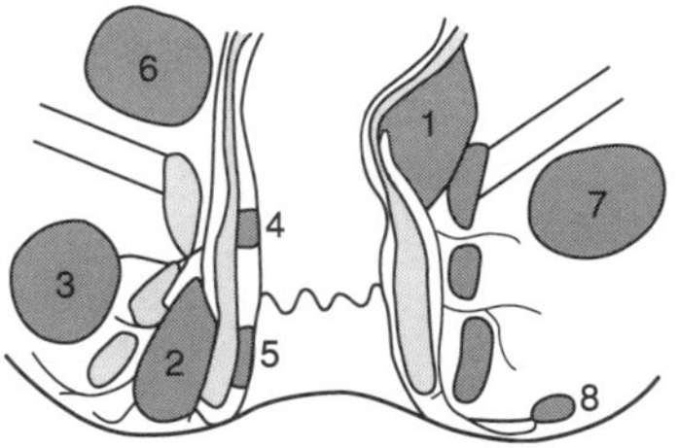

肛門周囲膿瘍の分類
1. 高位筋間
2. 低位筋間
3. 筋間・坐骨直腸窩
4. 粘膜下
5. 粘膜皮下
6. 骨盤直腸窩
7. 坐骨直腸窩
8. 皮下

図 3-b．直腸肛門周囲膿瘍の分類 （松田の図より）

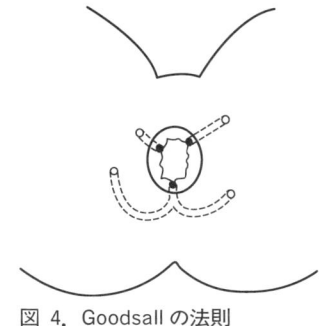

図 4．Goodsall の法則

●痔瘻と直腸肛門周囲膿瘍（図3）

　歯状線上の肛門小窩より細菌が侵入し小膿瘍から周囲に炎症が波及し直腸肛門周囲膿瘍を形成する。膿は自潰するか切開されて瘻管が形成され、痔瘻ができあがる。→**外科コンサルト**

　注）Goodsall の法則（図4）に従わないものは、潰瘍性大腸炎、クローン病、ベーチェト病を念頭におく。

【生活指導】

1．排便後、肛門部を清潔に保つ。
2．便秘をしないようにする。
3．アルコール類、辛い食事の禁止。
4．急性期は長い入浴は避ける。

●ワンポイントアドバイス

　痔核と裂肛は程度が軽ければ、薬物治療。
　　サーカネッテン® 6 Tab 3×
　　強力ポステリザン® 軟膏　4g　2×
　　または、ネリプロクト® 坐、プロクトセディル® 坐、ボラザ® G
　を処方し外科外来へ。
　程度が重ければ、外科へコンサルト。貧血症状があれば入院。

（白石龍二）

C-17 肝硬変

　肝硬変は種々の原因による肝障害が治癒せず、慢性に経過し進行した終末像で、非可逆的な状態である。症状としては、まったく自覚症状のないものから肝不全に伴う黄疸・腹水・肝性脳症などまで、さまざまな程度のものが出現しうる。前述したように肝硬変は慢性の経過をたどるものであり、基本的には通常の外来もしくは入院にて治療を行う状態ではあるが、本稿では救急に対応すべき状態（特に、非代償性肝硬変や肝細胞癌破裂など）を中心にすすめる（食道静脈瘤については別項を参照）。

❶診　断

●特徴的な症状や徴候

　肝硬変では一般的に黄疸・クモ状血管腫・女性化乳房・手掌紅斑・皮下出血・バチ状指・腹壁静脈の怒張などが身体所見として観察される。自覚症状は代償性肝硬変ではないことが多く、あっても一般的には軽度である。対して非代償性肝硬変では倦怠感や疲労感の頻度が高く、腹部不快感・食欲不振・悪心などもを訴えることが多いが必ずしも本症に特徴的なものではない。肝硬変で救急に対応すべき症状としては高度の黄疸や胸腹水・肝性脳症、さらには合併した肝細胞癌の破裂などが挙げられる。

　黄疸は総ビリルビン値が 3.0～3.5 mg/dl 以上で顕性黄疸となり、採血値の上昇とともに黄染も増強する。肝硬変に伴う黄疸は一般的に直接ビリルビン優位であるが、グルクロン酸抱合が不十分な場合は間接ビリルビン優位となることもある。

　胸腹水は軽微な貯留では超音波検査や CT などの画像検査を行わないと診断は困難であるが、著しい貯留の場合は胸水であれば声音振とうの減弱、腹水であれば著明な腹部膨隆や波動の触知として診断は容易である。胸水はもちろんのこと、腹水単独でも著しい貯留の場合は横隔膜の挙上により呼吸困難が出現することがある。

　肝性脳症は多幸的・抑うつ的・精神活動の低下などの I 度から、深昏睡・

痛み刺激に無反応のV度までに分類する。アンモニア臭の肝性口臭があり、II・III度では羽ばたき振戦がみられる（表1）。

　肝細胞癌破裂は突然の強い腹痛として出現する。出血が多量の場合は急激な腹部膨隆とともにショック状態となることもある。

表 1. 肝性脳症の昏睡度分類

昏睡度	精神症状	参考事項
I	睡眠-覚醒リズムの逆転 多幸気分、ときに抑うつ状態 だらしなく、気にとめない態度	retrospective にしか判定できない場合が多い
II	指南力（時・場所）障害、物をとり違える（confusion） 異常行動（例：お金をまく、化粧品をゴミ箱に捨てるなど） ときに傾眠状態（普通の呼びかけで開眼し、会話ができる） 無礼な言動があったりするが、医師の指示に従う態度をみせる	興奮状態がない 尿、便失禁がない 羽ばたき振戦あり
III	しばしば興奮状態または譫妄状態を伴い、反抗的態度をみせる 嗜眠状態（ほとんど眠っている） 外的刺激で開眼しうるが、医師の指示に従わない、または従えない（簡単な命令には応じうる）	羽ばたき振戦あり（患者の協力が得られる場合） 指南力は高度に障害
IV	昏睡（完全な意識の消失） 痛み刺激に反応する	刺激に対して、払いのける動作、顔をしかめる等がみられる
V	深昏睡 痛み刺激にもまったく反応しない	

（犬山シンポジウム，1981 年より引用）

●必要な検査
❶ 採血
　血液ガス、末梢血、総蛋白、蛋白分画（アルブミン）、AST、ALT、LDH、γGTP、T. Bil、BUN、Cr、電解質、アンモニア、アミノ酸分画（Fisher比：バリン、ロイシン、イソロイシン；BCAA/フェニルアラニン、チロシン；AAAもしくは、BTR：分枝鎖アミノ酸/チロシンモル比)、プロトロンビン時間あるいはヘパプラスチンテスト、AFPなどを測定する。また、肝細胞癌破裂を疑う場合は輸血に備えて血液型やクロスマッチも実施する。通常、肝硬変の原因については確認されていることが多いが、初診の場合にはHBs抗原・HBc抗体・HCV抗体を測定し、必要に応じて抗ミトコンドリア抗体・抗核抗体なども含め確認する。

❷ 腹部超音波・CT検査
　肝臓の形態的変化や脾腫、胸腹水、肝癌の合併、門脈塞栓の有無、門脈圧亢進症に伴う血管の拡張などを確認する。

❸ 胸・腹腔穿刺
　超音波にて確認し安全に施行可能であれば胸・腹腔穿刺を行い胸・腹水を採取する。外観、比重、細胞数、リバルタ反応、蛋白量、細胞診、細菌培養などを行う（癌性腹膜炎や細菌性腹膜炎疑いなどの保険病名の追加が必要）。

　肝細胞癌破裂の場合は、血性腹水が採取される。

❹ 脳波・頭部CT検査
　肝性脳症（三相波や、びまん性徐波）の際の鑑別診断のため施行する場合がある。

❷治　療

●黄　疸
　安静が第一であり、基礎疾患の安定化を図る。肝血流量の増加に伴う改善を期待し、塩酸ドパミンを3μg/min/kg程度で用いる場合もあるが効果は一定しない。

●胸腹水

　胸腹水の治療の基本は安静と1日5g程度の塩分制限・水分制限であり、薬物療法はこの一般的治療の上に行うことが原則となる。薬物療法としては、アルブミン値が3.0 g/d*l* 未満の場合はアルブミン製剤を補給する。利尿剤としては抗アルドステロン薬とループ利尿薬が繁用されている。浮腫を伴う場合は2 kg/日程度、浮腫を伴わない場合は0.5 kg/日程度の体重減少を目安とする。ループ利尿薬投与時には低Na血症・低K血症の出現に注意する。胸腹水貯留の患者に輸液を行う場合は、維持液を主体とし必要最小限の量とする。必要以上の輸液量や細胞外液の過剰投与は増悪の原因となる。

　胸水貯留による縦隔偏位や、腹水貯留での横隔膜挙上による呼吸困難などでは胸・腹腔穿刺による排液が必要となる場合もあるが排液量は症状の緩和を目安とし、500～1,000 m*l*/日程度までにとどめる。多量の排液は血圧の低下やアルブミン低下を招く可能性がある。

　難治性の場合は、経静脈的肝内門脈静脈短絡路（TIPS）や腹水濾過濃縮再静注法などを行うこともある。

●肝性脳症

　肝硬変における肝性脳症は、肝不全に伴う状態または門脈-大循環短絡路に伴う状態、もしくは両者の組み合わせが原因となって出現する。治療はその主たる原因がいずれかにより異なる。

　肝不全に伴う肝性脳症の一般的治療としては高蛋白食の制限、便秘の改善、脱水状態の回避などがある。Fisher比もしくはBTRが低下している際には、分枝鎖アミノ酸経口栄養剤（アミノレバンEN®、ヘパンED®）

●ワンポイントアドバイス

　黄疸、胸腹水、肝性脳症、肝細胞癌破裂、いずれも肝疾患の存在を疑い検査することが肝要である。

を用いる。また、大腸内のpHを下げ、排便を促進させる目的で合成二糖鎖（ラクツロース、モニラック、ポルトラック）を経口投与する。以上の治療にても改善が得られない場合はカナマイシンやバンコマイシンの投与を検討しなければならないが保険適応はない。Ⅱ度以上の経口摂取困難な例では、アミノレバン® 500 ml の点滴静注（2〜4時間）およびラクツロースやモニラックを5〜10倍に希釈し注腸投与する。

　門脈-大循環短絡路に伴う肝性脳症に対しては、経静脈的に胃-腎シャントから塞栓するバルーン下逆行性経静脈的塞栓術（B-RTO）をはじめとするInterventional Radiology（IVR）が効果的である。

●**肝細胞癌破裂**

　肝細胞癌破裂は止血し得たとしても、その後に高率に肝不全に陥ることが多く予後は不良である。残存肝機能が保たれている症例では開腹切除を行うこともあるが、多くは肝硬変を基礎疾患としており切除不能のため肝動脈塞栓術を中心とし、症例の状態に応じてエタノール注入療法などの経皮的治療も行われる。出血の状態に応じて濃厚赤血球・血小板・新鮮凍結血漿などを輸血する。止血後に肝不全症状が出現した場合は状態に応じた治療を行い、全身状態が安定した場合は肝細胞癌に対する追加治療を考慮する。

専門医（専門科）へのコンサルトの時期

　肝細胞癌破裂が強く疑われる場合は、早期にコンサルトを要す。

（高田雅博）

C-18 肝膿瘍

　肝膿瘍とは、肝組織内に細菌やアメーバが侵入し、肝内に膿汁が貯留した状態である。その原因から細菌性肝膿瘍とアメーバ性肝膿瘍に大別される。

　細菌性肝膿瘍の感染経路としては経門脈性（虫垂炎・憩室炎・肛門周囲膿瘍など）、経動脈性（敗血症・骨髄炎など）、経胆道性（胆道感染など）、医原性（TAE・PTCD・PEITなど）、その他があり、経胆道性が最も多い。最近では経門脈性は減少し、医原性が増加している。多発と単発が約半数で単発例は右に多い。起因菌は *E. coli*・*Klebsiella*・*Pseudomonas* や嫌気性菌などが多い。

　アメーバ性肝膿瘍は、経口摂取された赤痢アメーバにより腸アメーバを発症、その後アメーバが経門脈的に肝臓に到達し膿瘍を形成する。赤痢アメーバは発展途上国での経口感染が多いが、最近では男性同性愛者間の性行為感染症が増加している。単発で肝右葉に多く、内容液はアンチョビソース状、またはチョコレート状の色調を呈す。

◆診　断

●特徴的な症状や徴候

　通常、悪寒、戦慄、発熱、右季肋部痛、黄疸などが多いが、必ずしも特徴的な症状を呈するとは限らない。発熱は、微熱程度から弛張熱までさまざまであり、疼痛や黄疸も占拠部位や大きさ、単発・多発などの程度により異なる。

●必要な検査

❶ 採血

　本症を疑った場合には、白血球数の増加、CRPの上昇、赤沈亢進などで炎症の程度を判断する。さらにAST、ALT、ALP、γ-GTP、T. Bilなどの肝胆道系酵素の異常に着目するが、軽微な異常にとどまることもあるの

で注意する。アメーバ性肝膿瘍を疑う場合はゲル沈降反応や蛍光免疫抗体法を行う。

❷ 腹部超音波

肝膿瘍の超音波像はその病期によりさまざまである。一般に膿瘍が未完成な比較的初期では境界不明瞭な高エコーとして描出され、融解壊死とともに低エコーの領域が混在してくる。完成された膿瘍では、境界はやや明瞭化し辺縁不整な類円形の低エコー域として描出され、周囲に不明瞭な高エコーを伴い、内部には debris や隔壁がみられることがある。

❸ CT 検査

CT 所見も病期により変化する像が得られる。初期では境界不明瞭な低吸収域として認められ、膿瘍腔が形成される時期になると比較的明瞭な境界の低吸収域となる。造影 CT では double target sign といわれる膿瘍腔を囲む高吸収域と、さらにその周囲の低吸収域が認められる。嫌気性菌が原因の場合は niveau 像がみられることがある。

❹ 経皮的膿瘍ドレナージ

画像所見により膿汁の貯留が認められる場合は、ドレナージを行い排液する。アメーバ性肝膿瘍ではアンチョビソース状、またはチョコレート状の膿汁を認める。嫌気性菌による細菌性肝膿瘍の膿汁は異臭が強い。内容液は細菌培養やアメーバの検出を行い原因の確定を行うが、アメーバの検出率は高くない。

治　療

膿瘍が未完成な比較的初期では抗生剤の全身投与で改善することもある。細菌性では、抗生剤は胆汁移行の良好なセフェム系もしくはペニシリン系を用い、アメーバ性ではメトロニダゾールを用いる。完成された膿瘍の場合は全身状態が安定していれば、いずれの場合でも抗生剤もしくはメトロニダゾールの投与とともに経皮的膿瘍ドレナージを行い、必要に応じて膿瘍内を抗生剤を混合した生食水で洗浄する。感染が高度の場合はガンマグロブリン製剤の投与を考慮する。難治例や多発例で有効なドレナージ

が不能な場合には、抗生剤の持続動注療法を行うこともある。

(高田雅博)

C-19 劇症肝炎

❶診　断

　劇症肝炎とは肝炎のうち、症状発現後8週以内に高度の肝機能障害に基づいて肝性昏睡II度以上をきたし、プロトロンビン時間40％以上を示すもので、そのうち発病後10日以内に脳症が出現する急性型とそれ以降に発現する亜急性型がある。現在も死亡率が約80％と高いことが問題であり、高度の肝機能障害を認めた場合は劇症肝炎化する可能性も念頭において診療にあたるべきである。

❷必要な検査

　必要な検査としては肝機能検査（AST、ALT）、血液凝固（プロトロンビン時間）、肝性脳症の評価（アンモニア濃度、脳波、Number connection test）さらにMOFに移行することが多いことから（合併症評価のために）、血液ガス分析、腎機能検査、血液培養なども必要である。肝萎縮の有無は劇症肝炎の診断、予後の判断に重要であり、CT、超音波検査を行う。

　本邦の劇症肝炎のほとんどが肝炎ウイルス感染に由来するものであり、成因の診断のため各種のウイルスマーカーの採血などで行う。具体的にはIgM-HA、IgM-HBc、（必要に応じてHBcAb、HBV-DNA）HCVAb、（必要に応じてHCV-RNA）

　薬物服用歴（特にアセトアミノフェン、イソニアジド、バルプロ酸ナトリウム、抗うつ薬、NSAIDsなど）や飲酒歴も必ず聴取する。

❸ 治 療

　重症の肝炎で劇症化を予知する確実な方法は今のところない。肝性脳症の評価をしつつ、プロトロンビン時間が 40% 以下の症例は積極的に治療を開始すべきである。劇症肝炎の予後に寄与する単一の治療法はまだ確立されておらず、24 時間体制の全身管理下で集中治療を行うことが必要である。

●全身管理、合併症対策

　呼吸循環動態の管理に加え、肝性昏睡や脳浮腫の管理が重要である。BCAA 投与は病態の悪化を招くため保険適応上も禁忌である。腸管内殺菌（ラクツロース経口、浣腸）や排便コントロールをアンモニア対策として行う。Ⅲ度以上の肝性脳症の患者に対しては脳圧亢進が認められるので、頭部挙上、脳圧降下剤の投与を行う。消化管出血、感染症の合併症が高いため、（肝代謝ではない広域のスペクトラムの）抗生物質などで対処する。

●特殊治療

❶ グルカゴン・インスリン（GI）療法

　GI 療法は肝再生促進作用の他肝壊死抑制作用も有して広く施行されている。（5% ブドウ糖 500 ml ＋ヒューマリン R ® 10 単位＋グルカゴン・ノボ ® 1 A（1 mg）1 日 2 回 2 時間 DIV）

❷ 血漿交換と血液濾過透析

　急激な肝壊死により血中に逸脱した物質や肝不全のために処理できない血漿成分の除去を目的に（しばしば併用して）行われる。肝性昏睡Ⅱ度になった時点で速やかに治療を開始すべきである。血漿交換は肝不全のため合成が低下した物質の補給の意義を有するが、一度に 40〜60 単位もの FFP を使用するために施行回数が保険で制限されている。

❸ 抗ウイルス療法

　特に B 型肝炎ウイルスに起因する劇症肝炎では IFN またはラミブジンによる治療の有効性を指摘する報告がある。

❹ 肝移植

　欧米では肝移植が劇症肝炎の治療法として確立されており、その1年生存率は70％を越える。わが国では脳死移植は法的に認められはしたものの、国民の間にコンセンサスが得られておらず、ドナーの確保が困難な状況が続いている。最近日本肝不全研究会からは劇症肝炎における肝移植適応のガイドラインが提案された。それによると「肝性脳症発症時に、①年齢が45歳以上、②初発症状から脳症発現までの日数が11日以上、③PTが10％未満、④総ビリルビン濃度が18 mg/dl 以上、⑤直接/総ビリルビン比が0.67以下、の5項目中2項目以上満たす場合は予後不良と予測して肝移植の登録を行い、可能なら移植する。移植が施行できない場合は5日後の経過すなわち、①脳症がⅠ度以内に覚醒あるいは昏睡度でⅡ度以上の改善、②PTが50％以上に改善、の2項目を満たす場合は生存と再予測し、1項目以下の場合は予後不良と再予測し肝移植の登録を継続する」となっている。

専門医（専門科）へのコンサルトの時期

　劇症肝炎が疑われた場合すぐにコンサルトを。肝移植の可能性もあり、移植コーディネーターがいる三次救急病院への紹介も望まれる。

（三輪　亘）

2-C．消化器系

C-20 胆石症

胆石症は主たる成分によってコレステロール結石、色素結石に分類される。近年わが国では生活様式の欧米化などにより、コレステロール結石の割合が増加しているといわれている。また、胆石症は結石の存在部位により、胆嚢結石、総胆管結石、肝内結石と呼称される。救急の対象となる胆石症は、いわゆる疝痛発作などと呼ばれる有症状時に絞られてくる。

❶診断のポイント

❶ 上腹部疝痛発作

右季肋部から心窩部に発作的に疝痛を起こす。胆石の胆嚢管、胆管末端部などへの一過性の嵌頓が原因とされる。嵌頓がはずれることにより通常は1〜2時間以内で治まることが多いとされている。

❷ 発熱

悪寒を伴うか否かを聴取することが肝要である。悪寒を伴う発熱発作は胆管結石症に伴う急性胆管炎の特徴であり、急性胆嚢炎では悪寒を伴うことは少ないとされている。

❸ 黄疸

胆石の胆管末端部への嵌頓、あるいは胆嚢管嵌頓による胆管圧迫のために発現する。閉塞性黄疸の形をとるが、一過性のことが多い。

❹ 生化学的異常

痛みに伴って胆道系酵素（ALP、LAP、γ-GTP）の上昇を認めるが、発作直後には上昇していない場合も存在する。AST、ALTなどの肝酵素の上昇を伴うこともあるが、原因は一定ではなく、門脈域細胞浸潤、肝内細胆管肥厚、胆汁うっ滞などによる。

❺ 画像診断

a．石灰化があれば腹部単純X線写真でも胆石像の描出は可能である。
b．超音波検査が胆石症診断の主軸をなす。胆嚢内あるいは胆管内の結石の描出とともに胆嚢の腫大や胆嚢壁の三層構造などの胆嚢炎所見

の有無、膵炎や腹膜炎などの合併症の有無を観察する。しかし、疝痛発作時には腸管ガスなどにより観察が困難な場合も多い。
c．腹部 CT では微細な胆石の描出は困難な時もあるが、発作時でも腸管ガスや脂肪に邪魔をされず合併症の描出が可能である。

治療法（有症状時を中心にして）

●全身管理および疼痛のコントロール

輸液、禁食が基本で、腹部所見が消失するまで行われる。疼痛は発作後1〜2時間で消失することが多いとされているが、急性期には激烈な上腹部から右季肋部および背部痛を訴えることがあり、また、膵炎を合併することもしばしば認められ、これによる痛みの訴えもあり、疼痛の緩和が治療の1つとなってくる。臭化ブチルスコポラミンやペンタゾシンが用いられる。

●胆道感染症の治療

起因菌はグラム陰性菌である *E. coli*、*Klebsiella* が最も多く、その他に *Enterobacter*、*Proteus*、グラム陽性菌である *Enterococcus*、*Streptococcus* なども原因となる。これらに効果のある胆道移行性のよい抗生剤の全身投与を行い、必要に応じ多剤を併用する。

●胆道の閉塞機転の解除

結石の嵌頓などによって胆石発作は引き起こされてくるが、より早期に

●ワンポイントアドバイス

胆石症に伴う胆道感染症は適切な初期治療を行わなければ、重症化や入院の長期化などを含め不幸な転帰をたどることも多い。治療方針およびそのタイミングは早急に決定しなければならないことが多い。

うっ滞したり、感染をおこした胆汁を体外に排出することにより炎症の軽減をはかられるようになっている。緊急手術もその１つであるが、しばしば行われるのが、急性胆嚢炎に対する経皮経肝胆嚢ドレナージ（percutaneous transhepatic gall bladder drainage；PTGBD）や胆管炎に対する内視鏡下胆管ドレナージ（endoscopic retorograde billiary drainage；ERBD）や内視鏡下砕石術などが行われている。特に高齢者や合併症を有する High risk 患者により積極的に行うという意見もある。

❸注意すべき合併症

❶ 急性壊疽性胆嚢炎、胆嚢周囲膿瘍
緊急手術や緊急胆嚢ドレナージの対象となる。

❷ 急性化膿性胆管炎
発熱、黄疸、疼痛のほかに意識障害やショックの出現する危険がある。胆管ドレナージが必要となってくる。

❸ 胆汁性腹膜炎
胆道系の穿孔を引き起こし腹膜炎を併発する。腹腔ドレナージが必要となってくることがある。

❹ 胆石膵炎
総胆管結石にしばしば合併する。激しい疼痛を伴い血清アミラーゼの上昇を認める。急性膵炎の治療が必要となる。

❹鑑別すべき疾患

①右尿管結石：血尿の有無を確認する。一般に尿管結石は食事とは無関係、腹部 CT、X 線写真、超音波検査で鑑別できることが多い。
②急性膵炎：胆石膵炎として胆石発作に伴い出現することもある。
③胃・十二指腸潰瘍：食事と関連した疼痛の出現が多い。内視鏡検査で鑑別。
④虫垂炎・憩室炎など。

❺長期的治療

内科的な治療を継続するか、外科的処置を行うかは、発作の頻度や年齢・合併症などの risk factor などを総合的に判断して決定する。

専門医(専門科)へのコンサルトの時期

病態を正確に診断し、心不全、呼吸不全、肝硬変などの合併症の有無とその重篤度をよく把握し、特に高齢者や重篤な合併症を有する患者は専門医・外科医などへのコンサルトも必要になる。

(野登　誠)

C-21 急性閉塞性化膿性胆管炎

❶診　断

●問　診
腹痛（特に右季肋部痛）、発熱、胆石の既往。

●身体所見
症状によっては血圧低下（ショック）、意識障害が認められることもある。上腹部の圧痛、腹膜刺激症状など。

●検査所見
・直接ビリルビン上昇
・肝胆道系酵素上昇（特に胆道系酵素-ALP、γGTP、LAP-が優位に上昇
・炎症反応上昇（WBC、CRP、シアル酸、ESR）
・画像（超音波、CT）：肝内胆管、総胆管拡張、総胆管結石の存在

❷治療、処置

①バイタルサインの補正、②禁食、点滴、③抗生剤（広域スペクトル）、④ PTCD あるいは ERBD。

(村上　秩)

C-22 急性膵炎

　急性膵炎の本態は膵内における消化酵素の活性化による膵の自己消化である。膵酵素や酵素作用による産生物質が血中へ逸脱し、あるいは腹腔、後腹膜腔へ滲出して、組織障害がしばしば膵に留まらず他臓器にも波及する疾患である。

❶成　因

　成因は、アルコール性 40％、胆石などの胆道疾患 20％、原因不明の特発性 25％が主なもので、ほかには膵管形成異常、膵管造影後、外傷、手術後、高脂血症などがある。

❷臨床症状

　急激に発症する悪心、嘔吐を伴う上腹部痛があり、背部への放散痛をしばしば訴えることがある。軽症では上腹部に限局する疼痛であるが、重症では腹部全体に及び、腹膜刺激症状や筋性防御を伴うことが多い。腹部膨満の訴えや麻痺性イレウスも認められる。腹部触診で上腹部の圧痛を認めるが、自覚症状の激しさと比して腹部所見が乏しいこともしばしば認められる。重症例ではショック、呼吸困難、チアノーゼ、乏尿も認められる。脱水や炎症性滲出液の喪失による循環血液量の減少が原因となっている。稀に血性滲出液の腹壁皮下への浸透により臍周囲（Cullen 徴候）や側腹部（Grey-Turner 徴候）の皮膚に赤色〜褐色の変化が認められる。

表 1. 急性膵炎臨床診断基準

> 1．上腹部に急性腹痛発作と圧痛がある。
> 2．血中、尿中あるいは腹水中に膵酵素の上昇がある。
> 3．画像で膵に急性膵炎を伴う異常がある。

上記3項目中2項目以上を満たし、他の膵疾患および急性腹症を除外したものを急性膵炎とする。但し、慢性膵炎の急性発症は急性膵炎に含める。また、手術または剖検で確認したものはその旨を付記する。
注：膵酵素は膵特異性の高いもの（P-amylase）を測定することが望ましい。
(厚生省特定疾患「難治性膵疾患」調査研究班，1990)

❸ 診断のポイント

急性膵炎の診断は症状や血液検査、画像検査より診断基準が設けられている（**表1**）が、病期、重症度により経過は大きく異なり、重症膵炎の場合などは死亡率も高くなってくる。重症度診断基準（**表2**）などを参考に、病態を的確に把握して治療することが必要である。

❶ 末梢血

赤血球、ヘモグロビン、ヘマトクリットは脱水で増加していることが多く、白血球も増加しているが、著明な場合には感染症の合併も疑われる。血小板の減少やFDPの増加はDICの合併を疑わなければならない。

❷ 血液生化学検査

BUN、クレアチニンの上昇は腎不全の徴候、血清Caの低下、血糖値の上昇、壊死性膵炎でよく上昇するLDHなどは重症で判定の因子である。

❸ 膵酵素

血清・尿アミラーゼ（特にP型）、血清リパーゼ、トリプシンエラスターゼⅠ、膵分泌性トリプシンインヒビター（PSTI）などの上昇がみられる。

❹ 凝固系

プロトロンビン時間の延長やフィブリノーゲンの減少が認められる。

2-C. 消化器系

表 2. 急性膵炎の重症度判定基準

> 予後因子①：ショック、呼吸困難、神経症状、重症感染症、出血傾向、
> 　　　　　　BE≦-3 mEq/L、Ht≦30％（輸液後）、BUN≧40 mg/dl または
> 　　　　　　Cr≧2.0 mg/dl　　　　　　　　　　　　　　　　　　　　各 2 点
> 予後因子②：Ca＜7.5 mg/dl、FBS≧200 mg/dl、PaO 2≦60 mmHg（room
> 　　　　　　air）、LDH≧700 IU/L、TP≦6.0 g/dl、PT≧15 秒、血小板≦
> 　　　　　　10 万、CT の Grade Ⅳ、Ⅴ（CT：表 3 参照、US：CT の判定
> 　　　　　　法に準じて判定し参考資料とする。）　　　　　　　　　　各 1 点
> 予後因子③：SIRS 診断基準における陽性項目数≧3　　　　　　　　　　2 点
> 　　　　　　年齢≧70 歳　　　　　　　　　　　　　　　　　　　　　1 点

1）原則として入院 48 時間以内に行い、以後、経時的に追跡する。
2）臨床徴候および SIRS 診断は以下の基準とする。
　　ショック：収縮期血圧が 80 mmHg 以下および、80 mmHg 以上でも
　　　　　　　ショック症状を認めるもの。
　　呼吸困難：人工呼吸器を必要とするもの。
　　神経症状：中枢神経症状で、意識障害（痛みにのみ反応以上のもの）
　　　　　　　をともなうもの。
　　重症感染症：白血球増加を伴う 38℃以上の発熱に、血液培養陽性やエ
　　　　　　　　ンドトキシンの証明、あるいは腹腔内膿瘍のみとめられ
　　　　　　　　るもの。
　　出血傾向：消化管出血、腹腔内出血（Cullen 徴候、Grey-Turner 徴候
　　　　　　　を含む）、あるいは DIC を認めるもの
　　SIRS（Systemic inflammatory response syndrome）の診断基準
　　項目：①体温が 36℃以下、あるいは 38℃以上
　　　　　②脈拍が 90 回/分以上
　　　　　③呼吸数が 20 回/分以上、あるいは PaCO 2＜32 mmHg
　　　　　④白血球数が 12,000/mm³ 以上か 4,000/mm³ 以下、あるいは
　　　　　　10％以上の幼若球出現。
3）全身状態は良好で、予後因子①および②をいずれも認めず、血液検査成
　　績も正常に近いものを軽症と判定する。
4）予後因子①を認めず、予後因子②が 1 項目のみ陽性のものを中等症と判
　　定する。
5）予後因子①が 1 項目以上、あるいは予後因子②が 2 項目以上陽性のもの
　　を重症と判定する。
6）重症急性膵炎では、予後因子③を含めた各予後因子の陽性項目の点数を
　　合計を計算し、それを重症度スコアとする。

> 急性膵炎の Stage 分類
> Stage 0　軽症急性膵炎
> Stage 1　中等症急性膵炎
> Stage 2　重症急性膵炎（重症 Ⅰ）：重症度スコア 2～8 点
> Stage 3　重症急性膵炎（重症 Ⅱ）：重症度スコア 9～14 点
> Stage 4　重症急性膵炎（最重症）：重症度スコア 15～27 点

（厚生省特定疾患消化器疾患調査研究班「難治性膵疾患」分科会 1999）

表 3. CT Grade 分類

Grade Ⅰ：膵に腫大や実質内部不均一を認めない。
Grade Ⅱ：膵には限局性の腫大を認めるのみで、実質内部は均一であり、膵周辺への炎症の波及を認めない。
Grade Ⅲ：膵は全体に腫大し、限局性の膵実質内不均一を認めるか、あるいは膵周辺(網嚢を含む腹腔内、前腎傍腔)にのみに fluid collection (注1) または脂肪壊死(注2)を認める。
Grade Ⅳ：膵の腫大の程度は様々で、膵全体に実質内部の不均一を認めるか、あるいは膵周辺をこえて、胸水や結腸間膜根部または左後腎傍腔に脂肪壊死を認める。
Grade Ⅴ：膵の腫大の程度は様々で、膵全体に実質内部不均一を認め、かつ後腎傍腔および腎下極より以遠の後腹膜腔に脂肪壊死を認める。

(注1) fluid collection：膵周囲（網嚢を含む腹腔内または前腎傍腔）への滲出液であり、CT 上均一な low density area であり造影により境界は明瞭となる。
(注2) 脂肪壊死：膵脂肪、結腸間膜根部（上腸間膜動脈周囲）、前後腎傍腔、腎周囲、後腹膜腔の脂肪組織の壊死であり、CT 上不均一な density を示し(fluid collection よりも density は高い)、造影にても境界は不明瞭。
(厚生省特定疾患「難治性膵疾患」調査研究班, 1995)

❺ 画像診断

　腹部超音波や腹部 CT 検査は膵の腫大、実質内部の不均一性、膵周辺への炎症の波及や滲出液貯留や、膵炎の起因となる胆石の有無などが描出される。腹部単純 X 線では、膵石や胆石などの石灰化像、colon cut-off sign、sentinel loop sign などの小腸や大腸の異常ガス像、膵炎の後腹膜波及による腸腰筋陰影の消失などを観察する。胸部 X 線では左横隔膜の挙上、左下肺野の胸水、無気肺、肺炎などの異常がみられる。

> **●ワンポイントアドバイス**
>
> 　腹部所見ならびに血中、尿中アミラーゼをはじめとする膵酵素の上昇や超音波、CT 所見で確定診断は可能である。重症度の判定が問題となってくる。

❹鑑別診断

①急性胆嚢炎・胆管炎、胆石発作
②消化管穿孔：腹腔内遊離ガスの有無を証明する。
③イレウス
④腸間膜動静脈閉塞症：病歴と画像診断による鑑別が有効である。
⑤心筋梗塞などの心疾患：心電図検査が必要である。

❺治　療

❶ 全身管理

補液、電解質の補正、アルブミン補給、輸血、昇圧剤投与などで循環動態を改善させる。

❷ 疼痛のコントロール

非ステロイド性消炎鎮痛剤（NSAIDs）、麻薬などの鎮痛剤を投与する。

❸ 膵の安静、消炎

絶飲絶食、胃液吸引、胃液・膵液の分泌の抑制を図る。

❹ 逸脱膵酵素の不活性化と有毒生成物の中和・除去

蛋白分解酵素阻害剤投与、血液透析、腹膜灌流、血漿交換などが必要なこともある。

❺ 膵および周辺の合併症の予防と治療

胆道感染や感染性膵壊死の予防と治療には膵組織に到達しうる広域抗生剤を投与し、必要に応じドレナージを行う。

❻予　後

一般に、中等症以下の膵炎では重篤な合併症もなく1〜2週間で改善する。重症膵炎では9〜30％の死亡率、中等症でも2％程度の死亡率が報告されており、死亡は発症1週間が最も多く、多臓器不全が死因となっている。1週間以降の死因は主として感染症とされている。

- **専門医（専門科）へのコンサルトの時期**

　重症膵炎が疑われた時などに、最近は膵酵素阻害剤や抗生物質の動注療法が行われ有効性が報告されている。重症化が疑われた時は速やかな専門医へのコンサルトが必要となってくる。

(野登　誠)

C-23 消化管異物

　消化管異物にはいろいろな物があるが、小児ではボタン、貨幣、安全ピン、バッジ、碁石など、成人では包装（PTP：press throuh package）錠、義歯（bridge）、ピン止め、魚骨、竹串、爪楊枝、食物（肉片）、スプーンなどが知られている。その他釘、鋲、針金、ガラス片、箸などもあるが、稀に下部消化管（直腸）で性具などがある。

◆診　断

● **病歴聴取が診断の手がかりで、詳しい病歴からほとんどが診断できるといっても過言ではない。**

　本人あるいは家人が異物を飲んだ（断定あるいは推定）と訴える場合はもちろん、PTP錠誤飲後の嚥下痛、心窩部痛などから多くは診断可能であるが、中には明らかな誤飲の認識がない患者がいる。数種類の薬剤の中で一種類のみを包装のまま服用した時、本人はその認識が少ない。同様に魚骨でも、骨（マグロ）の認識がない場合がある。竹串（焼き鳥）も胃の場

● **ワンポイントアドバイス**

　魚骨では食道壁を穿通（穿孔）し縦隔炎や大動脈に達し大出血をきたす重症例もある。

合は症状の発現が遅く(飲酒の影響もあるか?)、一定の時間を経て来院することもあり、本人が異物を摂取した認識が少ない。飲酒に関してはピン止めを誤飲した結果(認識なし)、数日後心窩部痛で来院(胃壁を穿通)する例があり、病歴のみでは診断困難な場合がある。

●症　状

①咽頭異物：咽頭痛、嚥下痛でほとんどが魚骨である。

②食道異物

　a．嚥下痛：PTP錠、魚骨など(粘膜に突き刺さる)で生ずる。

　b．嚥下困難：PTP錠、魚骨、食物(肉片)などによる。

③胃内異物：食道異物に比較して、一般に症状に乏しく来院するまでに一定の時間が経過している場合が多い。

　a．心窩部痛：胃粘膜に突き刺さっていることに起因する痛みと急性潰瘍(粘膜病変)を合併していることによる痛みがある。

　b．出血(タール便)：合併した急性潰瘍(粘膜病変)からの出血がある。

④直腸異物：性行為か悪戯によることが多く、異物は性具など様々である。

　a．肛門痛

　b．下腹部痛、下腹部不快感。

●必要な検査

❶ X線写真

　a．胸部X線写真：二方向(正、側)を撮る。PTP錠は、正面像では脊

● ワンポイントアドバイス

　義歯(bridge)は、一般に食事中に誤飲することが多いため、大量の食物に埋もれた義歯を確認できないことがあるが、透視下で内視鏡検査を行えば摘出(回収)はさほど困難ではない。

椎に重なり読影できないことがある。側面像が必要。
b．腹部単純 X 線写真：立位、臥位で異常陰影（異物）の移動（位置）から部位を推定する。直腸異物を疑う時は骨盤腔まで含めて撮る。ほとんどの異物の存在が確認できるが、PTP 錠、魚骨例では判定困難な場合がある。

❷ CT スキャン

食道、胃壁穿通（穿孔）が疑われる時、有用な検査である。

❸ 上部内視鏡検査

食道から十二指腸までの異物の診断のみならず、咽頭異物の診断にも有用である。

❹ 血液検査（炎症反応：CRP・血沈など、血算：白血球増多・貧血、生化学）

症状に応じて必要項目をチェックする。内視鏡検査を施行するにあたっては感染症（梅毒反応、HBs 抗原、HCV 抗体）チェックが必要である。

❷治療、処置

❶ 下剤

小さな物（貨幣、ボタン、義歯、アルカリ電池など）や、既に胃より排出している場合は、下剤で排出を促す。

❷ 上部内視鏡による摘出（回収）

下剤投与後も胃内に留まっている異物や鋭利な異物（粘膜損傷、壁穿通・穿孔などの危険性あり）は、内視鏡で摘出（回収）する。摘出（回収）時の粘膜損傷を防ぐため、内視鏡先端にフードを装着する。図1の如き手製のフードを用いているが、視野も十分確保でき容易に摘出（回収）できる。

●ワンポイントアドバイス

消化管異物の中には、稀に胃を通過し小腸に達するが排出できず腸閉塞症状をきたす例がある。

2-C. 消化器系

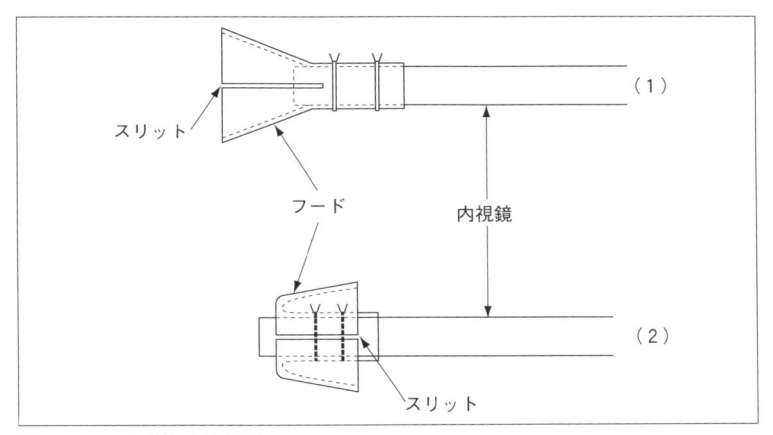

図 1. フード作製と使用法
(1)：メトロイリンテルを図の如く切断し内視鏡に装着。翻転しやすいように一部にスリットを入れてある。
(2)：内視鏡挿入時は視野確保のため翻転した状態にする。

❸ 直腸鏡（大腸鏡）による摘出（回収）

肛門括約筋を弛緩させるため腰椎麻酔下で摘出する場合がある（外科コンサルト）。

専門医（専門科）へのコンサルトの時期

腸閉塞例や長期間小腸にとどまる例は外科にコンサルトするが、内視鏡機器の発達や技術の進歩により外科的に摘出する例は極めて稀となっている。

（外山久太郎）

C-24 食中毒

食物に付着した毒素や病原菌により発症する（表1）。

❶症　状

下痢、悪心・嘔吐、腹痛、発熱など。

❷診　断

●問診
・摂取した食事内容や調理法、摂取から発症までの時間（潜伏期）、摂取量、同症状を有する者の存在。
・下血の有無。
・神経症状の有無。
・潜伏期は感染型で2～4日（但し腸炎ビブリオは1日以内に発症）、毒素型で数時間～1日。

●身体所見
・圧痛を認めることはあるが、腹膜刺激症状がある場合、他疾患を考慮。

表1．感染型と原因食品

	感染型	原因食品
感染型	サルモネラ 腸管病原性大腸菌 腸炎ビブリオ キャンピロバクター	食肉、卵、乳製品など 汚染井戸水、牛肉など 魚介類の生食、漬物など 鳥肉など
毒素型	黄色ブドウ球菌 ボツリヌス	おにぎり、乳製品など いずし、からしれんこんなど
中間型	腸管毒素原性大腸菌 ウェルシュ菌 セレウス菌	肉加工品など 肉、米飯など

2-C．消化器系

・グル音は亢進していることが多い。
・脱水の所見の有無（舌、皮膚所見）。

●検査所見
・炎症反応上昇（白血球、CRP、シアル酸、ESR）
・脱水（BUN、Cr の上昇）、電解質異常（Na、K、Cl など）の有無。
 注）O-157 感染症が疑われる場合、溶血性尿毒症症候群に注意。
・腹部 X 線写真にて少量の小腸ガスを認めることあり。
・便培養

❸治療、処置

❶ 基本的には対症療法となる
・脱水：可能であれば水分補給、悪心・嘔吐強ければ細胞外液、維持液など輸液(心、腎機能に問題なければ VeenD®、またはソリタ T 3 号® 500 ml、2〜3 時間など)
・腹痛：鎮痛薬は臭化ブチルスコポラミン(ブスコパン®)、ペンタゾシン(ソセゴン®)
 注）病原性大腸菌などの症例では抗コリン剤は病原菌を腸管内にとどめるので使用しない。
・悪心・嘔吐：メトクロプラミド（プリンペラン®）

❷ 止痢剤は投与しない

❸ 抗生剤（全例に必要なわけではない、毒素型には無効）
・ニューキノロン系（クラビット®）
・内服困難例はホスミシン® 2 g×2 DIV

❹ ボツリヌス症
　呼吸筋麻痺等重篤な神経症状を呈し、死亡率が高い。十分な設備の整った施設で治療すべきである。
・原因食物：いずし、からしれんこん、自家製ソーセージなど。

❹症状

1. 消化器症状で発症。
2. 涙、唾液の分泌低下。
3. 眼症状：調節障害、複視、外眼筋麻痺、散瞳、眼瞼下垂。
4. 咽頭麻痺、発声障害。
5. 呼吸筋麻痺
6. 意識障害はない。

❺治療

1. 多価抗血清投与
2. 胃洗浄
3. 気道確保、人工呼吸器装着。

●ワンポイントアドバイス

下血も伴う場合、O-157 感染症の可能性もあり注意。

(村上　秩)

C-25 ヘルニア嵌頓

ヘルニア（herniation）とは本来の位置からずれることを指す。横隔膜・骨盤を含め腹部に構造的・解剖学的に脆弱な部位が存在し、これを介して腹腔内容がずれてはまりこんだ状態を嵌頓（incarceration）と呼ぶ。

注）体表よりみえる外ヘルニア（external）と、みえない内ヘルニア（internal）がある（図1、2）。

注）ヘルニアが起こりやすい部位を念頭に入れておくことが重要。

注）ヘルニア内容が腸管である場合は血行障害を伴う腸閉塞を呈する［第2章C-11「腸閉塞」(264頁) を参照］。

2-C. 消化器系

図1. 外ヘルニア

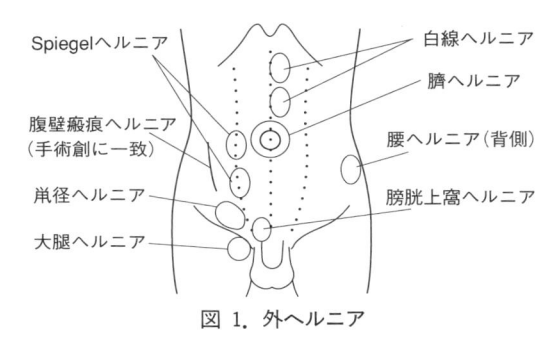

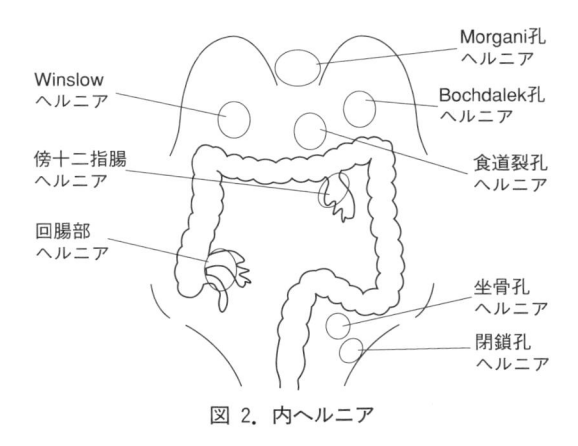

図2. 内ヘルニア

◆診　察

●問診
①局所の膨隆と異和感・疼痛（外ヘルニア）。内容が大網・卵巣の場合は痛みが軽い。
②腹痛・腹部膨隆（内ヘルニアではこれのみ）。
③悪心・嘔吐・吐物の性状、排便（血便）・排便ガスの有無。

315

④既往歴：腹部手術

- **ワンポイントアドバイス**

  ・発症時期、程度、経過が重要。

●腹部所見
①体表の腫瘤の触知、透光性（transillumination）の有無。
②腹痛・圧痛の部位。
③腹膜刺激症状の有無。
④腸音の亢進。
⑤腹部手術創の有→筋層離開と膨隆
⑥Howship-Romberg sign：大腿内側の閉鎖神経刺激症状
⑤直腸診：血便の有無（乳幼児で必要と判断したら小指で確認）。

❷処置と対応

●鼠径ヘルニア・大腿ヘルニア
日常診療で一番多く遭遇する。
①発症から時間が経過していない（2 hrs 以内）
②嘔吐・腹部膨隆・血便・腹膜刺激症状がない。
の条件を満たせば、用手的整腹を試みる。もし整腹できない場合は、
　　乳幼児→小児科または外科コンサルト
　　成人→外科コンサルト

- **ワンポイントアドバイス**

  ・整復が十分になされていないまま帰宅させてはならない！
  ・整復不能例・時間が経過している例→緊急手術

●創ヘルニア・内ヘルニア（閉鎖孔ヘルニアが多い）
腸閉塞伴う場合が多い。

① 血液所見、ABG、腹部 X 線写真のチェック。
② CT スキャン：部位の同定、ヘルニア内容の情報が得られる。

❸ 治療

重症度の評価を行い、**第 2 章 C-11「腸閉塞」(264 頁)** に沿ってすすめる。

(白石龍二)

C-26 腹部外傷

全身状態の改善をしながら、実質臓器よりの出血、または消化管損傷による汎発性腹膜炎に対する診断と、開腹手術や経カテーテル動脈塞栓術の適応の決定をタイミングを逃さず行うことが最も重要である。

❶ 診 断

● 症 状

受傷機転の聴取、受傷部位の観察、外力の大きさなどから損傷臓器、その損傷形態を推測する。

① 嘔気、嘔吐➡吐血の場合、上部消化管損傷を疑う。
② 腹部膨満感、腹部自発痛➡腹腔内出血、消化管穿孔など。
③ 背部痛➡後腹膜臓器（膵臓など）の損傷。

● 身体所見

外傷の場合は腹部理学的所見は不確実なので要注意。

① 腹部の圧痛、腹壁の緊張・抵抗。
② 腸雑音の減弱。
③ Grey-Turner's sign（漏出した膵液により、後腹膜の軟部組織が融解し、腰背部-側背部にかけての皮膚に有痛性の帯状出血斑を認める。臍部に現れた場合は Cullen's sign という）➡膵損傷。

●検　査

❶ 血液検査
　a．貧血：受傷直後では貧血を示さないこともあるので、経時的な観察が必要。
　b．血清トランスアミナーゼの上昇：肝損傷を疑う。
　c．血清アミラーゼの上昇：膵損傷。腸管損傷でも上昇することあり。

❷ 尿検査
　a．血尿：尿路系の検索➡泌尿器科医へのコンサルト。
　b．乏尿・無尿：脱水によるものなのか、尿道損傷はないのか？

❸ 胸腹部X線
・腹部X線は大きなフィルム（KUBなど）で横隔膜—骨盤が入るように。
・胸部X線はできれば立位で：腹腔内遊離ガスをみつけやすい。患者の状態が悪くて立位が不可能な場合は、左側臥位正面像（デクビタス像）。
　a．腹腔内遊離ガス像➡消化管損傷。小腸破裂では出にくいことあり。
　b．腎・腸腰筋陰影の消失➡腎損傷・後腹膜血腫。
　c．右腎周囲後腹膜気腫➡十二指腸破裂
　d．骨盤骨折➡後部尿道損傷の可能性。後腹膜出血。
　e．横隔膜不明瞭➡横隔膜破裂
　f．sentinel loop sign（空腸起死部の限局性腸管麻痺が、左上腹部のガス貯留像としてみられる）、colon cut-off sign（横行結腸間膜に炎症が波及し、左右結腸彎曲にガスが分かれてみえる）➡膵損傷

❹ その他、場合により施行する検査
　a．腹部超音波検査：腹腔内出血、実質臓器損傷のスクリーニング。
　b．CTスキャン：肝・膵・脾・腎など実質臓器損傷の診断。もちろん腹腔内遊離ガスや、出血の診断にも有用である。
　c．血管造影：実質臓器損傷の診断から、治療（TAE）に移行する場合あり。
　d．十二指腸造影：十二指腸破裂
　e．DIP・尿路造影：尿路系の損傷

f．腹腔穿刺、腹腔洗浄（Diagnostic Peritoneal Lavage；DPL）

❷治療、処置、各論

・まず気道の確保。場合により気管内挿管・気管切開、人工呼吸。
・上肢、頸部などの太い静脈に点滴ルートを確保。
・経鼻胃管チューブを挿入。

●肝損傷
・鈍的外力によるものが多く、右下位肋骨骨折のある場合は可能性を考える。
・胆汁漏による腹膜刺激症状を伴うことがある。
・循環動態が安定していて、腹部所見がなく、造影 CT スキャンにて造影剤の漏出のない、実質内、被膜下損傷の場合は厳重な経過観察のもと、まず保存的に治療する。
・出血性ショック症例で、TAE 無効例では開腹手術。手術は止血を目的とするが時に肝切除を伴う。

●脾損傷
・鈍的外力が左下部胸壁ー季肋部に加わった場合に多い。
・腹腔内出血が主体であるが、左横隔膜破裂、胃破裂などの合併損傷を伴う場合があり、注意を要する。
・循環動態の安定している症例ではまず保存的に治療、経過観察する。遅発性の破裂に注意。
・ショック症例で TAE 無効例では開腹手術。圧迫、縫合による止血を目ざすが、脾組織は脆弱で困難で、脾臓摘出となる場合が多い。

●膵損傷
・ハンドル外傷など上腹部への強い外力で受傷する。
・合併損傷（腸間膜損傷、十二指腸破裂など）に注意。

- CTでは膵腫脹、膵周囲の血腫像が特徴的。
- 血清アミラーゼ値は大多数で高値となるが、受傷初期には上昇しないものも多い。
- 臨床症状が軽微な症例では、絶飲食、経鼻胃管チューブ挿入、蛋白分解酵素阻害薬（FOYなど）投与などで保存的治療。
- 手術は止血、膵液のドレナージが主体となる。

●胃・小腸損傷
- 消化管損傷では小腸破裂が最も多い。
- 小腸破裂では腹腔内遊離ガスが現れにくく、腹部症状や所見と他の検査と総合して判断する。
- 手術は基本的に破裂部のデブリードマンと縫合閉鎖。

●十二指腸損傷
- ハンドル、シートベルト外傷などで、上腹部に強い外力が加わり、Treitz靭帯附近の固定された部位が、椎体との間に挟まれて受傷することが多いとされる。
- 後腹膜破裂の場合は初期には腹部症状が出にくいことがある。
- 造影検査は診断上有用である。
- 手術は部位により、縫合閉鎖、部分切除吻合術などとなる。

●大腸損傷
- 腹腔内の汚染度が高いので、上部消化管より緊急性がある。
- 手術は腹腔内の十分な洗浄ドレナージと、部位と状況により、縫合閉鎖、切除吻合、一時的な人工肛門の造設など。

●腎損傷
- 腎動静脈損傷や腎実質の高度の破裂による出血性ショックは手術適応となり、できるだけ腎を温存。腎摘出の場合は、対側腎機能が正常である

ことを確認する。

●骨盤骨折
・血管造影下の塞栓止血術、創外固定など➡整形外科にコンサルト。

> **●ワンポイントアドバイス**
>
> X線写真の左側臥位正面像（デクビタス像）は、患者の立位困難時のみでなく、立位正面X線写真で腹腔内遊離ガス像がとらえにくい場合にも有効なことがある。

（片山清文）

【D．内分泌・代謝・血液系】

D-1 糖尿病性緊急症

❶ 診 断

糖尿病患者の意識障害の原因を**表1**に示す。各病態の症状・特徴は以下の通り。

❶ 糖尿病性ケトアシドーシス

主な誘因は感染症、インスリン投与中止、あるいは糖尿病の発症である。高血糖、尿中ケトン体著増、代謝性アシドーシスを呈する。血漿浸透圧は 350 mOsm/l 以下、動脈血 pH は 7.20 以下のことが多い（**表2**）。血中ケト

表 1. 糖尿病患者における意識障害の原因

1．低血糖
2．糖尿病性昏睡 　　糖尿病性ケトアシドーシス（DKA） 　　非ケトン性高浸透圧昏睡（HONC）
3．乳酸アシドーシス（LA）
4．脳血管障害
5．アルコール性ケトアシドーシス

表 2.

1）動脈血ガス分析正常値 　　pH：7.38〜7.42　PCO_2 40±2 mmHg、HCO_3^- 24±2 mEq/l 　　base excess 0±2 mEq/l
2）anion gap の計算 　　$Na^+ - (Cl^- + HCO_3^-)$ mEq/l 　　（正常値 12±2 mEq/l）
3）血漿浸透圧の計算 　　血漿浸透圧 $= 2(Na+K) + \dfrac{PG}{18} + \dfrac{BUN}{2.8}$ 　　　　　　（但し Na、K=mEq/l、PG、BUN=mg/dl） 　　（正常値 280 mOsm/l）

2-D. 内分泌・代謝・血液系

表 3. 代謝性アシドーシスの分類

- anion gap が増加のもの
    糖尿病、アルコール性アシドーシス、乳酸アシドーシス、尿毒症性アシドーシス、サリチル酸・メタノール中毒
- anion gap 増加のないもの
    低アルドステロン症、アルギニン塩酸塩投与、アルカリの喪失(下痢、膵、胆汁瘻)、コレスチラミンの投与（下痢）
    尿細管性アシドーシス、炭酸脱水酵素抑制剤

表 4. 非ケトン性高浸透圧性昏睡（HONC）の誘因

脳血管障害、腎尿路疾患、虚血性心疾患、膵炎、手術、消化管出血、経管栄養、火傷、甲状腺機能亢進症、マニトール、グルココルチコイド投与、フロセミド、サイアザイド等の利尿剤投与、ジフェニルヒダントイン、免疫抑制剤、高浸透圧液を用いての腹膜透析、経中心静脈栄養

ン体（特に 3 ハイドロキシ酪酸、3 OHOB）は高値である。anion gap は高値（16 以上）を示す（**表 3**）。典型的な場合、アセトン臭、Kussmaul の大呼吸を示す。CK、LDH、ミオグロビンの高値は心疾患以外に黄紋筋融解症の存在の可能性がある。

❷ 非ケトン性高浸透圧性昏睡

頻度は DKA の 1/6 とされる。多くは 50 歳以上、著しい高血糖、ケトアシドーシスを伴わない著しい脱水、高浸透圧血症を呈する。誘因を**表 4** に示す。血糖値は 600 mg/dl 以上で 1,000 mg/dl を超えることもある。血清 Na は高値で血漿浸透圧は 350 mOsm/l を超える。脱水のため BUN が高値でしばしば 100 mg/dl 近くに達するが、クレアチニン値の増加は軽度である。動脈血 pH は 7.30 以上で多くは 7.35 前後、HCO_3、base excess は正常か軽度低下する。anion gap は 16 以下である。尿中ケトン体は陰性か弱陽性である。

❸ 乳酸アシドーシス

ショックなどの循環不全が存在する。anion gap は 25 mEq/l 以上、乳酸は 5 mmol/l 以上である。尿ケトン体は（－）〜（＋）、血糖値は正常もし

くは上昇。インスリン治療を行っても pH や anion gap が改善しないときは本性を疑い血清乳酸・ピルビン酸を測定する。

❹ アルコール性ケトアシドーシス

糖尿病患者でアルコールを多飲しているか、数日前まで大量飲酒していた場合が多い。糖尿病ケトアシドーシスに合併していることがある。

❺ 低血糖症

血糖値が 50 mg/dl 以下を低血糖というが、臨床的には血糖値の低下に伴い、低血糖時にみられる神経症状・交感神経刺激症状が出現すれば低血糖症と呼んでいる。新生児では 30 mg/dl 以下を低血糖という。自律神経機能の保たれている患者では交感神経刺激症状を自覚し自分で対処することが期待できるが、神経障害の進行した患者ではいきなり意識消失まで至ることがある。

●必要な検査

低血糖が除外された場合の糖尿病性昏睡の鑑別診断および原因検索のための項目は、①病歴、②身体所見、③血糖、血算、電解質、血液生化学（BUN、クレアチニン、浸透圧を含む）、動脈血液ガス分析、尿もしくは血清ケトン体、④細菌培養（尿、血液、喀痰、咽頭ぬぐい液）、⑤胸部 X 線写真、心電図。治療中のモニターとしては、①血糖値は 1 時間ごとに検査室で測定を行う。②電解質、BUN、クレアチニンは 2〜4 時間ごと、③心電図（Ⅱ、または V_4-V_5 誘導の T 波の高さとパターンはカリウムレベルと平行して変動する）、④尿量は 1〜2 時間ごと、⑤バイタルサインは 1〜2 時間ごと。

❷治療、処置

●糖尿病性ケトアシドーシスの治療

治療の基本は、①脱水の補正、②インスリンの投与による高血糖・代謝失調の是正、③誘因に対する治療、である。

❶ 脱水の補正

最初は生食水で 1 時間目 500〜1,000 ml、2 時間目 500 ml、3 時間目以降

表 5.

1）高血糖は見かけの血清 Na を低下させるので補正する 　　補正 Na 値（mEq/l）＝Na$+\dfrac{血糖値-100}{100}\times 1.5$ 2）ある時点の体液量 　　体液量（l）＝0.6×体重×$\dfrac{140}{補正\ Na\ 値}$ 3）ある時点の体液喪失量 　　体液喪失量（l）＝0.6×体重×$\left(1-\dfrac{140}{補正\ Na\ 値}\right)$ 　（血糖値：mg/dl、体重：kg）

は 250〜500 ml/時、血糖値が 300 mg/dl 程度に下がったらブドウ糖濃度 5％程度の維持液（例えばソリタ T 2 号®、ソリタ T 3 号®、EL 3® 号など）に変更する。尿量が 1 ml/分を目標に点滴量を調節するが、中心静脈圧モニターが望ましい。体液不足量の半量を 12 時間以内、残りの半量を次の 12〜24 時間で補う。体液不足量の目安は**表 5** を参考にする。

　小児や高齢者では最初の 2〜3 時間の輸液は 10 ml/kg/時とする。

　メイロン（7％重曹水）による補正は通常行わないが、pH が 7 以下の時は初期のみ少量（40〜60 ml）の投与を行うこともある。アシドーシスでは高 K 血症を呈する。一般に高 K 血症＝正常細胞内 K、正常 K 血症＝低細胞内 K、低 K 血症＝高度の細胞内低 K を意味する。K の補給は 1 時間 20 mEq 以下とする。K の若干の不足はソリタ T 2 号®、T 3 号® など、あるいは経口摂取可能ならバナナなどをとらせる。意識が回復し、血糖値が 250 mg/dl 程度に低下したら経口摂取を考慮するが、最初の 1〜2 日は嘔気などのため経口摂取ができないことが多く、通常補液は 48 時間程度行うことが多い。

　重症 DKA の時の補液の目安は、2〜4 日間で水 100 ml/kg、Na　7〜10 mEq/kg、Cl 5〜7 mEq/kg、P 1 mEq/kg、Mg 0.5〜0.8 mEq/kg である。

❷ インスリンの投与

　速効型インスリン（ヒューマリン R®）40 単位（1 ml）を 39 ml の生食

水で希釈（1単位/ml）、0.1単位/kg体重/時の速さで注入ポンプで側管より注入する。注入開始前にチューブをフラッシュしておく。注入ポンプを使わない場合はヒューマリンR® 50単位を500 mlの生食水に溶解（0.1単位/ml）し、点滴静注する。血糖値が低下しにくい場合は2倍量まで増量する。一般にはケトーシスでは4単位/時、ケトアシドーシスでは8単位/時以上の注入が必要となる。1時間ごとに血糖値を測定する。80～100 mg/時前後の血糖値の低下を認めることが多い。200 mg/時は超えないようにインスリン注入速度を調節する。血糖値は通常直線的に低下するのでグラフ用紙上にプロットすることにより血糖値が250～300 mg/dl程度に達するまでの時間が計算できる。血糖値が250～300 mg/dl前後でブドウ糖を含む補液に変更して通常の皮下インスリン法に変更、または持続注入量を0.5～0.75単位/時に減らし、血糖値を維持する。通常、高血糖の解消は4～8時間、高ケトン症の解消は10～20時間、ケトン尿の解消は48時間を要する。

❸ 誘因の治療

アシドーシスでは発熱が明らかでないことがあるが、DKAではほぼ全例に何らかの感染症が存在するので抗生剤の投与が必要である。

❹ 脳CTスキャニング

脳浮腫、脳血栓、脳出血などを除外する。

●非ケトン性高浸透圧性昏睡の治療

極度の脱水があり、高齢者に多いことがHONCの特徴である。全体にはDKAの治療とほぼ同様に速効型インスリン少量静脈内持続投与、輸液が主体となる。初期高血糖の時期に血清ナトリウムが150 mEq/l以上の時

●ワンポイントアドバイス

1型糖尿病あるいは2型糖尿病でもインスリン依存状態では、食事摂取あるいはブドウ糖の入った補液を行っていなくても常に少量のインスリンが必要である。

は、血圧が良好であれば0.45％食塩水の輸液を行う。血清Naが140 mEq/l 前後に低下すれば維持液に変更する。血圧の低下がある時は、初期は生食水の輸液を行い、血糖値が300 mg/dl 前後に低下したら、ソリタT2号®、T3号®などに変更する。輸液速度は最初の2時間は1,000 ml/時、次の6時間は500 ml/時、それ以降は250 ml/時に減らす。但し、脱水の程度が中程度以下あるいは高齢者の場合はこの半量とする。体液減少量の1/2を12〜24時間で補うことを目安とする。一般にカリウムの体内での不足はDKAに比しより高度である。HONCでは黄紋筋融解症を発症しやすい。血清CPK、LDHまたはミオグロビン値を測定する

●低血糖症

　意識が明瞭の場合は砂糖20 g程度で砂糖水を作り飲ませる。砂糖入り缶コーヒーなどでもよい。落ちつけば食事を摂らせる。α-グルコシダーゼ阻害剤（グルコバイ®またはベイスン®）内服者の低血糖はブドウ糖を投与するが、緊急時に手元になければ砂糖水でも効果はある。意識のない場合、50％ブドウ糖を20〜40 ml 静注。5分後改善がなければもう一度繰り返す。静注が速やかに行えない場合はグルカゴン1〜2 mgを筋注するが効果や迅速性はブドウ糖の静注に劣る。血糖値が100 mg/dl 以上を維持するように5〜10％のブドウ糖液の点滴を行う。重症の低血糖では10％ブドウ糖液を点滴静注、Hydrocortisone（サクシゾン®）100 mgを静注する。長時間放置された例では低血糖昏睡が数時間続くことがあるが、1型糖尿病あるいは2型糖尿病でもインスリン依存状態の患者ではインスリン投与を中断してはならない。先の50％ブドウ糖の静注に引き続き5〜10％ブドウ糖液に少量のインスリン（ブドウ糖10〜15 gあたり速効型インスリン1単位）を混合し、点滴静注を行う。血糖値が回復しても低血糖昏睡の醒めない時は、Dexamethasone（デカドロン®）8 mg静注＋10％グリセオール® 200 ml の点滴（1〜2時間かけて注入、6〜12時間ごと）を行い、脳浮腫の改善に努める。この場合、脳神経外科、または神経内科医へのコンサルトが望まれる。なお、重度の低血糖の危険性が高い患者では日頃から家族にグル

カゴン1mgの筋注を指導しておく。

専門医（専門科）へのコンサルトの時期

　DKAまたはHONCで上記のインスリン量でも血糖値が低下しない場合。高血糖・低血糖が軽快しても意識障害の改善がみられない時（この場合脳外科あるいは神経内科へのコンサルトが望まれる）。

（高田一太郎）

D-2 甲状腺クリーゼ

❶診　断

　放置すれば致命率が高い。未治療あるいは治療中で甲状腺機能が正常化していない患者で、感染、外傷、外科手術などのストレスを契機として発症するものが大部分であるが、時にバセドウ病に対する放射線治療、糖尿病性ケトアシドーシス（DKA）、妊娠中毒症、出産に伴って起こることがある。

●特徴的な症状や兆候

　悪心、嘔吐、下痢、腹痛などの消化器症状が初期症状として認められることが多い。水性下痢、発汗を伴った発熱は特徴的である。著しい頻脈、振戦がほとんどの患者で認められる。脈拍は通常150/分以上になる。不穏状態などの精神症状も認められる。進行すれば、意識障害、昏睡、心不全、ショックから死に至る。多くの場合患者は落ち着きがなく、じっとしていることができない（restlessness）。①著しい頻脈、②発汗を伴った発熱、③振戦、不穏などの精神症状、④水性下痢、のある時は一度は甲状腺クリーゼを疑ってみる必要がある。甲状腺クリーゼの診断の決め手となる検査はないが、白血球増加、血清カリウム低下、AST・ALT・LDH・BUN上昇を伴うことが多い。血中甲状腺ホルモンを最初に測定しておく。

❷治療、処置

甲状腺クリーゼが疑われば、直ちに以下の治療を開始する。

●甲状腺ホルモンの合成抑制

PTU（チウラジール®）を 600〜900 mg/日を 4 分割で経口または経鼻胃管より投与する。または MMI（メルカゾール®）60〜90 mg。経口または経鼻胃管よりの投与ができない場合は注射薬（10 mg/ml　中外）を注射する。24 時間後には投与量を半減する。

●甲状腺ホルモンの分泌阻害

❶ ヨードの投与

抗甲状腺剤投与後、1〜2 時間以上の間をあけてから用いる。内服用ルゴール　20〜30 滴/日を 4 分割で 7 日間投与する。ルゴール液には 1 ml あたり 83 mg（1 滴には 6.3 mg）のヨードが含まれる。

❷ ヨードアレルギーの場合

lithium carbonate（リーマス®）1 回 300 mg を 1 日 4 回、6 時間ごとに投与する。血中濃度を 1 mEq/l に保つように調節する。

●β-ブロッカー

β-ブロッカーによる脈拍の低下は、心不全がない場合はクリーゼの死因となる循環不全の改善に寄与する。既に両心不全を起こしている場合はかえって循環動態を悪化させる可能性があるので、心エコーなどで心動態を評価して投与量を調整する必要がある。propranolol（インデラル®）120〜240 mg/日の 4 分割経口投与が基本であるが、急速効果を期待する場

> **●ワンポイントアドバイス**
>
> 著しい頻脈、発汗を伴った発熱、水性下痢のある時は一度は甲状腺クリーゼを疑ってみる。

合には 3〜10 mg/時の点滴静注を行う。

●甲状腺ホルモンの T_4 から T_3 への変換を抑制

Hydrocortisone（サクシゾン®）1 回 100 mg を 6 時間ごとに静注する。

●発熱に対して

ボルタレン座薬、1 回 50 mg、頓用。氷嚢により全身のクーリングを行う。アスピリンは用いない。解熱しない時は Chlorpromazine（コントミン®）10〜25 mg を筋注する。

●plasma pheresis

上記の治療で改善が認められない症例では血漿交換が有効であったとする報告がある。

●補　液

甲状腺クリーゼでは通常著明な脱水がみられるため、生食水もしくはハルトマン液などを主体とした輸液を行う。1 日 2〜3 l を必要とする。水様性下痢の場合は低カリウム血症の是正を行う。

●精神症状に対して

Reserpine（アポプロン® 0.5 mg）の筋注を行う。

●酸素吸入

心不全などで低酸素状態がある時は行う。

●誘因の除去

感染症、外傷、糖尿病などの誘因を除去・治療する。

専門医（専門科）へのコンサルトの時期

本症の疑いがある時。

（高田一太郎）

D-3 副腎クリーゼ（急性副腎不全）

　高熱、下痢、嘔吐や外傷、低酸素血症などのストレスにさらされると、生体は通常の3～5倍のグルココルチコイドが必要となるが、副腎皮質機能低下症の患者では予備能がないため副腎クリーゼに陥る。

◆診　断

　悪心、嘔吐、腹痛などの消化器症状、頻脈などのショック症状、意識障害。特に低血圧を伴った全身状態不良の患者ではこの状態を念頭におく。副腎クリーゼでは通常低血糖、低ナトリウムである。慢性副腎不全が長期にわたれば血中K濃度は上昇するが、副腎クリーゼの場合、Kが高値を示すことはむしろ少ない。消化管出血、呼吸不全、敗血症などの重症患者では血中コルチゾールが13μg以下では潜在性副腎不全の合併が考えられる。緊急の臨床検査で参考になる所見は低血糖、低ナトリウム血症、高カリウム血症、特にNa/K比30以下、好酸球増加（300/mm³以上）などである。なお、副腎不全以外の原因によるショックでは好酸球数は正常以下であり血漿コルチゾール・ACTHは高値を示す。

　特に慢性副腎不全の患者やステロイド剤投与歴のある患者が上記のような検査所見を示す時、あるいは抗凝固療法中の患者、重症感染症の患者で皮下出血斑、点状出血、紫斑などを認めた時は本症を疑う。慢性副腎皮質機能低下症を伴わない症例でも副腎皮質の出血、外傷、血行障害などにより急激な副腎不全をきたす。重篤な感染症でも副腎出血を起こし、特に髄膜炎菌によるものが多く、Waterhouse-Friederichsen症候群という。小児

●ワンポイントアドバイス

　①原因不明のショック・意識障害、②心血管作動薬でも改善しない難治性ショック、③低血糖・Na/K比低下などでは本症を疑う。可能性があればすぐに治療を開始する。

に多く発症し、死亡率が高い。また、難産で生まれた新生児でも副腎出血をきたすことがある。

❷治療、処置

●脱水の補正

　細胞外液の減少は 2～3 l に及ぶ。生食水 500 ml に 50％グルコース 50 ml を混注して点滴を開始する。ほとんどの症例は輸液とステロイド投与でショック状態から脱出できるが、著しい血圧低下やショックが遷延する時はドパミン、ノルエピネフリン、塩酸ドブタミンなどを投与する。

●副腎皮質ホルモンの投与

　血中コルチゾール・ACTH を測定、あるいは rapid ACTH test を施行後、Hydrocortisone（サクシゾン®）100～200 mg を 1～2 分で静注し、同量のハイドロコーチゾンを点滴静注する。敗血症などの重篤な合併症がなければハイドロコーチゾンは 1～3 日で漸減し経口投与にかえる。

●クリーゼ誘発疾患の除去・治療・予防

　クリーゼの原因疾患（感染症、胃腸炎など）を治療する。

【患者指導】

　副腎皮質機能低下症で補充療法中では予備の薬を渡しておき、抜歯を含めた小手術、外傷、高熱、下痢などの場合は 3～5 倍に増量するよう指導する。経口摂取不能となった緊急時はハイドロコーチゾン 100 mg の静注をする旨を書いた医師向けの指示メモを携帯させる。

専門医（専門科）へのコンサルトの時期

　本症の疑いの時。

（高田一太郎）

D-4 高カルシウム血性クリーゼ

高 Ca 血症をきたすすべての疾患で高 Ca 血性クリーゼは起こり得る。感染症、発熱、下痢などによる脱水は高 Ca 血症を悪化させる。

❶ 診 断

高カルシウム血症があり、しかも意識障害などの中枢神経症状や嘔吐などの消化器症状を伴う場合を高カルシウム血性クリーゼと呼ぶ。なお、本病態における Ca 値の定義はないが、血中補正 Ca 値が 16 mg/dl 以上とされる。但し、14～16 mg/dl でも高 Ca 血症の症状が強い場合は生命に危険を及ぼすことがあり緊急治療が必要である。

●必要な検査

低アルブミン血症の時は補正 Ca 値を計算する（表 1）。BUN、クレアチニン、血清電解質、血算、intact PTH、PTHrP、血液ガス分析、胸部、腹部 X 線写真、頸部超音波検査。症例によっては腹部超音波検査、CT などによる悪性腫瘍の検索が必要。

❷ 治療、処置

血清補正 Ca 値が 14 mg/dl 以上の場合は即日入院、12～14 mg/dl でも自覚症状が強い場合は速やかに入院。

●高カルシウム血症の治療

❶ 腎からの Ca 排泄促進

ａ．尿が出ている場合：呼吸循環動態が許せば生食水を 24 時間で 3～6

表 1．補正カルシウム値

補正 Ca 値＝実測 Ca＋4－アルブミン値
（Ca 値：mg/dl、アルブミン値：g/dl）

l 点滴静注する。尿量 3〜5 l/日が目標である。Na と Ca の排泄を同時に促進する furosemide（ラシックス®）20 mg を静注、4〜6 時間ごとに繰り返す。中心静脈圧の測定をしながら脱水にならないよう注意が必要である。サイアザイドは Ca 再吸収を促進するので禁忌である。

　b．乏尿、無尿の場合：低カルシウムの透析液で透析。

❷ 骨吸収の抑制

　elcatonin（エルシトニン®）40 単位を 1 日 2 回筋注する。カルシトニンは副作用がなく効果が急速であるが、数日以内に不応症となる。

　pamidronate disodium（アレディア®）30〜45 mg を生食水 500 ml に加え、4 時間以上かけて点滴静注する。本剤の投与により 2 日後から血清 Ca 低下を認める。2 週間おきに繰り返す。

❸ 腸管からの Ca 吸収抑制

　ビタミン D 中毒、サルコイドーシス、肉芽腫性病変での 1,25(OH)$_2$D 産生過剰による高 Ca 血症ではステロイドが有効である。また、カルシトニンの escape 現象を軽減する効果があり、併用して使用される。通常プレドニゾロン 30〜60 mg を使用する。

●全身管理

　低酸素血症がある場合は O$_2$ 吸入。血液ガスが改善しない場合、人工呼吸器が必要となる。

●原疾患の治療

　ビタミン D 中毒、特に活性型ビタミン D の過剰投与によるものは服薬の中止と尿量の確保のみで、数日以内に血清 Ca は正常化する。

●ワンポイントアドバイス

　悪性腫瘍に伴う高カルシウム血症の場合、多くは末期癌であり、原疾患の治療は困難なことが多い。

2-D．内分泌・代謝・血液系

　原発性副甲状腺機能亢進症が疑われる場合は、速やかに外科に連絡し、脱水、高カルシウム血症を補正しながら早期に手術ををう。

■ 専門医（専門科）へのコンサルトの時期

　既往歴などから原発性副甲状腺機能亢進症に伴う高カルシウム血性クリーゼの疑いがある時。

（高田一太郎）

D-5　粘液水腫昏睡

❶診　断

　低体温と徐脈が重要な兆候である。その他、浮腫状の顔貌、冷たい乾燥した皮膚、巨大舌、嗄声。二次性（下垂体性）、あるいはブロッキングタイプの TSH 受容体抗体による甲状腺機能低下症では甲状腺腫を認めない。一般検査成績で甲状腺機能低下症を示唆するものとしては、①動脈血液ガス分析で呼吸性アシドーシス、②血糖値の低下、③血清ナトリウム低値、④貧血、⑤心電図で洞性徐脈、低電位、T 波の変化、⑥胸水、心嚢液貯留、⑦AST、LDH、CK 高値、などである。

❷治療、処置

　呼吸、循環の継続的なモニターが必要なので ICU 管理にすべきである。

●低換気に対する処置

　低換気はしばしば粘液水腫の死亡原因になり、その管理は重要である。血液ガス分析のみならず、呼吸器感染症の可能性、巨大舌による気道閉塞に注意する。低換気（pCO_2 45 Torr 以上）、巨大舌による上気道閉塞があれば直ちに気管内挿管。気管内挿管あるいは気管切開を行った場合は完全

に意識が回復するまで抜管しない。鎮静薬、中枢神経抑制薬は呼吸抑制を助長するので慎重に投与する。

●副腎皮質機能不全に対する処置

稀ではあるが、下垂体機能低下症による二次性甲状腺機能低症、甲状腺機能低下症と副腎皮質機能低下症の合併（Schmidt症候群）があり、また、甲状腺ホルモンの投与はステロイドホルモンのクリアランスを増加させるので、下垂体－副腎機能が正常であることが証明されるまでは副腎皮質ホルモンの投与を行う。まずACTHとコルチゾールの測定を行い、甲状腺ホルモン投与の前に、Hydrocortione（サクシゾン®）300 mgを24時間かけ静脈内投与、数日間続けその後漸減する。

●低血圧に対する処置

5%～10%ブドウ糖を加えたhalf salineの点滴を注意深く行う。明らかな低Na血症のある時はブドウ糖加生食水にする。上記にても血圧の維持ができない場合は、甲状腺ホルモンの作用が出てくるまで昇圧剤（ドパミン）を使うが、重度の甲状腺機能低下症では昇圧剤の有効性が低く、また心室頻脈を起こすおそれがあるのでできるだけ避ける。

●甲状腺ホルモンの補充

副腎不全合併例では甲状腺ホルモンのみを投与すると副腎クリーゼを招来する可能性があるので、甲状腺ホルモンは必ず副腎皮質ホルモン投与後に開始する。粉末にしたT_4（チラージンS®）300～500 μgを胃ゾンデよ

●ワンポイントアドバイス

診断のポイントは、①絶対的あるいは相対的な低体温（感染にもかかわらず発熱がない）、②精神状態の変容（昏睡、幻覚、傾眠など）、③典型例は「医療過疎の寒冷地で1人暮らしの高齢女性が冬季に体調をくずして寝込んだ」場合、という。

り注入、翌日から 100 μg/日で維持する。明らかに虚血性心疾患のある場合は半量に減量する。治療効果が認められない場合は吸収の低下が疑われるので静注製剤を作製し投与する必要がある（本邦では静注製剤は市販されていない）。

●低体温に対する処置

毛布を使い、熱の喪失を最小限に減らす。電気毛布などで積極的に加温すると末梢血管の緊張を低下させ、血圧低下を招く可能性があるので慎重にする必要がある。

●低ナトリウム血症に対する処置

多くは水摂取の制限で改善する（水制限 1 l/日）が、血清ナトリウムが 120 mEq/l 以下で中枢神経症状が低ナトリウム血症に由来する可能性があれば、生食水または高張液（3％食塩水 50 ml〜100 ml）の点滴静注を中心静脈圧を測定しながら慎重に行う。

●感染症に対する処置

感染兆候は出現しないことが多く、胸部 X 線撮影や尿検査が必要である。感染があっても白血球数は増加しない場合が多い。感染のある場合は広域抗生物質を投与する。

専門医（専門科）へのコンサルトの時期

本症の疑いがある時。

（高田一太郎）

D-6 痛 風

❶診 断

・中高年以降の男性に多く、女性では閉経期以降に発症することがある。
・一側母趾基節関節の疼痛、発赤、腫脹が典型的。
・一側足根関節や膝関節のこともある。
・痛風結節（tophus）や X 線像（punched out 像）は頻度は多くないが参考になる。
・発症の時期の聴取—夜から翌朝にかけてが多い。
・前夜のアルコールの摂取、高尿酸血症の既往の聴取。

❷鑑別疾患

1. 骨折など外傷
2. 細菌感染・蜂巣織炎
3. 偽痛風
4. RA
5. 腱鞘炎（石灰沈着性など）

❸治療、処置

・消炎、鎮痛剤（ロキソニン®、ボルタレン® などの NSAIDs）の投与。
・挙上、クーリング、包帯などによる関節固定、免荷など安静。
・1～2 日でピークに達し、徐々に自然軽快する。
・急性期に尿酸降下剤を用いると、かえって症状が悪化するおそれがある。
・患者に全身疾患であることを説明し、炎症が沈静化してから尿酸値を参考に尿酸降下剤の使用を検討する。

（吉野正昭）

2-D．内分泌・代謝・血液系

D-7 貧血

❶診　断

末梢血の Hb 濃度が正常値以下に減少した状態と定義される。成人男性では 13 g/dl 未満、思春期および成人女性では 12 g/dl 未満がその指標とされる。

❷分類と成因

赤血球指数（MCV、MCH、MCHC）による分類がよく用いられている。最も注目するのは MCV である、得られた検査結果を解釈するうえで成因による分類の理解も必要になる。

❶ MCV 高値（＞100）

大球性貧血には A-③に示す DNA 合成障害があって巨赤芽球を骨髄に認める貧血がある。

❷ MCV 低値（＜80）

MCV 低下を示すような小球性貧血はヘモグロビン合成障害による貧血である（下記④）。そのほとんどが鉄欠乏性貧血である。

●赤血球産生の低下

①造血幹細胞の障害：再生不良性貧血、白血病、骨髄異形成症候群、原発性骨髄繊維症。

②赤芽球前駆細胞の増殖、破壊：赤芽球癆、慢性腎不全。

③DNA 合成障害（大球性貧血）：ビタミン B_{12} 欠乏症（悪性貧血、胃切後）、葉酸欠乏症。

④ヘモグロビン合成障害（小球性貧血）：鉄欠乏性貧血、鉄芽球性貧血、鉛中毒、サラセミア。

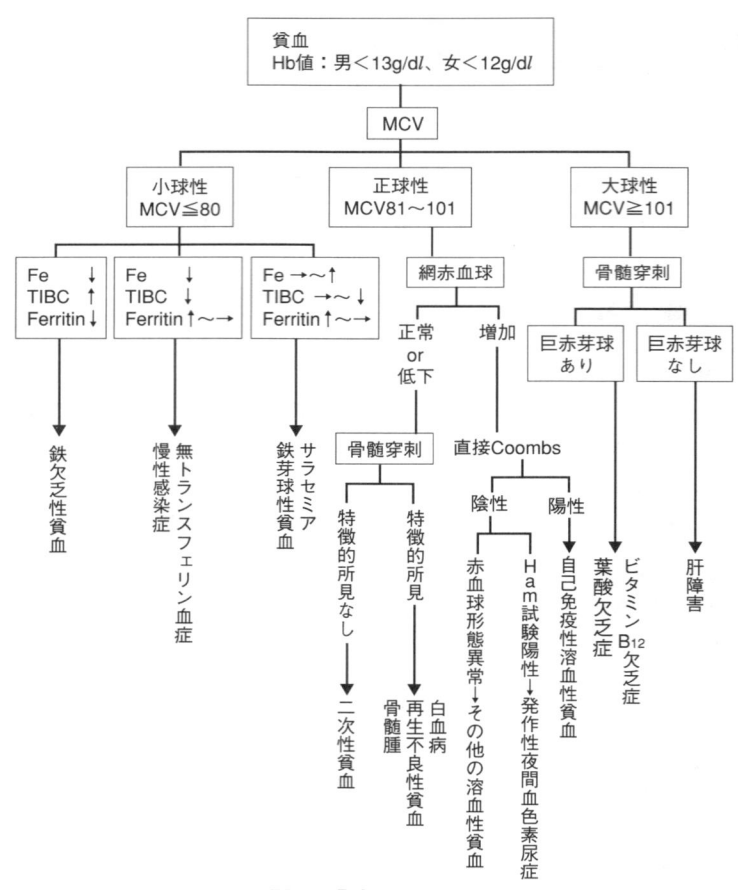

```
                    貧血
              Hb値：男＜13g/dl、女＜12g/dl
                     │
                    MCV
         ┌───────────┼───────────┐
       小球性        正球性        大球性
      MCV≦80      MCV81～101     MCV≧101
   ┌────┼────┐      │             │
  Fe↓  Fe↓  Fe→～↑  網赤血球      骨髄穿刺
  TIBC↑ TIBC↓ TIBC→～↓          ┌──┴──┐
  Ferritin↓ Ferritin↑～→ Ferritin↑～→  巨赤芽球  巨赤芽球
                                  あり    なし
```

図 1. 貧血の鑑別診断

小球性分類:
- Fe↓ TIBC↑ Ferritin↓ → 鉄欠乏性貧血
- Fe↓ TIBC↓ Ferritin↑～→ → 無トランスフェリン血症、慢性感染症
- Fe→～↑ TIBC→～↓ Ferritin↑～→ → サラセミア、鉄芽球性貧血

正球性 網赤血球:
- 正常 or 低下 → 骨髄穿刺
  - 特徴的所見なし → 二次性貧血
  - 特徴的所見 → 白血病、再生不良性貧血、骨髄腫
- 増加 → 直接Coombs
  - 陰性 → 赤血球形態異常→その他の溶血性貧血、Ham試験陽性→発作性夜間血色素尿症
  - 陽性 → 自己免疫性溶血性貧血

大球性:
- 巨赤芽球あり → 葉酸欠乏症、ビタミンB₁₂欠乏症
- 巨赤芽球なし → 肝障害

●赤血球の破壊亢進（溶血性貧血）

❶ 赤血球自体の異常

ａ．膜の異常：遺伝性球状赤血球症、発作性夜間ヘモグロビン尿症。

ｂ．赤血球酵素異常：G-6-PD 欠乏性貧血、ポルフィリア。

c．グロビンの異常。
　d．夜間血色素尿症
❷ 赤血球外の異常
　a．免疫が関与する破壊：自己免疫性溶血性貧血、薬剤性貧血。
　b．機械的な破壊：細血管障害性溶血性貧血、人工弁などによる溶血性貧血。

●赤血球の喪失
　出血

❸鑑別診断の手順

図1に示すが、上記した貧血の成因についてよく理解して検査を進める。

❹治療、処置

各診断（原因）に対して特異的に治療は行われるべきである（ほとんどの場合は救急外来を離れて、専門医のコンサルトをする余裕がある）。
　緊急時にのみ輸血の適応になる。

(三輪　亘)

【E. 産婦人科系】

E-1 外陰炎、外陰部瘙痒症

❶診　断

原因により感染性と非感染性に分けられる。

疼痛の程度、外陰部の局所所見、帯下の性状に注意して鑑別する。

❶ 感染性外陰炎

表1に示す疾患が主なものであり、症状、外陰部所見、帯下の性状により鑑別する。可能であれば帯下と生食水を混ぜたものを直接検鏡する（疥癬では丘疹部皮膚一部を苛性カリに浸したものを鏡験する）。

❷ 非感染性外陰炎

腟分泌物、尿、便による汚染、化学的・機械的刺激、アレルギーおよびエストロゲン減少などが原因となる。

外陰部の瘙痒感、疼痛を訴え、局所所見として発赤、腫脹、湿疹所見が

表 1．感染性外陰炎の主な疾患

	外陰部所見	瘙痒感	疼痛	帯下	検鏡
非特異性細菌性外陰炎	毛嚢炎、発赤、圧痛	軽度	あり	時に増量、悪臭	白血球増加
真菌症（カンジダ）	地図状発赤、びらん	強い	軽度	白色、酒粕状	仮性菌糸
トリコモナス症	軽度	あり	なし	黄色、泡沫状	虫体
性器ヘルペス症	両側性多発水泡、潰瘍	初期に軽度	非常に強い	著変なし	異常なし
ケジラミ症	毛基部点状の虫体、卵	強い	なし	著変なし	異常なし
疥癬	漿液性丘疹	強い	なし	著変なし	時に虫体

認められ、感染性のものが除外された場合、診断される。

❸ バルトリン腺炎

バルトリン腺は、その排泄管が処女膜の側方の腟口に開口する腺である。開口部に炎症が起こると、発赤腫脹し、疼痛を訴える。炎症が波及し開口部が閉鎖すると、膿瘍を形成し腟口部側方から大陰唇後方の皮下が腫脹する。

❹ 外陰潰瘍

潰瘍部に疼痛を訴える。浅い潰瘍が多数であれば、性器ヘルペスの急性型、1～数個の潰瘍であれば、再発型性器ヘルペス、梅毒、外陰癌、薬物性、ベーチェット病が考えられる。問診と、全身症状、血清学的検査などにより鑑別する。

❖治療、処置

●感染性外陰炎

急患の対応としては、性器ヘルペスを除けば、疼痛に対して非ステロイド系の消炎外用剤(アンダーム® 軟膏など)、瘙痒に対してクロタミトンクリーム(オイラックス®)を処方し、婦人科受診を指示すればよい。瘙痒が強い場合には抗ヒスタミン剤の内服が必要なこともある。原因が特定されれば下記の如く治療する。

❶ 非特異性細菌性外陰炎

抗生物質入り軟膏(ゲンタシン® 軟膏など)、帯下に異常あれば腟錠(クロマイ® 腟錠)1日1錠7日間を追加。

❷ 真菌症

抗真菌剤軟膏および腟錠を用いる。腟錠;ミコナゾール(フロリード®)100 mg 6日間、オキシコナゾール(オキナゾール®)600 mg 週1回など。軟膏も腟錠と同名である。

❸ トリコモナス症

メトロニダゾール(フラジール®)250 mgを1日2回、あるいはチニダゾール(ファシジン®)200 mgを1日2回を10日間の経口投与、あるいは

腟錠をメトロニダゾール（フラジール®）1日1回1錠10日間。

❹ 性器ヘルペス

強い疼痛のため十分な診察ができないことも多く、その場合はキシロカインゼリーを塗布後に診察する。初感染の急性型では症状が強く、再発型では症状、所見ともに軽い場合が多い。アシクロビル（ゾビラックス®）の内服を1日1,000 mgを5回に分けて5日間投与する。症状が軽い場合は5%アシクロビル（ゾビラックス®）軟膏あるいはビダラビン（アラセナ-A®）軟膏のみでもよい。症状が強く重症型の場合は入院が必要となることも多く、アシクロビルの静注および局所安静のため、症状が落ち着くまで膀胱カテーテルの留置を考慮する。

❺ 毛虱症

フェノトリン粉剤陰毛散布、クロタミトンクリーム外用、陰毛剃毛などを行う。

❻ 疥癬

硫黄剤を入れた浴療法、クロタミトンクリーム外用。

●非感染性外陰炎

非ステロイド系の消炎外用剤（アンダーム® 軟膏など）を用いる。感染性が否定されていれば、副腎皮質ホルモン外用剤（リンデロン® など）でもよい。年齢などによるエストロゲン低下が原因と考えられる場合は、腟の自浄作用低下により感染性腟炎を生じていることがあり、また、エストロゲン剤の使用が必要なことも多いので、上記処方の後、婦人科受診を指示するのが望ましい。

●バルトリン腺炎

抗生物質の内服投与（3〜5日間）あるいは抗生物質入り軟膏（ゲンタシン® 軟膏など）の塗布を行う。淋菌が原因となっていることもあるので、抗生物質は新セフェム系を選択するとよい。疼痛が強い時は非ステロイド系の消炎剤の内服（ロキソニン® 3錠、分3など）を併用する。膿瘍を形

2-E. 産婦人科系

成していれば切開排膿が必要となるが、18 G 針を用いて穿刺吸引のみでも症状は軽減する(ともに腟口部の無毛部より行う)。膿瘍を繰り返す場合は婦人科的処置が必要になるので受診を指示する。

● **外陰潰瘍**

局所を清潔に保ち、アクリノール液を浸したガーゼの貼付あるいは抗生物質入り軟膏(ゲンタシン® 軟膏など)を塗布する。疼痛が強い時は非ステロイド系の消炎剤の内服(ロキソニン® 3錠、分3など)を併用する。原因検索のため、婦人科あるいは皮膚科の早期受診を指示する(性器ヘルペスについては前述)。

● **ワンポイントアドバイス**

救急時間帯での対応として性器ヘルペス以外では多くの場合、対症療法のみでよい。

(佐々木 博)

E-2 骨盤腹膜炎、附属器炎

◆診 断

骨盤腹膜とは膀胱子宮窩、子宮・卵管、ダグラス窩、直腸・S状結腸の表面を覆う腹膜をいう(臍下の腹膜と考えてよい)。この部位の炎症を骨盤腹膜炎といい、急性の骨盤腹膜炎は附属器炎に続発することが多い(卵管と卵巣を子宮附属器という)。骨盤内臓器のうち卵管は最も炎症の起こりやすいところであり、卵管の炎症は骨盤腹膜に波及しやすい。発症要因としてSTD感染者との性行為、子宮内操作を伴う医療行為、月経などが挙げられる。

● **症　状**
①下腹部痛：附属器炎の急性期では発症要因のある女性に急激に下腹部痛を生じる。
②帯下増量：子宮の炎症を伴う時は少量の性器出血や帯下の増量を認めることがある。
③発熱：多くの場合、38℃以上になり、骨盤腹膜炎になると39℃以上になることが多い。

● **検査所見**
①血液検査：白血球増多、赤沈亢進、CRP陽性などの炎症に伴う変化を認める。
②内診、腹部診察：帯下増量（有臭性の場合あり）、附属器領域の圧痛、子宮頸部の移動痛を認める。骨盤腹膜炎になると腹膜刺激症状は増強し、筋性防御を認める。
③超音波断層法：卵管留膿腫、卵管留水腫、卵巣膿瘍の病態を呈する時は附属器領域に腫瘤を認める。骨盤腹膜炎になるとダグラス窩への膿貯留、炎症性腹水の貯留を生じるため、ダグラス窩に echo free space を認める場合がある。
④ダグラス窩穿刺：ダグラス窩に液体貯留がある時は、ダグラス窩穿刺により液体の性状が確認できれば、診断、治療に非常に有用である。

● **主な鑑別診断と相違点**
①子宮外妊娠：妊娠反応が陽性。ダグラス窩に血液貯留。
②卵巣出血：月経中間期や性交後に多い。ダグラス窩に血液貯留。腹部所見に比し血液検査上炎症所見が軽度。
③卵巣嚢腫茎捻転：発症が突発的。腹部所見が限局。腹部所見に比し炎症所見が軽度。
④虫垂炎：圧痛の場所が附属器炎よりやや外側。吐気、嘔吐、下痢などの消化器症状はほぼ必発である。内診時、内性器に圧痛はあっても軽

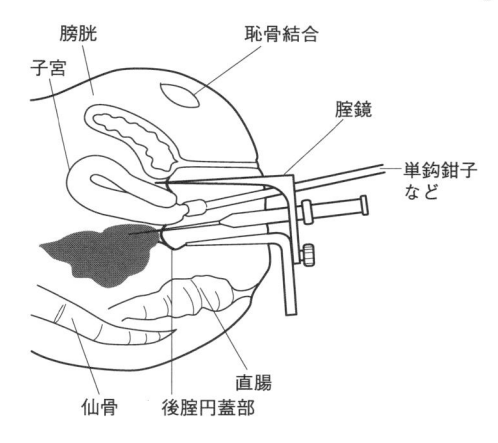

図 1. ダグラス窩穿刺

度である。

治　療

●軽症例：外来管理とし、抗生剤の経口投与を行う

起炎菌は STD としてクラミジア・トラコマティスと淋菌、一般細菌として大腸菌、ブドウ球菌、連鎖球菌や嫌気性菌など多様であるが、救急外来受診時はすぐに起炎菌を同定できない。また、クラミジアはペニシリン系、セフェム系の抗生剤に感受性がないため、これを考慮して薬剤選択を行う（テトラサイクリン系：ミノマイシン® など、マクロライド系：クラリシッド® など、ニューキノロン系：クラビット® など）。

● ワンポイントアドバイス

ダグラス窩穿刺

図1の如く、子宮腟部後唇を挟鉗し手前に牽引しながら、20 G 前後のカテラン針を用いてダグラス窩を穿刺吸引する。

● **下腹部痛の強いもの、血液検査で炎症所見を認めるもの：入院管理とする**

安静および抗生剤の点滴投与を行う。

①テトラサイクリン系：ミノマイシン® 100〜200 mg/日
②セフェム系＋マクロライド系：セフメタゾン® 2 g/日
点滴＋クラリシッド® 400 mg/分2内服など

● **骨盤腹膜炎の場合**

急性期は保存療法が原則であるが、筋性防御を認め、炎症所見の強いものは外科的処置（開腹ドレナージ、ダグラス窩開放など）の適応となるため、上級医に連絡する。

● 専門医（専門科）へのコンサルトの時期 ●

明らかな骨盤内腫瘤の存在や、筋性防御を認める時は専門医へ連絡した方がよい。

（佐々木　博）

E-3 子宮内膜症

❶診　断

子宮内膜症とは、子宮内膜あるいはその類似組織が子宮内腔以外のところに発生し増殖する疾患である。卵巣ホルモンの周期的分泌に反応して内膜症病巣は増殖し、周期的に月経様出血を局所で繰り返しながら徐々に進行し、周囲臓器とも癒着を形成していく。内膜症病巣は骨盤内臓器に生じることがほとんどではあるが、皮膚や肺など、あらゆる部位に発生する可能性があり、その部位に月経周期に応じて症状を出現させる。しかし、子宮内膜症は基本的には慢性の疾患であり、急患として来院する病態は限ら

れている。

●症　状
①pelvic pain……月経痛、性交痛、下腹部痛。
②月経異常……過多月経、不正出血、月経不順。
③不妊
④下腹部腫瘤……卵巣囊胞とそれに起因する症状（腹痛など）。
⑤消化器症状……腹痛、下血、便秘、下痢など。
⑥排尿症状……頻尿、恥骨上部痛、排尿痛、血尿など。
⑦その他……気胸、皮膚出血、坐骨神経痛など。

症状は多彩であるが、月経期に増悪を認めれば、子宮内膜症が原因となっている可能性がある。

上記の中で子宮内膜症の急患として対応が要求されるのは月経痛（月経困難症）と卵巣囊胞の破裂である。卵巣囊胞破裂に関しては後述する［月経痛は**第 2 章 E-11「月経困難症」（372 頁）**を参照］。

●検査所見
❶ 血液検査
炎症所見は認めないか軽度である。Ca 125 値が子宮内膜症の診断や経過の把握に有用であるが、一般的に夜間、休日は結果がすぐには得られない。
❷ 内診、腹部所見
内診が可能であれば骨盤内の癒着を診ることができる。卵巣囊胞に起因する症状以外では腹部所見上局所的な圧痛など明らかな所見を呈しないことが多い。
❸ 超音波断層法
卵巣囊胞があれば hypo～isoechoic な内容の附属器腫瘤を認める。

以上より急患に対する子宮内膜症の症状、所見は、卵巣囊胞を形成していない限り非特異的で、かつ多彩であるため、その診断は困難である。しかし、診断はつかなくとも、急患への対処として問題になることは少ない。

●卵巣嚢胞破裂

卵巣嚢胞の破裂は子宮内膜症性卵巣嚢胞に限ったことではなく、他の卵巣嚢胞でも生じうる。他の卵巣嚢胞の破裂が月経中間期（排卵期）に多いのに対し、子宮内膜症性卵巣嚢胞では月経期前後に多いという特徴がある。

❶ 症状

突発的な腹痛と、血性～チョコレート様の腹水貯留による刺激のため中等度から高度の下腹部痛の持続あるいは増悪を生じ、卵巣嚢胞破裂部を中心に圧痛を認める。血性腹水の貯留が高度の時は腹膜刺激症状を呈する。

❷ 検査所見

a．血液検査：軽度の白血球増加、CRP陽性を認めるが、破裂後早期では異常所見を認めないこともある。

b．超音波断層法、CT検査：緊張の少ない附属器腫瘤と腹水の貯留を認め、典型的なものでは腹水中にしぼんだ卵巣嚢胞が浮遊しているような像を呈する。

c．ダグラス窩穿刺：腹水性状の確認が診断に役立つが、ダグラス窩の癒着のため、穿刺が困難で、かつ危険を伴うことも多い。

❷治　療

1．基本的に子宮内膜症の治療方針としては、病巣の縮小、症状発現の予防のためにGnRHアゴニストやダナゾールなどの薬物療法および必

●ワンポイントアドバイス

＜参考＞月経期に血性腹水を認めるものとして、月経血が卵管を通って腹腔内へ排出されることがある。この場合、疼痛は月経痛と重なり強いことがあるが、附属器の腫大は認めず、圧痛も軽度なことが多く、腹水貯留も少量である。この時は、非ステロイド系の鎮痛剤投与（ロキソニン、ボルタレンなど）および外来安静で症状が軽快し、バイタルサインが安定していれば自宅安静でよい。

2-E．産婦人科系

要に応じて外科的処置を施行することが多い。しかし、急患の対応としては多彩な症状に対して、それぞれ対症療法を施行し、婦人科受診を指示すればよい。よく使われるのは、疼痛に対して非ステロイド系の鎮痛剤(ボルタレン®、ロキソニン®など)、出血に対しての止血剤(アドナ®、トランサミン®など)である。

2．卵巣嚢胞破裂に対して：急速輸液の可能性に備え静脈路を確保し、入院安静が必要である。症状が強く、腹水貯留が高度の時は出血が持続している可能性があり、バイタルサイン、Hb値の推移に注意を要する。その場合、緊急手術の適応となるため上級医に連絡する。症状が軽度で、腹水貯留も少量であれば、経過観察のうえ、薬物療法や待機手術が選択される。

専門医(専門科)へのコンサルトの時期

高度の腹水貯留や筋性防御を認める時は専門医への連絡を要する。

(佐々木 博)

E-4 不正性器出血

不正性器出血とは外陰部、腟、子宮腟部、頸部、体部からの出血をいい、不正性器出血はさまざまな原因が考えられ、年齢によって診断のポイントが異なる。不正性器出血の多くの原因は全年齢を通して機能性出血が多いが、閉経後では器質的疾患に起因する出血が多くなる。また稀ではあるが、全身性の出血性疾患の一症状として認める場合もある。

❶診 断

●症 状

不正性器出血の出血量は少量のものから多量で輸血を必要とするものまでさまざまで、出血量からだけでは診断が困難であり、系統だった診察が

要求される。

●ポイント

❶ 出血部位(表1)

a. 外陰、腟部：異物挿入や打撲による外傷。少量の出血から多量の出血で、圧迫止血や縫合が必要な場合もある。

b. 子宮腟部、頸部：子宮腟部びらん、子宮頸管ポリープ、炎症性疾患（クラミジアなど）、子宮頸癌などさまざまな疾患が考えられる。

c. 子宮体部：炎症性疾患、内分泌性、腫瘍性（子宮筋腫、子宮内膜症、子宮体癌）

❷ 年齢

a. 幼児期………外陰部の炎症や外傷、尿道炎、異物挿入による腟裂傷。

b. 思春期………機能性出血（無排卵性）

c. 性成熟期……機能性出血(中間期出血)、妊娠性出血やその他のすべての疾患。

d. 更年期………機能性出血、器質的疾患（腫瘍性）。

表 1. 不正出血を伴う疾患

外陰、外尿道口、肛門からの出血	婦人科的疾患	外陰炎、外傷、外陰潰瘍 外陰癌、Paget 病 悪性黒色腫
	他科的疾患	尿道カルンケル、膀胱炎 膀胱癌、痔疾、結腸癌
腟出血	老人性腟炎、細菌性腟炎 子宮全摘出術後の腟断端部肉芽 外傷、腟癌	
子宮頸部出血	子宮腟部びらん、子宮頸管ポリープ 子宮頸部異形成、子宮頸癌	
外子宮口からの出血	子宮体癌、子宮内膜増殖症、子宮筋腫 子宮肉腫、子宮内膜ポリープ 子宮内膜炎、ホルモン産生卵巣腫瘍 卵巣癌、卵管癌、機能性子宮出血	

2-E．産婦人科系

　e．老年期………萎縮性腟炎、器質的疾患（腫瘍性）。

❸ 随伴症状

　a．帯下（炎症性疾患）

　b．腹痛、炎症性疾患、腫瘍性疾患（子宮腫瘍、卵巣腫瘍）。

●検　査

❶ 内診（年齢、性交渉の経験を考慮して、直腸診でも可能）

内診により出血の原因が、機能性出血か器質的疾患による出血か判別。

❷ 超音波検査

内診が不可能、腫瘤を触知する場合。また、必要があればCT検査、MRI検査なども追加して行う。

❸ 血液検査

　a．血液一般検査、出血時間、凝固能検査。

　b．ホルモン検査

　　ⓐ卵巣関連ホルモン（LH、FSH、プロラクチン、エストロゲン、プロゲステロンなど）血液検査ではないが基礎体温も重要である。

　　ⓑ甲状腺ホルモン（TSH、FreeT$_3$、FreeT$_4$など）

❹ 炎症疾患関連

STD（クラミジア、淋病など）

◆治　療

不正性器出血の治療原因疾患によって治療法が大きく異なり、特に機能性出血ではホルモン剤による治療が必要なため、専門医へのコンサルトが必要である。

●ワンポイントアドバイス

出血量が多い場合は全身状態の管理が必要となるため、入院管理とする。

❶ 外傷性

止血剤投与、圧迫止血（タンポン挿入）、裂傷縫合。

❷ 炎症性

原因菌の同定、それに応じた抗生剤投与。

❸ 内分泌性

a．機能性出血はその原因により治療法が異なり、詳細は専門書に譲る。

b．機能性出血が長期間持続、または大量の場合には緊急止血としてエストロゲン（プレマリン® 20 mg）の静脈内投与を行う。

c．これでも止血しない時はエストロゲン、プロゲステロン合剤（ドオルトン® 1錠/日、を7〜10日間投与する。

❹ 腫瘍性

①子宮腫瘍

a．止血剤投与

b．ホルモン療法（プロゲステロン、Gn-Rh アゴニスト、ダナゾールなど）

②卵巣腫瘍

a．ホルモン療法

b．手術療法を含めた専門的治療

専門医（専門科）へのコンサルトの時期

出血量が月経血より多い場合は、緊急止血処置を要す可能性があるので専門医へコンサルトを求める。

（新家　秀）

E-5 卵巣囊腫茎捻転

突然発症する下腹部痛が主症状で、婦人科急性腹症の中では卵巣囊腫破裂とともに多い疾患である。

◆診　断

●特徴的な症状

他の下腹部痛に比べ、発症時間がはっきりしていることが多い。これは捻転と同時に疼痛が出現するためであり、多くの患者が何時頃から痛くなったということが多い。下腹部痛をきたす疾患は他科も含め（表1）、多岐にわたり系統だった診察が要求される。

●検　査

❶ 問診

発症の時期、疼痛部位、疼痛の性状、月経周期との関係（月経困難症、月経前困難症、子宮外妊娠などとの鑑別）、および他の性器症状［不正性器出血、帯下の増加、骨盤内炎症（PID）］、消化器・泌尿器症候の有無。

表 1．下腹部痛をきたす主な疾患

Ⅰ．女性性器疾患 　1）妊娠関連疾患：流産、子宮外妊娠 　2）腫瘍性疾患：卵巣囊腫茎捻転、卵巣囊腫破裂、子宮筋腫、進行性子宮頸癌、子宮体癌、卵巣癌 　3）炎症性疾患：附属器炎・骨盤腹膜炎（PID） 　4）その他：子宮内膜症、月経困難症、排卵出血、潜伏月経 Ⅱ．多臓器疾患 　1）消化器疾患：虫垂炎、急性腸炎、過敏性大腸炎、大腸憩室炎、大腸クローン病、潰瘍性大腸炎、腸閉塞、大腸穿孔、腸間膜塞栓、鼠径ヘルニア、大腸癌 　2）泌尿器疾患：尿管結石、膀胱炎、尿道炎、尿閉（神経因性膀胱）

❷ 内診、腹部診察
　内診、腹部診察にて、卵巣腫瘍を認める。捻転してから、時間経過とともに徐々に強くなる腹膜炎症状を認める。

❸ 超音波検査
　腹部超音波検査、腟部超音波検査にて卵巣腫瘍の検索。

❹ CT検査、MRI検査
　上記検査が疼痛が強いため不可能な場合。腫瘍病変は確認できるが、画像上、茎捻転を確認することは難しい。長時間経過したものでは反応性の腹水を認めることがあるが、その場合には、卵巣嚢腫破裂や悪性腫瘍との鑑別が必要となる。

❺ 血液検査
　a．血液一般検査、CRP検査、卵巣腫瘍マーカー。
　b．また、腹膜炎症状が強い場合には、手術に必要な検査も同時に行うことが望ましい。

❷治　療

●消炎、鎮痛
　消炎、鎮痛療法での一時的な回避は可能であるが、茎捻転の場合根本的な治療ではないため、手術療法になることが多い。

●手術療法
　発症時間から、短時間であれば卵巣温存も可能であるので、早めのコンサルトが必要である。

●ワンポイントアドバイス
　発症後早期には白血球やCRPの上昇など、炎症所見は認められないことが多い。

2-E．産婦人科系

● 専門医（専門科）へのコンサルトの時期

下腹部痛があり、かつ腹部超音波検査、CT検査、MRI検査などの画像検査で卵巣嚢腫を認める場合は可及的早期に専門科にコンサルトを求める。

(新家　秀)

E-6 子宮外妊娠

❶ 診　断

●症　状
❶ 不正性器出血

予定月経より遅れての不正性器出血であり、出血量は少量であることが多く、月経血と同量あるいはそれ以上の場合は子宮内妊娠の流産であることが多い。

❷ 下腹部痛

（卵管妊娠の初期や卵管流産の場合）下腹部痛は軽度～中等度であることが多い。子宮外妊娠部位の破裂では急激に激烈な下腹部痛が出現する。腹腔内出血がダグラス窩に流入するため発症時に肛門痛を伴うことがある。

❸ ショック

腹腔内出血が大量の場合はショックとなる。典型的なものは、蒼白、虚脱、冷汗、脈拍触知不能、呼吸不全を起こす。

●問診のポイント

子宮外妊娠部位の破裂による腹腔内出血は妊娠7週以後に出現することが多く、最終月経を正確に把握し現在妊娠何週頃であるかを推定することはその後の方針を決定するうえで重要である。したがって以下の内容を確認する。

❶ 最終月経の確認

患者がいう最終月経が不正性器出血である場合があるので次の2点を確認する。

　a．最終月経と思われる出血が通常の経血量と同等であったか。

　b．その出血はちょうど予定の月経がくるべき時期であったか。

❷ 基礎体温を測定しているか

測定していれば排卵時期が推定でき、妊娠の有無および妊娠週数が確定できる。

❸ 私販の妊娠判定薬検査施行の有無

患者が自分で同検査を行っている場合はいつ陽性となったかを確認する。現在、市販されている妊娠判定薬検査では、最も早い場合妊娠4週0日より陽性となる。したがって陽性となった日が最低でも妊娠4週0日と考えられる。

❹ 性交渉をもった時期の確認

最終月経後に性交渉をもった具体的な時期がわかれば妊娠週数が推定できる。

● 検　査
❶ 身体所見

　a．血圧、脈拍などのバイタルサインのチェック。

　b．眼瞼結膜で貧血の程度を診る。

　c．腹部の圧痛、膨隆、波動の有無。

❷ 妊娠反応（尿中 hCG 測定）

妊娠検査試薬は、できれば高感度（20〜50 IU/l）hCG 測定試薬を用いる。ゆっくり陽性となる、あるいは所定の判定時間経過時に弱陽性であった場合は尿中 hCG は低値であると推定できる。弱陽性の場合は hCG　20〜50 IU/l 前後であり子宮外妊娠であっても通常破裂することはない。

❸ クスコ診・内診

　a．後腟円蓋の膨隆の有無…腹腔内出血がある場合は膨隆する。

2-E. 産婦人科系

　　b．内診で付属器領域あるいはダグラス窩に圧痛を認める。子宮に移動痛を認める。

❹ 経腟超音波断層法
　　a．子宮内に胎嚢（GS）を認めない（正常妊娠であれば遅くも妊娠5週時には必ず GS を認める）。
　　b．子宮外に GS 類似像、あるいは胎児像を認める。
　　c．ダグラス窩に free space を認める。

❺ ダグラス窩穿刺
　　ダグラス窩に free space を認める場合に行う。血液が吸引できた場合には腹腔内出血存在の確証となる。子宮外妊娠の場合は吸引した血液は放置しても凝固せず流動性である。

❻ 血液検査
　　貧血の有無、炎症所見（白血球および分画、CRP）。

● 鑑別診断
1．切迫流産、進行流産、不全流産。
2．胞状奇胎
3．黄体嚢胞破裂
4．卵巣嚢腫茎捻転
5．付属器炎
6．虫垂炎

◆治療・処置

1．超音波検査で子宮外に胎嚢あるいは胎児を思わせる所見のある場合、またはダグラス窩穿刺で血液が吸引できた場合は、緊急に腹腔鏡または開腹手術の適応となるため術前検査とクロスマッチ採血を行い、上級医に連絡する（図1）。
2．ショック状態の場合の処置
　　①血管確保：補液を行う（ラクテック、ヘスパンダー、低分子デキスト

```
                    子宮外妊娠の疑い
                         |
                    妊娠反応陽性
                         |
                    超音波検査
                         |
        ┌────────────────┴────────────────┐
   子宮内胎嚢（－）                   子宮内胎嚢（－）
   子宮外胎嚢・胎児像（＋）          子宮外胎嚢類似像（－）
        |                                 |
     腹腔鏡                    ┌──────────┴──────────┐
      または              free space（－）     free space（＋）
     開腹手術                   |                    |
                            hCG 定量             ダグラス窩穿刺
                            follow up                |
                                         ┌───────────┴───────────┐
                                    漿液性腹水吸引          血液吸引
                                         |                    |
                                      hCG 定量             腹腔鏡
                                      follow up            または
                                                          開腹手術
```

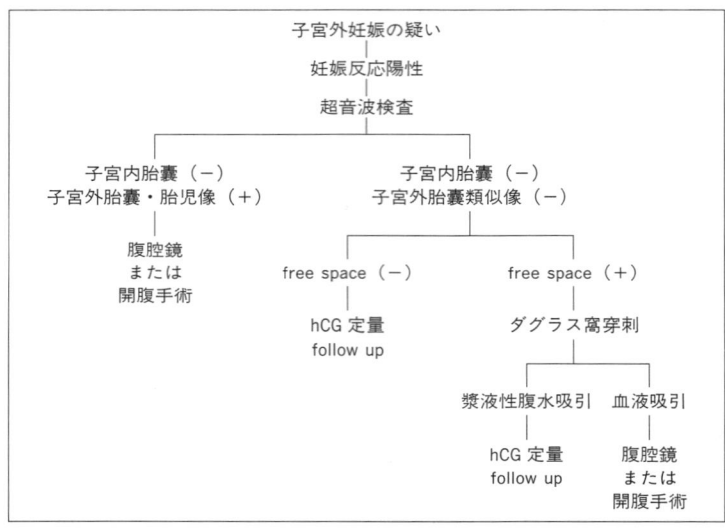

図 1．子宮外妊娠の管理方針

ランなど）。

②昇圧剤・ステロイドの投与：昇圧剤として塩酸ドパミン（イノバン®）、ステロイドとしてハイドロコルチゾン（ソルコーテフ®）などを投与する。

③気道の確保：呼吸停止の場合は気管内挿管し酸素投与。

専門医（専門科）へのコンサルトの時期

妊娠反応が陽性で、かつ不正性器出血あるいは下腹部痛を認める場合は専門科にコンサルトを求める。

（渡辺直生）

E-7 異常分娩

異常分娩は分娩のⅠ～Ⅲ期の各時期によりさまざまなものがあるが、ここでは陣痛が発来し、救急外来を受診した時に認められるものについて述べる。

❶臍帯下垂

❶ 診 断

内診時に胎胞形成を認め、その向こうに索状物を触知した場合、臍帯下垂を疑う。臍帯拍動を触知するか、あるいは経腟超音波検査を行えば索状物が臍帯か判断できる。

❷ 処 置

1. 臍帯の下垂している側を上にして側臥位骨盤高位とする。
2. 分娩監視装置をすぐに装着し胎児心拍数をモニタリングする。モニター上、胎児仮死徴候があれば、可及的に帝王切開を行う。モニター上問題ない場合でも緊急帝切となる可能性があるので double set up とし、経過観察とする。

❷臍帯脱出

❶ 診 断

既に破水し、腟内あるいは腟外に臍帯が脱出しているので、内診で臍帯を触知すれば診断は容易である。

●ワンポイントアドバイス

内診時のポイント…膝位、足位の場合は帝王切開の適応となるので必ず先進部を確認する。骨盤位の場合、臍帯下垂、臍帯脱出の頻度が高いので臍帯を触知するか注意する。

❷ 処 置
1. 臍帯拍動が触知不能の場合は経腹超音波検査で胎児心拍動の有無を確認する。胎児死亡が確認できた場合はそのまま経過観察とし基本的には経腟分娩とする。
2. 臍帯拍動がある場合は骨盤高位（胸膝位）をとらせ用手的あるいは臍帯還納器を用いて臍帯の還納を試みる。それが不可能な場合は可及的に帝王切開とする。手術の準備ができ、麻酔がかかるまで臍帯が圧迫されないように、救急医は手で児頭を押し上げ続ける。また、緊急避難的処置として子宮収縮抑制剤（塩酸リトドリン：ウテメリン® など）を点滴にて投与する。
・臍帯下垂・臍帯脱出のいずれの場合も、すぐに上級医に連絡する。

❸ 骨盤位

❶ 診 断
　既に骨盤位であることが診断されていることが多いが、内診で児頭でない部分を触知した場合これを疑う。先進部は凹凸不整であり児頭に比し柔らかい。経腹超音波検査を行えばより確かである。

❷ 処 置
1. 特に初産婦の場合、X線骨盤計測がなされていなければ、これを行い胎児骨盤不適合の有無を診断する。胎児骨盤不適合があれば帝王切開とする。
2. 小畑メトロを子宮腔内へ挿入し、約 300 ml の生食水などを注入する。但しメトロ挿入後、陣痛が増強することが多く、分娩監視装置で過強陣痛の有無と胎児心拍数のモニタリングは必ず継続的に行う。小畑メトロが腟内へ脱出し、コルポイリンテルとなっても抜去しない。
3. 血管確保は必ず行う。
4. 特に初産婦の場合は、high risk であるため分娩時に必ず上級医に立ち会ってもらう。

2-E. 産婦人科系

❹双　胎

❶ 診　断
双胎であることは、既にそれまでの検診で診断済みである。

❷ 処置・対応
1. 腹部超音波検査で2児の胎位を再確認し、推定体重も測定する。
2. 先進する児が骨盤位の場合は基本的には帝王切開を選択する施設が多い。上級医に連絡し指示をあおぐ。
3. 血管確保する。
4. 分娩監視装置で胎児心拍数をモニタリングする。超音波検査で2児の心拍動のある部位を正確に把握し、同一児の心拍数をモニタリングしないように注意する。
5. 小児科医に連絡し、児の蘇生の準備をしておく。

❺常位胎盤早期剝離

❶ 診　断
頸管が硬く子宮口が1～2cmしか開大していないにもかかわらず、異常に痛みを訴える場合（過強陣痛）は常位胎盤早期剝離を疑う。さらに分娩が進行している場合でも陣痛の間欠が短い（2分以内）、持続的な腹緊、出血が多いなどの症状があればこれをを疑う。経腹超音波検査で胎盤後血腫を認める場合もあるが、胎盤の辺縁が剝離した場合は外出血となり子宮内に貯留せず剝離徴候がはっきりしないことが多い。

❷ 処置・対応
1. 血管確保、同時に血算、凝固系検査、クロスマッチ採血を行う。
2. 通常の陣痛に比し痛みが強く、明らかな胎盤後血腫を認める場合は可及的速やかに帝王切開とする。
3. 確証がない場合は double set up とし、胎児心拍数をモニタリングしながら経過観察とする。

（渡辺直生）

E-8 正常分娩

❶症　状

❶ 陣痛

周期的な腹緊、あるいは腹痛。腰痛のみを訴える場合もあるが、それが周期的であれば陣痛であることが多いので注意を要する。

❷ 性器出血、血性帯下

いわゆる産徴と呼ばれるものであるが、分娩開始時に必ずしも認められるわけではない。

❷問　診

1. 腹緊が規則的か、何分間欠か、持続時間は何秒ぐらいか、何時ごろから 10 分間欠となったかを聞く（腹緊が 10 分間以内の間欠となった時を陣痛の発来とする）。
2. 血性分泌物の有無。
3. 水様性帯下の有無：水様性帯下があった場合はその量と、流出感が 1 回のみであったか、来院途中にも感じられたか。

❸検　査

1. 内診により、子宮口の開大度、頸管の展退度を診る。先進部を確認する（臍帯が触れるかも診る）。
2. 羊水の流出が疑われる水様性帯下があれば、BTB テスト、癌胎児性フィブロネクチン（ROM チェック）などで破水の有無を調べる。
3. 分娩監視装置で陣痛発来の有無を判定する。

❹入院を決めるポイント

以下の場合は入院管理とする。
1. 患者の訴え、あるいは分娩監視装置の腹緊の間欠が 10 分以内の場合。

2-E. 産婦人科系

但し経産婦で子宮口3cm以上開大している、あるいは前回の分娩が墜落産であった場合は腹緊が15分間欠であっても入院管理とする方が無難である。

2．破水している場合。破水が疑わしいが確証がない場合でも、とりあえず入院させるのが無難である。

・血性分泌物（産徴）のみで腹緊がほとんどない場合は、外来管理でよい。

◆入院後管理のポイント

●分娩第I期

1. 浣腸：子宮口6cm以上開大している場合は省略する（まったく行わない施設もある）。
2. 分娩監視装置を装着し胎児心拍数をモニタリングする。妊娠中毒症、IUGRなどのハイリスク症例では児娩出時まで必ず継続する。
3. 血管確保：緊急時に対応できるように全例に行う（5％グルコース、ソリタT3など）。
4. 抗生剤の投与：破水している症例には必ず投与する（ペニシリン系またはセフェム系が first choice、投与方法は内服、点滴でも可）。研修医が1人で夜間当直している場合は上記処置を行い、基本的には分娩の進行は自然経過に任せる。分娩の遷延などない場合は、人工破膜は行わない。
5. 内診：適宜内診を行い、子宮口の開大度、頸管の展退度、先進部の下降度、回旋異常や臍帯下垂の有無をチェックする。
6. 児の蘇生の準備：喉頭鏡、気管内挿管チューブ、Jackson-Reesタイプの人工換気装置の回路の確認など。

●分娩第II期

1. 会陰保護：発露となった時点で開始する。
2. 会陰切開：発露となった時点で会陰裂傷を起こす可能性が高いと判断した場合に局所麻酔（局麻用キシロカイン、塩酸プロカインなどの浸

潤麻酔)を行う。会陰が膨隆し、切開を加えれば1〜2回の陣痛で児が娩出すると判断した時会陰切開を加える。

●分娩第III期
1. 胎盤娩出前の臍帯断裂や子宮内反を避けるため臍帯を強引に牽引しない。万が一これらを起こした場合研修医のみでは対処できない。
2. 胎盤娩出直後に出血が多い場合は、直ちに双合診の要領で子宮を挟み込み輪状マッサージを行い、同時に子宮収縮剤を投与（塩酸エルゴメトリン：メテルギン®、メテナリン®の静注または筋注、オキシトシン：アトニンO®の点滴静注）する。まったくの自然経過で進んだ分娩の場合は、頸管裂傷や腟壁裂傷による大出血をを起こすことは稀であり、出血部位の確認の操作に手間取ると余分な出血をみることになるので、まず上記操作を行う。

(渡辺直生)

E-9 妊娠悪阻

◆診 断

●症 状
1. 妊娠悪阻とは、いわゆる「つわり」（妊娠嘔吐、vomiting of pregnancy、emesis、morning sickness）が重症化し、食事摂取不良と頻回の嘔吐による栄養障害のため、電解質バランスの異常、5%以上の体重減少、ケトーシス、肝・腎・神経系などの臓器障害をきたす病態である。
2. つわりは全妊婦の約2/3に認められ、妊娠5〜6週から発症し、妊娠12〜16週頃には自然治癒するものが多い。治療が必要となる妊娠悪阻は0.1〜0.35%に認められる程度である。
3. 妊娠に伴う嘔気・嘔吐はつわり、妊娠悪阻と対処して治療を行うが、

2-E. 産婦人科系

表 1. 妊娠悪阻と鑑別すべき疾患

1. 腹痛を伴う嘔吐
   ①生殖器疾患：子宮外妊娠、卵巣腫瘍茎捻転、付属器炎、卵巣出血など
   ②消化器疾患：虫垂炎、急性腹膜炎、イレウス、急性胃炎、胃十二指腸潰瘍、胃癌、急性肝炎、胆石症、急性膵炎、食中毒、など
2. 頭痛を伴う嘔吐
   脳腫瘍、脳炎、髄膜炎、片頭痛、尿毒症、自律神経失調症
3. 発熱を伴う嘔吐
   脳炎、髄膜炎、ウイルス性肝炎、急性腹症など
4. 意識障害を伴う嘔吐
   脳炎、髄膜症、尿毒症、糖尿症、薬物中毒、ヒステリーなど
5. 眩暈を伴う嘔吐
   メニエール症候群、自律神経失調症
6. 胞状奇胎
7. 薬物による嘔吐

妊娠以前より、または妊娠中期以降に発症したものに対しては他の嘔気、嘔吐を症状とする疾患にも注意する（**表 1**）。

●検 査

妊娠悪阻には明確な診断基準は存在しないが、臨床的には Emesis Index （表 2）が提案されており、以下の検査と組み合わせて診断する。

❶ 一般末梢血液検査

ａ．血液濃縮の有無。

❷ 生化学検査

ａ．電解質異常：頻回の嘔吐による電解質消失。

ｂ．肝機能・腎機能検査

❸ 尿検査

ａ．尿中ケトン体：飢餓状態の把握。

◆治 療

妊娠悪阻の治療の原則は、脱水と飢餓を防ぐために、水分補給と栄養補

表 2. Emesis Index

症状	点数			
	0	1	2	3
悪　心	なし	1日 1〜4回	1日 5〜10回	常にある
嘔　吐	なし	1日 1〜2回	1日 2〜3回	1日 4回以上
食欲不振	なし	半分くらい食べられる	6〜3割	2割以内ほとんどだめ
唾液分泌	なし	軽くふえた	多いが辛抱できる範囲	大変多くて苦しい
口　渇	なし	軽くふえた	多いが辛抱できる範囲	大変多くて苦しい

治療前合計点による程度分類　　　　　　　　　　　　　　　　　　　　　　(北川, 1995)
15〜11……重症　　10〜6……中等度　　5〜4……軽度

給である。さらに加えて併存する心因的な因子を取り除くことである。

●食事指導

食べたい物を摂取したい時に、摂取できるだけにし、少量の食事形式とする。

●精神療法

家族を含めた十分なカウンセリングを行い、時期がくると症状が落ち着くことを説明する。

●輸液療法

1. 経口摂取による食事のエネルギー供給が比較的十分な軽症例では、脱水に対する治療として細胞外液の輸液を開始し尿量確保に重点をおき、1日輸液量 2,000〜3,000 ml として、補正を行う。
2. 経口摂取により嘔吐が惹起される重症例では、絶飲食として細胞外液およびグルコースを中心とした輸液量法を行い、脱水、電解質バランスおよびケトーシスの改善を行う。ほとんどの症例では、これらの輸液により改善傾向を認める。

3. 長期に尿中ケトン陽性例や体重減少する症例では、カロリー不足を改善させるために中心静脈栄養による高カロリー輸液を考慮する。また、ビタミン B_1 の欠乏による多発性神経炎、ウェルニッケ脳症の予防のために、必ず輸液内にビタミン B_1 を補充する。

● **薬物療法**

十分な輸液量法の施行にもかかわらず、長期の強い嘔吐が持続する症例には、制吐剤や鎮静剤の投与を検討する。

①制吐剤：メトクロプラミド（プリンペラン®）、プロクロペラミン（ノバミン®）
②鎮静剤：ヒドロキシジン（アタラックスP®）
③漢方薬：小半夏加茯苓湯

（新家　秀）

E-10 切迫流・早産

妊娠12週未満の早期流産の50〜60％、あるいはそれ以上に染色体異常が認められ、これが早期流産の主要因である。一方、妊娠12週以降〜22週未満の後期流産では母体要因、特に感染が原因となる頻度が高くなる。したがって切迫流産でもその発症時期により対応が異なる。また、切迫早産の場合その施設の小児科の受入態勢にもよるが妊娠28週以降なら、子宮内環境が不良であれば児の娩出を考える。

❶診　断

● **症　状**
①腟分泌物の増加
②性器出血
③子宮収縮（下腹部痛、腰痛）

●検　査

1. 妊娠が診断されておらず、かつ月経が遅れた後に上記症状が出現したのであれば採尿し妊娠反応を調べる。
2. 内診および腟鏡診による出血の有無、子宮口の開大度、腟内への胎胞脱出の有無を調べる。
3. 破水の有無を調べる。患者が水様性帯下を訴え、かつ腟鏡診で明らかな羊水流出がない場合 BTB テスト（青変しても必ずしも破水の確証にはならない）や癌胎児性フィブロネクチン（ROM チェック：妊娠 20 週以前では生理的に高く測定意義はない）測定を行う。同時に経腹超音波検査で羊水量を測定する。
4. 経腟超音波検査で胎嚢、胎児、胎児心拍動の有無を確認する。
5. 経腟超音波検査で子宮頸管長を測定する。頸管長が妊娠 24 週未満で、30 mm 未満の場合は要注意である。
6. 子宮頸管分泌物培養
7. 血液検査：白血球数および分画、CRP などの炎症所見。
8. 経腹超音波検査で胎児の発育、前置胎盤、子宮筋腫の有無をチェックする。
9. 分娩監視装置による子宮収縮、胎児心拍数のモニタリング。
    - 妊娠 12 週未満の切迫流産：上記 1～4
    - 妊娠 12 週以降 22 週未満の切迫流産：上記 2、3、5～8
    - 切迫早産（妊娠 22 週以降）：上記 2、3、5～9

◆治　療

❶ 安静
❷ 子宮収縮抑制剤の投与

●ワンポイントアドバイス

後期の切迫流産や切迫早産では血液検査による感染徴候（白血球数、CRP などの炎症所見）の有無を調べることが重要である。

2-E．産婦人科系

a．塩酸イソクスプリン（ズファジラン®）：1日量 30〜60 mg（3〜6 錠）を 3〜4 回分割経口投与（妊娠 12 週以降が適応となる）
b．塩酸リトドリン（ウテメリン®）：1日量 15〜20 mg（3〜4 錠）を 3〜4 回分割経口投与、症状が強い場合は塩酸リトドリンの点滴静注 1 A〜2 A（50〜100 mg）を 5％ブドウ糖注射液または 10％マルトース注射液 500 ml で希釈、50 μg/分で開始し適宜増減する。200 μg/分を超えてはならない。必ず輸液ポンプを用いて投与する（妊娠 16 週以降が適応となる）。
c．硫酸マグネシウム：塩酸リトドリンの点滴静注が効果不十分の場合、同時に硫酸マグネシウムを投与する場合あり。1 g/h から開始し、1 時間に 1 g/h ずつ増量し子宮収縮が抑制される濃度を維持量として持続投与する。但し、保険適応はなく、切迫早産の場合に緊急避難的処置として行う。

❸ 感染の予防、治療

破水あるいはその疑いのあるもの、白血球数や CRP の上昇を認める場合は抗生剤の経口投与あるいは点滴静注を行う。ペニシリン系やセフェム系抗生剤を第一選択とする。切迫流産、切迫早産のいずれでも、性器出血、腹緊、下腹部痛が軽度であれば外来管理とし上記 1、2 でよい。但し妊娠 12 週未満の切迫流産では、投薬治療の意義は疑問視されており基本的には安静、経過観察のみでよい。また上記症状が強い場合や、軽度でも子宮口の開大や頸管の短縮、破水（疑いも含む）、発熱などの感染徴候が認められる場合は入院管理とし、上記 1〜3 とする。妊娠 22 週以降で子宮口 3 cm 以上開大し、規則的な子宮収縮を認める場合は上級医および小児科医に連絡する。

● 専門医（専門科）へのコンサルトの時期 ●

切迫流・早産のすべての症例は原則的に来院時に産婦人科医にコンサルトを求める。

（渡辺直生）

E-11 月経困難症

◆診 断

●症 状
1. 月経周辺期にみられる愁訴としての代表は下腹部痛、腰痛、嘔気、頭痛、脱力感などの身体症状と、イライラ、憂うつなどの精神神経症状である。この症状が月経期間中に月経に随伴してみられ、日常生活に支障をきたすものを月経困難症と呼ぶ。また、これらの症状が黄体期後期から出現し、月経の発来とともに終息するのが月経前症候群という。
2. 月経困難症には器質的疾患が原因となる器質性月経困難症、原因と思われる疾患を見い出せない機能性月経困難症とがある。器質性月経困難症は持続性の鈍痛であることが多く、器能性月経困難症は痙攣性、周期性の疼痛を特徴とし、原因としては頸管狭小やプロスタグランジン過剰による子宮収縮であるとされる。

●検 査

❶ 問診

月経周期との関係、過去の月経との比較、および他の性器症状、消化器・泌尿器症候の有無。

❷ 内診、腹部診察

内診、腹部診察にて、疼痛部位の確認、子宮筋腫や子宮内膜症の有無。

❸ 超音波検査

腹部超音波検査、経腟超音波検査にて子宮、附属器の検索（腫瘍性疾患の除外）。

❹ CT検査、MRI検査

上記検査が疼痛のため不可能な場合。腫瘍性病変の除外。

❺ 血液検査

血液一般検査、CRP検査にて、炎症性疾患の除外。

表 1. 月経痛の主な治療薬

1. プロスタグランディン合成阻害剤…非ステロイド性消炎鎮痛剤（NSAID）
    - アスピリン（バファリン®）…子宮における感受性は比較的弱い
    - メフェナム酸（ポンタール®）
    - ジクロフェナク Na（ボルタレン®）…抗炎症作用強いが副作用も強い
    - インドメタシン（インダシン®）…副作用が強く第一選択にはならない
    - イブプロフェン（ブルフェン®）
    - ロキソプロフェン Na（ロキソニン®）｝抗炎症作用は中等度だが胃腸障害は少ない
    - ナプロキセン（ナイキサン®）
    - 塩酸チアラミド（ソランタール®）…鎮痛作用は強いが抗炎症作用は弱い
2. 漢方薬
    芍薬甘草湯、当帰芍薬散、桂枝茯苓丸、桃核承気湯、加味逍遥散
      など
3. 経口避妊薬
    ドオルトン®、ノアルテン® など
4. 一般鎮痛剤
    *セデス G®、ソセゴン® を屯用
5. 副交感神経遮断薬
    臭化ブチルスコポラミン（ブスコパン®）を屯用
6. マイナートランキライザー
    ジアゼパム（セルシン®）4 mg　分2
7. 黄体ホルモン製剤
    プロベラ®、デュファストン®、ルトラール®、ノアルテン®
8. ダナゾール…400 mg/日　内服
9. GnRH アゴニスト製剤
    スプレキュア®、ナサニール®、リュープリン®

*現在セデス G は製造中止

（濱田和孝，1996 より引用）

❷治　療

月経困難症の治療には、器質性月経困難症ではその原因疾患の治療が基本となり、機能性月経困難症では内分泌因子、プロスタグランジン因子、子宮収縮因子、心理的因子などが考えられ、治療は薬物療法から心理療法まで広範囲にわたる。根本的な治療は長期にわたるため、婦人科医へのコンサルトが必要である。

救急外来での一時的対処としてはプロスタグランジン合成阻害剤、非ス

テロイド系消炎鎮痛剤(NSAIDs)が第一選択薬となる。その他の代表的な治療薬を**表1**に示す。

上記、投薬にてほとんどの月経困難症は一時的に改善するが、背景に子宮内膜症などの器質的疾患があることもあり、以前よりも月経困難症が悪化している症例などは特に、婦人科への受診を勧めて（または婦人科へのコンサルト後）帰宅させる。

（新家　秀）

E-12 腟内異物

患者の年齢、症状、異物の種類、挿入された時期などにより対処が異なってくる。

◆病歴聴取

異物がどんなものであるか、いつ頃から腟内にとどまるのか、不正出血の有無は、帯下の量・臭いは、などが治療方針・検査などを考えるうえで必要となる。

●成　人
・本人にいつ頃から、どのようなものが入っているのか聞く。
・痛み、不正出血、帯下、臭いなどの有無を聞く。
・タンポンの取り忘れなどでは臭気を主訴として来院することがある。
・コンドームや他の異物（乾電池・タマゴなど）など明確にいわないこともある。

●小児・性行為のない人
・本人・周囲の人より異物挿入時の状況を聞く。本人の話が不明瞭のことが多くなりがちであるため、注意してよく聞く。

2-E．産婦人科系

・挿入の確認、異物の種類にも十分な注意が必要である。
・小児の時、ビー玉、ビーズ玉など、つかみ難いことが考えられる。

❷検　査

・多くは不要である（クスコ診にて摘出可能であるであるため）。
・挿入後長期にわたる場合や内視鏡使用が考えられる時は、血算、感染症（梅毒血清反応・HBs抗原・HCV抗体・CRPなど）を調べる。
・小児・性行為のない成人に対しては、X線写真・経腹エコー・CTなどで異物が腟内に存在することを明確にすべきである。

❸処　置

●成人
・クスコ診にて異物が確認でき、容易に摘出できることが多い。
・突起がある異物に対してはクスコ診を含め慎重な摘出を行わないと、腟壁を傷つけることとなる。

●小児・性行為のない人
・クスコ診は、痛みのためや処女膜を損傷するため行うべきではない。
・異物によりことなるが、内視鏡（膀胱鏡）長鼻鏡などの使用を考える。

　腟炎や出血がなければ消毒を行うだけでよい。腟炎や出血に対しては、抗生物質・止血剤・腟坐薬（クロマイ腟錠）を3日間投与する。

（大石基夫）

E-13 暴　行

患者（被害者）は事件後であり、精神的・肉体的に非常に打撃を受けており、強度の羞恥心に加え、被害申告をためらい、周囲に事実が知られることを極端に恐れる。

診断・治療ならびに資料採取に際し、特に患者にプライバシーの保護と精神的負担の軽減を図る必要がある。

性犯罪であり、証拠保全のために十分に配慮しなければならない。

各警察署に「性犯罪捜査証拠採取キット」（表1）が準備、配布されているのでこの利用を考える。

❶受診・診察経過

●警察よりの依頼
・警察より何を最重点に検査するかを聞き、それに沿って診察を進める。
・警察官を遠ざけ診察することが必要となることもある。

表1.「性犯罪調査証拠採取キット」内容

```
ステップ 1   被害者の着衣、下着の収集
ステップ 2   身体からの微物採取
ステップ 3   腟内容物の採取
ステップ 4   陰毛付着微物の採取
ステップ 5   陰毛の採取
ステップ 6   直腸内容物の採取
ステップ 7   口腔内容物の採取
ステップ 8   唾液の採取
ステップ 9   頭毛の採取
ステップ10   血液の採取
ステップ11   人体図への記録（採取物など）

以上のことが行えるようになっている．
```

●**直接来院**
・被害者または付き添いの人より個別に情況を聞き、詳しく経過を記載する。
・捜査機関への届出を促す。
・被害者の精神状態を考えながら診察を進める。

❷診　察

診察は証拠品の採取にほかならないのであるから、細心の注意を払い採取する。
・全身的な診察（外傷の有無・精神状態・着衣の状態など）を行う。
・婦人科的診察（外陰部の外傷・腟内容物の採取・陰毛採取など）を必要に応じて行う。

❸検　査

・血算・感染症（梅毒血清反応・HBs 抗原・HCV 抗体・CRP など、必要なら HIV 抗体も）
・腟内容物（消毒前に綿棒などで採取、腟前庭部・腟口部・子宮口部で行う）

❹治療・処置

・消毒以外に症状に対し処置を行う：精神安定剤、抗生剤など。
・捜査機関に届出していない人には、警察本部　捜査第一課　性犯罪捜査係の存在を紹介し、「性犯罪被害 110 番」へ相談するよう教示する。

●ワンポイントアドバイス

患者（被害者）の精神状態を考慮して診察を進めることが最も重要。可能であれば女医が対応することが望ましい。

（大石基夫）

E-14 外陰部・腟外傷

◆1 性交による場合

❶ 後腟円蓋の損傷
・出血量が多く、自然に止血することが少ない。
・吸収糸による縫合が必要となる。

❷ 処女膜の損傷
・ほとんどの場合放置すれば止血する。

◆2 事故による場合

・自転車の立ち乗り、交通事故などで生じる。
・子どもでは、遊び道具（鉄棒、杭、いすなどで）で生じる。

❶ 受傷情況の聴取
・何により受傷したか、感染の可能性などを聞く。
・他の部位が受傷していないか聴取する。

❷ 診 察
・傷の汚染状態、深さ、出血の状態、異物の有無に注意し診察する。
・歩行状態（大きな血腫の時、歩行困難となることがある）にも注意する。

❸ 処 置
・異物除去、止血、消毒、ドレナージなどが考えられる。
・大きくならない血腫はすぐに処置せず、経過観察した方がよいことが多い。
・消毒はヒビテン® よりイソジン® がよい。
・大きな血腫や大きくなる血腫にはドレナージを行う。
・止血している傷に対してはイソジン® 消毒やゲルの塗布を行う。
・出血しているものには吸収糸で縫合を行う。
・歩行障害があれば入院させる。

（大石基夫）

【F．腎、泌尿器系】

F-1 急性尿路感染症（腎盂腎炎、膀胱炎）

◆腎盂腎炎

●診　断

❶ 特徴的な症状や徴候
・多くは一側性、発症年齢は 20 から 30 歳代の女性に多い。
・起炎菌は大腸菌が約 80%。
・全身症状として悪寒戦慄を伴った発熱（弛張熱）、全身倦怠感。
・局所症状として片側の腰背部痛、側腹部痛、cost vertebral angle（CVA）の叩打痛。

❷ 必要な検査
・血液検査で白血球増多、赤沈促進、CRP 陽性などがみられるが、腎機能はほぼ正常である。
・尿検査で潜血陽性、白血球増多、細菌尿。
・腹部超音波検査を行い、水腎、水尿管、結石の有無を確認しておくとよい。

●治療、処置
・発熱を伴っている場合は敗血症症状を呈することもあり、安静を保ち、利尿をつける目的で入院の上補液を行うのが望ましい。
・帰宅させる時は救急室で抗生剤の点滴を行ったあと、自宅での安静と水分摂取を指示し、内服抗生剤を処方する。
・抗生剤は何でもよく効く。

●ワンポイントアドバイス
患者の患側背部冷罨法を行うと症状は軽減する。

専門医（専門科）へのコンサルトの時期

　稀に糖尿病に合併した腎盂腎炎で、「気腫性腎盂腎炎」という疾患で救急受診することがある。KUB において、腎部に一致して free air を認めた時はこの疾患を疑う。早急にドレナージもしくは強力な化学療法が必要であり、泌尿器科医を呼ぶ。

❷膀胱炎

●診　断

❶ 特徴的な症状や徴候

・ほとんどが女性。男性、小児には少ない。
・頻尿、残尿感、排尿時痛が三主徴。
・肉眼的血尿を伴うこともある。

❷ 必要な検査

・尿検査で潜血陽性、白血球増多、細菌尿。
・血液検査、X 線検査、超音波検査などはしなくてよい。

●治療、処置

・抗生剤を内服し、飲水を指示。入院させる必要はない。
・尿を我慢しないようにと話す。

専門医（専門科）へのコンサルトの時期

　膀胱癌、前立腺癌で当科に通院している患者が、二次的に膀胱炎を起こすことがある。ほとんどの症例において肉眼的血尿がみられる。この時は泌尿器科医を呼ぶ。

●ワンポイントアドバイス

　研修医が若い女性患者の下腹部を触ったり、下着まで脱がして診察する必要はない、と私は考える。

（波多野孝史）

2-F．腎、泌尿器系

F-2 急性腎不全

❶ 診　断

●特徴的な症状や兆候

急性腎不全の原因がどこにあるかにより腎前性、腎性、腎後性に分類され対応が異なる。特に腎前性、腎後性の治療の基本は原因療法にあり、速やかな鑑別が必要である。また、発熱、関節痛などが先行し、蛋白尿、血尿を伴っている場合、急速進行性腎炎（Ⅰ型）を念頭におく。

❶ 腎前性急性腎不全

出血、脱水などによる体液量の減少。心筋梗塞、心不全による心拍出量の低下。アナフィラキシー、エンドトキシンショックによる循環不全などが原因となり、腎虚血を生じている状態であり体液量、血圧の是正を第一とする。

❷ 腎性急性腎不全

腎前性急性腎不全の遷延からの移行、薬物、横紋筋融解などによる急性尿細管壊死。薬物や腎盂腎炎による間質性腎炎。DIC、HUS、急性腎炎などによる急性糸球体障害。急性乳頭壊死など、さまざまな原因による。

❸ 腎後性急性腎不全

尿路の閉塞性病変による。導尿のみで閉塞が解除される場合から、緊急に解除できなくて透析でひとまず全身状態の改善を図らなければならない場合まで幅広い。

腎前性急性腎不全は放置すると1～2日で腎性に移行し、補液量を絞らなくてはならないので**表1**に従って鑑別する。

●必要な検査

①尿検査（治療前の尿をチェック：定性、沈渣、浸透圧、Na、Cr、尿素窒素）

②血算、生化学、CRP、血液ガス、胸腹部X線写真、心電図、エコー、

381

表 1. 腎前性と腎性の鑑別

	腎前性	腎性
(尿/血清) 尿素比	>8	<3
(尿/血清) Cr 比	>40	<20
尿浸透圧 (mOsm/kg)	>500	<350
尿 Na (mEq/l)	<20	>40
FENa (fractional excretion of filtered Na) (尿/血清) Na ÷ (尿/血清) Cr	<1	>1
RFI (renal failure index) 尿 Na (mEq/l) ÷ (尿/血清) Cr	<1	>1
尿たんぱく	(−)	(+)

表 2. 鑑別のための診断的治療

①生食水 200 ml を 20 分間で負荷。
②あるいは、20%マンニトール 100 ml を 10 分間で負荷。
③あるいは、フロセミド 40〜200 mg を静注。

CT スキャン。

また、表 2 に従って診断的治療を施行し、尿量が 50 ml/時以上得られれば、腎前性である可能性が大きい。得られない場合は腎性急性腎不全が既に成立したものと判断し、輸液量を絞らなくてはならないが、たとえ腎性急性腎不全が成立したあとでも乏尿性急性腎不全を非乏尿性急性腎不全に移行させたり、腎不全からの回復を早めたりすることがあり試みる価値がある。

　③腎膀胱エコー、CT スキャン：腎実質萎縮の有無（慢性腎不全では萎縮している。腎実質が保たれている場合は急性腎不全あるいは急速進行性腎炎である可能性が大きい）を診断し、さらに腎盂腎杯が拡張していれば腎後性の診断が可能となる。

2-F. 腎、泌尿器系

表 3. 輸液

輸液ライン	中心静脈圧測定をし、体液量の変化を経時的にみる。
水	前日の尿量＋喪失体液量＋不感蒸泄－代謝水が基本。
カロリー	最低 400 kcal/日のエネルギーは確保する。
Na	希釈性低 Na 血症が多いが、利尿がつくまでは高張 Na 液は避ける。
K	K フリーが基本。高 K 時は K 異常の治療項を参照。
Ca	無症候性低 Ca 血症は経過観察。
P	P フリーが基本。透析下の IVH では必要となる。
HCO_3^-	<15 mEq/l では補給。Na 負荷になるので注意。
アミノ酸	使用する場合は C/N 比を十分高くする。

◆治療、処置

　血管確保（可能な限り中心静脈ラインも確保し、中心静脈圧を測定して体液量の過不足を評価する）、血圧の維持、酸素飽和度の維持に努め、軽症である例でも尿量を正確に測定するためカテーテルを膀胱内に留置する（この際、膀胱内に貯留している尿は治療の影響を受けていない尿であり、腎前性、腎性の鑑別に有用なので採取して前記の検査をする）。

　急性腎不全の三大合併症（高 K 血症、感染、消化管出血）をたえず念頭におく。血圧の維持は特に重要であるが、血圧が正常であっても、腎血流

●ワンポイントアドバイス

　循環動態が不安定な心源性ショック時や SIRS（systemic inflammatory reaction syndrom：全身性炎症反応症候群）などは輸液スペースの確保、水およびメディエーターの除去をし多臓器不全への進行阻止目的に持続的血液透析濾過（CHDF）のよい適応となる。

量を維持する目的で少量のドパミン（2〜5 μg/kg/分）の投与は有用である。

● **専門医（専門科）へのコンサルトの時期** ●

基本的に急性腎不全は速やかにコンサルトをしてほしい。軽症であっても明らかな原因疾患が不明の場合はすべてコンサルトする。

保存的治療に反応が乏しい例では透析療法の適応となる。めやすとして、①来院後も乏尿が 24 時間続く、②尿素窒素＞80 mg/dl、③血清 K＞6 mEq/l、④心不全を伴うアシドーシス、⑤肺うっ血による低酸素血症、⑥血圧上昇＞30 mmHg、などが認められる場合は、尿毒症症状がなくても透析を開始した方が無難である。

（小澤　潔）

F-3　ネフローゼ症候群

❶ 診　断

3.5 g/日以上の蛋白尿の持続。血清総蛋白 6.0 g/dl 以下（アルブミン 3.0 g/dl 以下）。しばしば血清総コレステロール値 250 mg/dl 以上を呈する浮腫性疾患を原因の如何を問わずネフローゼ症候群という。救急外来を受診するケースとしては、全身性浮腫、腎不全、静脈あるいは動脈血栓症を生じた場合であろう。これらの合併症を生じる原因疾患としては微少変化群、巣状糸球体硬化症、糖尿病性腎症、膜性腎症によるものが多い。

●特徴的な症状や兆候

❶ 全身の浮腫

血清浸透圧の低下、有効循環血漿量の低下による RA 系の亢進と腎血漿流量の低下のため腎からの Na、水の排泄障害のため全身の浮腫を生じる。

2-F. 腎、泌尿器系

最初に下肢、顔面の浮腫が生じるが、胸水、腹水、心嚢水、陰嚢水腫を生じて初めて受診する例がある。

症状としては呼吸困難、腹満感が多く、糖尿病性腎症、腎アミロイド症による場合は腎機能障害、心機能障害を伴っている例も多く心不全徴候を認める。

❷ 腎不全

ネフローゼ症候群の数%に認める。腎前性高窒素血症は微小変化型群、巣状糸球体硬化症に圧倒的に多く治療とともに正常化する。腎性急性腎不全は急性尿細管壊死、急速進行性腎炎でのネフローゼ症候群や NSAIDs などの薬物により生じる。NSAIDs は有効循環血漿量が低下している状態で使用すると急性腎不全を生じやすい。難治性ネフローゼ症候群を呈する慢性腎炎は進行性慢性腎不全を呈することが多い。また、糖尿病性腎症、腎アミロイド症は腎不全時にネフローゼ症候群を伴いやすい。

❸ 血栓症

静脈血栓症特に下肢深部静脈血栓症は小児、成人ともに多くみられる血栓症である。腎静脈血栓症は膜性腎症に高頻度に生じ、次いで膜性増殖性腎炎、ループス腎炎などにみられる。頻度は低くなるがどの静脈にも生じうるものであり、頭蓋内海綿状静脈洞血栓症は致命的となる。動脈系は静脈系に比べると頻度は少ないが大動脈、腸間膜動脈、冠動脈、脳血栓など重篤なものとなりやすい。

●必要な検査

・尿検査、一般生化学、胸部 X 線写真、血液ガス。
・蛋白選択性(尿 IgG×血清トランスフェリン/血清 IgG×尿トランスフェリン)、免疫電気泳動、抗核抗体、IgA、血清補体価。
・血栓症に対する造影 CT スキャン、線溶凝固マーカー。

❷治療、処置

全身浮腫や腎不全に対してはフロセミドのみでは効果が少ない。25%ア

ルブミンを 50〜100 ml DIV し、40〜200 mg のフロセミドと併用する。反応が弱い時は、緩徐な限外濾過あるいは持続的透析濾過により除水をはかる。

血栓症に対しては、ネフローゼ症候群と無関係な動静脈血栓症と同様にヘパリンによる抗凝固療法、抗血小板療法が適応となる。UK は使用可能であるが、t-PA は冠動脈以外には保険適応されていない。経過により外科的処置を考慮する。

専門医（専門科）へのコンサルトの時期

成人のネフローゼ症候群はすべて腎生検の適応があるといえる。重篤な合併症を生じたケースは病態が安定した後組織検査をすべきである。

（小澤　潔）

F-4 腎、尿管結石

❶診　断

●特徴的な症状や徴候
・背部痛、側腹部痛、下腹部痛を主訴とし、嘔吐、脂汗を流し、のたうちまわりながら救急車で来院することも稀ではない。
・夏に多い。
・過去に結石と診断されたことはないか聞く。
・身体所見として CVA tenderness でおおよそ診断がつく。
・肉眼的血尿を伴うこともある。

●必要な検査
・必ず尿検査と KUB をとること。
・また超音波検査を行う。石はわからなくても水腎、水尿管を確認するだ

2-F. 腎、泌尿器系

けでもよい。
・尿沈査でシュウ酸カルシウム、尿酸の結晶を認めることもある。

❷治療、処置

・結石の治療は専門医に任せる。
・とりあえず疼痛を抑え、患者の全身状態改善をめざす。
・薬剤としてブスコパンの注射、ボルタレン坐薬などを投与し、それでも効果ない時はソセゴン® などを用いることもある。
・疼痛は間欠的であることが多いため、まったく痛みが消失してしまうこともあるが、原則的には入院加療が望ましい。
・帰宅させる時は、また数時間後に同様の疼痛発作が起こることを十分ムンテラすること。
・翌日、泌尿器科受診を指示する。

● ワンポイントアドバイス

・患部を温罨法するだけでも多少痛みは和らぐ。
・ブスコパンを使いすぎると尿閉になるので注意すること。

専門医(専門科)へのコンサルトの時期

尿検査、KUB、超音波検査を行っても、自分で診断がつかない時(尿管結石か虫垂炎か迷うとき) は必ず上級医に相談すること。

(波多野孝史)

F-5 前立腺肥大症による尿閉

❶診　断

●特徴的な症状や徴候
・尿が出ないといって夜中に来院することが多い。
・冬に多い。冬なのに汗びっしょりで来院する。
・前立腺肥大症の既往もしくは加療中の患者が多い。
・前日アルコールもしくはカゼ薬を飲んでいることが多い。

●必要な検査
・エコーにて膨満した膀胱および肥大した前立腺を確認する。

❷治療、処置

　まず導尿。導尿のみで帰宅させてもよいが、バルーンカテーテル留置してもよい。この方が再度尿閉になる心配がない。

●ワンポイントアドバイス

　前立腺肥大症なので、カテーテルが入りづらく、細いカテーテルを選択しがちであるが、逆に細いカテーテルは腰が弱く入りづらい。16 または 18 Fr くらいのカテーテルがよいと考える。

専門医（専門科）へのコンサルトの時期

　前立腺癌患者の尿閉は少し厄介で、前立腺部尿道が硬く出血しやすい。カテーテル挿入が困難であれば、経皮的膀胱穿刺するか泌尿器科医師を呼ぶ。

（波多野孝史）

2-F. 腎、泌尿器系

F-6 急性性器感染症
（前立腺炎、精巣上体炎、尿道炎）

❶ 前立腺炎

●診　断

❶ 特徴的な症状や徴候

・会陰部の不快感や疼痛で発症し、38℃以上の発熱を生じることが多い。
・排尿痛、頻尿、残尿感を訴える。
・1週間以内に風俗店へ行っていないか聞く。
・身体所見として肛門から指を入れ前立腺を触診すればすぐ診断がつく。しかし患者はすごく痛がるので、あまりかき回さないこと。

❷ 必要な検査

・尿検査で潜血陽性、白血球増多、細菌尿。
・血液検査で白血球増多、CRP陽性。
・超音波検査を行い、前立腺の腫大の程度、残尿の有無を確認しておくとよい。

●治療、処置

・発熱を伴っている場合は敗血症症状を呈することもあり、安静を保ち、利尿をつける目的で入院の上補液を行うのが望ましい。
・帰宅させる時は抗生剤の点滴を行った後、自宅での安静と水分摂取を指示し、内服抗菌剤（キノロン系）を処方する。

● ワンポイントアドバイス

発熱を伴っていない前立腺炎の患者はプシコ系が多いため、あまり深入りせず、内服抗生剤を処方し、帰宅させ、翌日泌尿器科外来受診を指示する。

389

専門医（専門科）へのコンサルトの時期

　前立腺肥大症に合併した前立腺炎では尿閉となることがある。前立腺炎の治療は原則的にカテーテルは留置しないが、やむを得ず留置せざるを得ないこともある。このような時は泌尿器科医を呼ぶ。

❷精巣上体炎

●診　断
❶ 特徴的な症状や徴候
・陰嚢部の腫脹、疼痛、発熱が三主徴。
・陰嚢の皮膚に発赤、浮腫を認めることが多い。
・陰嚢を触ると飛び上がるくらい痛がる。
・1週間以内に風俗店へ行っていないか聞く。
・DM の有無も確認しておくとよい。

❷ 必要な検査
・尿検査で白血球増多を認めるものの、細菌尿は認めないことがある。
・血液検査で白血球増多、CRP 陽性を示すが、敢えて採血することもないであろう。

●治療、処置
・安静、臥床、冷罨法が治療の原則。当然抗生剤（キノロン、セフェム系など）も投与する。
・38℃以上の発熱を伴っている場合は入院が望ましい。
・帰宅させる場合は必ず陰嚢を氷で冷やすように指示する。

●ワンポイントアドバイス

　コントロール不良の DM 患者に発症すると、精巣が腐ってしまう（フルニエ壊疽という）ことがあり、注意を要する（図1）。

2-F. 腎、泌尿器系

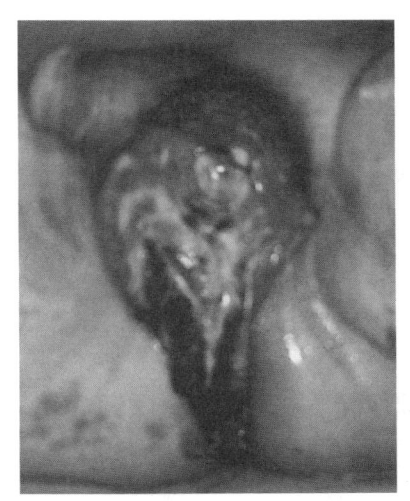

図 1. フルニエ壊疽
陰嚢が腐って組織が崩れかかっている。

専門医(専門科)へのコンサルトの時期

　同様な陰嚢部痛を呈する疾患で、精巣炎(ムンプス精巣炎)、精索捻転などを疑った時は泌尿器科医を呼ぶ。

❸尿道炎

●診　断

❶ 特徴的な症状や徴候

・排尿時痛、外尿道口よりの膿、陰茎の発赤を主訴とする。
・必ず風俗店へ行っていないか聞く。夫婦で来院された時など、やむを得ずシラをきる場合もあり、さりげなく**小さな声**で聞く。
・起炎菌は約 90%が淋菌もしくはクラミジアである。

- 身体所見として膿が黄緑色であれば淋病、白色であればクラミジアの可能性が高い。
- 両側鼠頸リンパ節の腫大、圧痛を認めるが、通常平熱である。

❶ 必要な検査
- 尿検査で潜血陽性、白血球増多、細菌尿。

●治療、処置
- 抗生剤（テトラサイクリン）の内服。飲水を指示。
- 性行為禁、アダルトビデオもダメ。

●ワンポイントアドバイス
尿道炎で膿が出ている時に性行為をすると、射精時に強い激痛が走る。

専門医（専門科）へのコンサルトの時期
　最近キノロン耐性淋菌が急増している。他院にてキノロンを処方され、全然効かないといって受診する場合がたまにあるが、その時は、ミノマイシン® 200 mg/2×内服、もしくはトロビシン® １A筋注（臀部）を行い、翌日泌尿器科受診を指示する。

（波多野孝史）

F-7 尿路性器外傷（腎外傷、膀胱外傷、尿道外傷、陰茎折症、精巣外傷）

❶腎外傷

●診 断

❶ 特徴的な症状や徴候

・主訴は背部痛、肉眼的血尿が最も多いが、交通事故、スポーツなどで背部を打撲した場合は常に念頭におくべき疾患である。
・尿路性器系の外傷の中では最も多い。

❷ 必要な検査

・検尿にて血尿を認めるが、血尿の程度と外傷の程度は必ずしも一致しないので注意を要する。
・超音波検査で腎被膜下血腫の有無を診断できるが、腹部 CT をエンハンスで行った方がよい（図1）。これにより、他臓器の合併損傷の有無や、出血の程度、尿溢流の有無が診断できる。

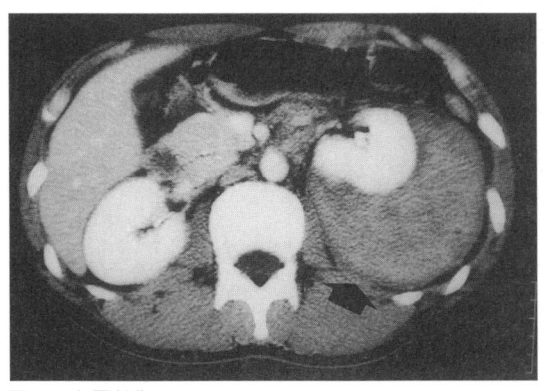

図 1．左腎外傷
左腎に大きな血腫をつくっている。

● 治療、処置
・たとえ軽傷であっても入院治療が原則。
・安静、臥床、背部冷罨法。トイレ歩行も不可。

● ワンポイントアドバイス

　交通事故などで救急室受診した時は多発外傷を起こしていることが多い。しかし、患者は一番痛いところしか訴えないことがある。頭から足までよく診察し、念のため検査しておいた方がよいと考える。

専門医（専門科）へのコンサルトの時期

　血液検査で Hb 10 以下の時、もしくは出血性ショックとなっている時は結構出血していると考えられ、緊急手術、緊急塞栓術を施行することもあるため、専門医へ連絡する。

❷ 膀胱外傷

● 診　断

❶ 特徴的な症状や徴候
・血尿、下腹部痛、尿閉を主訴とする。
・交通事故や転落のほか、飲酒後酩酊時に喧嘩し、下腹部に暴行を受けた時に起こりやすい。

❷ 必要な検査
・骨盤部 X 線写真：交通事故による膀胱外傷の場合、ほとんどにおいて骨盤骨骨折を伴っている。
・腹部 CT：骨盤内の血腫の有無、腹腔内への尿溢流の有無を確認する。
・当然、血液検査も必須である。

● 治療、処置
・たとえ軽傷であっても入院治療が原則。

2-F. 腎、泌尿器系

・膀胱挫傷のみで腹腔内への尿溢流がなければ保存的に治療する。
・腹腔内破裂は緊急手術となる。

●ワンポイントアドバイス

飲酒後の場合、患者が痛みをあまり訴えないこともあり、安易に帰宅させない方がよい。

専門医(専門科)へのコンサルトの時期

導尿しても尿は少量しか出ず、洗浄できない時は危険。膀胱破裂の可能性が高いため、専門医へ必ず連絡する。

❸尿道外傷

●診 断

❶ 特徴的な症状や徴候

・血尿、会陰部痛、尿閉を主訴とする。
・騎乗型損傷が最も多い。要するに工事現場に携わる作業員が、足を踏み外し鉄パイプに股間をぶつけた時に起こる。
・尿路性器外傷の中で腎外傷に次いで多い。
・身体所見として外尿道口からの出血を認め、時に動脈性にドクドク出血することもある。

❷ 必要な検査

・骨盤部 X 線写真：骨盤骨骨折の有無を確認する。
・緊急で尿道造影を行うこともある。

●治療、処置

・尿道挫傷や不完全尿道断裂でカテーテル留置が可能であれば留置する。
・カテーテル留置が困難であれば、経皮的膀胱瘻を造設する。
・たとえ軽傷であっても入院治療が原則で、会陰部の冷罨法と止血剤、抗生剤の点滴を行う。

●ワンポイントアドバイス

　尿道球部外傷の時は陰嚢部から会陰部にかけてクロアゲハチョウ様のきれいな？　皮下血腫をつくることがある。くっきりと境界明瞭で、左右対称の模様を呈する場合がある。

専門医（専門科）へのコンサルトの時期

　尿道外傷の検査や処置は結構むずかしく、やり方によっては逆に損傷を増悪させてしまうこともある。必ず専門医に連絡する。

❹陰茎折症

●診　断

❶ 特徴的な症状や徴候

・性行為中に陰茎が折れることがある。
・ほとんどの患者が受傷時にボキッという陰茎白膜の断裂音がしたという。
・陰茎の疼痛、腫れを主訴に来院するが、血尿、尿閉は少ない。
・身体所見として陰茎はあたかも骨折したかのように曲がり、腫れ、皮下血腫を認める。例えば、陰茎が「ナス」のようにクログロと腫れた状態である。

❷ 必要な検査

・緊急手術に向けた検査を行う。

●治療、処置

・緊急手術（白膜断裂部の縫合）を腰麻下に行う。
・当然入院となる。

●ワンポイントアドバイス

　受傷の経過を詳細に聞くと、騎乗位（女性上位）の性行為中、女性が後方に倒れる時に起こりやすいようだ。

2-F. 腎、泌尿器系

専門医（専門科）へのコンサルトの時期

陰茎折症は白膜の不完全断裂で、ごく軽度の場合以外ほとんどの症例で緊急手術となる。必ず専門医に連絡する。

⑤ 精巣外傷

●診　断

❶ 特徴的な症状や徴候

・交通事故やスポーツで受傷することが多い。
・男性ならどなたも経験あると思うが結構痛い。
・疼痛が強くショック状態で来院することもある（顔面蒼白、脂汗、血圧下降など）。
・身体所見として陰嚢部の腫大、発赤、皮下血腫。

❷ 必要な検査

・陰嚢超音波検査で血腫の程度、白膜断裂の有無を確認する。

●治療、処置

・陰嚢が夏ミカン以下の腫大であれば保存的治療（安静、臥床、陰嚢冷罨法、止血剤（アドナ®、トランサミン®）、抗生剤（ペントシリン®、パンスポリン® など）の点滴など。
・陰嚢が夏ミカン以上の腫大であれば緊急手術を考える。

● ワンポイントアドバイス

若い患者ははずかしがって、下腹部痛と偽って訴えることがある。必ず下着を脱がせて診察する。

専門医（専門科）へのコンサルトの時期

緊急手術するかどうか迷う時は専門医へ連絡する。

（波多野孝史）

F-8 精巣捻転

●診　断

❶ 特徴的な症状や徴候

・夜から明け方に急に陰嚢が痛くなる。
・外傷の既往の有無と発症時間を正確に聞いておく。
・身体所見として陰嚢部の傷み、軽度の腫大。症状はあまり強くないことが多い。排尿時痛はなく、平熱である。

❷ 必要な検査

・検尿にて白血球を認めない。このことが急性精巣上体炎との鑑別で重要になる。

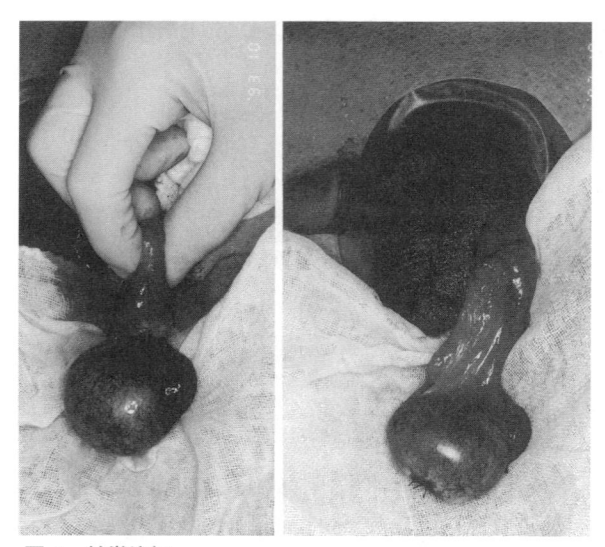

図 1. 精巣捻転
精巣は血流障害を起こしまっ黒になっている(左)。発症早期であれば、捻転解除により赤みをおびてくる (右)。

2-F. 腎、泌尿器系

●治療、処置

・精巣捻転が少しでも疑われ、発症後 12 時間以内であれば大急ぎで手術（捻転解除術）を行う。

●ワンポイントアドバイス

この疾患は必ず 10 歳代である。私は 20 歳以降での経験は 1 例もない。

専門医（専門科）へのコンサルトの時期

精巣捻転は泌尿器科緊急手術の中でも結構早急に手術する。というのは発症後 12 時間以内であれば精巣の機能回復が期待できるため（図 1）で、逆に 24 時間以上経過した場合、既に精巣は壊死しており、手術する意味があまりなくなってしまう。

この疾患を疑ったら早々に連絡すること。

（波多野孝史）

F-9 血液透析患者のシャントトラブルと腹膜透析患者の腹膜炎

❶診 断

●血液透析患者のシャントトラブル

血液透析患者は週 2～3 回シャントを穿刺しているため、シャントの異常あるいはトラブルの徴候はあらかじめわかっているケースがほとんどである。したがって救急室を訪れる可能性のあるものは、①突然の閉塞、②シャント感染、③瘤の破裂、④シャント腕のけが、程度に限られる。静脈高血圧による手指の腫脹、鎖骨下静脈狭窄による腕の腫脹、スチール症候群によるシャント遠位部の疼痛などは突然生じるものではなく、透析室での対

応で十分である。

●腹膜透析患者の腹膜炎

腹痛、発熱を生じる。これらの症状が出る前に定期交換で排液の混濁のため腹膜炎の発症に気づくケースもある。排液の白濁を生じるのは、①腹膜炎、のほか、治療を要しないものに、②好酸球性腹膜炎、③乳び腹水、がある。好酸球性腹膜炎はCAPD導入間もなくに生じるアレルギー反応と考えられ多数の好酸球が排液中に出現するが、通常無症状であり、自然に消失する。乳び腹水は塩酸マニジピン服用者などにみられる現象であり無症状で自然に消失する。

❷必要な検査

1. シャント閉塞時、血栓形成部位には血管痛を生じる。穿刺を繰り返した部位に血栓を生じた場合、感染との鑑別のため血算、CRPのチェックを必要とすることがある。閉塞は触診および聴診でスリルの消失を確認する。トラブルのほとんどは一目瞭然である。
2. 腹膜炎：自宅で排液の混濁を認めた場合、その排液を必ず持参させる。排液中の白血球数（末血の血算と同じスピッツを使用し器械測定が可能）が100/μl以上を陽性とする。可能な限りスメアーによる白血球分画と細菌のグラム染色も施行する。排液のカルチャーボトル培養は必ず提出する。

❸治療、処置

●シャントトラブル

1. 突然の閉塞：閉塞から数時間以内で、血栓を生じている範囲がごく短い場合は血栓部位（通常は疼痛を生じている部位）をマッサージするだけで開通する場合がある。マッサージで開通しない場合は、ある程度以上の血管の狭窄を生じているケースであり再建術やPTAが必要となる。救急室でのウロキナーゼ、ヘパリン処置での効果は低い。血

2-F. 腎、泌尿器系

栓部位から肺塞栓を生じる可能性は低く、より以上の治療は透析医に委ねる。
2. シャント感染には抗生剤投与。
3. 瘤の破裂および、
4. シャント腕のけがでは多量の出血を生じるため緊急手術を要する。

●腹膜炎

自宅でAPDサイクラーを使用していた患者も1日4回交換のCAPDに変更し(排液の混濁度で治療効果を判定可能となるため)、入院管理下に治療を行う。腹膜炎時には腹膜の糖吸収が亢進しており、除水を得るために2.5%灌流液を使用する。したがってエネルギー投与のための補液は必ずしも必要としない。

培養、感受性結果が判明するまではセファメジン® およびモダシン® を

表1. 腹膜炎の初期治療

	各バッグ2,000 mlの中にCEZとCAZを注入する			
	無尿患者		尿量>100 ml/日の患者	
CEZ (セファメジン®)	初回1 g	維持0.25 g	初回1 g	維持0.35 g
CAZ (モダシン®)	初回0.5 g	維持0.25 g	初回0.5 g	維持0.35 g

表2. 感受性結果に基づき抗生剤を変更

	各バッグ2,000 mlの中に注入する	
	無尿患者	尿量>100 ml/日の患者
AMK (アミカシン®)	維持50 mg	維持75 mg
ABPC (ビクシリン®)	維持250 mg	
CLDM (ダラシンS®)	初回600 mg 維持300 mg	
VCM (バンコマイシン®)	維持100 mg	維持125 mg
FLCZ (ジフルカン®)	4バッグ/日のうち、1バッグのみに200 mg	

CAPDバッグ内に注入し、腹腔内投与のみを行う。
　①腹膜炎の初期治療（**表1**）。
　②感受性結果に基づき抗生剤を変更する（**表2**）。

専門医（専門科）へのコンサルトの時期

初期治療を開始後、専門医に委ねる。

（小澤　潔）

F-10 高カリウム血症、低カリウム血症

◆診　断

高カリウム血症による心毒性は緊急的処置を要する。低カリウム血症による症状も類似する点がありカリウム濃度異常として記す。

●特徴的な症状や兆候

表1参照。

表 1. 特徴的な症状や状態

	高カリウム血症	低カリウム血症
心　臓	徐脈、心室粗細動、心停止	徐脈、心室粗細動、心停止
呼吸筋	呼吸困難	呼吸困難
骨格筋	脱力、攣縮、麻痺	脱力、萎縮、麻痺
平滑筋	腸管攣縮、腹痛	嘔吐、膨満、麻痺性腸閉塞
神経系	口唇、舌のしびれ	神経過敏、傾眠
腎	乏尿、無尿	多尿

2-F. 腎、泌尿器系

●必要な検査
・心電図、血液生化学（BUN、Cr、血糖、Na、K、Cl、Ca、P、Mg）、血液ガス。

K異常による臨床症状はKの絶対値のみでなく、変化速度にも依存する。急性腎不全による高K血症は慢性腎不全による高K血症に比し、低いレベルでも不整脈を生じやすい。

アシドーシスは高K血症を増悪させ、高K血症はアシドーシスを増悪させる。同様にアルカローシスは低K血症を増悪させ、低K血症はアルカローンスを増悪させる。

◆治療、処置

●高K血症
・心電図異常（P波の消失、QRS幅の拡大）がある時は、心臓保護の緊急処置をする。
・高K血症の緊急治療
  ① 8.5%グルコン酸カルシウム（カルチコール®）：10〜20 ml を数分かけてゆっくり静注。細胞膜電位を安定させ、数分後〜数10分効果。
  ② 7%重炭酸ナトリウム（メイロン®）：20〜40 ml を数分以上かけてゆっくり静注。Kを細胞内に移行させ、10分後〜2時間効果。
  ③ GI療法（レギュラーインスリン® +10%ブドウ糖）：ブドウ糖5gにインスリン1単位を混ぜ1時間以上かけて点滴（心不全を合併する場合は負荷容量に注意する）。Kを細胞内に移行させ、30分後から数時間効果。
  ④ フロセミド（ラシックス®）：40〜60 mg を静注。尿中にKを排泄する。30分〜3時間程度の効果が持続する。
  ⑤ 陽イオン交換樹脂（カリメート®、ケイキサレート®）：10〜30 g を分3で内服。あるいは30〜60 g を微温湯200 ml で溶解し、注腸後1時間放置する（ソルビトールでの溶解は禁止）。KをCaあるいはNaと交換して便中に排出。内服は2時間、注腸は1時間で効果あり。

⑥透析療法：緊急的には血液透析にて除去するのが最終手段である。

● 低 K 血症の緊急治療

慢性的な K 欠乏時、血清 K<3.5 mEq/l なら 100〜200 mEq、血清 K<3.0 mEq/l なら 200〜400 mEq が不足していると考える。

原則的に経口投与を行うが、静脈内投与の場合は高 K となるのを避けるため、

①点滴中の K 濃度は 50 mEq/l 以下とする
②20〜30 mEq/時以下の速度で点滴する
③一日投与量を 60〜80 mEq/日以下とする

一般的には塩化カリウムで十分対応できるが、アシドーシスを伴う場合はクエン酸カリウム製剤を、アルカローシスを伴う場合は塩化カリウム製剤を、低 P 血症を伴う場合はリン酸二カリウム製剤が有用となる。また同時に、Mg が欠乏していると Mg を投与しないとカリウムの是正が困難である場合がある。

専門医（専門科）へのコンサルトの時期

まず、緊急的にカリウム異常の是正を試みた後、原因の検索を行う。

（小澤　潔）

【G. 皮膚科】

G-1 麻疹・風疹

◆診 断

●特徴的な症状や徴候

　麻疹は初め発熱、粘膜のカタル症状が出現し、頬粘膜の白色の Koplik 斑を認める。その 2〜4 日後に再び高熱を生じ、毛嚢一致性の点状小紅斑が出現し、小豆大に拡大して次第に融合する。色調もはじめ鮮紅色だったものが暗紅色となり、小出血点を伴うこともある。治癒後しばらくは色素沈着を残す。一般には 7〜10 日で治癒する。麻疹は肺炎、中耳炎、脳炎などを併発することがあり、特に成人では重症感が強い。

　一方、風疹は微熱、カタル症状、リンパ節腫脹のみられる前駆期（1〜5 日間）の後に、顔、耳の後ろなどから速やかに全身に拡大するバラ色の小紅斑が特徴で、個疹に融合傾向はない。皮疹は約 3 日で消退し、ほとんど色素沈着を残さない。風疹は麻疹にみられるような合併症は比較的少ないが、ないわけではなく、注意する。

●必要な検査

　一般末梢血検査、血沈、尿検査を施行し、全身状態を把握する。合併症や異常経過に十分注意する。ウイルス学的には麻疹ウイルス、または風疹ウイルスの抗体価 IgM をペア血清で測定することもある。

> ●ワンポイントアドバイス
>
> 　麻疹はボタン雪状、風疹は粉雪状の皮疹である。麻疹は Koplik 斑が特徴である。

専門医(専門科)へのコンサルトの時期

　これらの感染症はもちろん隔離が必要であり、薬疹をはじめとした他の中毒疹との鑑別は難しいため、診断が確定的である場合以外は、早めに専門医へ相談する。

（山川有子）

G-2 水　痘

❶診　断

●特徴的な症状や徴候

　発熱、食思不振などの前駆症状を伴うことがあり、その後、米粒大の紅斑として始まり、すぐに小水疱が出現する。健常皮膚に突然小水疱ができるところもある。水疱ははじめ透明であるが、膿疱化する部分もある。3〜4日で痂皮化する。はじめの個疹が治癒しつつも、また新しい紅斑が出現し、新旧混在した発疹という点でも特徴的である。成人では高熱を伴うことも多い。重症例では脳炎、肺炎などを合併することがある。

●必要な検査

　一般末梢血検査、血沈、尿検査を施行し、全身状態を把握する。免疫能の低下がないか否か、確認する（皮膚科学的検査としては Tzank test とい

●ワンポイントアドバイス

　帯状疱疹と同様、可能な限り早く抗ウイルス剤を投与することが皮疹の治り方を決定するといっても過言ではない。重症例では入院のうえ、抗ウイルス剤の点滴が必要であり、隔離病棟や個室管理のもと、治療をなるべく早く開始する。

う顕微鏡検査法がある)。水痘帯状疱疹ウイルスの抗体価 IgM をペア血清で測定することもある。

専門医(専門科)へのコンサルトの時期

水痘は 1〜5 歳に多く、成人例は稀であるが重症化しやすく、入院適応のあることが多い。水疱がすべて痂皮化するまで幼稚園、学校はもちろんのこと、仕事も休まなくてはならない。これらの点からも、なるべく早く皮膚科専門医にコンサルトすべきである。

(山川有子)

G-3 帯状疱疹

❶診 断

●特徴的な症状や徴候

一定の末梢神経に沿って帯状に、小水疱を伴う紅斑を認める。神経痛様疼痛が特徴であるが、疼痛がまったくない症例から疼痛のため不眠を訴える症例まで個人差は大きい。通常、皮疹の出現する 3〜4 日前から局所の疼痛や知覚過敏が先行することが多い。その後、1 つ、あるいは 2 つ以上の神経後根域に限局した、片側性の紅斑が生じる。まもなく紅斑上に小水疱が生じ、そのまま乾燥して痂皮を形成し 2〜3 週間で治癒することが多いが、膿疱化してびらん、潰瘍となる場合もあり、治癒までに時間のかかることもある。皮膚自体は必ず治癒するが、帯状疱疹後神経痛を残すことも少なくない。また、三叉神経領域の帯状疱疹では、粘膜疹を伴って激痛をきたすことや、眼科的には角膜炎、虹彩毛様体炎を起こすことがあり、さらには顔面神経麻痺を生じ、Ramsy-Hunt 症候群を合併することがある。また、稀に全身に汎発疹が認められることもある。

● **必要な検査**

一般末梢血検査、血沈、尿検査を施行し、全身状態を把握する。免疫能の低下がないか否か、確認する(皮膚科学的検査としては Tzank test という顕微鏡検査法がある)。

❷治療、処置

抗ウイルス剤の内服投与を行うのが最も一般的である。腎機能障害などの基礎疾患がある患者や抗癌剤内服中の患者には投与量を検討する。特に透析中の患者については内科主治医に相談する。局所的には、消毒のうえ、抗生剤入り軟膏や非ステロイド剤消炎剤軟膏を塗布し、ガーゼで覆う。

Rp) ①バルトレックス®(500) 6錠 分3 7日以内(抗ウイルス剤)
または
ゾビラックス®(400) 10錠 分5 7日以内(抗ウイルス剤)
②メチコバール® 1,500μg 分3 7日 (神経痛に対し)
③疼痛が強ければ
ロキソニン® 屯用 1日3錠まで
④外用剤として
アンダーム® 軟膏 20g など

● **ワンポイントアドバイス**

> 帯状疱疹は初期治療が重要であり、可能な限り早く抗ウイルス剤を投与することが皮疹の治り方を決定するといっても過言ではない。また、帯状疱疹後神経痛になるか否かも治療の仕方に左右される。帯状疱疹を診たら、三叉神経領域の症例、全身に汎発疹の認められる症例のみならず、なるべく早く皮膚科診療に回す方がよいだろう。

2-G. 皮膚科

> **専門医(専門科)へのコンサルトの時期**
>
> 三叉神経領域の帯状疱疹、全身に汎発疹の認められる帯状疱疹、基礎疾患のある症例、疼痛の激しい症例は入院の上、抗ウイルス剤投点滴が望ましいため、専門医へコンサルトする。

(山川有子)

G-4 カポジー水痘様発疹症

◆診 断

●特徴的な症状や徴候

湿疹特にアトピー性皮膚炎などの患者にみられる、単純性疱疹ウイルス(herpes simplex virus)の初感染、再感染または回帰性発症の疾患。高熱とともに、湿疹局面に、紅うんを有する小水疱が多数集ぞくし、一部は膿疱化し、びらん、痂皮化して軽快する。

●必要な検査

一般末梢血検査、血沈、尿検査を施行し、全身状態を把握する。免疫能の低下がないか否か、確認する(皮膚科学的検査としては Tzank test がある)。単純ヘルペスウイルスの抗体価 IgM をペア血清で測定することもある。

> **●ワンポイントアドバイス**
>
> 抗ウイルス剤のうちアシクロビル(ゾビラックス®)の点滴は、どんな疾患でも外来投与は認められていない。すべての疾患において抗ウイルス剤点滴は入院しなければ投与できないことを忘れないでほしい。

❷治療、処置

　抗ウイルス剤の内服投与を行うのが最も一般的であるが、皮疹が広範囲の場合や顔面にある場合は入院のうえ、抗ウイルス剤点滴が望ましい。腎機能障害、特に透析中の患者については投与量は内科主治医にも相談が必要。局所的には、消毒のうえ、抗生剤入り軟膏や非ステロイド系消炎剤軟膏を塗布し、ガーゼで覆う。

　　Rp）①**内服**　ゾビラックス®（200）　5錠　分5　5日　内服最大7日間まで
　　　　外用　アンダーム® 軟膏　10 g
　　　　　　　または
　　　　　　　ゲンタシン® 軟膏　10 g など

　　　または

　　　②**点滴**　ゾビラックス® 250 mg ⎫　1日3回　5〜7日　免疫能
　　　　　　　　生食水 100 ml　　　　⎬　の低下した症例で、かつ入
　　　　　　　　　　　　　　　　　　　⎭　院のみ適応あり

　　　　外用　アンダーム® 軟膏　10 g
　　　　　　　または
　　　　　　　ゲンタシン® 軟膏　10 g など

専門医（専門科）へのコンサルトの時期

　診断をつけることは重要であり、初期治療が治癒期間を大きく左右するため、なるべく早めに専門医へコンサルトする。

（山川有子）

G-5 伝染性紅斑

◆診 断

●特徴的な症状や徴候
最初顔面、特に頬部に紅斑が出現し、1〜2日後上肢下肢に小紅斑が現われ(レース状になることが多い)、数日で消退するといった、発疹が唯一の徴候である。いわゆる「りんご病」である。

●必要な検査
症状が発疹のみならず、全身症状を伴う場合は、一般末梢血検査、血沈、生化学検査、尿検査を施行し、全身状態を把握する。

●ワンポイントアドバイス
中毒疹の形をとる発疹症では、薬疹、他の感染症、そのほかの原因によるものとの鑑別が難しいことが多く、非常に典型的である場合以外は、可能な限り早い皮膚科診療への併診や紹介が重要である。

専門医(専門科)へのコンサルトの時期
軽症の伝染性疾患で、全身症状を伴わないことがほとんどであるが、関節痛、発熱、稀に溶血性貧血、脳炎、脳症などを併発することもあり、確定診断のためにも専門医の受診が望ましい。

(山川有子)

G-6 蜂窩織炎

❶診　断

●特徴的な症状や徴候
ブドウ球菌による真皮から皮下脂肪織に及ぶ広範なびまん性化膿性炎症で、比較的境界不明瞭な紅斑と局所の熱感、疼痛、時に発熱を伴う。

●必要な検査
膿瘍、潰瘍形成の時には細菌培養を施行する。一般末梢血検査、生化学検査、血沈、尿検査を行う。

❷治療、処置

抗生物質の全身投与および局所の安静、冷却を行う。
　　Rp）**内服**　フロモックス® 　3錠　分3　7日
　　　　　　　または
　　　　　　　バナン® 　2錠　分2　7日
　　　　　　　または
　　　　　　　クラビット® 　3錠　分3　7日など
　　　　または
　　　　点滴　セファメジン® 1g ｝ 1日2回など
　　　　　　　生食水 100 ml

●ワンポイントアドバイス

比較的よくみる疾患であるが、前述の鑑別を要する疾患では治療も異なる。救急対応であれば抗生剤内服または点滴と、患部の安静、冷却を指示するが、症状によっては入院加療を要するため、重症度によっても専門医に相談する。

専門医（専門科）へのコンサルトの時期

鑑別診断として、結節性紅斑、接触皮膚炎、丹毒などがあり、診断が最も重要である。診断が確定しない場合は専門医にコンサルトする。

（山川有子）

2-G. 皮膚科

G-7 丹　毒

❶診　断

●特徴的な症状や徴候
　連鎖球菌による、皮膚や粘膜の、主に真皮における化膿性炎症で、高熱とともに境界明瞭な紅斑をきたす。顔面、下腿が好発部位である。

●必要な検査
　一般末梢血検査、生化学検査、特に ASLO、ASK、血沈、尿検査を行う。皮膚からの細菌培養は検出率が悪い。

❷治療、処置

　溶レン菌に感受性のある抗生物質の全身投与を行う。局所は冷却と安静を要す。
　　Rp）**内服**　ビクシリン®　（250 mg）　4カプセル　分4　7日内服
　　　　または
　　　点滴　ビクシリン®　1g　　　　｝1日2回点滴
　　　　　　　生食水　100 ml
　　　　または
　　　　　　　セファメジン®　1g　　　｝1日2回点滴など
　　　　　　　生食水　100 ml

●ワンポイントアドバイス
　鑑別診断に挙げた疾患では、治療がまったく違うため、診断が最も重要である。

専門医（専門科）へのコンサルトの時期
　抗生剤により速やかに軽快することが多いが、接触皮膚炎、帯状疱疹、全身性エリテマトーデスなどとの鑑別が重要であり、診断確定が難しい場合や治療抵抗性の場合は専門医へ相談する。

（山川有子）

G-8 蕁麻疹

❶診　断

●特徴的な症状や徴候

境界の明瞭な円形から楕円形、さらには地図状の不正形をした、扁平に隆起した膨疹で、痒みを伴う。個疹は1時間以内に消えるものから数時間以内に退くものが多く、大抵は1日以内に消える。重症なものでは悪心、嘔吐、腹痛、嗄声、呼吸困難などの即時型アレルギー症状をきたす。

●必要な検査

まずはスクリーニングとして一般末梢血検査、血沈、尿検査を施行し、全身状態を把握する。

後日、急性蕁麻疹のうち、食餌性の原因が容易に推定されるものについては、IgE、IgERAST、皮膚プリックテストなどを、薬剤性では皮膚プリックテストなどの皮膚テストを行う。蕁麻疹の種類によって原因が異なり、問診から蕁麻疹の種類を分類し、機械性蕁麻疹では皮膚描記、温熱蕁麻疹では温熱負荷、寒冷蕁麻疹では寒冷負荷、日光蕁麻疹では日光照射、コリン性蕁麻疹では発汗テストなど、それぞれに必要な検査を施行する。蕁麻疹では原因不明なことが多いが、病巣感染や全身性疾患が背後にある場合もあり、難治性の症例では全身検索も必要になる。

❷治療、処置

蕁麻疹の治療は原因を明らかにし、それを除去することが望ましい。問診上、原因が容易に推定される場合は、できる限りその原因を取り除く。原因が明らかでない場合、まずは抗ヒスタミン剤や抗ヒスタミン作用のある抗アレルギー剤の内服療法を開始する。

　　Rp）エバステル®（10）　1錠　分1(夜)　7日
　　　　アレロック®　2錠　分2　7日

2-G．皮膚科

アレグラ® 　2錠　分2　7日
レミカット® 　2〜4 mg　分2　7日
アレジオン® 　1錠　分1　7日
　　　　　　　　　　　　　　　} などをいずれか1種類処方

無効時

ゼスラン® 　2錠　分2　7日
または
ポララミン® 　6 mg　1錠　分1　7日
などの追加は可能

●ワンポイントアドバイス

蕁麻疹の原因がわからない時点でステロイド剤を全身投与すると、病巣感染があった場合は感染が悪化し、感染がなくとも原因がよりわからなくなることがあり、不必要に使用することは避ける。しかし、アナフィラキシーを生じた症例についてはこの限りではない。

専門医（専門科）へのコンサルトの時期

皮疹が全身に渡り出没し、重症感がある場合や、全身症状がある場合は、専門医へコンサルトする。

（山川有子）

G-9 薬疹

❶診 断

●特徴的な症状や徴候
・薬剤投与により生じた発疹であり、多彩な臨床症状をきたす。
・固定薬疹：皮膚粘膜移行部や四肢に好発するほぼ円形の紅斑で、水疱、びらんが生じる。
・紅斑丘疹型：大小さまざまな紅斑と半米粒大の丘疹が全身に出現する。
・紅皮症型：全身に浸潤のある紅斑が生じ、発熱、肝腎機能障害、造血器障害などの全身症状を伴い、重症化する。
・皮膚粘膜症候群：多型滲出性紅斑が多発し、粘膜症状を伴う。Stevens-Johnson症候群は高熱とともに、外陰部、肛囲の糜爛、気道や消化管の症状を伴い、重症型である。
・中毒性表皮壊死症（toxic epidermal necrolysis, TEN）：高熱とともに、全身の皮膚に紅斑が生じ、その後大水疱が形成される。さらに水疱部も非水疱部も広範なびらん面を生じ、まさに全身の熱傷のようになる。粘膜症状も激しく、時に予後不良である。
・蕁麻疹型：急性蕁麻疹の激しい症状を呈する。
・紫斑型：小紫斑が四肢体幹に生じ、ほかの全身症状を伴うことがある。
・日光疹型：露光部に一致して、紅斑、丘疹、腫脹などを認める。
・湿疹型：紅斑、丘疹、小水疱、落屑からなり、湿疹との区別が難しい。
・痤瘡型：体幹を中心に痤瘡が汎発する。

●ワンポイントアドバイス

前述のように、TENは予後不良であり、重度の肝障害、腎障害、白血球減少症（無顆粒球症）などを合併するものも、要注意である。これらの型をとる薬疹については、薬剤中止により生命に危険をもたらすもの以外、即座に投与を中止する。

・乾癬型：尋常性乾癬と類似した症状をきたす。
・扁平苔癬型：扁平苔癬に類似した症状を認める。
・その他

●**必要な検査**

全身状態を把握するため、まずは末梢血液検査(血液像を含む)、生化学検査、尿検査を行う。治癒後にはパッチテストや皮内テストなどの皮膚検査が必要である。

❷治療、処置

生命に危険のある TEN や、重症度の肝障害、腎障害、白血球減少症(無顆粒球症)などを合併するものは、即座に原因薬剤の投与を中止する。さらに補液を行い、体内から薬剤を wash out する。必要に応じてステロイド剤の全身投与を行う。重症ではない薬疹では、処方されている医療機関に問い合わせ、投与されている基礎疾患および薬剤について情報提供を依頼し、可能であれば薬剤の中止や変更を要請する。

専門医(専門科)へのコンサルトの時期

薬疹の診断も難しい。重症度についても、また、今後の見通しや予後についても判断することは容易でない。できれば、是非専門医へなるべく早くコンサルトする。

(山川有子)

G-10 中毒疹（薬疹を除く）

◆診 断

●特徴的な症状や徴候

体内に侵入した物質により、全身に発疹をきたすものを中毒疹という。薬疹（前項参照）、細菌、ウイルス、リケッチアなどの感染症によるもの、食餌によるもの、有毒動物の刺傷によるものなどがある。その他、妊娠や悪性腫瘍、代謝障害などによるものも含まれる。紅斑丘疹型、多形紅斑型、紅皮症型、皮膚粘膜型、TENなどの種々の臨床症状をきたす。

●必要な検査

末梢血液検査(血液像を含む)、生化学検査、尿検査を行う。肝障害、腎障害、白血球減少症（無顆粒球症）などを合併するものは、重篤であるため、各専門医へも相談し、個々の検査を行う。必要に応じてステロイド剤の全身投与を行う。

◆治療、処置

原因により、治療が異なることはいうまでもない。感染症の有無について第一に考え、感染症の場合にはその治療に徹する。食餌に対するものは体外への早急な排除と対症療法を行う。その他、原因がほぼ明確となり、その原因を除去することができるものについては、原因の排除につとめつ

●ワンポイントアドバイス

たとえ皮膚科専門医であっても、薬疹なのか、ウイルス感染症なのか、迷うことも多い。したがって、研修医の先生方であれば、中毒疹を見たらやはりなるべく早めに皮膚科医に見せた方がよいだろう。

2-G. 皮膚科

つ、対症療法を施行する。必要に応じてステロイド剤の全身投与を行うこともある。

専門医（専門科）へのコンサルトの時期

中毒疹の原因究明は、治療するうえで非常に重要であり、それだけに原因の確定は難しいことが多い。中毒疹を疑ったら、なるべく早く専門医へ相談する。

（山川有子）

G-11 凍 傷

❶診 断

●特徴的な症状や徴候

局所の皮膚に寒冷が直接作用した時に組織の凍結を起こし発生するもので、その症状により第1、2、3度に分類される。第1度は局所の皮膚は紅色から紫藍色を呈し、次第に暗色となって5～10日で軽快する。第2度は浮腫が強く局所が硬く腫脹し、水疱を伴う。水疱は自然吸収されるか、痂皮を形成して治癒する。しかし、二次感染を起こすと第3度へと進む。第3度は局所の血流が停止し、暗赤色を呈していたものが、患部全層に渡り黒変する。大部分が分界線を作り脱落するが、外科的切除を必要とすることも少なくない。

●ワンポイントアドバイス

まずは局所の運動、摩擦などにより融解、血行の再開をはからなければならない。直射熱（ストーブ、熱風などによる）、44℃以上の高温水に入れることはかえって深部凍傷を起こし危険である。30～40℃の温浴が有効である。なお、乱暴な処置も禁忌である。

●必要な検査

　重症例では、二次感染が生じ、腐敗性炎症が中枢側に至ると皮膚以外の筋肉骨膜、腱、骨などをも侵し、全身症状も出現するため、一般末梢血検査、生化学検査、血沈、尿検査を施行し、全身状態を把握する。

❷治療、処置

　第1度凍傷は再罹患を予防し、外用剤塗布にて軽快する。第2度は感染予防に努め、消毒、抗菌作用のある外用療法を行う。第3度では感染予防を主眼にした局所の処置のみならず、抗生剤の全身投与などを行い、敗血症、リンパ管炎などに十分注意する。

専門医（専門科）へのコンサルトの時期
　再罹患の予防に努めながら、専門医になるべく早めに併診することが望ましい。

（山川有子）

G-12 蜂刺症（虫刺症）

❶診　断

●特徴的な症状や徴候

　蜂に刺された直後から、熱いような疼痛を生じる。蜂の種類によっては数時間で軽快するものもあるが、次第に発赤、腫脹が増強し、刺された日より翌日の方が症状が激しくなることも多い。さらにこれらの症状は数日間持続することもある。また、以前蜂に刺され蜂に対してアレルギーを獲得してしまった人が、再度蜂に刺されると、蕁麻疹、呼吸困難、震振、動悸などの即時型アレルギー反応を起こすことがある。重篤な場合は、意識混濁、血圧低下などのショック症状をきたし、死に至ることすらある。

●必要な検査

悪心、嘔吐、蕁麻疹、呼吸困難、震振、動悸などの症状がある時は、即座に血圧、脈拍数などの全身状態をチェックする。

❷治療、処置

蜂に刺された直後で蜂の針が刺さっている場合には、その針を抜去する。局所に対しては、強めのステロイド剤の外用と冷却を施行する。刺された当日に疼痛を訴えて受診した場合、局所にステロイド剤の局注を施行することもある。また、前述のような全身症状がある症例では、輸液を開始し、ショックに対する処置を速やかに行う。

●ワンポイントアドバイス

受傷時、発赤、腫脹が軽症であっても、次第にそれら症状が増強し、翌日の方が症状が激しくなることも多い。受傷直後の症状が軽いと思っても、外用および冷却、翌日の受診を勧める。なお、アレルギー獲得の有無については、ある程度であれば血液検査で調べられるが、蜂に対する抗体の上昇には個人差も大きい。

専門医(専門科)へのコンサルトの時期

受傷日、既に疼痛、発赤、腫脹が著明であれば、冷却しながら専門医にコンサルトする（即時型アレルギーを起こしていれば、即座に血管確保し輸液を開始し、ショックに対する処置をまず行い、さらに専門医へコンサルトする）。

(山川有子)

【H. 耳鼻科・眼科系】

H-1 急性喉頭蓋炎

喉頭蓋が腫脹し窒息死する危険のある救急疾患である。

❶診　断

●**特徴的な症状や徴候**（図1、2）

　主に成人で咽頭痛や発熱を放置して呼吸困難を感じて来院することが多い。嚥下痛が激しく唾液さえ飲み込めず声も出せない状態では窒息に至る可能性が高い。インフルエンザ桿菌の感染による喉頭蓋の腫脹や膿瘍による上気道狭窄が原因であり、座位から仰臥位になると急激に呼吸困難をきたすことがありCTの撮影時などには注意をようする。頸部軟線X線では喉頭蓋の腫脹が認められるがファイバースコープや間接喉頭鏡により喉頭蓋の著明な腫脹を視診することが必要である。初診医の誤診率は40〜75％ともいわれている。

●**必要な検査**

　血算・生化学、喉頭ファイバー、頸部側面（軟線）X線（図3）、胸部X線、CT検査、動脈血ガス、経皮的動脈血酸素飽和度。

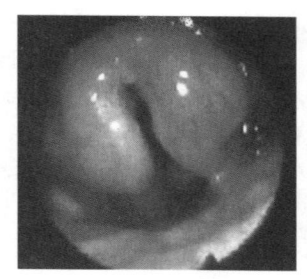

図1．喉頭蓋は著しく腫脹し声帯はみえない
挿管困難で気管切開が必要
（日経メディカル 2001.6. P88 より転載）

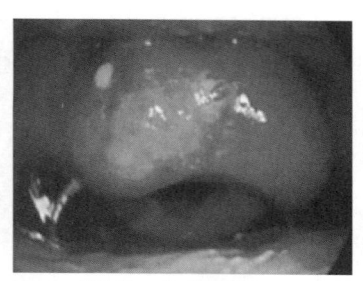

図2．喉頭蓋に膿瘍を形成している
声門はかろうじてみえるが挿管は困難
（The On-line Airway Atlas 2000 より転載）

2-H. 耳鼻科・眼科系

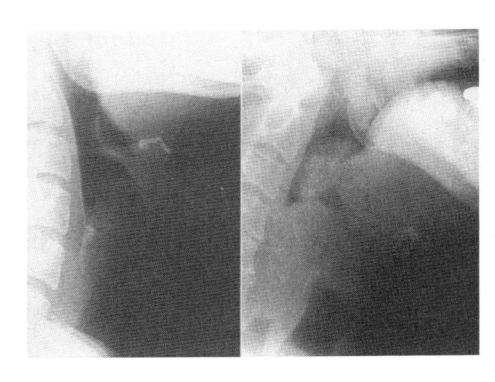

図 3. 頸部側面X線像
左：正常
右：喉頭蓋と周囲組織の著しい腫脹が認められ、上気道が閉塞されている。
(日経メディカル 2001.6.P.88, より転載)

●治療・処置

　座位を確保しながら直ちに速効性副腎皮質ステロイドホルモンの点滴・酸素投与・第2～3世代セフェム系抗生剤点滴の順に施行する。経皮的動脈血酸素飽和度をモニターしながら上級医に報告する。**座位のまま口腔内から上部消化管内視鏡や気管支ファイバーを用いて喉頭蓋の腫脹の有無を確認する**（可能ならば鼻咽腔ファイバーを鼻内より挿入して喉頭を観察する）。喉頭蓋の腫脹が認められる場合は直ちに気管切開の行える外科系医師を探し、同時に耳鼻咽喉科医師を call する。呼吸停止をきたした場合は気管内挿管を試みるが挿管不可能な場合は直ちに気管切開が必要である。

●ワンポイントアドバイス

　喘息と誤診しないためには喉頭付近の狭窄音を聴診することが重要である。
　座位から仰臥位になると喉頭蓋が倒れたり唾液や喀痰が気道につまって急激に呼吸困難をきたすことがある。患者に声を出させてみて嗄声であっても声が出せるならまだよいが、まったく発声ができない状態ではかなり気道が閉塞しており、直ちに気管切開が必要な場合が多い。

(小勝敏幸)

H-2 急性扁桃炎

❶診 断

●特徴的な症状や徴候

発熱は 39～40℃に達し全身倦怠、咽頭痛、特に嚥下痛が激しく摂食困難となる。放散性耳痛を伴うこともある。咽頭所見は視診上、扁桃実質が炎症を起こし表面の発赤が強い場合と陰窩からの膿栓が排出され黄白色の点で被われている場合がある。

●必要な検査

検温、血算、生化学にて急性炎症像や尿検査にて蛋白尿を認める。

扁桃周囲膿瘍が自潰せずに数日間放置されていた症例では副咽頭間隙膿瘍をきたしていないか頸部軟線 X 線にて食道後腔の拡大の有無や胸部 X 線や CT で縦隔洞炎のないことを確かめる。

伝染性単核球症では初期では白血球減少、単核球の相対的増加や異型リンパ球の出現を認める。

●治療、処置

内服が可能な場合は消炎鎮痛剤とセフェム系やペニシリン系などの抗生剤を投与して安静を保ち十分な水分を摂取するよう促す。内服が困難な場合は脱水に対して補液と抗生剤点滴を行う。

伝染性単核球症では minocycline 系を投与する。

●ワンポイントアドバイス

鑑別疾患として EB ウィルスによる伝染性単核球症がある。伝染性単核球症は 20～30 歳台に多く高熱が続き・リンパ節腫脹・単核球増加を主徴とした全身疾患でありペニシリン系抗生剤の投与は薬剤アレルギーが生じやすく禁忌であるので注意を要する。

2-H. 耳鼻科・眼科系

専門医(専門科)へのコンサルトの時期

　扁桃の周囲が腫脹して扁桃周囲膿瘍を来している場合は穿刺・切開・排膿により迅速な治癒が期待されるので緊急性はないが翌日、鼻咽喉科医をコンサルトする。

(小勝敏幸)

H-3 急性中耳炎

❶診　断

●**特徴的な症状や徴候**

　感冒による上気道炎の急性炎症に続き激しい拍動性耳痛を起こす。小児では高熱、下痢などの全身症状を伴い夜間に耳痛が激しくなることが多い。鼓膜の発赤、水泡、膨隆を認める。鼓膜が穿孔し耳漏が排出されると耳痛はおさまる。

●**必要な検査**

　耳鏡検査、発熱、下痢など全身症状を合併している場合は血算、生化学検査を行う。

●**治療・処置**

　急性中耳炎の大多数がインフルエンザ菌・肺炎球菌でありペニシリン系やセフェム系抗生物質を十分な量投与する。発熱や痛みに対しては下熱鎮痛剤を処方する。膿性鼻汁などの急性副鼻腔炎を合併している場合は消炎

●**ワンポイントアドバイス**

　・急性外耳道炎の場合は耳珠圧迫痛や耳介牽引痛を認めるが乳様突起炎では耳珠圧迫痛や耳介牽引痛は認めないのが特徴である。

酵素剤を処方する。不十分な治癒は滲出性中耳炎に移行することがあるため緊急性はないが翌日には耳鼻咽喉科医をコンサルトして必要に応じて鼓膜切開を行うべきである。

● 専門医（専門科）へのコンサルトの時期

・耳後部の腫脹により耳介が下方に圧排され聳え立つ場合は急性乳様突起炎が疑われる。中耳 X 線にて左右の乳突蜂巣の陰影を比較する。また、耳後部皮下に膿瘍を疑う症例では CT 検査にて膿瘍の有無を確認し抗生剤点滴が必要である。膿瘍切開や穿刺の適応については速やかに耳鼻咽喉科医をコンサルトする。

(小勝敏幸)

H-4 耳の異物

❶ 診　断

●特徴的な症状や徴候

　小児では粘土や紙、ビーズの玉や玩具ピストルの弾丸を自分で外耳道に入れてしまい親が気づくことが多い。成人ではピアスの迷入や就寝中にゴキブリ、アリ、コガネムシなどの昆虫やムカデなどが外耳孔から侵入して外耳道皮膚にかみつくと激しい耳痛を伴い目が覚めて夜間に来院することが多い。有生異物であれば外耳道で動いて耳鳴を訴える。老人性痴呆患者や精神障害者では綿や米粒などを耳に入れてしまう習癖をもつ人がいる。

●必要な検査

　耳鏡により外耳道内の異物の存在を確認する。金属などの X 線不透過性異物では X 線で異物の存在を確認する。

2-H. 耳鼻科・眼科系

●治療・処置

　小児で治療に協力が得られない場合や外耳道に異物が嵌頓している場合は、緊急性はないが耳鼻咽喉科医をコンサルトする。成人で有生異物が迷入している場合は、部屋を暗くして耳に懐中電灯などで光りを照らすとひとりでに出てくる場合がある。比較的大きい昆虫が外耳道皮膚にかみついて出てこない場合は8％キシロカイン液を滴下またはスプレーして昆虫を殺してから摘出する。昆虫死亡後も摘出できない時は大きな鼓膜穿孔がないことを確認してから生食水で耳洗浄を行って昆虫を排出させる。摘出後は外耳道炎の治療のため抗生剤点耳や内服を処方し、耳痛が続く場合は鎮痛剤を処方する。

（小勝敏幸）

H-5　鼻の異物

❶診　断

●特徴的な症状や徴候

　2～5歳の幼少児が自分自身で異物を鼻腔に挿入したも場合がほとんどである。異物は粘土、紙、ボタン、ピーナッツ、玩具片、消しゴム、ボタン型電池、ビー玉、お菓子など多種多様である。

　親が目撃した場合は直ちに受診するが、みていなかった場合は患児は自分から異物を鼻腔に入れたことをいわずに、初診までに数時間から数日間を経ており、鼻閉、血性・膿性鼻漏、いびき、頬部腫脹、鼻の疼痛などを訴えて受診することが多い。

　正常な成人では鼻の治療後の鼻腔内へのガーゼ遺残などの陳旧性異物が主である。副鼻腔炎をきたして悪臭のある膿性鼻汁を伴うことがある。

　精神発達遅滞者や老人性痴呆患者では自ら異物を鼻に挿入する場合がある。

●**必要な検査**

前鼻鏡や鼻腔ファイバーを用いて鼻内を視診し、顔面 X 線の正面・側面像で異物の存在を確認する。乳幼児で親が鼻内異物挿入を目撃した場合に鼻内に異物の存在が明らかでなければ気道異物や誤飲している可能性があり胸部を聴診し胸・腹部 X 線を撮影する［第 2 章 I-11「異物誤飲」(450 頁)・第 2 章 L-3「誤飲」(493 頁) の項を参照］。

●**治療・処置**

前鼻鏡を用いて外鼻口を広げながら明視下に鋭匙鉗子や耳垢鉗子を用いて摘出する。

●ワンポイントアドバイス

・特にボタン型電池は直径 10～20 mm、厚さ 1～5 mm で幼小児にとって手ごろな大きさで口や鼻に入れやすく、また組織障害をきたすため消化管内に落ちて嵌頓すると消化管出血を起こして死亡した例があるので注意を要する［第 2 章 L-3「誤嚥」(493 頁) の項を参照］。

専門医(専門科)へのコンサルトの時期

・ボタン型電池では周囲組織障害をきたすため早急な摘出が必要であり、速やかに耳鼻咽喉科へコンサルトする。

・小児で協力が得られず鼻出血をきたすリスクのある場合や、鼻内が汚くて明視できない場合、異物が鼻腔深部に存在し明視できない場合は決して咽頭へ落下させてはならない。特に泣きわめいている場合は吸気とともに気管支異物になるリスクがあるため全身麻酔下に摘出する必要があり、速やかに耳鼻咽喉科医をコンサルトする。

(小勝敏幸)

2-H. 耳鼻科・眼科系

H-6 眼の異物

❶診 断

　眼に何か入ったという記憶と、その後の異物感、眼痛、充血で、受診することが多い。コンタクトレンズが見当たらなくなったという訴えもある。作業中に何か入ったのなら、作業内容を聴取する。草刈機使用中、解体作業、釘打ちなどでは、金属片の飛入が予想され、時に、眼球穿孔もみられる。植木剪定では植物性の異物が予想される。

　細隙灯顕微鏡で、眼球結膜異物の有無、角膜異物の有無、角膜穿孔の有無を観察する。フルオレスチンで染色するとわかりやすい。明らかな穿孔創がなければ眼瞼を反転して眼瞼結膜異物の有無を確認する。金属片の飛入が予想される時、X線検査で有無を確認する（頭部単純撮影、正面、側面、Waters法、CT検査）。眼表面に異物がなく、X線検査で明らかに存在している場合、眼科にコンサルトする必要がある。

❷治療、処置

❶ 結膜異物
　眼瞼を反転し、確認された異物を摂子などで除去する。抗生物質の点眼剤を１日４から６回で処方する。翌日には眼科医を受診させる。

❷ 角膜異物
　点眼麻酔剤（ベノキシール® 点眼液）を点眼し、異物針や鑷子を用いて、角膜上の異物の除去を試みる。鉄粉異物では角膜に固着して除去困難な場合があるが、無理をせず、抗生物質の点眼剤を１時間ごとの頻回点眼で処方し、早期に眼科医を受診させる。角膜に深く刺入して穿孔のおそれがある時は、眼科にコンサルトする。

❸ 眼球内異物、眼窩内異物
　眼球を穿孔して眼内異物が疑われる場合、早急に眼科医にコンサルトし、外科的治療が必要とされる。感染の危険があるため、抗生物質の全身投与を行う。

（磯部和美）

H-7 結膜炎

❶診　断

　急激な目の充血と、眼脂で発症する。細菌性または、ウイルス性の結膜感染である。眼瞼結膜、眼球結膜とも充血する。時に眼瞼は腫脹し、発熱や咽頭痛などの上気道炎症状を伴うこともある。家族などの身近に結膜炎患者がいないか確認する。
　細隙灯顕微鏡で結膜、角膜などの前眼部を観察し、結膜の充血、濾胞形成などの結膜炎の所見のほかに眼に所見がないことを確認する。

●鑑別診断

　角膜潰瘍、虹彩炎、眼内炎、緑内障。

　アデノウイルス抗原検査（アデノチェック®）が陽性であれば、流行性角結膜炎が確定する。陰性であってもウイルス感染を否定できないため、二次感染に注意する。

❷治療、処置

　抗生物質（クラビット®点眼液など）と非ステロイド系抗炎症薬（ニフラン®点眼液など）の点眼剤を1日4回点眼で処方し、翌日眼科を受診させる。
　流行性角結膜炎と咽頭結膜熱は、アデノウイルス感染症で、伝染力が非常に強い。二次感染を予防するため、患者と家族には、家庭での手洗いの励行、過度の接触を避けることなどの注意をする。また、使用した機械や手の消毒・洗浄を十分にし、院内感染を起こさないよう注意する。

2-H. 耳鼻科・眼科系

● **専門医（専門科）へのコンサルトの時期**

中等症以下の症状であっても翌日以降に眼科を受診させる必要がある。角膜に混濁などの所見がある場合や眼瞼の腫脹が特に著しい場合は、できるだけ早期に眼科にコンサルトする。

（磯部和美）

H-8 緑内障

❶診　断

急性緑内障発作（原発閉塞隅角緑内障）は、夜半に、急激な眼痛、充血、視力障害を生じて来院する。高齢の女性に多い疾患である。重症では激しい頭痛、嘔気、嘔吐を伴うこともあり、内科系疾患、脳神経系疾患との鑑別も重要である。眼球は充血し、角膜は混濁、瞳孔は中等大に散大して対光反応がみられない。細隙灯顕微鏡で浅前房を観察し、眼圧測定で高眼圧を確認し診断する。

❷治療、処置

1〜2%ピロカルピン点眼を頻回点眼し（10分ごとに5〜10回）縮瞳させ、眼圧下降をはかる。同時に眼圧下降薬を全身投与する。すなわち、グリセオールまたはマニトールを300 ml または500 ml 点滴する。但し、重篤な合併症を起こすことがあるので、腎疾患や心疾患のある患者では注意を要する。さらに、アセタゾラミド500 mg を静注、または筋注する。

ある程度の眼圧下降と縮瞳が得られたら、引き続きレーザーイリドトミーなどの眼科的処置が必要とされるので、早期に眼科にコンサルトする。

● **専門医（専門科）へのコンサルトの時期**

急性緑内障発作が疑われる重度な症状がある場合、点眼や投薬で症状の軽減を図りつつ、眼科にコンサルトする。

（磯部和美）

【Ⅰ. 小児系】

I-1 アセトン血性嘔吐症

❶診 断

　発作性に繰り返し発症する嘔吐とケトン口臭を主徴とする疾患で、ケトン尿が認められる。2～6歳（長じても10歳以下）、細身の男児で早朝の発症が多い。自家中毒、周期性嘔吐症は同義語。

●必要な検査
　尿ケトンチェック：治療に反して進行する意識障害を認める場合、CRP、GLU、Ca、AST、ALT、BUN、Cr、NH 3、PLT、BGA、頭部CT。

●鑑別診断
　ケトン血性低血糖症、中枢神経系疾患（脳炎、脳症、Reye症候群、脳腫瘍、髄膜炎、てんかん、HUS）、先天代謝異常、消化器疾患（肝炎、急性胃腸炎、急性虫垂炎、腹膜炎、イレウス、腸重積、食物アレルギー）心因性嘔吐、周期性ACTH、ADH放出症候群。

❷治療、処置

●軽症の場合
　輸液の必要はないが、20%ブドウ糖40 m*l* 程度の静注あるいはソリタT1号® 10 m*l*/kg/hで500 m*l* を外来で輸液（初期輸液）。帰宅に際して、鎮吐薬としてナウゼリン®坐薬（2歳以下10 mg、3歳以上30 mg）を処方。帰宅後挿入し1時間後から水分（イオン飲料など）をとらせ様子観察。嘔

●ワンポイントアドバイス
　幼少児においては、嘔吐をきたす疾患はすべてアセトン血症を伴うことがあることを念頭におく。

吐の再出現、傾眠傾向の出現時は再受診するように指示。

●中〜重症の場合

初期輸液でも嘔吐、嘔気が治まらない場合は必ず体重の計測、電解質のチェックを行い、入院加療とする。利尿あるまでソリタT1号® 10 ml/kg/hで開始、利尿後ソリタT3号® 100〜150 ml/kg/日の輸液をする。経口摂取は翌日から。

専門医（専門科）へのコンサルトの時期
・嘔吐が続く時。
・意識状態がはっきりしない時。

(城崎慶治)

I-2 川崎病

川崎病は主として4歳以下の乳幼児に好発する原因不明の疾患である。6項目の主要症状（5日以上の発熱、不定形発疹、眼球結膜の充血、口唇・口腔所見、非化膿性頸部リンパ節腫脹、四肢末端の変化）のうち、5項目以上（冠動脈病変がある場合には4項目以上）の出現により、決定される。

◆急性期治療

❶ 免疫グロブリン療法

human normal immunoglobulin 200〜400 mg/kg 1日1回、点滴静注で連続5日間、重症例には、1 g/kg 1日1回（8時間かけて）、2日間投与する。

●ワンポイントアドバイス
早期に診断し、早朝に治療を開始して後遺症の予防に努める。

❷ アスピリン治療

有熱期間中は、アスピリン 30 mg/kg/日　分 3 内服。肝機能障害（AST 200 単位以上）出現時は、フロベン® 4 mg/kg/日、分 3 内服。解熱し CRP が落ち着けば、アスピリン 5 mg/kg/日、分 1 回経口。冠動脈に異常がなければ 2 カ月間。

❸ 併用抗血小板薬・血管補強薬

アンギナール® 5 mg/kg/日、分 3 回、または、パナルジン® 3〜5 mg/kg/日、分 3 回。ユベラ N® 10 mg/kg/日、分 3 回。

専門医（専門科）へのコンサルトの時期

不明の発熱時には、川崎病を念頭におき、心エコーを随時行う。

（城崎慶治）

I-3　SIDS

それまでの健康状態および既往歴からその死が予想できず、しかも死亡状況および剖検によってもその原因が不詳である。乳幼児に突然の死をもたらす症候群。

❶ 疫　学

出生 1,000 対 0.44 人の死亡率で、その 9 割が乳児期に起きており、乳児死亡の第 3 位。月齢では 4 カ月にピークがあり、6 カ月までにその 80％が発生する。SIDS の発生頻度は人種や遺伝的素因ではなく育児環境が最も大きく関与している。

❷ 病因、病態

SIDS の病態は、睡眠時の無呼吸からの回復が遅れる覚醒反応の異常と考えられている。なぜその回復が遅れるかは呼吸中枢の未熟性によると考

2-1. 小児系

えられている。

❸ SIDSと育児環境

危険因子の可能性が疑われるもの。
①うつ伏せ寝、②人工栄養哺育、③喫煙、④児の暖めすぎ。

❹ SIDSハイリスク児

❶ 母体および出生前のリスクファクター

子宮内低酸素症、胎児発達遅滞、尿路感染症、喫煙、貧血、薬物、栄養不足、出生前ケアの不足、低社会経済状態、若年の母親、多い結婚回数、短い妊娠期間。

❷ 新生児期のリスクファクター

体重増加不良、新生児仮死、未熟児。

❸ 新生児期以降のリスクファクター

男、月齢(2〜4カ月)、人工栄養、熱ストレス、添い寝、受動喫煙、柔らかい寝具、おしゃぶりの非使用、うつ伏せ寝。

❺ SIDSの予防キャンペーン

①仰向け寝で育てよう
②なるべく赤ちゃんを1人にしない
③暖めすぎに気をつけよう
④タバコをやめよう
⑤できるだけ母乳で育てよう

●ワンポイントアドバイス

SIDSが疑われた場合、家族に窒息の疑いがあるとはムンテラしないこと。

❻家族への対応

　SIDSによる赤ちゃんの死はほかの病気と異なり、闘病期間がなく発生した時には死をもって終わっている。両親にとって子どもの死という現実と向かい合っていく営みが、その時点からスタートする。特に母親は子どもの突然の死に精神的なショックを受けるとともに、自分の過失ではなかったかという自責の念に駆られることが多い。さらに、SIDSが周囲に十分理解されてないため、母親が非難の目でみられることがあり、母親は三重の責め苦を受けることになる。

専門医（専門科）へのコンサルトの時期

　SIDSを含め、DOAの患者について直ちに専門医へ連絡。

（城崎慶治）

I-4　クループ症候群

　感染あるいはアレルギー反応により、急性に嗄声、犬吠様咳嗽、喘鳴を生じる疾患を総称してクループ症候群と呼ぶ。声帯を含めて喉頭粘膜に炎症性浮腫を生じ、種々の程度の吸気性呼吸困難を生じる。臨床症状より診断は可能であるが、気道異物などとの鑑別診断も必要である。パラインフルエンザ、インフルエンザ、アデノ、RSなどのウイルス感染によるものが多い。B型インフルエンザ菌、あるいは他の細菌感染により、高熱を伴い急速に重症の呼吸障害を生じることがあり、このような疾患は喉頭蓋炎と呼ぶ。発熱などの感染徴候が乏しいが、主に夜間に急に犬吠様咳嗽、吸気

●ワンポイントアドバイス

　窒息の危険性があるため、軽症以外は原則入院治療。

性喘鳴を生じ再発傾向がある場合、痙性クループと呼び、比較的軽症で1〜2日で軽快することが多い。原因はアレルギー反応、胃食道逆流など諸説がある。

❶検　査

1. X線検査：頸部正面（steeple sign 声門下の気管の鉛筆の芯様）
2. 動脈血ガス分析、一般炎症反応検査、喉頭蓋炎が疑われる場合は、血液培養、気道分泌物の培養。

❷治　療

1. パルスオキシメータを装着し、SaO_2 が94%以下の時は酸素投与。
2. 超音波ネブライザー、補液。
3. 安静：患児が泣き叫ぶことによっても呼吸困難が増強するためできるだけ不安を与えない。
4. 1,000倍アドレナリン（ボスミン®）0.2 ml（乳幼児0.1 ml）を生食水2.0 ml で希釈して吸入。必要なら30分〜4時間おきに吸入。
5. 吸入で改善のない場合、ステロイドとして、デキサメサゾン0.2 mg/kgを12時間おき1日2回IV投与、あるいはプレドニゾロン0.5 mg/kgを6時間おき1日4回IV投与を呼吸困難改善まで数日使用し、漸減。
6. 検査から細菌感染が疑われる場合は抗生剤投与。
7. 以上の治療に反応せず呼吸困難が進行し、低酸素血症、高炭酸ガス血症が明らかとなる症例では気管内挿管、人工呼吸管理が必要となる。

専門医（専門科）へのコンサルトの時期
　治療項目7の場合。

（城崎慶治）

I-5 溺 水

溺水は、窒息による低酸素血症の時間の長さと、続発する脳浮腫、および随伴する代謝性ならびに呼吸性アシドーシスと併発する肺水腫の重さによって重症度が決まる。また、淡水、海水によって病態が異なる。

❶救急処置

心停止例では、心肺蘇生、口腔内異物を除去し、気管内挿管を行って気管内の水や吐物、分泌物を吸引する。可能なら中心静脈カテを挿入。挿入困難であれば気管内にエピネフリンを 10 倍希釈して 0.02 mg/kg 投与する。代謝性アシドーシスに対しては、過換気でなるべく対処し、高度な場合はメイロン® を BE×体重 kg×0.3 mEq、IV する。

❷呼吸管理

意識障害や、肺水腫の程度が重篤であれば人工呼吸管理となる。筋弛緩薬を用いての調節呼吸を行い、必要ならば PEEP をかける（初期設定：1 回換気量 10 ml/kg、呼吸回数 20〜40 回/分、PEEP 3 cmH$_2$O）。陽圧呼吸は脳循環に影響するので、気道内圧低下に努める。

❸循環管理

血圧の維持が難しい場合にはドパミン（5〜10 mg/分）の持続点滴を行う。時間尿量が 1 ml/kg/時にならない時にはラシックス® 0.5〜1.0 mg/kg を投与する。輸液量は肺水腫、脳浮腫の予防のため維持量の 50〜60％を目安とする。

●ワンポイントアドバイス

迅速な処置を。

❹体温管理

体温の測定は、末梢温と同時に中枢温を測定する。中枢温が32℃以下に低下した場合には、蘇生に反応しないことが多いため、吸入酸素や輸液の加温、胸腔内、腹腔内への加温を行い、中枢温が32℃以上に上昇するまでは蘇生を継続する。

❺中枢神経管理

脳浮腫に対する対策は、マンニトール0.5〜2.0g/kg/回、またはグリセオール® 0.5〜1g/kg/回を1日3〜4回点滴静注する。軽度過換気とし、PaO_2は30 Torrを目安にし、脳血流の増加による脳浮腫防止に努める。痙攣、鎮静にはジアゼパム、バルビタール、ミタゾラムを使用する。

❻合併症の予防

嚥下性肺炎を予防する目的で抗生剤を使用する。

❼緊急検査

1. 動脈血ガス分析：低酸素血症、アシドーシスの程度を評価する。
2. 血算、血清電解質、血液凝固線容系検査：溶血、腎機能検査、電解質異常、DICの有無をみる。
3. 尿検査：溶血による血尿の有無をチェックする。
4. 胸部X線：肺水腫、嚥下性肺炎、無気肺のチェック。
5. 頭部CT：頭部外傷、脳浮腫のチェック。
6. 頸椎X線：頸椎の脱臼骨折による頸髄の損傷の有無。
7. 脳波：聴性脳幹反応。

専門医（専門科）へのコンサルトの時期

重症例ではためらわず依頼を。

（城崎慶治）

I-6　腸重積

　腸重積とは、腸管の一部がその連続する遠位腸管に嵌入することによって生ずる疾患である。本症の80～90%は2歳以下の乳幼児に認められ、患部の出血や浮腫による血便（粘血便）、嘔吐、腹痛、腹部腫瘤が頻度の高い症状である。しかしながら乳幼児では、不機嫌あるいは嘔吐だけしか認められない場合もある。早期診断、早期治療が求められるが、発症後72時間以上経過した場合や腹部単純X線写真により腹腔内遊離ガスを認めた場合では、観血的整復法が適応となる。

◆治　療

●前処置

　血管確保、四肢抑制、鎮痛（硫酸アトロピン、ブスコパン®）。

●注腸整復

　胃管を挿入し、胃吸引を行う。バルーンカテーテル（28～32 Fr）を挿入し、15～20 mlの空気でバルーンを膨らませ、テープで固定。6倍希釈ガストログラフィン®（または生食水で10～20%に希釈したバリウム）をイルリガートル®に充填し、注入を開始する。バリウム先進部が陰影欠損（カニの爪）を呈したところでX線写真撮影を行う。先進部は水圧により徐々に整復されていく。バリウムが不足の時は生食水を追加する。完全整復される時、バリウムは盲腸部で一時停滞した後、回腸内へ急速に流入する。整復は原則として水圧だけで行うが、バリウムが停滞する時、先進部を回盲部に向かって圧迫すると整復が促進される場合がある。X線透視は最小限とする。先進部が3分以上進行しない時は、一時中止する。結腸内のバ

●ワンポイントアドバイス

　乳幼児の嘔吐、不機嫌時には浣腸して便をみる。

2-I. 小児系

リウムを排泄させて15分間休憩する。その後に再度試みる。3回試みて整復されない時は高圧浣腸による整復は諦める。空気圧で整復する方法もある。再発が10%弱にみられる。

専門医（専門科）へのコンサルトの時期

整復困難な時。

（城崎慶治）

I-7 髄膜炎

皮膚、鼻粘膜、肺、消化管粘膜などで増殖した病原体が血行性に侵入し、破綻した血液脳関門を通過して髄膜炎になる。病原体の種類によってウイルス性、細菌性、真菌性髄膜炎などに分類される。主な症状は、発熱と意識状態の変化、けいれんなどの神経症状であるが、乳児期早期までは、不機嫌、易刺激性、哺乳低下など非特異的症状が主であることも多い。髄膜炎の疑いのある場合は、頭蓋内占拠病変を否定した後、髄液検査を行う。髄液のグラム染色と細菌培養は必ず行う。

❶ウイルス性髄膜炎

●診 断

髄液所見は、細胞増多（単核球増多、病初期には好中球優位もあり）蛋白正常ないし、やや増多、糖正常で、髄液からしばしばウイルスが分離される。起因ウイルスの80%以上をエンテロウイルス（エコー、コクサッキーA、B、など）で次いでムンプスウイルスが5%、残りは単純ヘルペスウイ

●ワンポイントアドバイス

乳児期では、おむつの交換を嫌がることがある。

ルス、アデノウイルスなどである。末梢白血球の増多はなく、CRP も陰性ないし弱陽性である。

●治　療

新生児期の発症はしばしば脳炎を伴い重症となるが、これ以外は一般に予後良好である。対症療法が中心になるが単純ヘルペスウイルス、水痘・帯状疱疹ウイルスを原因とすることがはっきりしている場合は、アシクロビルを点滴静注する。

❷細菌性髄膜炎

●診　断

髄液の細胞増多（好中球優位、結核性の場合は後に単核球優位）、蛋白増多、糖減少が特徴的で、外見上しばしば白濁する。起因菌の同定は緊急を要す。末梢白血球が増多し CRP が上昇する。CT、MRI などの画像診断は、脳室拡大、硬膜下血腫、脳梗塞などの有無を検するのに有用である。小児期の細菌性髄膜炎の 90％が 5 歳未満に発症するが、3 カ月未満児は B 群溶連菌、大腸菌、それ以降はインフルエンザ菌、肺炎球菌、リステリア菌による髄膜炎が多くなる。

●治　療

起因菌同定までの間は ABPC＋CTX から開始する。近年増加しつつあるペニシリン耐性肺炎球菌が疑われる時にはカルベニン® を投与する。補助療法として、脳浮腫軽減のためグリセオール、抗痙攣薬投与。DIC の合併があれば抗凝固剤療法を行う。デキサメタゾンを抗生剤とともに使用すると、インフルエンザ菌髄膜炎後の難聴発症頻度を下げる。

専門医（専門科）へのコンサルトの時期
細菌性髄膜炎が疑われる場合。

（城崎慶治）

2-I. 小児系

I-8 脳　炎

急性脳炎は、発熱、嘔吐、昏睡、痙攣などの重篤な神経症状を呈し、病理学的に神経膠細胞の変性などの炎症所見を示す一群の疾患で、ウイルスによるものが大部分である。原因となるウイルスは日本脳炎、単純ヘルペス1・2型、麻疹、水痘・帯状疱疹、風疹、EBウイルス、サイトメガロウイルス、エンテロウイルスなどである。

◆診　断

❶ 身体所見

意識レベルとバイタルサインを評価する。皮膚・咽頭などの感染症の所見をチェックする。

❷ 神経症状

肢位、筋緊張、麻痺や髄膜刺激症状、大泉門膨隆の有無、瞳孔などを観察する。

❸ 血液検査

血算、凝固、血清、生化学的検査（肝、腎機能、電解質、血糖、アンモニアなど）、血液ガス検査を施行する。

❹ 脳脊髄液検査

ウイルス性、マイコプラズマ性の脳炎では通常、軽度・中等度の細胞増多があり、蛋白は正常ないし軽度上昇、糖は正常、細菌は陰性である。

❺ 頭部CT・MRI検査

脳炎、脳症ともびまん性の脳浮腫（脳室、くも膜下腔の狭小化、脳実質の低吸収）をきたしうる。脳炎ではこれに加え、局所性病変（孤発性ないし多発性）を認めることがしばしばある。初期病変の検出や出血性病変の描出にはMRIの方が優れている。

❻ 脳波

病変部位の推定に脳波が役立つことがある。脳症ではてんかん重積との鑑別や重症度分類に有用である。

❷治　療

　急性脳炎の治療で重要なのは、①脳圧と痙攣のコントロールを徹底して行うことと、②予後が不良である一方、有効な抗ウイルス薬が存在する単純ヘルペス脳炎に対しては、できるだけ早期に抗ウイルス薬の投与を開始することである。

●脳圧亢進に対する治療

　頭部を挙上し、補液量を 2/3 程度に制限する。人工呼吸器管理下において過換気にし、$PaCO_2$ を 25〜30 Torr に保つ。薬物療法として、①グリセオール® ：10 ml/kg、4 回/日　60 分で点滴静注、②デカドロン® ：初回 0.2 mg/kg 静注、以後 0.5 mg/kg/日　分 4 で維持。

●痙攣に対する治療

❶ ホリゾン®

　0.3〜0.5 mg/kg を 1〜2 分かけて静注。反復投与が可能であるが、痙攣が 2〜3 回再発するようであれば他薬を考慮する。

❷ ドルミカム

　ホリゾンと異なり、水溶液中で安定であるため持続静脈内投与ができる。はじめに 0.1〜0.3 mg/kg を静注し、痙攣が止まったら、0.1〜0.3 mg/kg/時で維持する。

❸ アレビアチン® 注射液

　18〜20 mg/kg を血圧低下、徐脈、不整脈に注意しながら 0.5〜1 mg/kg/分で緩徐に静注する。投与後最大効果を示すのに 20 分を要する。生食水で希釈し、静脈炎を防ぐため投与前後も生食水でフラッシュしておく。

●ワンポイントアドバイス

　脳圧と痙攣のコントロール。

❹ フェノバルビタール
主に痙攣が頓挫した後の再発予防の目的で用いられる。

●抗ウイルス薬
アシクロビル、ガンシクロビル、リバビリン、アマンタジン、ザナビル、オセルタミビル、抗ウイルス作用：ヒト免疫グロブリン、インターフェロン。

●非特異療法
抗サイトカイン薬：デキサメタゾン、ウリナスタチン。
DIC対策：ヘパリン、メシル酸ガベキサート。

●全身管理
・細菌感染：抗生物質
・呼吸管理：気管内挿管、気管切開。
・尿路確保：膀胱カテーテル留置
・栄養確保：経管栄養、中心静脈栄養。
・脳保護：低体温療法

専門医（専門科）へのコンサルトの時期
重症例では早期にコンサルトする。

(城崎慶治)

I-9 脳　症

急性脳症は、意識障害や痙攣など急激な脳症状で発症し、脳浮腫を認めるが髄液所見では圧上昇以外の異常がない成因不明の疾患群をいう。Reye症候群（RS）は急性脳症の特殊型で、肝臓ほか諸臓器の脂肪沈着、黄疸のない肝障害、高アンモニア血症を特徴とする後天性のミトコンドリア障害である。

◆診　断

乳幼児で上気道炎症状の数日後に嘔吐、意識障害、痙攣があれば急性脳症を疑う。

●急性脳症の診断基準
1. 急性の意識障害、しばしば痙攣を伴う。
2. 中枢神経系の炎症所見を欠く（髄液の細胞増多なし）。
3. しばしば脳浮腫または頭蓋内圧亢進の臨床所見（大泉門膨隆、うっ血乳頭など）、検査所見（CT、MRI、圧測定による）がある。
4. 類似疾患が除外される。中毒、頭部外傷、脳血管障害、物理的要因（熱射病など）、感染（脳炎）、アレルギー、てんかん重積、代謝性疾患。

●Reye症候群の診断基準
1. 急性非炎症性脳症で、臨床的には意識障害を示す。髄液で細胞数8以下、または脳の組織標本で脳浮腫あり、血管周囲・髄膜の炎症なし。
2. 生検または剖検で肝の微細脂肪沈着、または血清 AST、ALT ないし血中アンモニアの正常値の3倍以上の上昇。

●ワンポイントアドバイス
インフルエンザ脳症は経過が早いので敏速な対応を。

3．脳障害や肝障害を説明できるほかの成因なし。

❷ 治　療

　病状は刻々と悪化し早期治療が重要である。①脳浮腫・痙攣対策、②呼吸管理にて低酸素性脳障害を防ぐ、さらに RS では、③代謝異常の補正、④凝固異常の是正、⑤高アンモニア血症対策、も重要となる。

1．全身管理：低体温療法（35℃前後）、輸液（低血糖予防、輸液量 2/3）。
2．脳浮腫対策：マンニトール 0.5〜1.0 mg/kg/回を 30 分から 1 時間かけて 4〜6 時間おきに点滴静注する。尿量 0.5 ml/kg/時以上となるよう管理する。なお RS では脂肪酸代謝障害があり、グリセオールは使用しない。急性脳症では各種サイトカインの抑制を目的に急性期にステロイドパルス療法を実施する。
3．痙攣対策
4．呼吸管理
5．代謝異常の補正
6．凝固異常の是正：ケイツー® 3〜5 mg、筋注、新鮮凍結血漿 10 ml/kg/回を 4〜6 時間おきに点滴静注。DIC 対策。
7．高アンモニア血症対策：カナマイシン 50 mg/kg/日を分 3、ラクツロース 1 g/日を分 3 にて経鼻的（カテーテル）に注入する。

専門医（専門科）へのコンサルトの時期
　意識障害時は依頼を。

（城崎慶治）

I-10 喘 息

❶定 義

小児喘息は発作性の呼吸困難、喘鳴、咳などの気道閉塞による症状を繰り返す疾患であり、その背景として多くは環境アレルゲンによる慢性のアレルギー性炎症を伴う気道の過敏性が存在する。

❷病 型

アトピー型と非アトピー型に分類する。アトピー型は環境アレルゲンに対する特異的な IgE 抗体を証明できるものである。

❸診 断

臨床症状。呼吸機能。気道過敏性試験。気道炎症を示す成績。IgE 抗体。

❹発作の程度

・小発作（軽い喘鳴がある。軽い陥没呼吸を伴うことがある）
・中発作（明らかな喘鳴と陥没呼吸を認め、呼吸困難がある）
・大発作（著明な喘鳴、呼吸困難、起座呼吸を呈し、時にチアノーゼを認める）

❺治療（急性発作）

・小発作：ステップ１（β_2 刺激薬の吸入・酸素吸入）
・中発作：ステップ１（β_2 刺激薬の吸入反復）

●ワンポイントアドバイス

・年長児は発作を我慢し、死亡することもあるので注意。
・外来治療で発作が軽快しなければ入院加療を。

　　　　　ステップ2（アミノフィリンの静注または点滴静注）
・大発作：ステップ1（酸素吸入下でβ₂刺激薬の吸入）
　　　　　ステップ2（アミノフィリンの点的静注・輸液、アシドーシスの
　　　　　　　　　　矯正）
　　　　　ステップ3（ステロイド静注）
・呼吸不全（著明な呼吸困難、チアノーゼ、呼吸音減弱、意識障害）：上記
治療継続
　　　　　ステップ3（イソプロテレノールの持続吸入）
　　　　　ステップ4（気管内挿管・人工呼吸）

❻長期管理に関する薬物療法プラン

DSCG、吸入ステロイドを中心に徐放性テオフィリンによるRTC療法や長時間作用性β₂交感神経刺激薬、経口抗アレルギー薬などがある（喘息予防・管理ガイドライン参照）。

専門医（専門科）へのコンサルトの時期
・重症例
・長期管理について

（城崎慶治）

I-11 異物誤飲

　薬剤あるいは種々の家庭用品の誤飲は小児科の救急でよく出会う出来事である。乳幼児が誤飲した物質の中で一番多いのはタバコ、続いて医薬品、化粧品、洗剤、殺虫剤の順となっている。

・電話による問い合わせ

　　つくば中毒 110 番：0298-51-9999（有料）、0990-52-9899

　　大阪中毒 110 番：06-6878-1232（有料）、0990-50-2499

　　タバコ誤飲：06-6875-5199（無料、テープ）

❶中毒の評価

　摂取した物質の種類、量、摂取ルート、摂取してからの時間について問診。摂取量の推定はしばしば困難であり、予想される最大量を摂取したとして治療にあたらなければならない。小児の一口での嚥下量はおおよそ 3 歳で 5 ml、10 歳で 10 ml、年長児は 15 ml である。

❷救急処置

　治療の原則は、毒物を除去、あるいは体内吸収を減少させ、排泄を促進し、特異的な解毒剤、拮抗薬があればその投与を行う。

❶ 催吐

　中毒物質を摂取し 3 時間以内で、胃内にとどまっていると思われる時には嘔吐を誘発し毒物の排除を試みる。コップ 1〜2 杯の水を飲ませ、舌圧子などで咽頭を刺激する。意識障害などで誤飲のおそれのある患者、酸、アルカリ、灯油など揮発性物質を摂取した場合は禁忌である。

● ワンポイントアドバイス

　・乳幼児は何でも口に入れる。

　・ピーナッツは年少児には与えない（気道異物の危険性）。

❷ 付着物の洗浄

農薬の中には、皮膚や粘膜から吸収されるものがあり、石鹸で洗浄する。口、鼻腔粘膜は大量の水で洗浄する。目は生食水で 15 分間洗浄する。

❸ 胃洗浄

誤飲したものが不明、あるいは大量の場合に行う。通常、摂取後 4 時間以内であれば適応となる。患者を左側臥位とし、なるべく太いカテーテルを年長児では経鼻的、年少時・乳児では経口的に挿入する。カテーテルが胃に入ったことを確認した後胃内容を吸引する。1 回に暖めた生食水を 50〜100 ml 入れ、1 分間程度とどめたのち流失させる。洗浄は液がきれいになるまで行い、必要ならば最後に解毒剤、吸着剤などを注入する。強酸、強アルカリを誤飲した場合は胃洗浄は禁忌である。また、揮発性物質を誤飲した場合は気管内挿管後胃洗浄を行う。

❹ 吸着剤、解毒剤の投与

一般には、牛乳、水、お茶、あるいは生卵を飲ませ希釈する。酸、アルカリいずれも pH の正常化には、牛乳や卵が優れている。中毒物質を吸着するため、活性炭を 1 g/kg 水に懸濁して投与する。

❺ 下剤の投与

毒物の腸管通過時間を早めるため、magnesium sulfate(0.1〜0.2 g/kg、10〜20%溶液) または D-mannitol (1〜2 ml/kg) が用いられる。

❻ 強制利尿

腎排泄型の毒物に対し、D-mannitol あるいはラシックス® などを用いる。

❼ 腹膜透析、血液透析、交換輸血

専門医(専門科)へのコンサルトの時期

緊急対応を必要とする中毒。

(城崎慶治)

【J．整形外科系】

J-1 四肢外傷

　打撲、挫傷、捻挫はスポーツ、交通事故などで日常診療で最も多く遭遇する外傷である。

　入室時から骨折の有無を念頭において動作や歩容をよく観察する。

　初回 X 線検査で、たとえ骨折が確認できなくても、疼痛や圧痛が強く、臨床的に骨折が疑われれば、患者には骨折の可能性があること、いずれ再検査する可能性があることを説明しておく。

❶診　断

- 四肢の変形、腫脹、創の有無を健側と比較して、よく観察する。
- 関節部では関節内血腫や靱帯損傷、骨折、半月板損傷を念頭におき腫脹、圧痛、関節不安定性をチェックする。
- X 線検査により骨折や脱臼の有無を確認する。骨折・脱臼あれば別項。
- 挫滅創の範囲・程度また腫脹が著しければコンパートメント症候群（前腕掌側、下腿前面に多い）を念頭におく。
- スポーツ外傷では足関節靱帯損傷や膝内障、大腿・下腿筋部分損傷が多い。

❷治療、処置

- 創があれば、止血、感染予防のため洗浄、デブリードマン、縫合処置。
- 腫脹や挫滅が著しく、一次創閉鎖が困難な場合は二次的に行う。
- 血腫が予想される場合はドレーンをおく。
- 手足爪下血腫では、爪開窓によるドレナージ。
- 湿布、安静固定（関節部であれば、弾性包帯・テーピングやシーネ固定）。
- 疼痛が強ければ、鎮痛剤の投与。
- 感染のおそれがあれば、抗生物質の投与。

● 専門医（専門科）へのコンサルトの時期

　骨傷・脱臼が疑われたり、肢神経・血管損傷・手足指の腱損傷が疑われる場合は早期に。

（吉野正昭）

J-2　四肢の骨折

　初期治療として必要なことは、診断、神経・血管合併症の確認、受傷後可及的早期に整復、固定し、患者の除痛に努める。

　上肢の骨折で転位が大きく整復固定が困難な場合や下肢の骨折で歩行困難であれば原則として入院治療が選ばれる。

　多発骨折では全身合併症をチェックし、骨折の診断・処置は最小限、速やかに行い、優先される全身合併症の処置では他科と連携する。

❶診　断

・受傷機転の聴取。
・X線検査で骨折の部位、広がり、大きさ、転位の程度を確認する。
・年齢により、特徴的な骨折がある。

●乳幼小児の外傷では
1. 鎖骨骨折は比較的多く、見過ごさないようにする。

（肘周囲の骨折では）

2. 上腕骨顆上骨折、内上顆、外顆骨折が多い：その際、神経・血管障害の有無と経時的な腫脹に伴う血行障害の発生に十分注意する。特有の若木骨折、隆起骨折に留意する。

［成長期のスポーツ外傷（ダッシュなど）で］

3. 腸骨棘裂離骨折：成長軟骨部骨折や骨端線損傷の場合は、健側のX線像と比較検討するとわかりやすい。

● **老年期での外傷では**
1．大腿骨頸部骨折
2．上腕骨頸部・骨頭骨折

● **各世代での外傷で多いのは**
1．手関節部を含む前腕遠位の骨折
2．手・足指の骨折

● **交通事故や転落など high energy injury の場合**
1．大腿骨骨折
2．下腿骨骨折
3．骨盤骨折などを合併する股関節脱臼骨折(骨盤臓器などの損傷を合併する可能性が高い)
4．多発骨折
  3．4．は全身状態、合併症の検索が大切。

❷治療、処置

1．骨折治療は疼痛が強いため可及的早期の可及的整復(麻酔は適宜考慮)とその固定を原則とする。
2．受傷時の外固定は全周性ギプスは血行障害発生の恐れあり原則としてギプスに割を入れるか、シーネ固定とする(開放性骨折であれば、速やかに、麻酔下、生食水などで十分に洗浄、デブリードマンを行い、原則として、創外固定あるいは外固定を行い、もし汚染が軽微であれば、ワイヤーなどの簡単な内固定も考える)。
3．骨折部に創があれば開放性骨折か否かの判断が必要。
4．疑わしい時は、開放性を前提に考える。
  ①どんな骨折でも合併する神経血管損傷の可能性を考慮し、骨折部より末梢の神経症状、血管症状を必ずチェックする。
  ②幼小児期での骨折は原則的に保存治療をまず選択する。

5. しかし、上腕骨外顆骨折、内上顆骨折などは転位が大きければ、偽関節、変形治癒や成長障害の恐れがあり、手術適応になりやすい。
6. また、肘・膝周辺などの骨折の際は来院時の血管障害の有無と経時的な腫脹に伴う血行障害の発生に十分注意する。
7. 6P (pain, paraesthesia, pallor, paralysis, puffness, pulselessness) に注意し血行障害が明らかで、肢位や固定法の工夫によって改善しなければ、速やか（発症後17時間以内）に観血的に対応する。疑わしければ上級医に相談する。

　①神経障害が明らかである場合は、その発生時期を検証し、場合により待機するか、観血的な除圧を検討する。

　②大腿骨頸部骨折であれば、牽引（安静・整復）治療を始め、手術治療に備える（保存的治療もありうる）。

　③手指の切・離断は断端形成が選択されることが多いが、再接着の適応あれば、5時間以内（golden hour）に担当病院に転送する。

　④手指の骨折は、整復後に回旋変形が残らないように留意して固定する。

8. 多発外傷は全身症状、圧挫傷症候群、脂肪塞栓症候群に注意。多発骨折に頭部や胸・腹部外傷を合併する場合は四肢の簡単な処置と外固定で当該科にコンサルトし、連携を密にする。

（吉野正昭）

J-3 胸椎・腰椎の骨折

❶診　断

　立位、座位がとれるかなど姿勢の観察、移動動作はどうか、寝返りは可能かなどで、骨折の有無が推測される。また、神経症状を必ずチェックする。
1．椎体骨折（圧迫骨折、破裂骨折）
2．脱臼骨折
3．横突起骨折
4．肋骨骨折

などが考えられるが、転落・交通事故など high energy injury あるいは転倒など比較的軽微な外力によるかで重症度の予測を立てる。

・high energy injury の場合は破裂骨折・脱臼骨折などで脊髄症状を合併する可能性がある。
・軽微な外力によるものであれば骨粗鬆症、骨腫瘍（転移性を含む）などの病的骨折の可能性があり、既往症をよく聴取する。X 線検査では骨折部の不安定性や椎弓根の消失など腫瘍性変化をチェックする。
・肋骨骨折（特に多骨折）の場合、血気胸発生に注意する。

❷治療、処置

・脊髄症状があれば、「脊髄損傷」の項を参照。
・神経症状がなければ、ベッド上安静、外固定（コルセット・体幹固定）による保存的治療。鎮痛剤の投与。
・血気胸がみられれば、程度により当該科に依頼する

専門医（専門科）へのコンサルトの時期

　ショック症状・呼吸困難などに注意し胸腹部、後腹膜臓器損傷などの合併が疑われれば当該科などにコンサルトする。

（吉野正昭）

J-4 むちうち損傷

❶診 断

・交通事故、追突事故で多い。
・受傷機転を、聴取する。車の損傷の程度も参考になる。
・事故当日は頸部のだるさ、重苦しさで、頸椎の運動制限は軽微なことがある。頭痛や嘔気などがみられることがある。
・上肢、手などのしびれなどの一過性の神経症状を訴える場合もある。
・上肢を中心とした麻痺症状がみられれば、中心性頸髄損傷も疑われる。
・X線検査では通常、骨傷はみられないが、頸椎前弯が消失することが多い。

❷治療、処置

・症状は翌朝にかけて明らかになったり増強する可能性を念頭に置く。
・頸椎カラーによる固定。鎮痛剤、筋弛緩剤の投与。
・全身症状が強かったり神経症状が明らかならば入院治療とする。

専門医(専門科)へのコンサルトの時期

神経症状や骨傷が疑われれば早期に。当外傷の多くは交通事故の被害者であり、患者によってはメンタル面にも、注意を払う必要がある。

(吉野正昭)

J-5 腰部椎間板ヘルニア

❶診 断

●病歴聴取
1. 何時から腰痛、下肢痛があるか：青壮年は急性発症が多い。高齢者でははっきりした誘因がないことが多い。
2. 姿勢による痛みの変化があるか：安静が無効の時は他の疾患を考える必要あり（鑑別診断を参照）。
3. 排尿障害の有無：排尿障害があれば手術適応である。

●身体所見
1. 正しい立位姿勢をとれるか。腰椎可動性はどうか：腰椎前弯の消失、坐骨神経痛性側弯の有無をみる。
2. 神経学的検査：障害神経のレベル診断を行う（表1）。

❶ Tension sign
- straight leg raising test（SLR テスト）
- 若年型（20歳未満）では著明である（Hüftlendenstrecksteife）。
- 中高年では出にくい。
- 高位ヘルニア（L3、L4神経根障害）では大腿神経伸展テスト（femoral nerve stretch test；FNST）陽性。

❷ Root sign（表1）

表1. 椎間板ヘルニアのレベル診断

障害神経根	障害椎間板	腱反射	筋力低下	知覚障害
L4	L3/4	膝蓋腱反射低下	大腿四頭筋	膝蓋骨の前内側
L5	L4/5	正常	長母趾伸筋 前脛骨筋	下腿外側　拇趾
S1	L5/S1	アキレス腱反射低下	下腿三頭筋 長母趾屈筋	足部外側　足底

- 腱反射：膝蓋腱反射、アキレス腱反射をみる。
- 筋力テスト：MMT で表わす。
- 知覚障害：dermatome に一致した知覚障害を認める。

●必要な検査
- X 線写真：側弯の有無、椎間板の高さの減少。
- MRI：急を要する場合は入院のうえ行う。
- 血液検査：他の疾患と鑑別を要する時に行う。

●鑑別すべき疾患
- 急性腰痛症、脊椎炎、椎間板炎、脊椎管狭窄症、脊椎癌転移。
- 他科疾患：尿路結石、婦人科疾患など。

❷治療および処置

●保存療法
- 楽な姿勢で安静保持（股関節、膝関節屈曲位）。歩行困難な時は入院治療。
- 腰椎バンドの使用。
- 薬物療法：NSAIDs の投与（但し胃潰瘍では禁忌）。
- 神経ブロック：硬膜外神経ブロック、仙骨部硬膜外ブロック、選択的神経根ブロック。上級医に相談する。

●手術適応
排尿障害など馬尾神経麻痺、強い下肢筋力低下を伴うものは手術適応で

●ワンポイントアドバイス
- 下肢痛を伴う腰痛にはまず疑うべき疾患である。
- L4/5（50％）、L5/S1（30％）に多い。
- 神経症状を確認する。
- 楽な姿勢で安静保持する。

ある。上級医に相談する。

専門医（専門科）へのコンサルトの時期

安静および NSAIDs で疼痛のコントロールが困難な時は専門医へ。

（安竹重幸）

J-6 脊髄損傷

❶診　断

●病歴聴取

原因は交通事故、労災事故、スポーツ外傷など、一般に high energy injury である。

●身体所見

・意識障害の有無：頭部外傷の有無。
・他臓器損傷の有無：胸腹部損傷、四肢の骨折の有無。
・麻痺のレベルを判断：胸腰椎移行部および下位頸椎に多い（前者は対麻痺、後者は四肢麻痺である）。
・麻痺の程度：完全麻痺か不完全麻痺か。

●検　査

・X 線検査：脊椎 alignment の異常、facet の locking の有無。
・CT：骨折片の脊椎管内陥入（破裂骨折）の有無。
・MRI：脊髄の腫脹、損傷部位の輝度変化（脊髄の低信号）。

2-J. 整形外科系

❷処　置

●緊急処置
生命を左右するような他臓器損傷の処置が優先する。
1. 気道確保、静脈確保。
2. 損傷椎間の安静保持。
患者の移動にあたっては損傷部位を動かさぬよう保持する。
・腰椎ではマジックベッドの使用。
・頸椎ではフィラデルフィアカラーによる固定。

●急性期の処置

❶ 損傷部の固定
・頸椎では砂嚢固定、フィラデルフィアカラーによる固定。
・頭蓋直達牽引（クラッチフィールド）3～4 kg。

❷ 薬物療法
・損傷椎間や脊髄浮腫による麻痺の増悪の予防に努める：グリセオール、ステロイドの投与。
・O_2吸入。
・感染予防：抗菌剤投与。

❸ 神経学的検査
安定するまでは3～4時間おきに麻痺のレベルをチェックする。

❹ 脱臼骨折、破裂骨折は手術の適応
→除圧、整復、固定性の獲得。

●ワンポイントアドバイス
麻痺の程度は受傷時にほとんど決定されるが、脊椎の不安定性による二次的な麻痺の進行を食い止めることが必要である。

●全身状態の管理

❶ 呼吸器障害
・胸郭の損傷、呼吸筋麻痺：呼吸困難→レスピレーターによる補助呼吸。

❷ 消化管症状
・麻痺性イレウス→絶食。

・消化管出血→抗潰瘍剤投与、輸血。

❸ 泌尿器障害
尿閉、尿失禁→無菌的間歇導尿、留置カテーテル。

❹ 循環障害
出血や副交感神経優位による低血圧→頭低位、下肢挙上。

❺ 皮膚障害
褥瘡予防→体位変換2時間おき。

❻ 体温調節障害
発熱→体表面の冷却。解熱剤は使用しない。

●早期リハビリテーション
ベッドサイドでのリハビリテーション開始。

専門医（専門科）へのコンサルトの時期

完全麻痺や脊椎脱臼骨折は専門医療機関へ搬送する。処置にあたっては上級医に相談する。症状（病態）に応じて適宜当該科にコンサルトする。

（安竹重幸）

2-J. 整形外科系

J-7 肘内障

❶診 断

●病歴聴取
・受傷機転が明確なものは容易に診断できる。
・手を引っ張ったあとに上肢を動かさなくなり来院することが多い。
・外傷歴のはっきりしないものは他の外傷も考える（鑑別診断を参照）。

●身体所見
・肘関節軽度屈曲、軽度回内位で動かさない。
・腫脹や変形はない。
・橈骨頭部の圧痛を認める。

●鑑別診断
鎖骨骨折、上腕骨顆上骨折、上腕骨外顆骨折、肘頭骨折、橈骨頭骨折。

●必要な検査
・X線検査：他の外傷が疑われる時に行う。
・肘内障では異常を認めない。

❷治療：整復

●整復法
・肘関節屈曲回外または屈曲回内する。clickを触知すれば整復は確実（片手で患児の肘を支え、母指を患児の橈骨頭外側に当てる。一方の手で前

●ワンポイントアドバイス
・4歳くらいまでの幼児に多い。
・肘関節屈曲回外または回内で整復する。

463

腕を屈曲し、回外または回内する)。
- 整復時には痛みを伴うが、しばらくすると患児は手を使うようになる。
- 固定は不要である。

専門医(専門科)へのコンサルトの時期

整復後も疼痛が残るものは肘屈曲位でシーネ固定し、翌日専門医へ。

(安竹重幸)

J-8 外傷性脱臼

❶診 断

●病歴聴取
外傷機転を聞く。

●身体所見
- 関節の疼痛、変形、運動制限、ばね様固定など。
- 特有の肢位をとるので診断は比較的容易である。

●必要な検査
X線検査で確認。骨折合併の有無をみる。

❷治療

- 早期の整復が必要。
- 十分な麻酔下(全身麻酔、ブロック)の整復は一般に容易である。
- 無理な整復操作は二次的合併症を引き起こすので避け、上級医に相談する。
- 整復後は3週間前後固定する。
- 薬物療法：NSAIDs の投与。

❸主な関節の特徴的所見と整復法

●肩関節脱臼
全脱臼の50%で最も多い。ほとんどが前方脱臼である。

❶ 特徴的所見
健側で患側肢を支えて来院する。肩関節に陥凹を認める。

❷ 整復法
まず無麻酔下で整復を行うが、困難な時には全身麻酔下に行う。

a． Hippocrates法：術者の足を患者の腋窩にかけ、両手で患肢を外旋ぎみに強く牽引。術者の足を梃子にして徐々に内転する（図1）。

b． 対向牽引法（Rockwood）：牽引および対向牽引（図2）。

c． Stimson法：患者を腹臥位にし、患肢を下垂する。7〜8kgの錘をかけ、肩の力を抜いて10〜20分くらいそのままにしておくと自然に整復される。整復されない時は下垂肢を内外旋してみる（図3）。

d． Rowe法：肩関節を挙上して骨頭を腋下から指で圧迫する。

e． zero-positionによる牽引法（信原）

整復後は三角巾固定を3週間行う。

●肩鎖関節脱臼
①特徴的所見：鎖骨遠位端の突出、piano key sign陽性。
②治療：応急処置は三角巾およびバストバンドによる体幹固定。
Tossy分類Ⅰ、Ⅱ度は保存療法。Tossy分類Ⅲ度（青壮年）は後日手術を考慮。

●肘関節脱臼、脱臼骨折
肘関節後方脱臼が多い（90%）。
①特徴的所見：肘関節のバネ様固定、自動運動不能、肘頭が著明に突出する。
②整復法：仰臥位または腹臥位で肘屈曲、前腕回外し、前腕を牽引しな

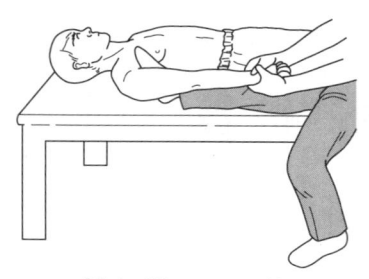

図 1. Hippocrates 法

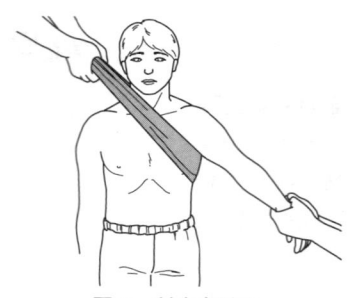

図 2. 対向牽引法

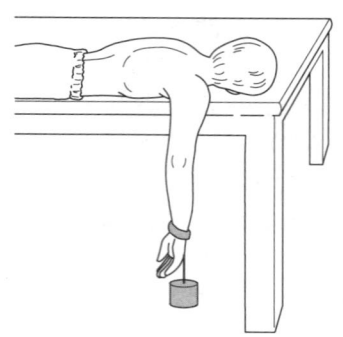

図 3. Stimson 法

がら肘頭を圧迫する。
・整復後良肢位でギプスシーネ固定する。

● 橈骨頭脱臼

①特徴的所見：ほとんどが前方脱臼である。尺骨骨折の合併に注意（Monteggia 骨折）。

②整復法：肘関節屈曲、前腕外旋位で橈骨頭を前方より圧迫し整復する。
・整復後肘関節 90°屈曲、前腕回外位でギプスシーネ固定する。

図 4. Allis 法

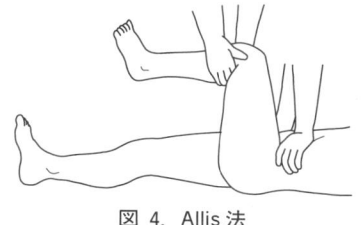

●股関節脱臼

交通事故、労働災害、高所からの転落など一般に high energy injury である。24時間以内に整復しないと高率に大腿骨頭壊死を生じるので、できるだけ早急に整復することが大切である（上級医に相談する）。
股関節後方脱臼が多い（90%）。

①特徴的所見：股関節内転、内旋、軽度屈曲位をとる（前方脱臼では外転外旋位）。バネ様固定。下肢短縮。合併症として坐骨神経麻痺に注意。
②整復法
　・Allis 法：全身麻酔あるいは脊椎麻酔下に股関節、膝関節 90°屈曲位で大腿の長軸方向へ強く引きあげ外旋する（図4）。
　・Stimson 法：無麻酔下腹臥位で下肢の重さを利用して牽引する。
・整復後3週間患肢のスピードトラック牽引（2〜3 kg）を行う。

●ワンポイントアドバイス

・肩関節、肩鎖関節、肘関節、指関節に多い。
・速やかな整復が必要。
・整復困難な例があるので注意を要する。
・神経麻痺、循環障害の有無を確認する。

●膝関節脱臼
　①特徴的所見：頻度は少ない。神経損傷、循環障害に注意。
　②整復法：全身麻酔下に下腿の牽引を行いながら圧迫し整復する。
・整復後膝関節良肢位にて大腿から下腿までギプスシーネ固定する。

●膝蓋骨脱臼
　①特徴的所見：外方へ脱臼する。
　②整復法：膝を伸展させながら膝蓋骨を内方へ圧迫する。

●足関節脱臼
　①特徴的所見：ほとんどすべてが脱臼骨折である。
　②整復法：牽引と側方からの圧迫を加える。
・整復後ギプスシーネ固定または踵骨から鋼線牽引を行う。

●手根部の脱臼（月状骨脱臼、月状骨周囲脱臼）
　①特徴的所見：頻度は少ないが、見落としに注意。X線検査は4方向撮影を行い、手根骨の配列および骨折の合併に注意。
　②整復法：麻酔下に手をしばらく牽引し月状骨を圧迫し整復する。
・整復後はギプスシーネ固定。

●手指の脱臼
　スポーツ外傷（突き指）で受傷することが多い。

❶ DIP 関節

　頻度は少ない。整復は牽引で比較的容易である。
・アルフェンスシーネ固定。

❷ PIP 関節

　X線撮影で骨片の有無を確認する。
・整復は牽引を加えながら整復方向へ圧迫する。整復後アルフェンスシーネ固定。

・PIP 関節背側脱臼骨折は 45～60°屈曲位で固定。治療が困難なものが多いので要注意。
・PIP 関節掌側脱臼は整復不能で手術適応となることが多い。

❸ MP 関節背側脱臼

頻度は少ない。MP 関節過伸展位をとる。
完全脱臼では整復不能で手術適応である（Kaplan）。

❹ CM 関節脱臼

頻度は少ない。
母指 CM 関節脱臼骨折（Bennett 骨折）は整復位の保持が困難で、しばしば手術を要する。

専門医（専門科）へのコンサルトの時期

一度試みて整復されないものは専門医へ。

（安竹重幸）

J-9 靱帯損傷（捻挫）

◆診 断

❶ 病歴聴取

・受傷機転を聞く（内反、外反、過伸展、内外旋の強制）。
・断裂音を聞くことが多い。

❷ 身体所見

局所の腫脹、損傷靱帯の圧痛と運動痛、関節不安定性。

❸ 必要な検査

X 線検査：骨折の有無を確認。

❷治　療

①固定：弾性包帯固定、ソフトシーネ固定、ギプスシーネ固定。
②薬物療法：NSAIDs の投与。

❸主要な靱帯損傷の診断治療のポイント

●足関節外側靱帯損傷
❶ 症状
足関節外側の腫脹、内反ストレスで疼痛あり。前距腓靱帯 anterior talofibular ligament（ATF）に圧痛あり。

❷ 鑑別診断
足関節外果骨折、第5中足骨基部骨折、足関節脱臼骨折。

❸ 治療
軽症では弾性包帯固定またはアンクルバンド固定。中等〜重度ではギプスシーネ固定。

●膝関節靱帯損傷
・スポーツ外傷により発生することが多い。
・膝関節穿刺にて関節内血腫がある場合には高率に靱帯損傷が疑われる。

❶ 内側側副靱帯（medial collateral ligament；MCL）損傷
①症状：MCL の圧痛、外反方向への関節不安定性。
②治療
・第1度損傷（膝不安定性なし）は弾性包帯固定。

●ワンポイントアドバイス

X線上関節面の相対的関係は正常で、関節にストレスを加えると疼痛がある。治療は安静 rest、冷却 icing、圧迫 compression、高挙 elevation（RICE）が原則。

・第2、3度損傷（膝不安定性あり）は膝軽度屈曲位でギプスシーネ固定する。

❷ 前十字靭帯（anterior cruciate ligament；ACL）損傷

①症状：Lachman test（膝20～30°屈曲位で前方引き出しテスト）陽性。前方引き出しテスト anterior drawer test（ADT）陽性。膝関節血症。

②治療：応急処置として関節穿刺、ギプスシーネ固定。

❸ 後十字靭帯（posterior cruciate ligament；PCL）損傷

①症状：脛骨後方落ちこみ徴候 posterior sagging sign（膝90°屈曲位で脛骨粗面の後方落ちこみ）陽性。後方ひき出しテスト posterior drawer test（PDT）陽性。

②治療：応急処置は ACL 損傷に準ず。

● 手指の靭帯損傷

スポーツ外傷（突き指）に多い。整復後アルフェンスシーネ固定。

❶ PIP 関節側副靭帯損傷

PIP 関節の疼痛と不安定性。整復後 PIP 軽度屈曲位で固定。

❷ MP 関節側副靭帯損傷

母指 MP 関節尺側側副靭帯損傷（Stener's lesion）は手術適応。上級医に相談する。

❸ MP 関節ロッキング

母指では過伸展位、2～5指では伸展障害。しばしば整復不能で手術適応。上級医に相談する。

● 頸椎捻挫

交通外傷に多い。

①症状：頸部痛、頸椎の運動制限。麻痺の有無を確認する（頸髄損傷、中心性頸髄損傷、神経根症状）。頭痛、めまい、耳鳴、嘔気など頸部交感神経症状（Barré-Lieou 徴候）を伴うものがある。

②検査：X線撮影2方向。骨折の有無。
③治療：頸椎カラーによる固定。NSAIDs投与、外用薬投与。
・神経症状を伴うもの、疼痛の強いものは入院治療で経過をみる。

専門医（専門科）へのコンサルトの時期

　四肢では腫脹、疼痛の著しいもの、頸椎では神経症状を有するものは専門医へ。

(安竹重幸)

J-10 関節炎

❶診　断

●病歴聴取
・急性発症（痛風、偽痛風、化膿性関節炎）か、慢性発症（慢性関節リウマチRA、変形性関節症OA）か。
・外傷の有無（外傷性滑膜炎）
・単発性（外傷性、痛風、偽痛風、化膿性）か、多発性（RA、OA）か。

●身体所見
・局所症状：関節の腫脹、疼痛、熱感、可動域制限。
・化膿性関節炎では罹患関節により発熱など全身症状を伴う。

●ワンポイントアドバイス
・原疾患の鑑別が大切。対応した処置を行う（表2）。
・化膿性関節炎では早期に抗菌剤の投与、切開排膿を要する。

表 2. 関節炎の鑑別診断

疾患	外傷性関節炎	変形性関節症	慢性関節リウマチ	痛風	偽痛風	化膿性関節炎
発症	急性	慢性	慢性	急性	急性	急性
罹患関節数	単発	単発〜両側	多発	単発	単発	単発
好発部位	膝、足、手指	膝、股関節	手、足、肩、肘、膝	第1趾MTP	膝	膝、股関節
関節液	血性〜淡血性〜透明	黄色透明	黄色やや混濁	クリーム色半透明	混濁	混濁
X線検査	骨折像遊離体	骨棘関節裂隙狭小	StageⅠ〜Ⅳ	骨びらん	軟骨石灰化	骨の融解性変化関節裂隙狭小化
血液検査	正常	CRP軽度陽性	CRP高値 RF陽性	CRP中等度陽性 尿酸高値	CRP中等度陽性	CRP高値
処置	固定 NSAIDs	NSAIDs 関節注射	NSAIDs steroid関節注射	NSAIDs	NSAIDs steroid関節注射	穿刺、切開排膿 抗菌剤

●必要な検査

①X 線撮影：alignment の異常、関節裂隙の狭小化または拡大、骨萎縮、骨破壊、関節内石灰化像、骨硬化像、骨棘形成、囊腫形成。

②血液検査：炎症マーカー、尿酸値、リウマチ因子高値。

③関節穿刺：穿刺法は**第 3 章-13「関節穿刺」**(555 頁)の項を参照。

・化膿性関節炎が疑われる時は細菌培養、感受性検査を行う。

●関節液の性状

①外傷性関節炎：血性〜淡血性〜透明。

② OA：黄色透明、粘稠度高い。

③ RA：黄色やや混濁、粘稠度低い。

④痛風：白色半透明

⑤偽痛風：灰白色混濁。肉眼的には化膿性関節炎に類似。

⑥化膿性関節炎：灰白色混濁

●主な関節炎の好発部位

①外傷性関節炎：膝、足、手指。

② OA：膝、股関節。

③ RA：手、肘、肩、足、膝、股関節。

④痛風：第 1 足趾 MTP 関節

⑤偽痛風：膝関節

⑥化膿性関節炎：膝、股関節（乳児化膿性股関節炎）。

◆治　療

●保存療法

・局所の安静。NSAIDs の投与。外用薬の投与。

・偽痛風や RA、OA の急性増悪期には steroid の関節内注入が有効。

・疼痛の強いものは入院治療する。

2-J. 整形外科系

● 手術療法

化膿性関節炎では関節の切開排膿、洗浄を行う。

❸ 注意すべき関節炎

● 化膿性関節炎

①特徴：血行性、医原性（関節穿刺後）発症。起因菌は黄色ぶどう球菌が多い。

②症状：局所の炎症所見が強い。大関節では発熱など全身症状を伴う。

③必要な検査
- X線検査：関節裂隙狭小化、骨融解像。
- 血液検査：CRP強陽性、白血球増多。
- 関節穿刺：混濁した関節液の貯留。細菌培養を行う。

④治療：切開排膿。入院の上抗生剤投与を行う。起因菌、感受性が判明したら有効な抗生剤に変更する。

● 小児の関節炎

❶ 単純性股関節炎

①特徴：一過性の股関節炎である。

②症状：股関節痛、跛行、股関節の可動域制限（特に内外旋制限）。全身状態には異常を認めない。

③必要な検査
- X線検査：異常を認めない。
- 血液検査：ASO値高値例がある。

④治療：安静、免荷。疼痛、跛行の強いものは入院のうえ、患肢の介達牽引を行う（スピードトラクション1〜2 kg）。

❷ 乳児化膿性股関節炎

①特徴：乳児に発症。生後1カ月以内が多い。血行性感染。頻度は少ないが早期の対応が必要。処置が遅れると股関節に機能障害を残す。

②症状：発熱。股関節外転外旋位で動かさない。
③必要な検査
　　X線検査：股関節の関節裂隙増大、亜脱臼位。進行すると骨破壊像。
　　血液検査：CRP強陽性、多核白血球増多。
　　関節穿刺：混濁した関節液の貯留。細菌培養を行う。
④治療：早急に切開、排膿する。上級医に相談する。

専門医（専門科）へのコンサルトの時期

化膿性関節炎の処置には専門医へ。

（安竹重幸）

【K．外科術後救急例】

K-1 創感染

❶診　断

●**特徴的な症状や徴候**

・創感染は術後感染症の 30～50％を占める。
・無菌手術、準無菌手術（待機的消化管手術など）、汚染手術（腹膜炎の手術など）の順に創感染を起こす頻度は高くなる。
・術後 3～4 日から 10 日あたりに多い。

　創および創周囲の発赤、疼痛、熱感、腫脹、進行例では全身の発熱がみられる。また、創周囲の圧痛および膿貯留による波動がみられることがある。

　深部縫合糸が核となる感染（縫合糸膿瘍）の場合、創の一部分に限局した膿を形成することが多く、術後 1～3 週目頃に発症することが多いが、術後 1 年以上経ってから発症する例もみられる。放置すると、自潰して縫合糸が自然抜去されることもあるが、逆に感染糸が排出されない限り、治癒することはない。

●**必要な検査**

　病歴および視触診にて容易に診断がつく例がほとんどであるが、創下の貯留液の有無、性状を確認したい場合には、試験穿刺を行う。必要に応じ、

> ●**ワンポイントアドバイス**
>
> 　患者は創に関して訴えず、発熱、頭痛、全身倦怠感などを主訴として来院することがあるので、術後または外傷後患者の場合、創のチェックが必要！
> 　糖尿病合併例、肥満例に多いので、このような患者は創感染を念頭におき診察する。

体温のチェック、採血（WBC、Neut、CRP、glu など）を行う。

❷治療、処置

抜糸を終えていない場合は、可能な限り感染部位の抜糸を行う。

膿を有する場合、十分な創の開放、ドレナージ、生食水または弱酸性水による洗浄、デブリードマンを行う。

縫合糸膿瘍の場合、膿内にモスキート鉗子を挿入して縫合糸を探り除去するが、創の深部には癒着臓器が存在することが多いので、決して無理をせず、除去できない時は消毒をするだけにとどめ、専門医に委ねることが重要である。

処置後は、必ず開放創のまま、またはドレーンを挿入し、十分にドレナージ、洗浄ができた場合でも、絶対に一期的に再縫合は行わないこと。

縫合を行う場合は、ナイロン糸などの反応の少ない糸で行うのが望ましい。

❶ 膿の培養検査は必ず提出する

経口広域抗生剤（セフェム系、ペニシリン系など）、消炎解熱性鎮痛剤などの投与、場合により抗生剤の経静脈投与を行う。

❷ 全身症状が強い場合、入院させるのが望ましい

特に糖尿病患者の場合、かなりの高血糖となっていることがあるので、注意を要する。帰宅させる場合でも、翌日必ず外来受診させる。

●ワンポイントアドバイス

穿刺液が膿性でなく、漿液性の場合でも、感染を生じていることがあるので注意！

専門医（専門科）へのコンサルトの時期

全身症状を有する場合、または縫合糸が確認しづらい縫合糸膿瘍の場合は専門医にコンサルトする。

（谷　和行）

K-2 グラフト（人工血管）閉塞

血管外科において人工血管を使用する疾患は動脈瘤などの拡張性病変と、慢性動脈閉塞症などの閉塞病変である。

術式も、人工血管置換術、人工血管バイパス術と、疾患により違いがある。

人工血管置換術は腹部大動脈瘤に一般的に行われ、人工血管バイパス術は慢性動脈閉塞症に対して行われる。

人工血管によるバイパス術は、解剖学的な anatomical bypass と非解剖学的な extraanatomical bypass 術に別れる。anatomical bypass は例えば aorto-femoral bypass, femoro-popliteal bypass などで、extraanatomical bypass は femoro-femoral crossover bypass, axillo-femoral bypass などで、人工血管は皮下を経由して吻合されている。

術後の人工血管閉塞は主として、四肢など細い人工血管を使用した時に生じ、大動脈瘤など太い人工血管を使用する時には生じない。

人工血管の閉塞は、術直後に生じる場合と、術後数年後に生じる場合があり、その両者に関して言及する。

◆診 断

● 症 状

人工血管吻合部より末梢の激痛。

❶ 術直後の閉塞

人工血管の屈曲、吻合部狭窄、吻合部周囲の血腫による人工血管の圧迫などで生じることが多い。

この時の症状は下肢の急性動脈閉塞と同様で、吻合部より末梢で激痛が生じる。注意する点は、人工血管には生体血管と違い分枝がなく、一旦閉塞すると血流の逃げ道がなくなり、より重篤な症状を呈することである。

❷ 術後数年後の閉塞

血行再建後のグラフト閉塞は一般的に術後3年くらいで徐々に生じることが多い。徐々に閉塞する時は疼痛もひどくなく、間欠性跛行が生じるく

らいで、救急の対象にならない。時に完全に側副血行が潰れ、激痛を主訴に救急来院することもある。

●身体所見
❶ 術直後の閉塞
　人工血管より末梢で拍動がなくなり、色調も蒼白、チアノーゼを呈する。
　extraanatomical bypass の場合人工血管は皮下を通るため、直接体表より人工血管を触れることができる。
　そのため人工血管そのものも拍動の消失が触診で確認でき、また血栓が充満していると、早期では弾性軟の索状物として触れることがある。ただ術直後は、生体血管そのものの被刺激性が亢進しているため、容易にスパスムスを生じ、一見閉塞と疑うことがある。そのために、超音波ドップラー、血管造影などによる血流の確認が必要である。

❷ 術後数年後の閉塞
　一般的には緊急性はなく、症状が強い時には緊急検査、治療を必要とする。

●検　査
1．超音波ドップラー
2．血管造影
3．DSA
　①超音波ドップラーにて血流の有無を確認する。これはベッドサイドでもできる簡単な検査で、第一選択である。
　②血管造影、③ DSA にて人工血管の閉塞を確認する。

●ワンポイントアドバイス
　人工血管術後早期閉塞⇒発症より血行再開までの時間が重要⇒下肢切断、再吻合

❷治療、処置

術直後の閉塞は再手術の適応である。原因に応じて、グラフト内の血栓を fogarty catheter などで除去するか、再吻合を行う必要がある。

治療が遅れ、血行再開までに時間がかかった場合、myonephropathic metabolic syndrome を生じ、血行が再開した瞬間に高カリウム血症のため心停止となったり、ミオグロビン血症のため、腎不全になることがあり、迅速に対応する必要がある。

専門医（専門科）へのコンサルトの時期

人工血管の閉塞が確認できた時点で、直ちに血管外科医に連絡すべきである。

（熊本吉一）

K-3 術後血栓症

術後血栓症は術後合併症の中でも重篤な疾患の1つである。最近、増加傾向にある合併症で、下肢深部静脈が好発部位で、肺動脈に血栓が飛ぶと肺梗塞となる。

治療より、術後の予防が重要である。

❶診 断

●症状：下肢の腫脹、疼痛、胸痛

術後血栓症は下肢深部静脈に圧倒的に多く生じ、発症時期は術翌日から数日間が圧倒的に多い。深部静脈血栓が肺動脈に飛ぶと肺梗塞となり、胸部の激痛を訴える。

原因は術後の安静のために静脈血がうっ帯し血栓を生じるためである。

特に肥満の著しい患者に好発する。

症状は下肢の腫脹、疼痛であるが、血栓が肺動脈に飛ぶと、肺梗塞となり突然の胸痛を訴え呼吸困難となりショック状態に陥る。

肺梗塞は術後数日間安静にしていた後、ベッドより起き上がる際に生じやすい。ベッド上で安静にしている間に生じた深部静脈血栓が、体動のため深部静脈より肺動脈に至るためである。術後早期離床が求められる理由の１つである。

症状は突然の胸痛で、心筋梗塞と同様であるため心筋梗塞との鑑別を要する。

●身体所見

下肢の腫脹、下腿腓腹部の圧痛［第 2 章 B-18「急性下肢深部静脈閉塞症」（237 頁）を参照］。

●検　査

1．下肢静脈造影
2．カラードップラー
3．胸部 X 線写真
4．血液ガス分析
5．肺血流シンチ

①②下肢静脈造影、カラードップラーで深部静脈の閉塞を確認する［第 2 章 B-18「急性下肢深部静脈閉塞症」(237 頁) 参照］。
③肺梗塞では胸部 X 線写真で肺動脈がいわゆるソーセージ様に描出されることがある。
④血液ガス分析では著明な低酸素血症を呈する。
⑤肺梗塞の確定診断は肺血流シンチである。

肺血流シンチでは肺血流の欠損が明瞭に描出される。しかし術後であることと、ショックに陥る場合が多いため、実際にはシンチまでできるケー

スは少なく、臨床的に判断せざるを得ないことが多い。

❷治療、処置

術後血栓症は、近年増加している術後合併症の１つである。

下肢深部静脈血栓症が圧倒的に多く、その原因は、術後臥床による静脈血のうっ帯で、特に肥満体型の患者に生じやすい。さらに血栓が肺動脈に飛ぶと肺梗塞という重篤な合併症となる。

肺梗塞と判断したら直ちに酸素吸入を行い、強力な線溶療法を行うとともに、重篤な場合は気管内挿管を行い、直ちに専門医に応援を依頼する。

❸予　防（術後管理）

術後の下肢深部静脈血栓症、肺梗塞は予防が重要であり、ハイリスクの患者の術後は、深部静脈血栓症予防のため、下肢を挙上し、深部静脈の血流を良くするために、下肢全体に多少強めに弾性包帯を巻くことが重要である。

●ワンポイントアドバイス

術後の安静、肥満⇒下肢静脈血栓症⇒肺梗塞
早期離床が重要。

(熊本吉一)

K-4 術後イレウス

開腹術後の早期のイレウスの原因としては腸管の癒着によるもの、索状物による絞扼、吻合部狭窄、麻痺性イレウスなどさまざまであるが、患者が術直後で回復期であることから、再手術の適応を決定するにあたり判断に迷う場合がある。いずれにしても迅速かつ的確な診断が必要とされ、再手術のタイミングを逃さないようにすることが重要である。

晩期（一旦退院して通院中など）のイレウスでは、腸管の癒着や腹壁瘢痕ヘルニア嵌頓によるものなどのほか、悪性疾患の再発など、原疾患が原因となる場合もあり、その病態は早期のイレウスと異なることも多い。

❶術後早期イレウス

●原　因（表1）

絞扼性イレウスのように比較的早期に手術適応となるもの、吻合部狭窄のようにまずは保存療法にて軽快が期待できるものがあり、その原因の特定は重要である。

表1．術後イレウスの原因

絞扼性イレウス	異常索状物、癒着など
内ヘルニア嵌頓	手術によりつくられた非生理的間隙
腹壁瘢痕ヘルニア嵌頓	腹膜縫合、筋膜縫合の解離
腸重積症	腸管内留置チューブ抜去時など
癒着性イレウス	漿膜損傷、異物、出血、感染など
吻合部狭窄	浮腫、微小縫合不全、腸間膜脂肪織炎
麻痺性イレウス	腹膜炎、電解質異常、郭清の影響など

（高崎秀明，ほか：消化器外科22，1999より引用）

表 2. 症状・臨床所見による鑑別点

	単純性(閉塞性) 癒着性、吻合部狭窄など	複雑性(絞扼性) 内ヘルニア、腹壁瘢痕 ヘルニアの嵌頓など	麻痺性
腹痛	疝痛、間欠的	高度、持続性	軽度―中等度
悪心、嘔吐	軽度から高度まで種々	早期より激しい	遅発性
発熱	初期にはなし	あり	ないことが多い
腸雑音	亢進	減弱、消失	減弱、消失
筋性防御	なし―軽度	壊死で著明	なし―軽度
腹部膨満	種々	種々	著明
全身状態	徐々に悪化	急速に悪化	徐々に悪化

●診 断

❶ 症状・所見

単純性(閉塞性)イレウス、複雑性(絞扼性)イレウス、麻痺性イレウスについての症状・臨床所見による鑑別点を表2にまとめた。もちろん複数の要素が含まれている場合もあるので、はっきりとは区分けできず、病歴やほかの検査などと総合して判断すべきはいうまでもない。

❷ 検査

①血液検査：下記のいずれも手術後早期という影響を受け、複雑化し、鑑別を困難にしている。

・炎症による白血球の増多、CRPの上昇。
・脱水によるHtの上昇。
・単純性イレウスと複雑性イレウスの鑑別にCPKとLDHを用いるという報告もあるが、術後早期では、筋肉へのダメージや手術による肝機能障害の影響も加味しなければならない。
・電解質異常、血清Kの低下。
・動脈血ガス分析：代謝性アシドーシスなど酸塩基平衡の異常。

②腹部単純 X 線写真
- niveau（鏡面形成）
- step ladder appearance →単純性イレウス
- gas minus ileus、pseudo tumor sign →複雑性イレウス

③腹部超音波検査
- 腸管内容物の to & flow →単純性イレウス
- 腸管蠕動の停止、高エコーの腹水→複雑性イレウスを疑う。

④腹部 CT スキャン：key board sign

⑤消化管造影：イレウス管挿入により、少量のガストログラフィンを用いての小腸造影は、閉塞部位とその質的診断に有用である。

●治療・処置

複雑性（絞扼性）イレウスや、腹膜炎による麻痺性イレウスは原則手術。単純性（閉塞性）イレウスでは、胃管・イレウス管挿入による腸管減圧や、高カロリー輸液などで保存的に加療し、改善しない場合に手術を考慮する。吻合部狭窄によるイレウスは、術後の浮腫による一過性の通過障害からくることが多く、大半は保存療法で軽快する。

①絶飲食、胃管・イレウス管の挿入。

②輸液：術後早期で回復過程にあり、栄養状態が低下しており、循環血漿量の低下や貧血もみられることが多い。輸血、膠質液も含めてこれらの補正が重要である。

③抗生物質：広域ペニシリン系、セフェム系の投与。

④腸管蠕動促進剤（プロスタルモンF®）：腹膜炎のない麻痺性イレウスに対し使用。

⑤手術：イレウス解除術（腸切除、人工肛門造設を伴う場合あり）が行われることが多い。いずれにしても初回手術からの回復期にいる患者の全身状態を考え、最小限の侵襲に止めるようにすべきである。

❷術後晩期イレウス

術後に時間が経ってから、外来通院中に発症するイレウスもある。腸管の癒着や、腹壁瘢痕ヘルニア嵌頓によるものへの対処は、術後早期イレウスに準じて行う。

●ワンポイントアドバイス

悪性疾患の術後では、リンパ節転移や腹膜播腫再発によるイレウスもありうる。癒着などによる絞扼でない場合にも、時に再手術にて腸管のバイパス術や人工肛門造設術が行われる場合もあるが、その適応は患者の全身状態やQOLを十分に考慮し、慎重であらねばならない。

(片山清文)

【L．その他】

L-1 急性アルコール中毒

❶診　断

　大量のアルコール摂取により主として一過性の意識障害をきたすことをいう。軽症の場合は一般に診断は容易だが、時に意識障害の鑑別が必要になることがある。飲酒中に偶然発症する疾患や酩酊が誘因となった外傷も多い。低血糖、脳血管障害なども鑑別診断に入ってくる。

　また、同伴した人からのアルコールの種類、量、嘔吐、転倒の有無、同時服用薬の内容などを聴取することが重要である。

　実際の診療にあたっては、意識状態、血圧、呼吸などのバイタルサインをチェックし、酩酊の度合い、アルコール臭の有無、外傷の有無を確認する。

　末梢血、血糖、血中アルコール濃度、肝機能、BUN、CRE、電解質などの血液生化学検査を行い、呼吸抑制がある場合はさらに動脈血ガスをチェックする。胸腹部 X 線、心電図や外傷がある場合は頭部 CT が必要になることもある。

❷治　療

　急性アルコール中毒の治療の基本はアルコール排泄の促進を図りながら、昏睡期の呼吸抑制および急性循環不全を回避することである。

❶ 輸　液

　血管確保と補液のために輸液を開始し、アルコールを排泄させる。嘔吐などで脱水になっていることも多い。初期輸液はハルトマン D 液など細胞外液を使用する。嘔吐などで電解質の喪失がある場合は維持液を輸液する。

❷ 胃洗浄

　アルコールの消化管からの吸収が早いために意味がないという意見がある。嘔吐が激しい時には誤飲予防のために胃チューブを挿入し、洗浄する。

2-L．その他

❸ 気道確保
昏睡が深く呼吸抑制がある場合は、必要に応じて気管内挿管、呼吸管理を行う。

❹ 循環不全対策
低血圧やショックをきたした場合は塩酸ドパミンを用いる。

❺ 膀胱カテーテル
意識がなく尿失禁の恐れがある場合に挿入する。

専門医（専門科）へのコンサルトの時期
・意識障害の遷延化する症例。
・呼吸、循環動態の不安定な症例（透析が必要になる場合がある）。

(三輪 亘)

L-2 薬物中毒

❶ 症 状

意識障害が主な症状、特異的な症状を呈する中毒物質もあるが、多くの場合非特異的である。

❷ 診 断

治療開始と併行し、可能な限り原因物質を早急に特定する。
現症が重症度を反映しないことがある（パラコート、アセトアミノフェン、黄リンなど）。

●問 診
意識障害を呈し患者からの病歴聴取が困難なことが多いので、家族、救急隊員などからあらゆる情報を収集する。

①薬物の種類、量。
②服用時刻
③発見時の状況（薬、アルコールの瓶、吐物の性状など）
④発見時の症状（意識、痙攣など）
⑤既往歴（特に精神疾患）、常用薬。

●身体所見
・意識レベル、バイタルサインのチェック。
・一般身体所見のほか、呼気臭（表1）、皮膚色、神経所見など。

●検査所見
原因物質特定のため胃内容、血液、尿を保存しておく。
・胃内容物（表2）
・末梢血、生化学、BGA。
・尿
・心電図
・胸部、腹部 X 線検査。

❸治療、処置

●バイタルサインの補正
意識障害があり、呼吸状態が悪ければ気管内挿管。

●毒物の排除
❶ 未吸収物質の排除
①催吐：服用してから3時間以内が適応。水や牛乳を飲ませると効果的
【禁 忌】意識障害、酸・アルカリ、揮発性物質。
②胃洗浄：3時間以上経過した場合は効果は薄いが、薬物により胃の停滞時間が長いものもある（アスピリン、抗コリン薬など）ので試みるべきである。意識障害があれば、気管内挿管後に行う。

表1. 中毒特有の臭い

臭い	毒物の種類
芳香（甘い臭）	クロロホルム・アセトン
クレゾール臭	石炭酸・クレゾール
エーテル臭	エーテル
古たばこ臭	ニコチン・たばこ
アーモンド臭	青酸・青酸化合物
ニンニク臭	リン・ヒ素・タリウム
洋ナシ臭	抱水クロラール
靴みがき臭	ニトロベンゼン
すみれの香	テレビン油
アルコール臭	エタノール・メタノール

(小林国男, ほか)

表2 中毒特有の胃内容の色調

色　調	毒物の種類
桃〜紫色	過マンガン酸カリ
桃　色	コバルト塩
紅　色	マーキュロクロム・硝酸
黄　色	ピクリン酸・硝酸
緑　色	ニッケル塩
青〜緑色	銅塩・フッ化物・塩化水銀・染料
蛍　光	黄リン
褐　色	塩酸
黒〜黒褐色	硫酸・シュウ酸・硝酸
褐色血性	アルカリ

(小林国男, ほか)

③小腸洗浄：イレウス管を Treitz 靱帯より肛門側に入れ、生食水 200〜300 ml を 5〜10 分ごとに総量 2,000〜3,000 ml 注入する。

④下剤：マグコロール® 250 ml、硫酸マグネシウム 30 g（腎、心疾患では注意）を胃管、あるいはイレウス管から投与。

⑤吸着剤

【適応】ほとんどの薬物中毒。活性炭 50 g を胃管あるいはイレウス管から投与。

表 3. 有効な解毒・拮抗薬

```
一酸化炭素中毒→酸素、OHP
青酸化合物中毒→亜硝酸・チオ硫酸ソーダ
有機リン中毒→アトロピン、PAM
メタノール     ｝中毒→エタノール
エチレングリコール
アセトアミノフェン中毒→N-アセチルシステイン
鉄中毒→ディフェロキサミン
銅中毒→D-ペニシラミン
鉛       ｝中毒→EDTA-CaN₂
ジギタリス
水 銀
ヒ 素    ｝中毒→BAL
クロム
麻薬中毒→ロルファン
```

注) OHP：高圧酸素、PAM：pralidoxime iodide
EDTA：ethylenediamine tetraacetate, BAL：British anti-Lewisite（小林国男，ほか）

❷ 吸収物質の排除

①強制利尿

【禁 忌】腎不全、心不全。

・十分なモニタリングを行う（CVP、膀胱留置カテーテル）。

・方法

　ⓐ細胞外液 500～1,000 ml を 30 分～1 時間で負荷。

　ⓑ時間尿量が 250～500 ml になるよう利尿剤（ラシックス® iv など）投与。

　ⓒ電解質を経時的にチェックし補正する。

②血液透析、腹膜透析、血液吸着

●ワンポイントアドバイス

自殺企図も多い。精神的ケアも必要。

●拮抗薬

主な拮抗薬を**表3**に示す。

●中毒情報センター

・筑波　TEL 0990-5-29899、0298-51-9999
・大阪　TEL 0990-5-02499、06-878-1232

専門医（専門科）へのコンサルトの時期

バイタルサインが不安定、致死量を服用している場合。

（村上　秩）

L-3　誤　飲

薬物をはじめ異物誤飲が中心になるが、服毒は前項の中毒で述べられているので本稿では簡単に述べるにとどめる。

❶診　断

1. 詳細な病歴の聴取（幼・小児や精神障害者では、保護者の十分な問診が必要である）。
2. 口周囲、口腔内のびらんは腐食性の薬物を服用した疑いがある。
3. 呼気臭である程度誤飲した薬物が推定できることがある［第2章 L-2「薬物中毒」(489頁)の項を参照］。
4. 胸・腹部単純X線写真（二方向）：X線不透過性異物に対し有効。
5. ガストログラフィンによる上部消化管造影検査（固形物の診断に有用）。
6. 上部消化管内視鏡検査：誤飲した異物の確認と回収に有用。

❷治　療

　誤飲した物質によりまったく処置不要のものから救急処置が必要なものまであること、また物質の種類、存在部位、誤飲後の経過時間（停滞時間）などにより治療方針が異なることを知っておくことは重要である。
1. 農薬、強酸、強アルカリ誤飲例、意識障害、呼吸抑制のある例は高次施設への移送も考慮する。
2. 上記1.以外の物質

●誤飲した物質（薬剤・ほか）の吸収阻止
　催吐、胃洗浄、腸洗浄、下剤、吸着剤投与。

❶ 催吐は意識があり誤飲後4時間以内の例で咽頭を刺激し嘔吐させる
　【禁　忌】灯油、ガソリン、シンナー、強酸、強アルカリ、意識障害や痙攣のある例、生後6カ月以内の乳児例。

❷ 胃洗浄
　できるだけ大きな胃管（成人32〜40 F、小児16〜26 F）を用い、胃内容物を吸引、1回300 ml以下の微温湯や生食水などで胃内容物が清透になるまで洗浄を繰り返す。誤飲1時間以内が有効であり、原則的には3時間以内とされているが誤飲物質の種類（アスピリン、抗コリン剤など）あるいは個人差があり、それ以上胃内に停滞している例もあるので一度は試みる。
　最初の胃内回収物は検査のため凍結保存する。
　【禁　忌】強酸、強アルカリなどの腐食性物質、石油製剤（灯油、ガソリン）、意識障害（誤嚥しやすいので、胃洗浄を行う場合は気管内挿管などの処置を行ってから実施する）。

❸ 小腸洗浄
　一般に幽門を通過した異物（固形物）の多くは数日内に便とともに排泄されるので、特別な処置は不要で腹部単純X線写真による経過観察でよいが、排泄が遅い例ではイレウスや穿孔性腹膜炎の可能性も念頭におき、透視下でイレウス管を十二指腸を越えて留置し5〜10分で生食水数100 ml

2-L．その他

注入、その後は 100 ml/時間以上で持続注入する。下剤、吸着剤も併用。
❹ **下剤、吸着剤（活性炭）投与**
　活性炭 50 g を水（微温湯）200〜300 ml あるいはマグコロール 250 ml に混ぜ胃管（イレウス管）から注入。
・パラコート：ケイキサレート® を使用。

● **誤飲物質の排泄促進、拮抗剤、中和剤投与**
❶ **強制利尿**
　【適　応】糸球体から濾過され尿細管からの分泌あるいは再吸収阻止が可能な物質。乳酸加リンゲル液　400〜500 ml/時間で投与する。利尿剤も投与。尿量は 3〜6 ml/kg/分を目安にする。
　【対象薬剤】腎排泄薬剤
　【禁　忌】ショック、腎不全、心不全、呼吸不全など。
　【アルカリ性強制利尿】7％重曹水 20〜50 ml を反復静注あるいは 250 ml を点滴静注する。尿 pH 7〜8 を目標（対象薬剤：バルビタール、フェノバルビタール、チオペンタール、サリチル酸剤、ベンゾジアゼピン剤、ナフタレンなど）。
　【酸性強制利尿】ビタミンC 500 mg、静注、尿 pH 4〜6 を目標（アンフェタミン剤、キニン、キニジン、ペチジンなど）。
❷ **血液浄化法**
　【適　応】強毒性物質の大量服用、全身状態不良例。血液透析、腹膜透析、血漿交換、血液灌流、血液濾過などがあるが急性中毒には血液還流が第一選択である。
　【対象薬剤】パラコート、有機リン、有機塩素、黄リン、グリホサート、アセトアミノフェン、ブロムワレリル尿素、クレゾール、メタノール、エチレングリコールなど
❸ **拮抗剤、中和剤**
・有機リン剤
　　　硫酸アトロピン　1 mg/kg（小児　0.05 mg/kg）静注。症状をみな

がら5～10分ごとに倍量投与。
　　　有効判定：縮瞳改善、徐脈改善、気道分泌減少など。
　　　パム　1～2 g（20～40 mg/kg）　点滴静注、効果がなければ同量を追加。早期に投与することが重要。
・砒素
　　　キレート化剤（ジメチルカプロール：バル®　10 mg/ml/A）　早期投与が重要
・アセトアミノフェン
　　　N-アセチルシステイン（NAC）　初回　140 mg/kgを胃管あるいは経口投与、以後4時間ごとに70 mgを17回投与。
・メタノール、エチレングリコール
　　　10%エタノール、5%ブドウ糖　点滴静注

❸まとめ

　誤飲の多くは内視鏡的対応が必要な消化管内異物と種々の処置を要する毒物があり、異物はもちろん毒物の種類によって治療が異なることを十分理解しておくことが重要である。

専門医（専門科）へのコンサルトの時期

・内視鏡的異物除去が必要な時。
・消化管穿孔が疑われる時。
・毒物誤飲で重症例（高次施設への移送も考慮する）。

（安藤　豪、外山久太郎）

L-4 溺　水

水に溺れ失命しそうになった状態をいう。基本病態は低酸素血症である。

❶乾性溺水

気道内に液体の吸入がなく、液体の刺激で咳嗽反射が生じ、声門が閉鎖し換気障害を生じる。

❷湿性溺水

液体の吸入により気道内が液体で満たされ換気障害が生じる。吸入した液体により海水溺水と淡水溺水に分類される。海水溺水は高張のため血漿成分を肺胞内に引き込み肺内シャントが増大し肺胞性肺水腫を生じる。淡水は血漿浸透圧による浸透圧勾配により水は肺胞より肺毛細血管に吸収され毛細血管障害を生じ間質性肺水腫となる。

❸治療方針

バイタルサインチェック、低体温があれば保温。口腔内に吸い込んだ汚物がつまっていないか。静脈路確保、腹部膨満あれば胃チューブ挿入。

●呼吸管理

肺水腫に対し、マスクによる酸素投与、喀痰吸引にても PaO_2 50 Torr 以下であれば人工呼吸器管理とし、5〜15 cm H_2O の PEEP を併用し、PaO_2 100 Torr を維持。

●ワンポイントアドバイス

呼吸・循環管理、低体温、電解質異常の是正を行い、生命徴候に異常がなくとも最低 24 時間は入院での経過観察が必要。

●循環管理

　低血圧があれば、合併損傷（骨折、内臓損傷など）の検索。場合によりカテコラミンの投与。乏尿例にはドパミン使用。

●脳浮腫対策

　意識障害や脳浮腫が頭部 CT で認められればマンニトール投与（1回 0.5～1.0 g/kg、1日 4～6 回）、バルビツレート療法（5 mg/kg 投与後、3～5 mg/kg/時、持続）など。

●感染症対策

　重傷例では汚物による肺感染症の合併に対し、第一世代、第二世代セフェム系かペニシリン系抗生剤を投与。

（田邊裕明）

L-5 熱射病（熱中症）

　高温（32℃以上）、高湿度（60％以上）の条件下による身体障害を総称して熱中症と呼ぶ。

◆診　断

●体温上昇を伴わないもの（38℃以下、軽症）

　水分・電解質異常による循環・代謝失調で重症例は少ない。
　①日射病：相対的な循環血液量減少及び脳の酸素不足による臨床症状。
　②熱痙攣：塩分を含まない水分の摂取により、血中 Na 喪失を伴った脱水（電解質異常）。

●体温上昇を伴うもの（40℃以上、重症）

　体温調節機構の破綻、高度脱水と末梢血管拡張による循環不全。

①熱疲労：著明な脱水症状。
②熱射病：熱疲労がさらに進行し重篤になったもの。

● **必要な検査**

❶ **日射病および熱痙攣の場合**

血中ナトリウム濃度、尿中ナトリウム濃度、CPK、LDH、BUN、クレアチニン濃度などの測定。必要に応じて胸部 X 線写真、心電図、眼底検査の観察を実施。

❷ **熱疲労および熱射病の場合**

血中電解質、肝機能、腎機能検査、尿検査などで、血中ナトリウム濃度の低下、尿中ナトリウム排泄の低下を認める。血液濃縮のため、血清 myoglobin、CPK、LDH、BUN、クレアチニン上昇、さらに AST、ALT の上昇などが認められる。重症例では血液凝固の時間延長、プロトロンビン時間延長、血小板減少、尿量減少、高張尿、蛋白尿および円柱尿を認める。その他、胸部 X 線写真、心電図、眼底検査の観察が必要。

❖治療・処置

● **日射病**

涼しい場所に移動し、頭部を低くし、頭部を冷却する。ショック症状が出現した場合は輸液（水、ナトリウムおよびカリウムなどの電解質補液）。必要な場合は強心剤、昇圧剤などを使用する。老人で利尿剤、強心剤などを服用している場合は注意が必要。

● **熱痙攣**

涼しい場所で安静にさせ、生食水または高張食塩水の点滴静注 500～1,000 ml を行う。軽症の場合、食塩水を飲ませ安静を保つだけで回復する。重症の場合、痙攣が止まれば、高張食塩水の点滴静注を中止し、塩分の多い食物、水を与える。尿中、塩化物が 2～3 g/l になるまで安静にする。また、食塩および電解質の錠剤を携帯し服用させる。

●熱疲労

患者を湿った低温シーツで覆い、直腸温は38℃まで下げ四肢のマッサージをする。さらに、低張グルコース食塩の補液をする。意識障害があれば気管内挿管をする。

●熱射病
❶ 冷却

冷水で全身を冷やす。冷却は直腸温38℃以下になるまで続ける。体温冷却がなかなか得られない場合、胃チューブで冷水を胃に灌流し体温を下げる。発症から20分以内に体温を下げることができれば、確実に救命できる。直腸温39℃になったら急速冷却は中止し、緩徐な冷却に変更する。気道の確保は不可欠である。

❷ 輸液

とりあえずリンゲル液を用いる。脱水の程度、電解質バランスが測定されたら是正補液を行う。生食水または乳糖加リンゲル液を基本に使用する。但し、アシドーシスを認めるためpH 7.35以下では重曹1 mEq/kgの割合で使用する。尿量50 ml/時を保つ。脱水の治療と同時に心不全の発生を防止する。

❸ 呼吸管理

意識喪失時は挿管し、初期に100％酸素を使い換気を進める。ショックや脳浮腫を予防するためにソル・メドロール30 mg/kg、6時間ごとに250 mgの追加投与が必要。但し、ステロイド投与時には抗潰瘍剤を併用する必要がある。

❹ 鎮静を図る

クロールプロマジン・抱水クロラール・フェノバルビタールなどの鎮静剤を使用し鎮静を図る。

❺ 循環確保

急性循環不全に対する処置を配慮する。

2-L. その他

❻ 合併症に対して対症的に治療する

出血傾向には、新鮮血・血小板輸血・ステロイド剤・止血剤などを用いる。チアノーゼ・肺水腫には酸素吸入を用いる。

● 専門医(専門科)へのコンサルトの時期 ●

熱射病救急処置後一時的に意識が回復し、全身状態が改善しても、再び体温が上昇し多臓器不全(心臓、筋肉、脳、肝臓、腎臓および DIC など)を起こす可能性があるので専門医(専門科)に依頼する。

(別府穂積)

L-6 熱 傷

熱傷は受傷した局所に変化が起こるだけでなく、広範囲熱傷の場合は全身的な反応が起こり、長く続く。熱傷面積、深度、年齢、気道熱傷の有無、合併症・基礎疾患の有無などにより、その重症度を総合的に判断しなければならない。

❶受傷形態

・火炎熱傷(flame burn)
・湯傷(scald burn):熱湯による。
・接触熱傷(contact burn):熱性固体への接触による。
・化学熱傷(chemical burn) ┐ 時間経過とともに深達度が深くなることが
・電撃傷(electrical burn) ┘ あり、要注意。

表 1. 深達度の評価

深達度の分類			臨床所見	治癒日数
Ⅰ度	表皮	epidermal burn (EB)	紅斑、浮腫、疼痛	3～4日
Ⅱ度	真皮	dermal burn — superficial (SDB)	水疱形成、発赤、湿潤、疼痛	10日～2週間
		dermal burn — deep (DDB)	水疱、湿潤、知覚鈍麻	2～3週間
Ⅲ度	皮下組織	deep burn (DB)	体毛抜け、蒼白、水疱なし、痛覚なし、表皮化せず	1～数カ月

❷深達度の評価（表1）

❸熱傷面積の算定

熱傷面積は体表面積（body surface area：BSA）に対する比率（%BSA）で示すことが一般的である。Ⅰ度熱傷部分は算定に加えない。

❹重症度の判定

1. 入院基準
   ①Ⅱ度＋Ⅲ度熱傷≧15%BSA（小児・老人では≧10%）
   ②Ⅲ度熱傷≧5%BSA（小児では≧3%）
   ③気道熱傷：鼻毛の焦げやすすの付着などに注意し、気管支ファイバーにて診断。
   ④特殊部位（顔面、足底、会陰部）のⅡ度・Ⅲ度熱傷、電撃傷。
2. 広範囲熱傷治療は設備、マンパワーを要するため、原則的に救命救急センター、熱傷センターへの転送が必要。

2-L．その他

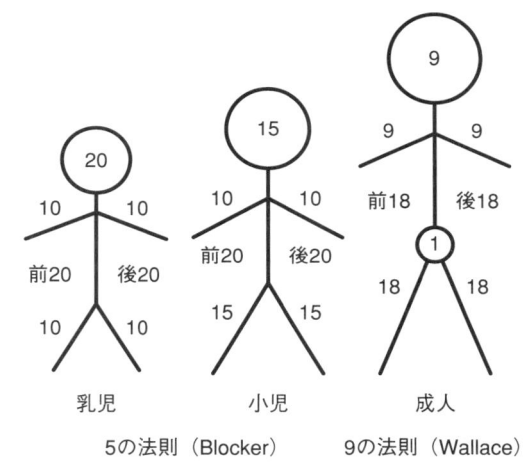

図 1．熱傷面積の算定

◆処置、治療

●気道の確保
①気道熱傷を含む重症例では気管内挿管→人工呼吸器の装着が必要なことあり。
②気道熱傷例では、気管切開の適応は慎重に。

●中心静脈へのルート確保
① CVP 測定をしながら輸液量の調節。
・Baxter の公式：最初の 24 時間。
・乳酸加リンゲル液：4×BSA（％）×体重（kg）ml/日
・最初の 8 時間に全量の 1/2、次の 16 時間で残りの 1/2 を投与。

②コロイドの補充
　・新鮮凍結血漿（FFP）：受傷後6～8時間以降、24時間あたり0.2～0.5 ml/kg/%BSA を目安に、血清 TP 5 g/dl 以上を目標に。
③カテコラミン（カタボン® など）の投与：心拍出量の低下に対して。
④ H_2 ブロッカー（ザンタック® など）の投与：Curling ulcer 予防。
⑤広域抗生物質の投与（ペニシリン系、セフェム系など）、破傷風トキソイド（im）、テタノブリン®（div）の投与。

● 経鼻胃管チューブの挿入

　胃液のドレナージ、経口薬の投薬、将来的な経管栄養。

● 尿道バルーンカテーテルの挿入

　時間尿量のチェック。利尿剤の投与は慎重に、ショック期を離脱してから。

● 創処置

①必要に応じ、ソセゴン® 15～30 mg im or iv にて除痛して行う。
②局所の冷却、0.05%ヒビテン® 液による洗浄。
③局所療法剤
　・Ⅰ度熱傷：アズノール® 軟膏
　・Ⅱ度熱傷：抗生剤入り軟膏、ソフラチュール®
　・広範囲Ⅱ-Ⅲ度熱傷：ゲーベンクリーム®
　・感染創：ゲーベンクリーム®、イソジン® ゲル

● ワンポイントアドバイス

　熱傷創の洗浄と局所の冷却目的で滅菌水を用いる時は、広範囲熱傷、特に小児では体温の下降に注意する。

（片山清文）

L-7 熱性痙攣・痙攣重積症

熱性痙攣とは、発熱に伴う痙攣で、中枢神経感染、電解質異常、循環障害などによるものを除く。通常、発病年齢は6カ月から5歳、発熱の高さは38℃以上である。てんかんの既往あるいは発達遅滞などの中枢神経異常のないものをいう。

❶痙攣の治療

●痙攣が起こった時

安静にして、不必要な刺激を避け、痙攣の状態の観察をよくする。静脈を確保してジアゼパム 0.3〜0.5 mg/kg（最大 10 mg まで）を1〜2分かけて静注する。静注が困難であればダイアップ® 0.4〜0.5 mg/kg を目安に挿入する。

●痙攣重積状態

痙攣が頻発し、発作の間欠期に意識が戻らない状態、または発作が長時間連続する状態をいう。全身強直間代性痙攣が持続すると低酸素血症が生じるため、心肺停止も起こりうる。バイタルサインをチェック、心電図、呼吸、血圧をモニターし、血管確保を行う。

①気道の確保：口腔内の分泌物の吸引を行い、必要なら気管内挿管する。
②呼吸管理
③循環管理
④頭蓋内圧亢進に対して：10％グリセオール（5〜10 ml/kg）を1時間で点滴静注し、これを1日3〜4回行う。また気管内挿管し、人工換気により過換気（PCO_2 を 25〜30 Torr）にして呼吸性アルカローシスの状態にする。

●ワンポイントアドバイス

血管確保不能の時、ドルミカム® 0.2 ml を両鼻腔に入れる。

抗痙攣薬

❶ ジアゼパムの静注

乳児1～3 mg、学童6～8 mg（0.3～0.5 mg/kg、但し最大10 mgまで）。ジアゼパムは速効性であるが、作用時間が短く、30分前後で効果が消失する。

❷ アレビアチン® 注射薬の静注

7～10 mg/kgを注射用蒸留水で希釈し、3～4回に小分けし、15～30分間かけて静注する（1 mg/kg/分を超えないこと）。不整脈、血圧低下をきたすことがあるので、呼吸、心電図をモニターする。心伝導障害のある患者では禁忌。糖液と混ざると結晶をつくるため、本剤静注の前後で生食水を静注してルートを洗い流す。

❸ ネンブタール®、50 mg/ml

5 mg/kg（0.1 ml/kg）を5％糖液で希釈し、呼吸停止に注意しつつゆっくり静注。

❹ ネンブタール® 持続点滴静注

0.5 mg/kg/時で点滴静注し、効果をみながら血圧が低下しなければ2.0 mg/kg/時まで、増量することができる。モニター装着のうえ頻回のバイタルチェックが必要である。

❺ 痙攣が止まった後、再発に備える

フェノバルビタール坐薬（7～10 mg/kg/日、分2～3）、エスクレ®（30～50 mg/kg/回、2～3回/日）、アレビアチン® 注射薬（5 mg/kg/日を維持量、初回静注後8～12時間後より、分2で開始。

専門医（専門科）へのコンサルトの時期

けいれん持続、意識が戻らない時。

（城崎慶治）

L-8 咬・刺傷

❶毒蛇咬傷

・マムシ、ヤマカガシは本土を中心に分布、ハブは奄美大島以南に分布する。
・いずれも出血毒を有し、咬傷部よりリンパ管を介して吸収され、出血傾向、筋凝固壊死をきたす。

●診　断
・受傷直後から電撃痛、灼熱感が生じる。
・マムシ、ハブの場合、毒牙痕が2個みられる。
・受傷後20～30分で局所に暗赤紫色の変色を伴う腫脹がみられる。受傷後1時間以内に腫脹が出現しない場合は、無毒蛇か無毒咬傷である。
・筋膜下咬傷の場合、コンパートメント症候群を示し、末梢循環不全により、チアノーゼ、知覚、運動麻痺、筋壊死をきたす。
・悪心、嘔吐、腹痛、下痢などの消化器症状を呈する。
・受傷後1～2時間で体液減少性ショックとなることがある。
・マムシでは霧視、複視、眼瞼下垂などの眼症状が出ることが多い。

●治　療
❶ 全身治療
・必ず入院させ、経過観察をする。
・患者を横臥、安静にさせ、咬傷部を心臓より低く保ち、咬傷部中枢側にて緩く緊縛する。
・静脈路を確保し、乳酸加（または酢酸加）リンゲル液の点滴を開始する。
・抗血清療法について
　a．アナフィラキシー、血清病を起こすことあり、適応を選んで投与する。
　b．必ず、皮内テストが陰性であることを確認した後投与すること。

c. ハブ毒血清は 20 ml、マムシ毒血清は 10 ml をそれぞれ静注、筋注、局注する。
　　d. ヤマカガシの場合、抗毒血清はない。
・ショック予防としてステロイド（ハイドロコーチゾン® 1,000 mg）を投与する。
・広域抗生物質の投与、破傷風の予防。
・抗血清が準備できない場合や全身症状の強い場合は、高次医療施設に搬送する。

❷ 局所治療

・咬傷部中枢側にて緩く緊縛する。強過ぎると人工的循環不全を起こす。緊縛はすべての局所処置終了まで継続する（図1）。
・牙痕部に長さ1〜2 cm、深さ1 cm の小切開を加える。血管、神経を損傷しないように注意する（図2）。
・シリンジを用いて毒素を吸引する（図3）。
・創部をよく洗浄し、開放創と

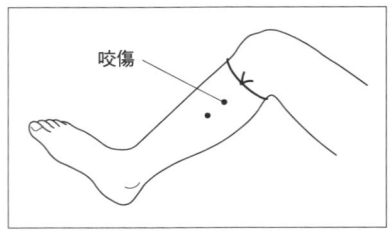

図 1. 咬傷部中枢側を緊縛する
静脈を圧迫する程度でよい。

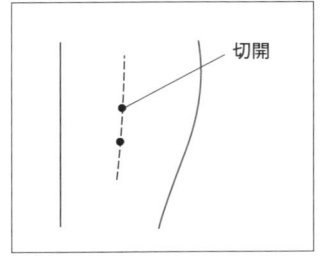

図 2. 牙痕に長さ1〜2 cm、深さ1 cm の切開を入れる

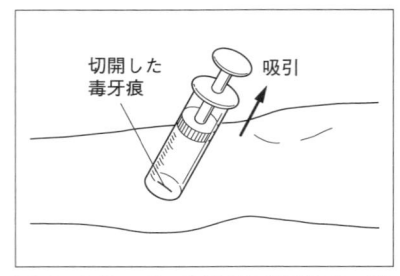

図 3. シリンジの先端部を切り取り、咬傷部に強く密着させて吸引する

2-L. その他

する。

❷イヌ咬傷

狂犬病の発症は、現在わが国では皆無である。
狂犬病よりも破傷風を予防する！

- 出血性ショック時は、出血部位の圧迫止血、急速輸液、昇圧剤の投与などを施行し、ショックから離脱してから、局所の処置を行う。
- 原則として、1％キシロカイン® にて局所麻酔をした後、創に延長切開を加え、創底まで十分に開放する。状況に応じデブリードマンを追加する。次に 20 ml シリンジなどを用い、生食水にて十分に洗浄し、イソジン® 消毒ののち、開放創のままとする。
- 受傷後6時間以内でかつ顔面など美容的見地を重視しなければならない場合は、挫滅組織を十分に切除し、生食水にて洗浄したのち、ナイロン糸にて荒く1次縫合を行うこともある。
- 広域抗生物質、消炎鎮痛剤の投与、破傷風の予防を行った後、翌日の外来受診を指示する。

(たとえ表面の創は小さくても、深いことが多いので、決して体表の消毒だけで終わらせないように注意すること！)

●破傷風の予防について

　破傷風は1968年以降DPT 3種混合ワクチンが実施されたことなどより患者数は年々減少し、最近の罹患患者数は年間30人程度である。

　破傷風菌は嫌気性菌のため、予防するためにはまず創を開放創とすることが重要である。

　破傷風トキソイドの接種方法を下記に示す。

❶ 予防接種を受けていないヒト（接種歴不明のヒト）

　破傷風トキソイド 0.5 ml を皮下注、筋注。4〜6 週間隔で2回目。さらに 6〜12 カ月後に3回目を注射する。

❷ **最終接種から 5 年以上経過しているヒト**

ブースター接種としてトキソイド 0.5 m*l* を皮下注する。

❸ **最終接種から 5 年以内のヒト**

接種不要。

❸その他の動物咬傷、動物刺傷

原則的に犬咬傷に準じた治療を行うが、特殊なケースを下記に一部示す。

●猫ひっかき病

猫の爪、猫の咬傷からのウイルスの侵入による。
・潜伏期は 2 日〜2 カ月。
・創部に小丘疹、水泡、膿瘍、所属リンパ節の腫脹、発熱、頭痛を生じる。
・テトラサイクリン(ミノマイシン®)が有効。
・予後は良好。

●鼠咬傷

鼠、リス、などによる咬傷で、Spirillum minus、Streptobacillus moniliformis などの病原菌による感染。
・潜伏期 5 日〜2 週間。
・咬傷部に発赤腫脹、潰瘍が出現、所属リンパ節の腫脹、発熱、頭痛、発疹を認める。
・ペニシリンまたはテトラサイクリンが有効。

> **●ワンポイントアドバイス**
>
> 咬傷の場合、一見浅くみえる創も、実は深部に及ぶことが少なからずあるので、原則として一次縫合は行わず、開放創とするのが無難である。

2-L．その他

●毒魚（エイ、オコゼなど）刺傷、クラゲ刺傷

局所の疼痛、皮疹のほか全身脱力感、胸部絞扼感、咳嗽、嘔吐などを生じる。時にアナフィラキシーショックになることあり。

針、触手などが付着していれば必ず除去する（但し素手では危険）。

広域抗生物質の投与、疼痛に対しては局所麻酔、温電法、全身症状を呈するものには、抗ヒスタミン薬、ステロイドなどを投与する。

専門医（専門科）へのコンサルトの時期

毒蛇咬傷は原則的に専門医にコンサルトする。また、創が皮下組織にとどまらずそれよりも深く及んだものについても、専門医にコンサルトする。

（谷　和行）

L-9 過換気症候群

何らかの呼吸刺激により過換気となり、呼吸性アルカローシスによる血流減少、交感神経緊張などにより呼吸困難感、手足のしびれ、めまい、胸痛、などを呈する。不安感からさらに過換気となり悪循環を繰り返す。

若い女性に多いが、男性や他の年代にもみられる。

心因性・身体性ストレスによる情動反応が原因といわれている。

❶診断

●特徴的な症状や徴候

❶ 症状

・胸部症状：呼吸困難感（1分間に30～60回（それ以上）発作性の呼吸にもかかわらず、著しい空気飢餓感を呈する。）、胸痛、心悸亢進、胸内苦悶感。

・精神症状：不安、恐怖、めまい、意識混濁、顔面・四肢のしびれ感、錯乱。

511

- 痙攣：全身のテタニー様痙攣、手指の硬直（助産婦の手）。
- 腹部症状：腹痛、嘔気、嘔吐。

❷ 身体徴候

過呼吸、頻脈、血圧上昇、発汗、蒼白、四肢の振戦などを呈するが他覚的には重症感に乏しい。

●鑑別すべき疾患

気胸、気管支喘息、肺梗塞、虚血性心疾患、脳血管障害、脳腫瘍、急性腹症、低血糖、肝硬変、ヒステリー、薬物中毒（サリチル酸、アスピリンなど）、てんかん、副甲状腺機能低下症、褐色細胞腫など。

●必要な検査

- SpO_2 モニター：正常
- 動脈血ガス分析：$PaCO_2$ 低下、PaO_2 ほぼ正常、pH 上昇（アルカローシス）。
- 胸部 X 線：異常なし
- ECG：洞性頻脈、稀に一過性の ST 低下。
- 生化学：低 Ca 血症を認めることがある。

●診 断

1. 既往歴、症状、検査所見などから当疾患を疑い、他の器質的疾患を除外する。

●ワンポイントアドバイス

診断は比較的簡単であるが、器質的な疾患が隠されていることがあり注意が必要である。特に内分泌・代謝性疾患（甲状腺機能亢進症、低血糖、低 Ca 血症、褐色細胞腫など）は紛らわしい。器質的な疾患があった場合にはそれぞれの専門医にコンサルトする。

2. ペーパーバック法により症状の改善。
3. 発作間欠期には過呼吸テストで誘発されるかをみる。

◆治療・処置

1. 精神的ストレスから発症することが多く、生命の危険がないことを説明する。
2. 息こらえを繰り返しさせる。
3. ペーパーバック法（紙袋法）による呼吸をさせる。
4. セルシン®（ホリゾン®）5 mg～10 mg を筋注（但し呼吸抑制に注意）。
5. アタラックス® P 25 mg を筋注。
6. 症状は改善しても不安感が強い場合には、
   ①デパス®（1 mg）3錠　分3　または
   ②インデラル®（10 mg）3錠　分3
   を投与する。

専門医（専門科）へのコンサルトの時期

過換気症候群はパニック障害との異同がいわれており、繰り返し起こすなら、安定期に心理療法、薬物療法の専門医（心療内科、精神科）の受診を勧める。

（山崎啓一）

3 基本的な救急処置・処方・ほか

1 気道確保

❶適 応

気道閉塞、無呼吸、心停止、など蘇生術を必要とする状態。

❷用手的気道確保（図1）

[1] 頭部後屈法
　一方の手掌を患者の額にあて頭部を後屈させながら、もう一方の手で後頭部を後方から持ち上げる。

[2] おとがい部挙上法
　一方の手掌を患者の額にあて頭部を後屈させながら、もう一方の手の指をおとがい部の下顎下面に当て、これを前方に持ち上げる。

[3] 下顎挙上法
　両手を下顎角に当て、前方に引き上げ、頭部を後屈させながら、母指で口を開ける。

注意すること! ①頚椎損傷が疑われる症例では頭部の後屈は禁忌。②おとがい部挙上法では、下顎口腔底の軟部組織を圧迫しないように。

❸エアウェイ挿入による気道確保（図2）

[1] 経口エアウェイ
　①キシロカインゼリーを塗布したエアウェイを、先端を軟口蓋に向けて口腔内に挿入する。
　②エアウェイの先端が軟口蓋に達したあたりで180度回転し、舌に沿って先端が下咽頭に達するまで深く挿入する。

[2] 経鼻エアウェイ（図3）
　①キシロカインゼリーを塗布したエアウェイを、より通気のよい鼻腔より挿入する。

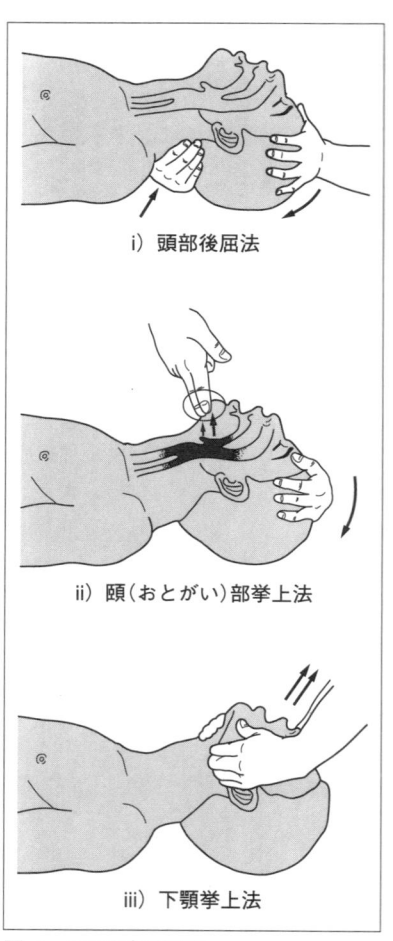

図 1. 用手的気道確保
(釘宮豊城：図解日常診療手技ガイド．文光堂より転載)

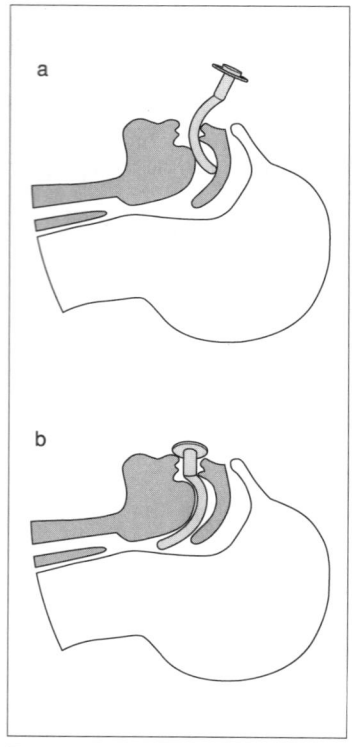

i) 頭部後屈法
ii) 頤(おとがい)部挙上法
iii) 下顎挙上法

図 2. 経口エアウェイ挿入
(釘宮豊城：図解日常診療手技ガイド．文光堂より転載)

3-1. 気道確保

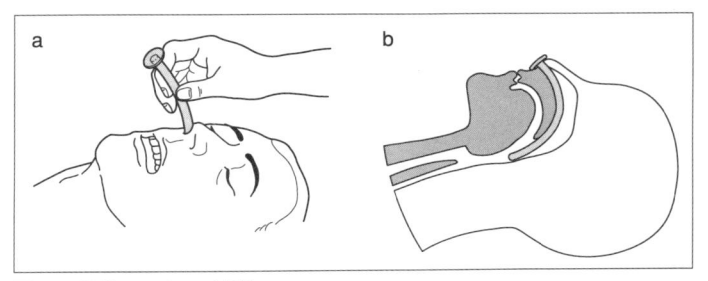

図 3. 経鼻エアウェイ挿入
(釘宮豊城:図解日常診療手技ガイド. 文光堂より転載)

②鼻腔底を滑らすように、先端が下咽頭に達するまで進める。

注意すること!

①咽頭喉頭反射がある場合には嘔吐や喉頭痙攣を惹起することがあるので注意。

②経鼻エアウェイでは、鼻出血の危険があるので、方向をあやまらず無理な挿入は避ける。

③エアウェイ挿入後はエアウェイからの気流を確かめる。

④気管内挿管

[1] 準備するもの

気管チューブ(各種サイズ)、スタイレット、喉頭鏡、マギル鉗子、キシロカインゼリー、キシロカインスプレー、カフ用注射器、バイトブロック、絆創膏、(補助薬剤:鎮静剤、鎮痛剤、筋弛緩薬、静脈麻酔薬)、(ファイバースコープ)。

⑤経口気管内挿管

①挿管チューブのカフ漏れのないことを確認後、挿管チューブにスタイレットを通し、キシロカインゼリーを塗布しておく。アンビューバッグでできるだけ酸素化しておく。

②後頭部の下に枕などを置き、頭部を後屈させ、いわゆる sniffing posi-

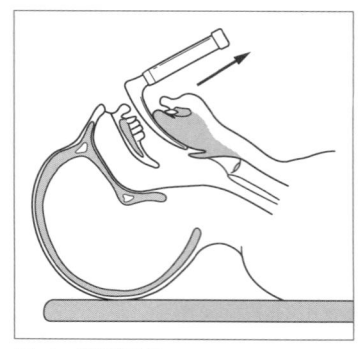

図 4. 喉頭展開

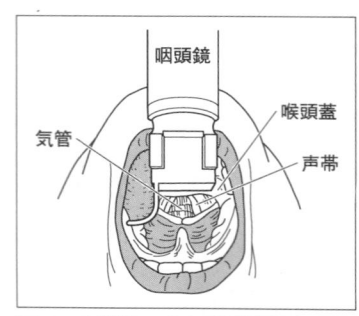

図 5. 喉頭鏡による喉頭展開時の声門部

tionをとる。右手親指と中指をそれぞれ下顎歯と上顎歯にかけて開口する（義歯ははずす）。

③左手に喉頭鏡を持って、右口角から挿入し、舌を左によけながら奥へ進め、正中部にブレードを移動させて、口蓋垂を確認する。

④さらにそのまま挿入し喉頭蓋を確認し、ブレードの先端を喉頭蓋谷に進める。

⑤30〜45度上方向に喉頭鏡を持ち上げて喉頭を展開し、声帯を確認する（図4・5）。

注意すること！ この際に上歯を支点にしてブレードをこじると、歯を損傷する。

⑥右手に持った挿管チューブを視野を妨げないように右口角から挿入する。チューブ先端が声門を通過するまでは眼を離さない。

・チューブ：成人男子8〜9 mm、成人女子7〜7.5 mm

⑦カフが声帯を通過したら、チューブの位置がずれないようにスタイレットを抜く。

・チューブの深さの目安：成人男子22〜24 cm、成人女子21〜23 cm

⑧カフにエアを入れ、アンビューバッグで陽圧換気をして、両肺の呼吸音とエア漏れのないことを確認する。

3-1. 気道確保

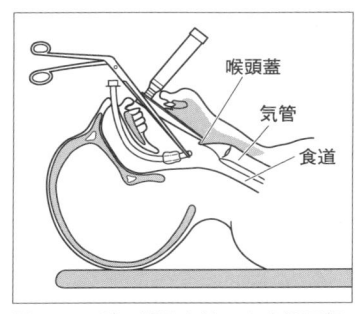

図 6. マギル鉗子を使った直視下経鼻挿管法

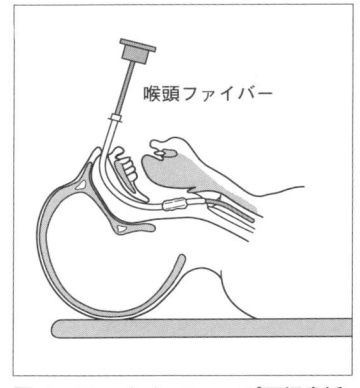

図 7. ファイバースコープ下経鼻挿管法

⑨バイトブロックを挿入し、チューブとともに絆創膏で固定する。

❻直視下経鼻挿管法（図6）

①鼻腔よりキシロカインゼリーを塗布したチューブを、鼻腔底に沿って咽頭部に達するまで挿入する（鼻腔にもゼリーを注入しておく）。
②左手に持った喉頭鏡で喉頭展開を行い、右手のマギル鉗子で気管チューブの先端を気管内に挿入する。

コツ! チューブ先端が声帯に達した時に、介助者にチューブを押してもらうと挿入がスムーズになる。

❼盲目的経鼻挿管法

自発呼吸はあるが、開口や喉頭展開が不能な患者で行う。

①鼻腔より気管チューブを挿入し、鼻腔底に沿って先端が咽頭に達するまで挿入する。
②チューブに耳を近づけて、呼吸音を聞きながらチューブを徐々に進めていく。

> **コツ！** 呼吸音が聞こえなくなったり、小さくなったりした時には、食道に入ったことが窺えるので、呼吸音が大きくなるまで引き抜いて、再挿入する。

❽気管支鏡下経鼻挿管法（図7）

①オリーブ油などの潤滑剤をチューブ内に入れておく。挿管チューブに気管支ファイバーを通す。
②鼻腔よりファイバーを進めていき、声帯を確認する。
③さらにファイバーを進め、声帯を越えて、気管内に挿入し、気管分岐部まで進める。
④ファイバーを介して気管内に挿管チューブを挿入する。
⑤ファイバーで挿管チューブの先端が適当な位置にあることを確認して、ファイバーを抜去する。
⑥呼吸音を確認してチューブを固定する。

（十河容子）

2 酸素吸入

❶適応

低酸素血症(急性呼吸不全、慢性呼吸不全の急性増悪、慢性呼吸不全)、循環不全、極度の貧血、一酸化炭素中毒、など。

❷投与法

酸素投与前に動脈血液ガスを施行し、低酸素血症と高二酸化炭素血症の程度を把握する。

①高二酸化炭素血症を伴わない呼吸不全:PaO_2 60 Torr 以上を目標にFiO_2を上げ、10～15 分後に血液ガスを施行し、評価を行う。

②高二酸化炭素血症を伴う呼吸不全:PaO_2 60 Torr 前後を目標にして、低濃度(鼻カニューレやベンチュリーマスク)から酸素投与を開始し、CO_2ナルコーシスを防ぐ。血液ガスを施行し、二酸化炭素貯留の程度を評価する。

注意すること! CO_2ナルコーシスを心配して酸素投与量が不十分にならないように。$FiO_2=0.6$ でも PaO_2 60 Torr 以上とならない時や、pH 低下や $PaCO_2$ の上昇が著しい時、意識障害を伴うときなどは、人工呼吸器管理が必要である。

❸酸素吸入器具

[1] 鼻カニューレ

患者の呼吸状態に影響されやすく、口呼吸する患者では FiO_2 が低下するため不向き。

[2] 単純フェイスマスク

口呼吸をする患者にも有効であるが、酸素流量が少ないとマスクは死腔となり、炭酸ガスの貯留をきたす。

図 1. ベンチュリーマスク

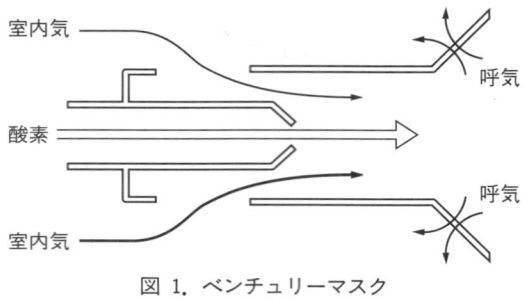

[3] リザーバー付きマスク

吸気時に定常流の酸素とリザーバーバッグ内の酸素を同時に吸入することで吸入酸素濃度を上昇させる。

[4] ベンチュリーマスク

酸素の定常流が作る陰圧によって、側孔から空気が吸い込まれて混合された空気が供給される。酸素流量と側孔の大きさによって FiO_2 が決定される。低酸素濃度の酸素が正確に供給できるので慢性呼吸不全の患者に適している（図1）。

❹吸入器具の差による吸入酸素濃度差

表1参照。

❺酸素療法の合併症

[1] CO_2 ナルコーシス

慢性呼吸不全の患者では、$PaCO_2$ に対する呼吸中枢の感受性が低下し、低 PaO_2 が呼吸中枢を刺激して呼吸が維持されている。よって、高濃度の酸素投与により PaO_2 が上昇すると呼吸中枢が抑制される。これによりさらに $PaCO_2$ はさらに上昇、傾眠傾向となる。

[2] 酸素中毒

高濃度の酸素を長時間吸入すると、咽頭部や前胸部の不快感・疼痛、咳

表 1. 吸入器具による吸入酸素濃度差

酸素量 (l/分)	鼻カニューレ	単純マスク	リザーバーマスク	ベンチュリーマスク
		FiO_2		
1	0.24			
2	0.28			
3	0.30			
4	0.35			0.24（青） 0.28（黄）
5	0.38	0.40		
6	0.44	0.50	0.60	0.31（白）
7		0.60	0.70	
8			0.80	0.35（緑） 0.40（桃）
9			0.90	
10			0.99	
11				
12				0.50（橙）

嗽などが出現したり、肺活量の低下、分時換気量の低下、肺拡散能の低下を生じ、PaO_2の低下を引き起こす。高酸素投与の安全限界として、100％の酸素吸入では6時間、80％では12時間程度とされている。60％以上では早期に下げるようにする。

[3] 吸収性無気肺

空気下の呼吸では、末梢気道の閉塞が生じ肺胞内の酸素が吸収されても窒素が残るため、肺胞が虚脱することはない。しかし、高濃度酸素吸入下では酸素がすべて吸収されると肺胞は虚脱し無気肺となる。

(十河容子)

3 人工呼吸

❶適　応

①呼吸停止、呼吸減弱（＜5回）、頻呼吸（＞40回）。
②心停止、意識障害、ショックなど。
③FiO_2 50％以上でも PaO_2 60 Torr 以下。
④呼吸性アシドーシス（pH＜7.25）
⑤1回換気量＜150 ml

❷初期設定

- モード：Controlled モード
- 吸入酸素濃度（FiO_2）：1.0
- 1回換気量（V_T）：10 ml/kg
- 換気回数（f）：10〜15回/分
- 吸気/呼気比（I/E比）：1：2
- 終末呼気陽圧：0 cmH_2O
- トリガー感度：－1〜－2 cmH_2O

❸設　定

[1] 換気モードの選択

①CMV（Contorolled Mechanical Ventilation）：自発呼吸のない場合。1回換気量、呼吸数を設定して強制換気を行う。

②SIMV（Synchronized Intermittent Mandatory Ventilation）：患者の吸気に同調させて、設定した回数だけ設定された V_T を送り込む。

③PSV（Pressure Support Ventilation）：患者の吸気をトリガーし、吸気時の気道内圧低下を防ぎ、吸気時の呼吸努力を軽減する。

④CPAP（Continuous Positive Airway Pressure）：気道内圧が常に陽圧になる。換気の補助は行わないので、換気障害のない患者が対象。

[2] FiO$_2$

PaO$_2$ 60～100 Torr を目標に調整する。

[3] 1回換気量

10 ml/kg 程度。

[4] 換気回数

10～15 回/分で開始し、PaCO$_2$ 40～45 Torr を目標に調整。

[5] PEEP

末梢気道閉塞、肺胞虚脱、肺水腫に有効。循環動態への影響や圧損傷をを考慮し、至適 PEEP をかける（通常＜10 cmH$_2$O）。

❹呼吸管理

①気道内吸引
②気道内加湿
③チューブの管理（深さ、カフ圧）
④ファイティング時の対処：鎮静・鎮痛剤の使用（セルシン®、セレネース®、ウインタミン®、ドルミカム®、レペタン® など）。

❺ウィーニング

[1] ウィーニング開始の条件

①呼吸不全の原因の改善。
②循環動態の安定。
③意識・精神状態の安定。
④FiO$_2$≦0.4 で PaO$_2$＞70 Torr、PaCO$_2$＜45 Torr（慢性呼吸不全：平常時＋10 mmHg）、酸塩基平衡正常。
⑤呼吸回数＜30 回/分
⑥肺活量＞10 ml/kg

[2] 方法

①SIMV 方式：SIMV の回数を 8～10 回/分から始め、回数を減らしていく。

②PSV方式：初期設定圧を 10～20 cmH$_2$O に設定し、徐々に圧を減少する。
③On-off方式：人工呼吸器とTチューブによる自発呼吸を交互に行いながら、自発呼吸時間を徐々に増やしていく。

注意すること！ 抜管は必ず再挿管の準備のもとで行う。

（十河容子）

4 静脈路の確保

❶末梢静脈路の確保

[1] 目的と適応

輸液・輸血や、薬物の血管内への投与が必要な場合に末梢静脈路を確保する。

[2] 禁忌・合併症

禁忌は特にないが、病変のある部位（外傷、感染巣、熱傷など）には行わない。合併症には、静脈炎、血栓形成、刺入部の腫脹などがある。長期間の留置の場合には特に注意が必要である。

[3] 穿刺の実際

図1参照。

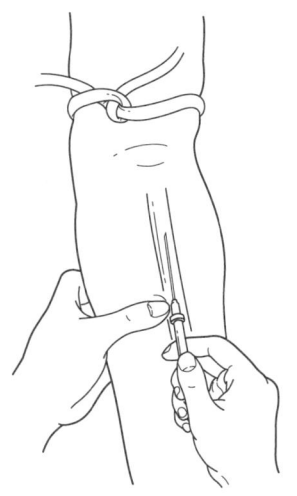

図 1. 静脈内留置針挿入法

❷中心静脈路の確保

[1] 目的と適応
①重度外傷、心疾患、ショックなどの患者で中心静脈圧測定が管理上必

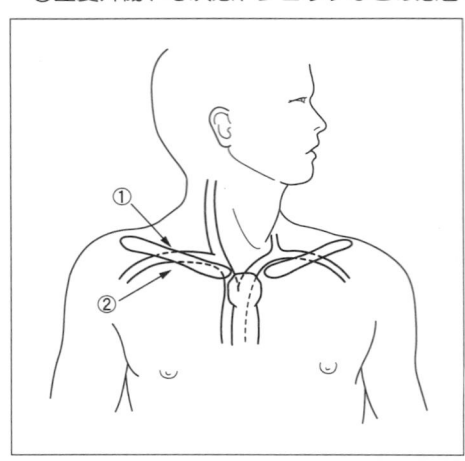

図 2. 鎖骨下静脈穿刺におけるアプローチ法
鎖骨下静脈穿刺を行う際には、経鎖骨上(①)、経鎖骨下(②)の2つのアプローチ法がある。経鎖骨上アプローチは、成功率が高く合併症の頻度も低い。しかし、左側は胸管を損傷する可能性があり、右側での穿刺が基本となる。

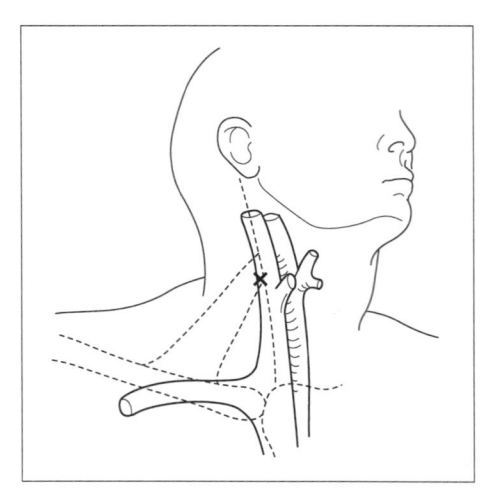

図 3. 内頸静脈穿刺（鎖骨上部経路）
胸鎖乳突筋の鎖骨頭と胸骨頭および鎖骨で形成される三角形の頂点（×）を刺入点とする。針先は同側の乳頭方向に向け、皮膚に対して30°の角度で刺入する。

要な場合、②急速大量輸液や微量点滴を確実に行う必要がある場合、③高カロリー輸液、④末梢静脈路確保困難例、⑤その他。

[2] 禁忌および合併症

絶対的禁忌はないが、出血傾向のある患者では注意を要する。また、気胸を起こすと重篤な影響があるような重度呼吸不全患者は比較的禁忌である。合併症は、動脈穿刺、気胸、カテーテルの誤挿入（動脈、胸腔）が主なものである。

[3] 穿刺の実際

好んで穿刺されるのは右内頸静脈、および右鎖骨下静脈である。詳細については図2・図3に示す。

（清水　功）

5 輸液・輸血

救急領域では、輸液、輸血および経静脈的な薬物の投与が的確になされるかどうかが、患者の予後に大きな影響を与える。

❶ 輸 液

[1] 細胞外液と似た電解質成分の輸液剤
乳酸リンゲルや酢酸リンゲル液が相当する。本来の使用目的は、出血などで失われる細胞外液の補充である。

[2] 低電解質液
脱水の治療のために開発された。開始液（1号液）、細胞内修復液（2号液）、維持液（3号液）、術後回復液（4号液）がある。選択のポイントは、カリウムを含むか否か、どの程度の電解質が必要か、糖分を含むか否か、である。

[3] 生理食塩液（生食水）
0.9%NaCl 水溶液である。細胞外液の補充という意味では[1]に劣るが、嘔吐や下痢に伴う脱水、腎機能障害時の細胞外液補充に用いられる。

[4] 代用血漿
ゼラチン、HES、デキストランが相当する。大量出血などによって循環血液量の急激な減少が生じた場合、膠質浸透圧のない、長時間の血漿増量効果に乏しい[1]などによる治療には限界がある。そこで、ある程度長く血管内に残留し膠質浸透圧を保つことのできる輸液剤として開発された。問題点として、血小板機能障害（出血傾向）、腎機能障害、アナフィラキシーの可能性などがある。

❷ 輸 血

[1] 患者との適合
❶ 患者の血液型検査

　　a．ABO式血液型、b．Rh(D)因子の検査、c．可能な限り不規則

抗体スクリーニングを行う

❷ 交差適合試験（クロスマッチテスト）

主試験（供血者血球と患者血清との適合性をみる）と副試験（供血者血清と患者血球との適合性をみる）とがある。

[2] 輸血の種類とその主な使用目的（表1参照）

[3] 輸血の副作用、合併症

❶ 即時型溶血反応

ABO型不適合が代表的である。直ちに輸血を中止し、ショックによる腎不全、DICによる出血に対して早急な治療を行わないと致死的である。

❷ アナフィラキシー

稀ではあるが時に致死的である。白血球抗体、血漿蛋白抗体によるものが多いとされる。

❸ 大量輸血による副作用

出血傾向（血小板減少）の出現、低カルシウム血症（クエン酸中毒）、高カリウム血症（放射線照射血の場合）、低体温、組織への酸素供給の悪化（2,3 DPGの低下）など。

❹ 移植片対宿主病（GVHD）

移植片（輸血用血液）に含まれるリンパ球が宿主（患者）の臓器組織を攻撃する。輸血後1〜2週間に発熱と紅斑で始まり、肝障害、下痢、下血、骨髄無形成（汎血球減少）と進行する。最終的には敗血症や大量出血により死亡する。死亡率が非常に高いので発症させないための予防が肝要である。新鮮血や生血の輸血を極力避け、輸血回路内には白血球除去フィルターを使用することが望ましい。輸血用血液の放射線照射は、リンパ球の機能を抑制するのに有用である。

❺ 感染

輸血による肝炎ウイルスやHIV（AIDS）の感染は、供血者のチェックにより大幅に減少した。しかし、いまだゼロにはなっていないので、輸血は危険を伴う臓器移植の1つとして認識する必要がある。また、血液を介して感染する未知の病原体が今後出現する可能性もある。

表 1. 輸血用血液品目表（神奈川県赤十字血液センター）

種別	製品名（一般名）略号	組成・性状（抜粋）	貯法	有効期間	規格・単位	効能または効果
赤血球成分製剤	赤血球M・A・P「日赤」（人赤血球濃厚液銅）MC-M・A・P	本剤は、ヒト血液200 mlまたは400 mlから血漿及び白血球層の大部分を除去し、赤血球保存用添加液（MAP液）をそれぞれ約46 ml、約92 ml混和した濃赤色の液剤である。	4〜6℃	採血後21日間	血液200 mlに由来する赤血球1袋 血液400 mlに由来する赤血球1袋	血中赤血球不足またはその機能廃絶に適する。
	洗浄赤血球「日赤」（洗浄人赤血球浮遊液）WRC	本剤は、ヒト血液200 mlまたは400 mlから血漿の大部分を除去した赤血球層を生理食塩液で洗浄した後、生理食塩液を加えてそれぞれ全量を200 ml、400 mlとした濃赤色の液剤である。		製造後24時間	200 ml 1袋 400 ml 1袋	貧血症または血漿成分などによる副作用を避ける場合輸血に用いる。
	白血球除去赤血球「日赤」（白血球除去人赤血球浮遊液）LPRC	本剤は、ヒト血液200 mlまたは400 mlから白血球の大部分を除去し、場合によっては洗浄した赤血球層に生理食塩液を加えてそれぞれ全量を200 ml、400 mlとした濃赤色の液剤である。		製造後24時間	200 ml 1袋 400 ml 1袋	人全血液等によって抗白血球抗体による発熱性副作用を起こす患者の輸血に用いる。臓器移植時の輸血に白血球抗体産生予防のため用いる。
	合成血「日赤」BET	本剤は、ヒト血液200 mlまたは400 mlから血漿の大部分を除去したO型の赤血球層を生理食塩液で洗浄した後、AB型のヒト血漿をそれぞれ80 ml、160 ml加えて、全量を200 ml、400 mlとした濃赤色の液剤である。		製造後24時間以内	200 ml 1袋 400 ml 1袋	ABO式血液型不適合による新生児溶血性疾患に用いる。
	解凍赤血球濃厚液「日赤」（解凍人赤血球濃厚液）FTRC	本剤は、ヒト血液200 mlまたは400 mlから血漿の大部分を除去した赤血球層に凍害保護液を加えて凍結保存したものを解凍後凍害保護液を洗浄除去した深赤色の製剤である。		製造後12時間	血液200 mlに由来する赤血球1袋 血液400 mlに由来する赤血球1袋	貧血または赤血球の機能低下時に用いる。

表1．続き

種別	製品名(一般名)略号	組成・性状（抜枠）	貯法	有効期間	規格・単位	効能または効果
血小板成分製剤	濃厚血小板「日赤」(人血小板濃厚液)PC	本剤は、ヒト血漿に浮遊した血小板で、血液成分採血で採取するか、またはヒト血液200 mlもしくは400 mlから分離したものである。	20〜24℃要振とう	採血後72時間以内	1単位 約20 ml 1袋 2単位 約40 ml 1袋 5位 約100 ml 1袋 10単位 約200 ml 1袋 15単位 約250 ml 1袋 20単位 約250 ml 1袋	血小板減少症を伴う疾患に適応する。
	濃厚血小板HLA「日赤」(人血小板濃厚液)PC-HLA	本剤は、患者のHLA型に適合する（供血者のリンパ球と患者の血清との交差試験に適合する）献血者から血液成分採血で採取した血小板を血漿に浮遊した製剤である。			10単位 約200 ml 1袋 15単位 約250 ml 1袋 20単位 約250 ml 1袋	血小板減少症を伴う疾患で、抗HLA抗体を有するため通常の血小板製剤では効果がみられない場合に適応する。
血漿成分製剤	新鮮凍結血漿「日赤」(新鮮凍結人血漿)FFP	本剤は、ヒト血液200 mlもしくは400 mlから分離するか、または血漿成分採血で採取した新鮮な血漿を混合することなく、かつ、各種凝固因子ができるだけ損なわれない状態で凍結したものである。	−20℃以下	採血後1年間	80 ml 1袋 160 ml 1袋 450 ml 1袋	1．血液凝固因子の補充 1）複合性凝固障害で、出血、出血傾向のある患者または手術を行う患者 2）血液凝固因子の減少症または欠乏症における出血時で、特定の血液凝固因子製剤がないか、または血液凝固因子が特定できない場合
全血製剤	人全血液CPD「日赤」(人全血液)㊩人全血液WB	本剤は、ヒト血液200 mlまたは400 mlに血液保存液（CPD液）をそれぞれ28 ml、56 ml混合して保存した濃赤色の液剤である。	4〜6℃	採血後21日間	238 ml 1袋 456 ml 1袋	一般の輸血適応症に用いる。

❻ 免疫の抑制

輸血により免疫機能が抑制され、癌の再発率が上昇するとの報告がある。

（清水　功）

6 動脈穿刺と血液ガス分析

血液ガス分析は、重症患者の病態の把握に欠かせない検査の1つである。しかし、これには動脈穿刺という侵襲的な手技が必要になるので、目的・適応をよく考え、安全確実に施行されなければならない。

❶目的と適応

ガス交換の状態や酸塩基平衡を評価するために用いられる。動脈血がどうしても採血できない場合や、動脈穿刺の合併症を避けるためには、パルスオキシメーターで得られる経皮的動脈血酸素飽和度(SpO_2)、カプノメーターから得られる呼気中二酸化炭素分圧($EtCO_2$)で代用できる場合もある。

❷合併症

動脈穿刺後の血流傷害、持続出血などが起こりうる。特に出血傾向がある患者では穿刺回数をなるべく少なくし、確実に止血できる部位を選んで穿刺する。

❸手 順

[1] 呼吸条件の確認

穿刺前に呼吸条件を整える。人工呼吸中の患者の場合は、設定変更を行った場合は、20〜30分待ってから穿刺しないと正しい値が得られない。

[2] 穿刺動脈の選択

橈骨動脈、大腿動脈が代表的である。前者の場合はAllenのテストを行い、尺骨動脈からの側副血行を確認しておくことが望ましい。後者は太くて触れやすく穿刺しやすいが、圧迫止血がしにくいことや血腫形成の発見が遅れがちなので注意する。

[3] 穿刺

動脈は痛み刺激で収縮してしまうので、1回目の穿刺で必ず成功させる

表 1. 酸塩基平衡障害の診断

	pH	PaCO₂	HCO₃⁻
代謝性アシドーシス	↓	↓	↓↓
代謝性アルカローシス	↑	↑	↑↑
呼吸性アシドーシス	↓	↑↑	↑
呼吸性アルカローシス	↑	↓↓	↓

つもりで行うことが大切である。疼痛や患者の息こらえで値は変化する。橈骨動脈の場合は、手関節を十分背屈させると穿刺がしやすい。

[4] 血液ガス分析器による測定

採血後はすぐに測定する。急いで測定できない時は検体を氷水につけて冷却する。

❹血液ガス所見のみかた

分析器で測定されるのは pH、PO_2、PCO_2 であり、他の HCO_3^-、Base Excess (BE)、SO_2 などは計算値である。

❶ pH

7.35〜7.45 が正常値。それ以下は acidemia (酸血症)、それ以上は alkalemia (アルカリ血症) という。またそのような異常を起こす状態を acidosis、alkalosis という。酸塩基平衡障害の診断を表1に示した。

❷ PO_2

80〜100 Torr が room air での正常値であるが、年齢とともに低下する。検体に空気 (酸素分圧 160 Torr) が混じると高く出る (room air の場合) ので注意する。

❸ PCO_2

換気状態の指標になる。正常値は 40 Torr である。

(清水　功)

7 経鼻胃管

❶適 応

- 胃内容の吸引・減圧（幽門狭窄、イレウス）。
- 胃内への薬剤あるいは栄養注入。
- 胃洗浄

❷器 具

14～16 Fr の胃管、キシロカインゼリー、ゴム手袋、固定用絆創膏、膿盆、20～50 ml の注射器もしくは浣腸器（胃管の接合部の形状に合わせる）、聴診器、吸引用セット、その他（喉頭鏡・マギール鉗子・バイトブロック）

❸手 技

①仰臥位でも挿入可能であるが、誤嚥防止のため、状態の許す限り頭部を挙上した体位もしくは側臥位にする。

②挿入に先立ち、鼻孔から胃部までの距離を概算する。通常成人の場合 50～60 cm を目安にする。

③胃管の先端部から約 10 cm にキシロカインゼリーを塗布し、挿入鼻孔にもキシロカインゼリーを塗布する。

④下顎を軽く挙上させ、鼻孔から顔面に対し約 60～75 度の角度でゆっくりと胃管を挿入する（図1）。

⑤先端部が咽頭に達したところで可能なら患者に嚥下運動（唾液を飲み込む動作）を促し、それに合わせて胃管を挿入する。先端が食道内に入ればその後の挿入操作は普通スムーズに行われる。せき込む場合は気管内に挿入されている可能性があるためやり直す。

⑥胃管が目標とした位置まで挿入されたら、末端に注射器（浣腸器）を接続し胃内容物を吸引するか、注射器で 10～20 ml 程度の空気を注入して、心窩部に当てた聴診器により注入音を聴取し、胃内に胃管が到

3-7. 経鼻胃管

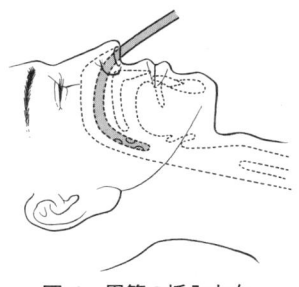

図 1. 胃管の挿入方向

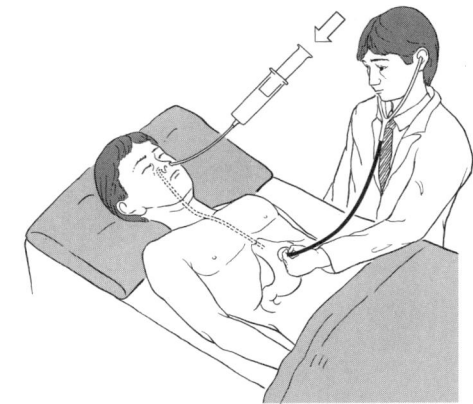

図 2. 胃管の先端位置の聴診器による確認

達したことを確認する（図2）。胃内容を十分に用手吸引して性状・量をチェックする。

⑦固定は胃管が鼻中隔や鼻翼に当たるのをできるだけ避け、自然な鼻腔の方向となるようにしたうえで、テープで固定する。

⑧挿入後は胃管を身体よりも低い位置に解放し、自然に排液させる。

❹合併症

経鼻気管内挿管、鼻出血、消化管損傷による穿孔、出血（食道びらん、胃出血など）、鼻腔辺縁の潰瘍・びらん、中耳炎、過度の催吐、誤嚥。

禁忌! 次の場合は胃管の選択、挿入手技に配慮が必要である。
・食道静脈瘤のある場合。
・鼻腔・咽喉頭・食道に外傷、出血、解剖学的異常がある場合。
・出血傾向がある場合。

コツ! ・鼻腔に挿入時、顔面に対する角度が浅くならないようにする。
・肩の力を抜かせ、（唾をゴクンと飲んで）と声をかけながら、大きな嚥下運動をさせるようにする。

・気管内挿管後で挿入が困難な場合は、甲状軟骨を持ち上げたり、マギール鉗子を用いて挿入する。

注意すること! 手技自体は簡単であるが、思わぬ重大な合併症があり、胃管が胃内にあることを確認することが重要である。特に薬剤投与、経管栄養の場合は投与開始前に X 線写真による先端位置の確認が不可欠である。

（小川大志）

8 胃洗浄

❶適 応

・薬物中毒に対する救急処置。
・消化管出血の診断・治療と緊急内視鏡検査の前処置。

❷器 具

胃管(Ewald 管など)、キシロカインゼリー、ゴム手袋、膿盆、注射器(浣腸器)、聴診器、バイトブロック、挿管セット、微温湯。

❸手技 (図1)

①通常は経口で挿入する。胃管挿入に先立ち、まず口腔内の異物を除去する。入れ歯がある場合には、それを取り外してから行う。
②左側臥位で挿入する(可能なら頭低位)。
③胃管にキシロカインゼリーを塗布する。
④バイトブロックを使用する。可能なら患者に嚥下運動(唾液を飲み込む動作)を促し、それに合わせて胃管を挿入する。
⑤50〜60 cm 挿入されたら、注射器(浣腸器)を胃管末端に接続し空気を注入して、心窩部に当てた聴診器により注入音を聴取し、胃内に胃管が到達したことを確認する。
⑥洗浄前に胃内容をできるだけ吸引排除するとともに、胃内容の性状を観察する。はじめに吸引した胃内容物は分析用に保存しておく。
⑦胃管から胃内に微温湯を約 200 ml 注入。注入後、胃管の先端を胃より低くして排液する。排液がきれいになるまで洗浄を繰り返す。
⑧洗浄後、必要に応じて解毒剤(毒物の場合は活性炭など)や緩下剤(硫酸マグネシウム、クエン酸マグネシウムなど)を注入する。

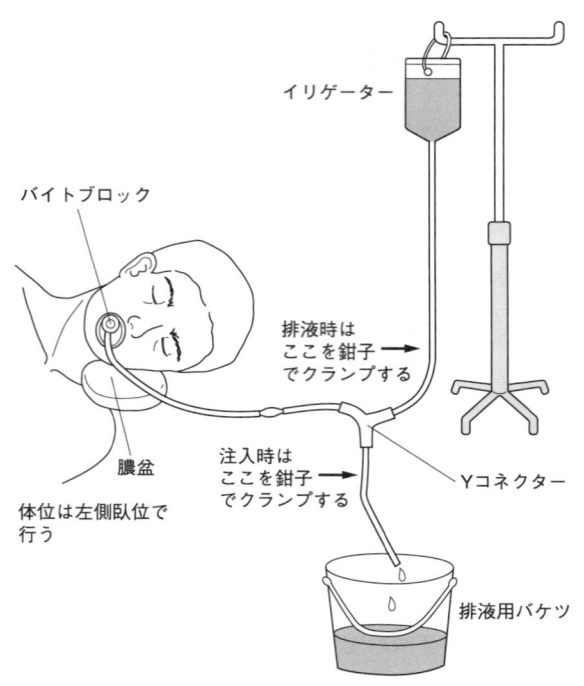

図 1. Y字管を使用した胃洗浄

❹合併症

誤嚥など。

禁忌! 経鼻胃管に準ずる。

注意すること! ・胃管挿入中、洗浄中いずれも嘔吐の危険性が非常に高いので嘔吐には十分備え、吸引装置(器機)などは手元に必ず準備しておく。
・体液電解質のアンバランスにも注意する。

(小川大志)

9 Sengstaken-Blakemore チューブ

❶ 適 応

①食道静脈瘤破裂
②胃噴門部静脈瘤破裂

現在、緊急内視鏡にて止血(EIS、EVL)するのが一般的となっているが、バイタルサインが不安定で内視鏡ができない状態、夜間など人手不足、設備の都合で内視鏡ができない時、内視鏡による止血が困難であった時など適応となる。

❷ 準備するもの

①Sengstaken-Blakemore チューブ
②三方活栓

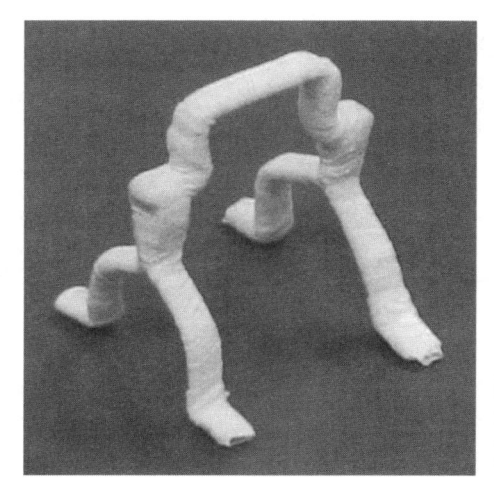

図 1. 固定用マスク
当院では整形用シーネをこのように変形させ、固定用マスクとして使用。

③Kocher 鉗子
④水銀マノメーター（血圧計）、連結管。
⑤キシロカインゼリー、スプレー。
⑥50 ml シリンジ
⑦固定用マスク（図1）、絆創膏。

❖方 法

①チューブの閉塞、破損がないか食道、胃バルーンに空気を入れ確認し、その後完全に空気を抜く。
②チューブおよびバルーンに十分にキシロカインゼリーを塗る。
③経鼻的に挿入し嚥下運動をしてもらう。50 cm の印を越えるまで挿入する。
④少量の空気を注入し胃内に入っていることを確認する（聴診器にて水

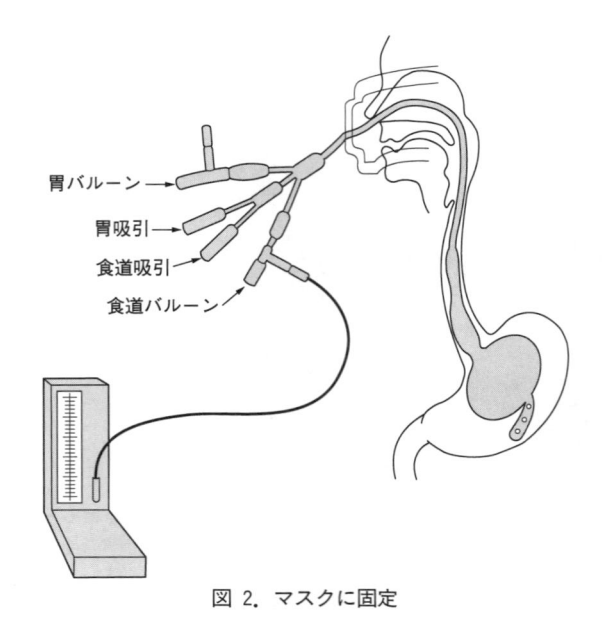

図 2. マスクに固定

泡音を確認）。

⑤胃バルーンに空気 150〜200 ml を注入する。

⑥チューブを抵抗があるところまで引きあげ、胃バルーンが食道胃接合部を圧迫するようマスク（図1）に固定する（図2）。

⑦食道バルーンに三方活栓、連結管、水銀マノメーター（血圧計）を接続し、食道内圧 25〜40 mmHg となるよう空気を注入する。

⑧必ずバルーンの位置をレントゲンで確認する。

⑨6〜8時間ごとに5〜10分間食道バルーンの空気を抜いて食道粘膜の圧迫壊死を防ぐ。

注意すること! ①S-B チューブはあくまで一時的な止血法であり、条件が整い次第、内視鏡的止血術を行う。

②慢性肝疾患患者の上部消化管出血は静脈瘤破裂とは限らない。消化性潰瘍にも留意。また、食道穿孔、破裂、Mallory-Weiss 症候群は禁忌となるので注意。

（村上　秩）

10 胸腔穿刺・ドレナージ

❶適　応

気胸、胸水、血胸など。

❷準備するもの

滅菌手袋、患者術野覆布、消毒液（イソジン®）、1%塩酸プロカイン、注射針（局所麻酔用の細めのカテラン針、吸引用エラスター針または太めの静脈留置針）、注射器、メス、ペアン鉗子、トロッカーカテーテル（薬剤注入や胸腔洗浄の必要がある場合にはダブルルーメン。血胸や膿胸では太めのもの）、排液チューブ、排液容器、固定用の糸。

❸手　順

①穿刺部位を決める。胸水患者では座位やセミファーラー位をとらせ、中腋窩線第7〜9肋間を選ぶ（超音波で胸水の位置を確認する）。気胸患者では、前腋窩線第5〜6肋間や中鎖骨線上第2〜3肋間を選ぶ。

②迷走神経反射で徐脈を起こすことがあるので、場合によっては硫酸アトロピンを注射する（心疾患や緑内障の有無に注意）。

③穿刺部位とその周囲を広くイソジンで消毒する。

④細い注射針（23 G）を使用して、皮膚、皮下、肋間筋を麻酔する。一度肋骨に当ててから肋骨上縁を滑らせるように陰圧をかけながら針を進めていき、胸腔内に針先が達すると胸水や空気が吸引される。この針（図1）の深さや方向を確認しておく。

> **コツ！** この時、針を少し戻して痛みが強い壁側胸膜を十分に麻酔しておく。

⑤胸腔穿刺の場合は、太めの静脈留置針やエラスター針を刺入し直して、外筒を留置して液体または気体を吸引する。

⑥ドレナージチューブを留置する場合は、チューブのサイズに応じて挿

3-10. 胸腔穿刺・ドレナージ

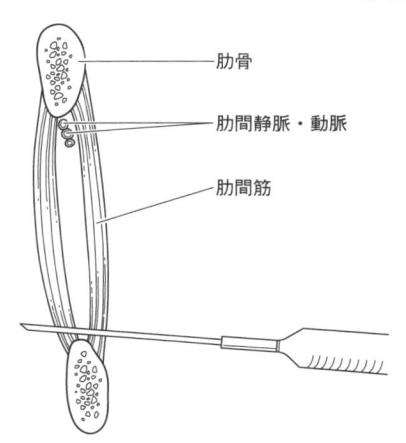

図 1. 肋骨動静脈の走行と穿刺位置

入部の皮膚をメスで切開する。
⑦ペアン鉗子を用いて、肋間上縁に沿って皮下組織の剝離を行い、胸膜面まで進めていく。
⑧ペアンの先端で胸膜を穿孔する（空気または胸水の流出あり）（図2）。
⑨同部位にドレナージチューブを挿入し、確かめた深さに達したら、内筒を抜いて、外筒のみを必要な深さまで進入させる（図3）。

コツ！ この際に空気排除の場合には肺尖に向けて、液体排除の場合は背側に向けて挿入する。

⑩気体または液体の排出が良好であれば、排液容器に接続し、糸でチューブを固定する。
⑪チューブ挿入後は位置確認のため、X線写真を撮影する。

注意すること！ ①カテーテルが胸腔内に挿入されず、皮下にはいることがある。空気によって内腔が曇ったり、貯留液の排液があることを確認する。②血胸：肋間動静脈を損傷すれば、出血を起こすので、

547

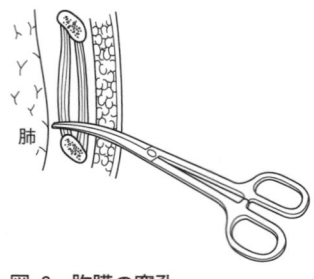

図 2. 胸膜の穿孔

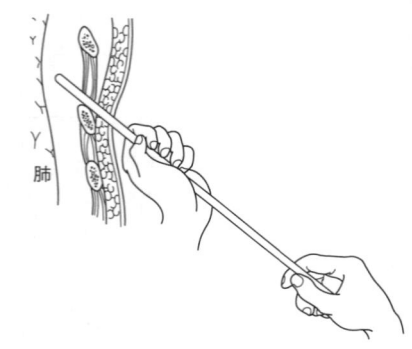

図 3. トロッカーカテーテルの挿入

チューブ挿入の際は必ず、肋骨の上縁に沿って行う。出血量が多い場合は、胸部外科医に相談。③再膨張性肺水腫：長期間虚脱していた肺を急激に膨張させると、発症することがあるで、ゆっくりと拡げるようにする。

(十河容子)

11 腹腔穿刺

腹水の性状把握や多量の腹水除去のため施行するが、救急時では主に腹腔内出血の診断で施行し、血性腹水を確認する。

◆腹腔内出血に関して

[1] 症　状

腹痛、急性貧血、腹部膨満、ショック。

[2] 疾　患

肝癌破裂、腹部大動脈瘤破裂、子宮外妊娠破裂など。

[3] 穿刺法

USを用いない場合は、上下腹壁動静脈損傷を避けるため、図1のperitoneal four-quadrant tapを選択する。USを用いる場合は、echo free spaceがみられる他臓器損傷の可能性が最も少ない部位を選択する。

[4] 方　法

患者を水平臥位とし、イソジン® 消毒、23 G 針で局所麻酔後、逆流を確

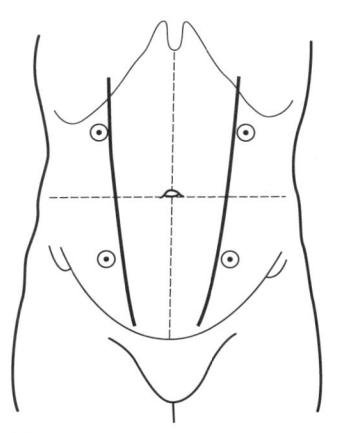

図 1. peritoneal four-quadrant tap

表 1. 腹水をきたす主要疾患

1. 肝疾患 　肝硬変、特発性細菌性腹膜炎、肝炎、肝腫瘍、肝肉芽腫
2. 肝静脈閉塞疾患 　下大静脈閉塞症、肝静脈閉塞症（Budd-Chiari 症候群） 　肝静脈閉塞疾患（veno-occlusive disease）
3. 心疾患 　うっ血性心不全、収縮性心膜炎、心膜内液体貯留
4. 膵疾患 　膵炎、膵腫瘍、膵嚢胞
5. 腎疾患 　ネフローゼ症候群、腎炎、腎不全、多発性嚢胞腎、腎腫瘍
6. リンパ管、胸管の異常 　外傷、手術、圧迫、縦隔腫瘍、癌浸潤、フィラリア症
7. 低アルブミン血症 　蛋白漏出性胃腸症、低栄養
8. 腹膜疾患 　急性腹膜炎、結核性腹膜炎、癌性腹膜炎、穿孔性腹膜炎
9. 子宮癌、子宮外妊娠破裂、卵巣癌、卵巣線維腫（Meigs 症候群）
10. 悪性リンパ腫、白血病
11. 腫膜仮性粘液腫
12. 甲状腺機能低下症

（今日の診断指針．医学書院より引用）

かめながら穿刺針をゆっくり進める。腹膜貫通時に軽い抵抗を感じ、急に抵抗が消失し腹腔内に針先が入ったことがわかる。この時の針の距離を覚えておく。その後 16 G 側孔付きテフロン針（ハッピーキャス）に換え、注射器を接続し同様に逆流を確かめながらゆっくり穿刺針を進め、腹水の逆流があった時点で外筒をゆっくり進めながら内筒を抜く。腹腔内出血の診断目的で行う場合、穿刺・刺入後は吸引を加えず放置し、血液の逆流を待つ。凝固しない血液の流出があれば陽性とする。流出した血液が凝固すれば、腹壁からの出血・腸間膜や大網や実質臓器の誤穿刺と考えられる。腸管誤穿刺が疑われる場合は、十分に内容を吸引したのち穿刺針を抜去すれば腸管内容の腹腔内への漏出を防げ、特に処置を必要とせず経過観察可能な場合が多い。

[5] 禁　忌

　高度な腸管拡張例、妊婦。手術歴のある症例は慎重を要する。

表 2．漏出液と滲出液の鑑別

	漏出液	滲出液
外観	水様〜淡黄色 透明	淡黄色 混濁、ときに膿性、血性、乳濁
比重	1.015 以下	1.018 以上
蛋白量	2.5％以下	4％以上
Rivalta 反応	陰性	陽性
Runeberg 反応	陰性	陽性
フィブリン析出	少ない	多い
LDH、LAP	上昇しない	癌性で上昇する
細胞成分	少ない (漿膜細胞、リンパ球)	多い (多核白血球、リンパ球、赤血球、腫瘍細胞など)
細菌	陰性	感染時陽性

表 3．腹水の鑑別

	肝硬変	悪性腫瘍
外観	水様〜淡黄色、透明	淡黄色〜血性、乳濁
比重	1.015 以下	1.018 以上
蛋白量	2.5 g/dl 以下が多い	3.0 g/dl 以上が多い
血清-腹水アルブミン濃度勾配	1.1 以上	1.1 以下
コレステロール	48 mg/dl 以下	48 mg/dl 以上
フィブロネクチン	75 μg/ml 以下	75 μg/ml 以上
LDH、LAP	上昇しない	上昇する
CEA	上昇しない	上昇する
腫瘍細胞	なし	あり

[6] 合併症

・血圧低下→静脈確保、輸液(腹水除去は 1,000 ml 以下に)。

・腸管損傷→抗生剤投与、腹膜炎併発時は緊急開腹を要することあり。

・穿刺部血腫→穿刺部圧迫

❷腹水の性状について

腹水をきたす疾患、腹水の性状について表 1〜3 に示す。

(田邊裕明)

12 腰椎穿刺

❶適 応

①CT スキャンで診断のつかないくも膜下出血の疑い：ごく軽症で CT スキャンで高吸収域がはっきりしない時。発症後数日から 1 週間が経過した軽症のくも膜下出血が疑われる時。CT スキャンが故障して使えない時。

②髄膜炎が疑われる時：発熱、頭痛、意識障害、嘔気、項部硬直、ケルニヒ徴候陽性など髄膜炎が疑われる。

注意すること！ 頭部外傷は腰椎穿刺で得られる情報は少なく、脳ヘルニアの危険が大きいので禁忌！

❷準 備

脳出血や脳腫瘍などの時に腰椎穿刺を行うと脳ヘルニアを誘発し生命の危険があるので CT スキャンなどで脳占拠性病変がないことを確認して腰椎穿刺を行うこと。

[用意するもの]

ディスポサブル腰椎穿刺針（診断の目的であれば 23 G のように細い針で十分）、イソジン® 綿球、滅菌グローブ、滅菌四角巾、圧棒、滅菌試験官、1％キシロカイン、5 ml 注射器、25 G 注射針

❸方 法

①患者は側臥位とする。両膝をできるだけ屈曲し頸部を前屈し臍をみるようにする。背中の面は床に対し直角とする。

②両側の腸骨稜を結ぶ線（Jacoby 線 L 4 の高さ）の頭側（L 3/4）または尾側（L 4/5）の棘突起間正中部にマジックインキで印をつける（図 1）。

③マジックインキでつけた印を中心の同心遠状にイソジン® 綿球で皮膚を消毒する。

3-12. 腰椎穿刺

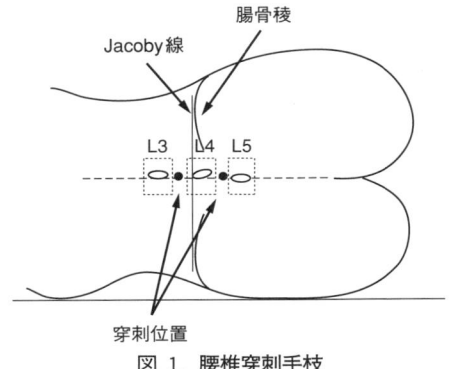

図 1. 腰椎穿刺手技

④滅菌グローブを装着する。
⑤滅菌四角巾で穿刺部より床側の皮膚を覆う（穴あき四角巾があればその方がよい）。
⑥25 G 注射針を用いて皮膚を穿刺しゆっくり局所麻酔薬を皮下および棘突起間に注入する（細い針の方が痛くない。局麻剤はゆっくり注入すると痛みが少ない）
⑦23 G ルンバール針を印をつけたところに刺し、ゆっくりと針を進める。床に平行に針を進めるのがコツ。プツンという膜を貫く感覚があれば 2〜3 mm 針を進めスタイレットを引き抜く。しばらくして脊髄液が流出してきたら圧棒を 3 方活栓につなぎ圧を測定する。液が上昇しなくなり拍動があればそこを初圧とする。くも膜下出血の診断の時は圧測定は不要。脊髄液が流出しなければさらにルンバール針を進めスタイレットを抜いて流出を待つ。高齢者では脊椎の変形や狭窄のため穿刺はしばしば困難である。その時は針をやや尾側から頭側に向けて刺すとよい。L 3/4、4/5 で穿刺できなければ L 5/S 1 間で穿刺する。
⑧トラウマチックタップの時は脊髄液を試験官 2 本から 3 本とり同じ濃

さであればくも膜下出血の可能性が高いが念のため脊髄液を遠心器にかけキサントクロミーの有無をチェックする。

⑨検体は髄液一般検査（細胞数、蛋白、糖、クロール）と細菌培養に提出する。必要に応じ細胞診やウイルス抗体価を検査する。

⑩ルンバール針を抜いた後イソジン® で消毒し滅菌ガーゼを当てる。脊髄液が硬膜の穿刺孔から漏れ、低髄液圧症候群になるのを予防するため腰椎穿刺後、少なくとも 12 時間は臥床安静とする。

コツ！
①体位：十分に膝を曲げること。
②針はできるだけゆっくり刺入する。

注意すること！ 感染および穿刺後低髄液圧症候群に十分な注意を払う。

禁忌！ 頭部外傷、脳出血が疑われる時、皮膚の感染。

（篠永正道）

13 関節穿刺

❶適 応

・関節液貯留や関節内出血によるによる腫脹、疼痛の強いもの。
・診断、治療を目的に行われる。

❷確認すべきこと

・外傷の有無（骨折、靭帯損傷）。
・関節炎は急性発症か、慢性発症か［第2章J-10「関節炎」(472頁) の項を参照］。
・膝蓋骨跳動 patellar ballotment の有無を確認する。

❸準備するもの

・穿刺針 19〜22 G 針、ピストン 5〜50 cc。
・穿刺部および関節液の量により選択する。

❹穿刺部位 (図1)

[1] 膝関節
　仰臥位で膝関節伸展し、膝蓋骨上縁外側より 19 G 針で穿刺する。

[2] 股関節
　①前方刺入法：仰臥位で上前腸骨棘と恥骨を結ぶ線の中点から1cm末梢、1cm外側からイメージ透視下にカテラン針を垂直に刺入する。穿刺部位の内側に大腿動脈の拍動を触れる。
　②外側刺入法：外側からは大転子の1cm中枢側からほぼ水平に刺入する。

> ● ワンポイントアドバイス
> ・無菌操作が大切。穿刺部位の消毒は十分に行うこと。
> ・外傷や湿疹のある皮膚からの穿刺は避ける。

図 1. 関節の穿刺部位

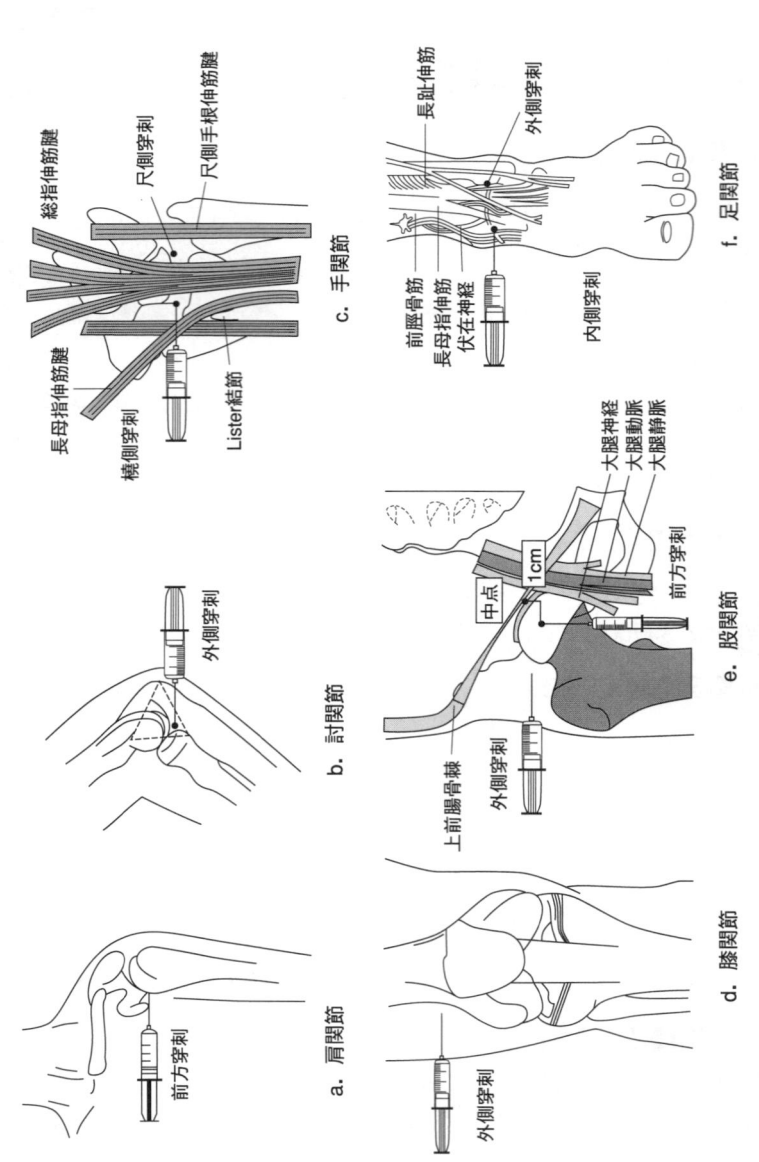

(井出隆俊：関節穿刺法と関節液検査，今日の整形外科治療指針，第3版，p 28，医学書院，東京，より転載)

表 1. 関節液の疾患別特徴

疾患	正常	変形性関節症	慢性関節リウマチ	痛風	偽痛風	化膿性関節炎
色調外観	黄色透明	黄色透明	黄色やや混濁	白色半透明	灰白色混濁	灰白色混濁
粘度	高	高	低	低	低	低
液量	少	多	多	少	多	多
白血球数 (/ml)	200〜600	700	15,000	30,000	3,000	80,000
その他		軟骨細片	RA細胞	尿酸結晶	燐酸塩結晶	細菌

[3] 肘関節

肘関節軽度屈曲位、肘頭の外側後方の陥凹部より刺入する。

[4] 足関節

足関節の前方、前脛骨筋腱の外側の陥凹から刺入する。

[5] 肩関節

①前方刺入法：仰臥位前腕内旋位、烏口突起先端のすぐ下方やや外方よりイメージ透視下に刺入する。

②後方刺入法：座位にて肩峰後外側から2cm下内方からカテラン針をイメージ透視下に刺入する。

[6] 手関節

Lister結節の1cm末梢、長母指伸筋腱と総指伸筋腱の間の陥凹から垂直に刺入する。

◆関節液の性状 (表1)

・変形性関節症：黄色透明、粘稠度高い。
・慢性関節リウマチ：黄色やや混濁、粘稠度低い。
・化膿性関節炎：灰白色混濁。
・偽痛風：灰白色混濁。
・外傷：膝関節に出血を認めるものは靭帯損傷（ACL、PCL、MCL）や半月板損傷の可能性が高い。血液の中に脂肪滴を伴うものは骨折がある。

(安竹重幸)

14 導尿法

❶適　応

・尿閉および排尿困難を有する時。
・全身状態などにより自排尿できない時。
・尿閉か無尿かの鑑別時。

❷方　法

　仰臥位とし、男性では陰茎体部を図1のように保持して、外尿道口を消毒した後、潤滑ゼリーをつけた 14 or 16 Fr 前後のネラトンカテーテル（小児は 8 or 10 Fr）を挿入する。通常抵抗を感じるのは外尿道括約筋部で、それを過ぎれば容易に膀胱に達する。尿の流出がみられたら、途中で自然抜去しないように十分進めておく。女性では小陰唇を十分広げて消毒する。カテーテルを 5 cm も入れれば尿の流出がみられる。尿の排出が終わったらカテーテルを抜去し、量を記載しておく。

コツ！ 　陰茎を十分に引っ張りあげると、尿道がまっすぐになり挿入しやすい。患者が疼痛のため緊張している場合、口を開け大きく深呼吸させ、呼気時に挿入すると外尿道括約筋が弛緩して挿入しやすい。キシロカインゼリーを約 10 ml 程度尿道に注入してから挿入すると、カテーテルの滑りがよくなり、挿入しやすい。一般的に細いカテーテルは腰が弱いため逆に入りづらく、18 or 20 Fr くらいの太いカテーテルの方が入りやすいこともある。

注意すること！ 　高齢者の場合、道尿後の全身状態に注意する。尿閉による苦痛が強い時、道尿後一時的に血圧が下がることがある。女性の導尿は看護師にやってもらった方がよい。膀胱に入らず、腟に入ってしまった場合、気を取り直し、新しいカテーテルでもう一度行う。腟に入ってしまったカテーテルをそのまま使うと膀胱炎になる。小児の尿閉、排尿困難時は直ちに道尿してはならない。まず浣腸を行う。これにより排

3-14. 導尿法

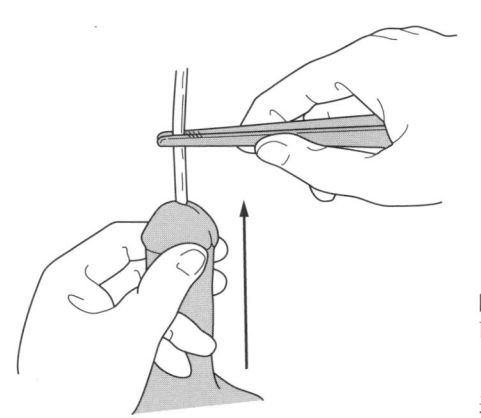

図 1. 導尿
前部尿道が一直線となるように陰茎体部を引っ張り上げるようにすると、尿道球部を通過しやすくなる。

尿反射が誘発され、尿が出ることが多い。これでもダメな場合に導尿する。小児の場合、患者の協力が得られず、カテーテル挿入困難時は小児科医もしくは泌尿器科医を呼ぶ。

禁忌! バルーンカテーテル挿入時、尿の流出なしにバルーンを膨らませてはならない。バルーンは精製水、蒸留水で膨らませるのがよい。面倒がって空気で膨らませてはならない（膀胱の中でバルーンが浮いてしまい、尿の排出が悪くなる）。研修医はどんなに自信があっても、スタイレットやブジーを使ってはならない。

（波多野孝史）

15 膀胱穿刺、経皮的膀胱瘻造設

◆適　応

経尿道的に導尿できない時。

◆方　法

　超音波検査にて膀胱内に尿が十分貯留していること、腸管が穿刺部位にないことを確認する。下腹部を消毒後恥骨上2横指、正中部に局所麻酔し、エコーにて確認しながら、21 G 針を垂直に刺す。膀胱壁を通過すると、ふっと抵抗がなくなる。可能なだけ尿を吸引し、抜針する（図1）。経皮的膀胱瘻造設時、当院にはアンジオメッド社製膀胱瘻キットがある。救急室、泌尿器科外来に置いてある。8 Fr、10 Fr、12 Fr の3種があるが、最も細い 8 Fr を使うことを勧める。使い方は簡単で、穿刺針の内腔にカテーテルを挿入し、膀胱穿刺後カテーテルを押し込みながら、穿刺針を抜去すればよい（図2）（しかしこのキットには、使用方法の説明書がついていないので最初に行うときは上級医師、もしくは泌尿器科医に連絡すること）。カテーテルは X 線に写るので翌日確認する。

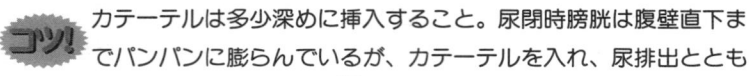

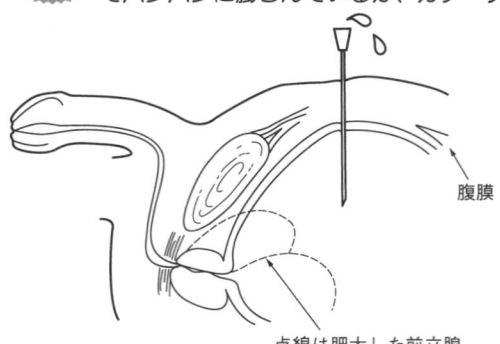

> **コツ！** カテーテルは多少深めに挿入すること。尿閉時膀胱は腹壁直下までパンパンに膨らんでいるが、カテーテルを入れ、尿排出とともに

腹膜

点線は肥大した前立腺　　図 1．恥骨上膀胱穿刺術

3-15. 膀胱穿刺、経皮的膀胱瘻造設

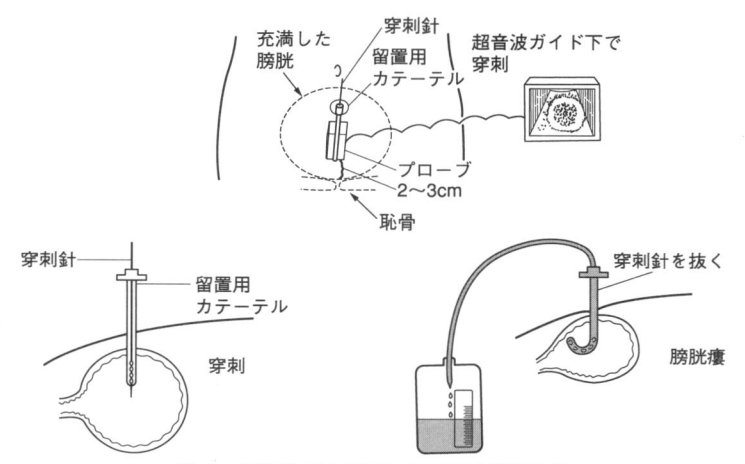

図 2. 超音波ガイド下による膀胱瘻造設術

に縮んでしまいカテーテルが浅いと抜けてしまうことがある。十分に局所麻酔すること。膀胱瘻造設時麻酔が不十分であると、患者がお腹に力を入れてしまい、かなり苦労することがある。尿を出すにあたり、必ずしも膀胱瘻を造設する必要はない。とりあえず細い針で膀胱穿刺を行い、ある程度尿を排出させ患者の苦痛を除去できれば、あとは泌尿器科医に任せてかまわない。

注意すること! 下腹部に手術の既往がある場合、腹膜や腸管を損傷する危険がある。必ず上級医に相談すること。穿刺時針は垂直に刺すこと。腸管損傷が恐いので穿刺針が足側に向きがちであるが、膀胱周囲、前立腺周囲の血管に当たるとかなり出血することがある。また、前立腺肥大症の患者では、前立腺が膀胱内に突出していることがあるので、針をあまり深く挿入しないこと。

禁忌! 膀胱癌の患者および膀胱癌の手術において回腸膀胱を造設した患者には原則的に行わない。

（波多野孝史）

16 局所麻酔法

広義の局所麻酔法には、表面麻酔、局所浸潤麻酔、末梢神経ブロック、脊椎麻酔、硬膜外麻酔、局所静脈内麻酔などがある。ここでは救急外来で繁用される局所浸潤麻酔（狭義の局所麻酔）について述べる。

❶適 応

局所浸潤麻酔は、創の縫合や小腫瘤の摘出、膿瘍の切開など体表面の小手術時の麻酔として行われる。

❷禁 忌

①局麻剤アレルギーの既往。
②手術範囲が広く、浸潤麻酔で行うと極量に達する大量の局麻剤が必要になる場合。
③注射針の刺入点や進路に感染巣がある場合。

❸局麻剤へのエピネフリンの添加

局所の血管を収縮させることにより局麻剤の吸収を抑制し、作用時間の延長、局麻剤中毒の予防、局所の出血量の減少を目的とするものである。しかし、指、趾、陰茎および血行障害のある末梢部のブロックにはエピネフリンの添加は禁忌である。また、高血圧、心疾患、甲状腺機能亢進症などの患者では、異常な血圧上昇の発生に十分注意する必要がある。

❹処置の実際

局麻剤を使用する前には、これまで局所麻酔による処置（創縫合や抜歯）を受けたことがあるか、その時に何も問題がなかったかにつき必ず問診する。
準備するものは、①消毒薬（ポビドンヨードなど）、②清潔手袋、③清潔覆布、④注射器および 22～25 G の注射針、⑤局麻剤、である。
各種局所麻酔剤のその特徴を**表1**に、手技の実際を**図1**に示す。

3-16. 局所麻酔法

表 1. 主な局所麻酔剤とその特徴

一般名	商品名	濃度(%)	極量(mg)	作用持続時間 (min)	作用発現時間 (min)
リドカイン	キシロカイン	0.5～1	500	60～90	2～3
メピバカイン	カルボカイン	0.5～1	500	60～120	2～5
ブピバカイン	マーカイン	0.125～0.25	200	180～300	2～5

(救急医学 25 (3), 2001 より引用)

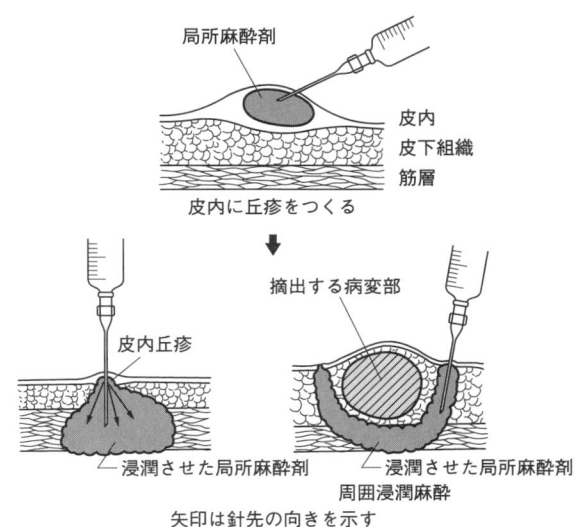

図 1. 局所浸潤麻酔

コツ! ゆっくりと、必要最小限の量を注入することである。患者の苦痛が少なくて済むし、注入量が多過ぎると、局所の膨隆のため正常な解剖学的形態が失われてしまい、正しい創処置ができなくなることがある。また、局所麻酔を施行してから麻酔効果が発現するまでには1～3分かかる。処置の開始は決して慌てないことが肝要である。

⑤局所麻酔の合併症

[1] 局所麻酔薬中毒
　局麻剤の血中濃度が上昇すると、中枢神経が刺激され、不安、興奮、多弁、めまい、悪心・嘔吐などが出現する。さらに呼吸促迫、血圧上昇、振戦や全身痙攣、ひいては呼吸停止や心停止も起こりうる。局麻剤中毒は、通常注射後10～30分後に発症するが、血管内誤注入時や、高濃度局麻剤使用時には注射直後に発症することもある。処置中に患者が不穏状態になったら、心因性のものなどと軽く考えず、局麻剤の使用を中止し厳重に観察することが大切である。治療は一般的な救命処置に準ずる。局麻剤の血中濃度が低下すれば回復するので予後はよい。

[2] アナフィラキシーショック
　頻度は稀であるが、使用量に関係なく起こりうる。治療法はショックの項を参照されたい。

（清水　功）

17 創傷の処置

❶処置にあたって

創傷の処置にあたっては、第一に症状の軽重を判断し、局所的な処置だけでよいのか、輸液、輸血、呼吸管理などの全身処置までを要するのかを決定し、必要な処置の順序に従って迅速に治療を行わなければならない。

まず、受傷機転、受傷後の時間、来院時までの状況などの情報を得る（患者が直接話せない場合は、付き添い者、目撃者、救急隊員などより情報を得る）。

次に、創傷の状況（創の部位、出血の有無と程度、大きさ、深さ、形状、組織の損傷の程度、異物、汚染の有無、感染の有無など）の評価を行う。

それらをもとに、必要な際には創傷の処置に先立ち、まず止血法を施行する。

[1] 止血法

❶ 直接圧迫法

出血部を直接指またはガーゼで圧迫する。軽度の出血ならばこの方法で5〜10分で止血が得られる。

❷ 緊縛法

四肢の創傷における出血の際、出血部の中枢側を駆血帯で上腕では250〜300 mmHg、大腿では450〜500 mmHgを目安に緊縛する。（圧が低いとかえって静脈性出血を助長するので注意すること！）。大量の静脈性出血でも止血が得られる。

1時間以内を原則とする。

❸ 電気凝固法

電気メスにて出血部位を直接凝固止血する。限局された部位からの出血の場合、有効なことが多い。

❷創傷処置の実際

[1] 保存的処置

創の大きさが比較的小さく浅い場合、創の洗浄、消毒、滅菌ガーゼ保護、包帯固定などを行うことにより、切除、縫合などを必要としない。

感染予防として広域抗生物質を投与する。

[2] 積極的処置

創が比較的大きい場合、または深い場合は、以下の如く積極的処置を行う。

①1%キシロカイン® 浸潤麻酔を行う。創に数滴キシロカイン® を滴下したのち(キシロカイン® スプレーも有用)、23 G 針にて創内より創周囲に向け注射すると、疼痛が少ない。

②必要に応じ、創周囲の剃毛を行う。

③十分な生食水を用いて、創周囲をブラッシング洗浄し、イソジン® またはヒビテン液にて創部、創周囲を広い範囲で消毒する。

④創内の異物、高度汚染部、高度挫滅、壊死組織をすべて除去する(デブリードマン)。生食水にて創内を洗浄しながらピンセットで除去部を把持し、メス、ハサミにて鋭的に切除することが重要である。但し、神経、血管、腱など重要組織が露出している場合は、専門医に判断を委ねる。デブリードマン終了後、もう一度生食水にて洗浄、止血を確認する。

⑤創の閉鎖法としては、a. 一次縫合、b. 遷延縫合、c. 開放療法、の3者がある。

  a．一次縫合：受傷後 12 時間以内で汚染も少なく単純創の場合、デブリードマンの後すぐに縫合する。

  b．遷延縫合：汚染の程度は比較的軽いが、受傷後経過時間が長いものに対しては、一次縫合を強行すると感染を起こす可能性が強く、3～4 日間ガーゼを当てたまま創を開放としておき、壊死組織や感染がなく、良い肉芽組織の増殖を確認をしてから縫合閉鎖する。

c．開放療法：汚染の程度の強いもの、感染徴候のみられるもの、嫌気性菌による感染が懸念されるものなどでは、デブリードマンのあと、縫合を行わずガーゼを当てたままとし、良い肉芽組織の増殖を待つ。
◎広域抗生物質を投与し、入院または翌日受診をさせる。

(谷　和行)

18 切開・縫合

◆切　開

[1] 適　応

　救急外来にて切開を行うのは、排膿を要する化膿性疾患に対してが多い。化膿性疾患の際、膿の貯留が明らかまたは強く疑われる場合は、積極的に切開を行い排膿する。一方で、膿の貯留を有せず蜂窩織炎を呈しているものについては、切開せず局所の罨法など保存的に治療する。

　切開を要する代表的な疾患は下記の通りである。

①炎症性アテローム
②毛嚢炎
③乳腺炎
④肛門周囲膿瘍（肛囲膿瘍）

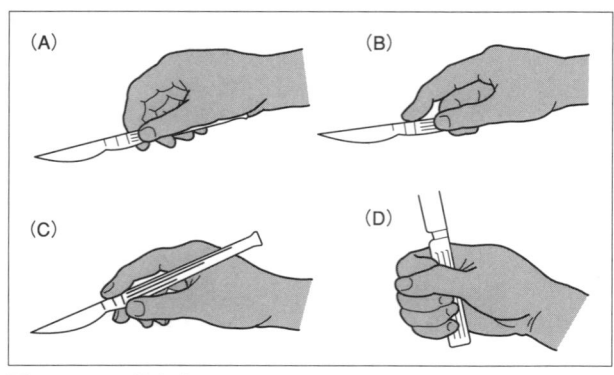

図 1. メスの持ち方
A：バイオリン把刀法。
B：食卓刀把刀法。
C：執筆法。
D：把握法。
大きな切開の場合は A か B、小切開には C の持ち方。

3-18. 切開・縫合

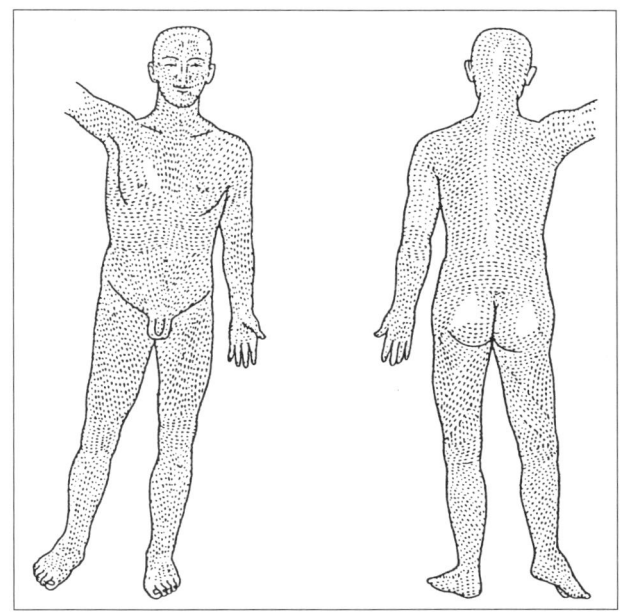

図 2. Langer 皮膚皺襞

⑤ひょう疽
⑥術後または外傷後の創感染。

[2] 方　法

メスの把持の仕方には、大別してバイオリン把刀法、食卓刀把刀法、執筆法、把握法の 4 通りある（図 1）が、外来での小切開の際は、執筆法がよく用いられる。

排膿目的の切開の場合、適度な長さの切開線が必要である。切開が小さいとドレナージが不十分で、後に再切開を余儀なくされることもあり、また、大き過ぎると切開後の疼痛を強くしたり、機能障害を残す可能性が高まるので注意する。

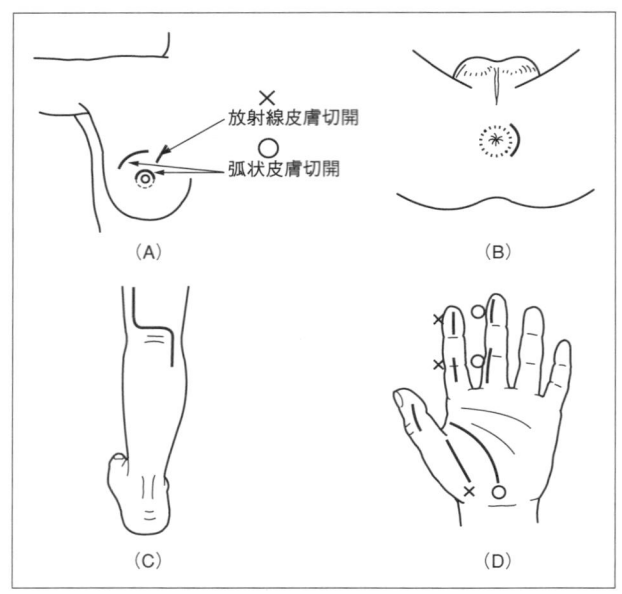

図 3. 美容上、機能上を重視した切開
A：乳房の切開方向。
B：肛門周囲膿瘍に対する弧状切開。
C：膝窩部に対する S 状切開。
D：手指の皮膚切開の方向。

　皮膚切開の原則は、目的となる病巣に最短距離であることと、Langer 皮膚皺襞（図 2）になるべく平行に切開を加えることであるが、乳房や膝窩部などではこれらの原則を外れ、美容上、機能上を重視した切開を置くことが必要なこともある（図 3）。

　切開を置いた際の出血は気になるものである。皮膚、皮下脂肪層からの出血は圧迫止血にて止血が得られるものが多いが、止血困難な場合は止血鉗子（モスキート鉗子、コッヘル鉗子など）、電気メスなどを用い止血する。止血が不十分であると、創内に血腫が形成され感染のもととなるので注意

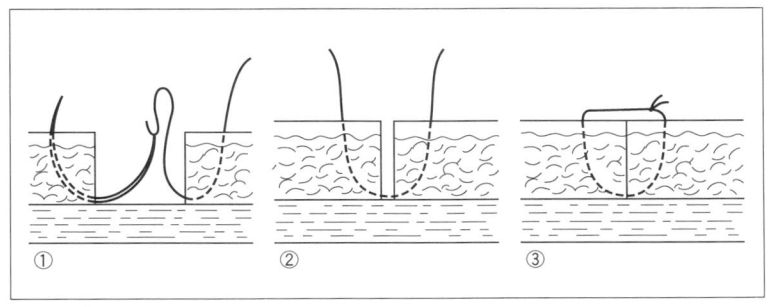

図 4. 縫合法

する。

❷縫 合

[1] 適 応

切創、挫創などで創の汚染がない場合、または軽度の汚染創の場合デブリードマンを行ったあとに、創の一時的治癒を図る目的で縫合する必要がある。但し、汚染の程度の強いもの、咬傷、深い刺創などに対しては、原則として縫合を行わず開放創のままとする。また、軽微な創や顔面、頭部の創の場合、steri-strip、自動縫合器を用いることも検討する。

[2] 方 法

縫合糸は、一般に 2-0 または 3-0 絹糸がよく用いられるが、張力のさほど強くない部位、特に顔面などにおいては、針付きナイロン単糸が組織反応が少なく好ましい。

針をかける時に配慮すべき点は、各層が正しく相対するようにすること、死腔をつくらないようにすること、互いの創縁の両端がずれないようにすることである(図4)。糸を結ぶ強さは、各層の接合が保たれ、かつ死腔を残さない強さが原則で、あまり強く結ぶとその後の創縁の浮腫も加わって緊縛度が増し、血流障害による創治癒の遅延をもたらすので、注意する。

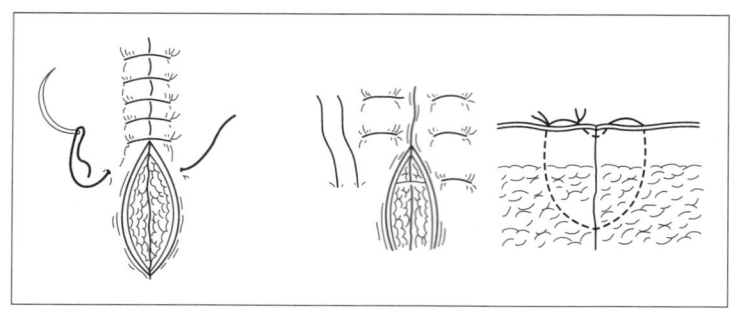

図 5. 垂直マットレス縫合

　縫合法としては、結節縫合を原則とするが、張力が強い場合、瘢痕などで接合が悪くなりそうな場合は、垂直マットレス縫合を用いるとよい（図5）。

（谷　和行）

19 心電図

❶適　応

　原則的にはどんな救急患者にも行うべき検査であり、胸痛がなくとも鑑別しておくべき疾患はたくさんある。12誘導心電図は4〜5分間の時間を要し（3分以内に録るように要求され、それを心がけるべきであるが）、緊急時にはなかなか煩雑であり、循環器的疾患と思われない時にはモニター心電図のみで済ませがちではあろう。しかし、侵襲的な検査を行う前、あるいは入院する前に少なくとも一度は確認しておかなくてはならない検査である。急性心筋梗塞の見落としは心電図を録っていなかったことで起こることが最も多い。また、入院後に心筋梗塞を発症する可能性もあり、それを考え合わせると入院時の心電図記録は重要である。もちろん患者にとっては侵襲的な検査ではないので禁忌はない。

❷準　備

　救急患者に対してはバイタルサインをとるのと同じように、モニター心電図は装着すべきであろう。異常を疑えば12誘導心電図の記録は優先されるべきである。以下に標準的な12誘導心電図記録法を図示する（図1）。

　第1、2、3誘導はRA-LA、RA-LF、LA-LFより得られる。AVR・AVL・AVF誘導はそれぞれ右上肢・左上肢・左下肢の単極肢誘導である。胸部誘導はV1〜V6まで、V1は第4肋間胸骨右縁、V2は第4肋間胸骨左縁、V3はV2とV4の中間点、V4は第五肋間鎖骨中線上、V5はV4と同じ高さの前腋窩線上、V6はV5・6と同じ高さの中腋窩線上で記録する。なお、最初に録った心電図の電極の位置は、その後も繰り返して記録する可能性を考えるとマジックなどでマーキングしておくと親切である。

❸評　価

　救急領域で特に問題となるのは、意識障害・胸痛・腹痛・ショック状態

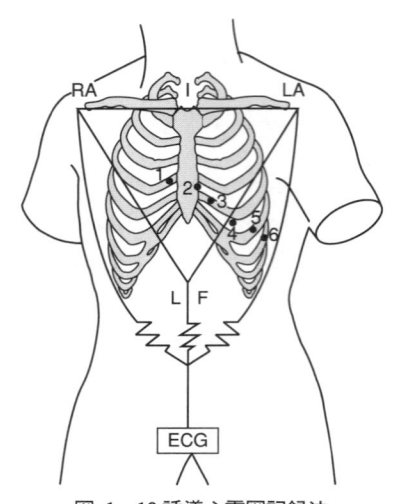

図 1. 12誘導心電図記録法
RA：右上肢、LA：左上肢、LF：左下肢
(HEART DISEASE by BRAUNWALD より一部改変)

などであろう。心電図に関する基礎的な知識を踏まえたうえ（基礎的な知識は心電図の成書に譲る）で簡単ないくつかのポイントを記す。

[1] 調律

R-R間隔は一定か、P波とQRS波は1対1になっているか。洞調律か否かは大事なポイントである。徐脈性の不整脈があれば意識消失の原因となり得るし、頻脈では心不全やショックとなることもある。

[2] 軸

電気軸のブレは心筋虚血や心肥大など診断のよい手がかりとなる。正常は－30°～＋110°である。肥満や妊娠など横隔膜挙上で左軸偏位傾向、やせ形の人では右軸偏位傾向がある。右室肥大では概して右軸偏位となるが、左軸偏位ではむしろ左脚前枝ブロックを疑うべきである。また、急激な軸の変化は梗塞を念頭におかなくてはならない。

[3] QRS波

QRS波の形は重要である。QRS幅が0.12秒(0.25 m/secで通常の心電図記録だと小さなマスで3コマ)以上では心筋に伝導障害があることになる。場合によってはPSVTかVTか問題となることもある。

[4] ST-T変化、T波の異常

虚血性変化の鑑別はいうに及ばず、ジギタリス中毒や電解質異常についても念頭におくべきである。

虚血については心電図だけでは判断できないことが多々あり、ニトログリセリンの舌下による反応や、ラボデーター・エコー所見など総合的な判断を要し、安易に心電図に異常がないことで否定すべきではない(胸痛の項参照)。

(村磯知重)

20 腹部エコー

　腹部エコーは侵襲が少なく、簡便で短時間で情報を得ることができる。基本走査法は図1の如くである。走査中は呼吸をうまく利用し、腸管ガスや肺のガスを移動させる。体位は仰臥位が基本で、場合によっては座位や側臥位をとる。

　以下に腹部エコーが有用な救急疾患の所見につき述べる。

[1] 肝　臓

- 肝癌破裂：肝腫瘍と腹水の存在。
- 肝膿瘍：solid、mixed、cystic pattern とさまざまな所見を呈する。一般に膿瘍が成熟していない場合は内部エコーは高く、融解壊死とともに低エコーとなり嚢胞に類似する（図2）。

[2] 胆　嚢

- 急性胆嚢炎：胆嚢腫大、胆嚢壁肥厚、胆石の存在、胆泥の存在（図3）。

[3] 総胆管

- 総胆管結石：総胆管・肝内胆管の拡張、総胆管結石の存在。

[4] 膵　臓

- 急性膵炎：膵腫大、辺縁不明瞭化、内部エコー低下、周囲に液体貯留。

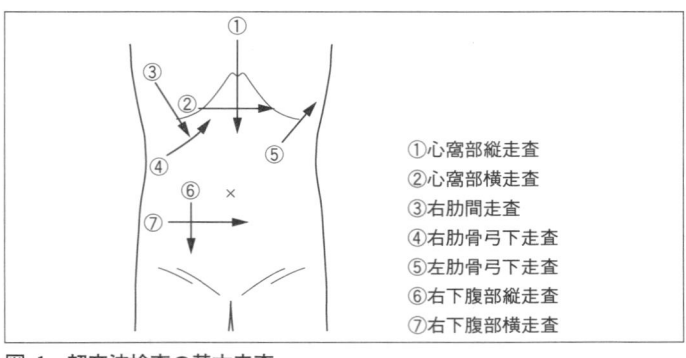

①心窩部縦走査
②心窩部横走査
③右肋間走査
④右肋骨弓下走査
⑤左肋骨弓下走査
⑥右下腹部縦走査
⑦右下腹部横走査

図 1. 超音波検査の基本走査

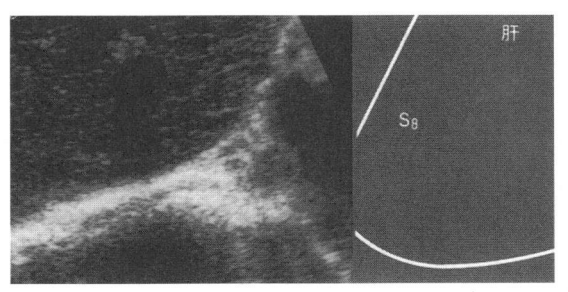

図 2. 肝膿瘍
境界不明瞭な高〜低エコーレベル混在の腫瘤を認める。

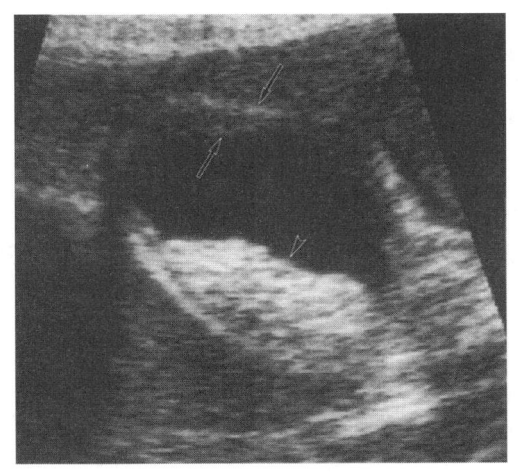

図 3. 胆嚢炎
胆嚢は壁肥厚を伴い腫大し、内部に小さな胆石が多数みられる。

[5] 腎　臓

・尿管結石：水腎症の所見（腎盂・腎杯の拡張）。

[6] その他

・急性虫垂炎：拡張し壁肥厚を伴った虫垂、内部に液体貯留や虫垂結石の

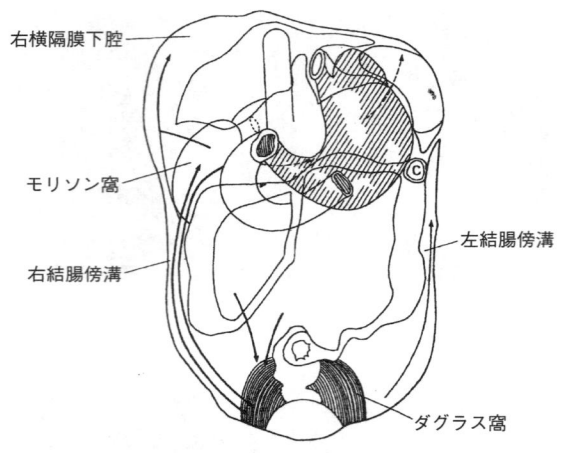

図 4. 液体の貯留しやすい部位

存在。
・腹水：液体は低エコーで描出され、液体成分により内部エコーのないものから点状高エコーまである。液体の貯留しやすい部位を図 4 に示す。

(田邊裕明)

21 心エコー

　心エコー検査は、救急外来でも、短時間で、侵襲を加えずに、心臓の状態を評価可能で、初診の循環器疾患患者の診断に有効なため、基本的な記録法を施行し、所見を正しく評価できることが望ましい。心エコー検査には、心臓構造物の形態や動きを観察する心エコー図法と、血流を評価するドップラー法とがある。心エコー図法には、断層心エコー図法とMモード心エコー図法がある。断層心エコー図法は、主にBモード法により記録され、構造物の形態および動態が、二次元的に描出される。Mモード法は、壁運動などの心臓構造物の動態の評価や、左室径などの距離の計測に有効である。最低限、断層心エコー図が施行できれば、救急外来レベルでは、十分と考えられるため、本稿では、断層心エコー図法に絞って解説する。Mモード法およびドップラー法については、成書を参照されたい。

◆方　法

　アプローチする部位は、胸骨左縁、心尖部、心窩部（肋骨弓下部）、胸骨右縁、胸骨上窩があるが、最も一般的な、胸骨左縁および心尖部アプローチに習熟していれば十分である。

　胸骨左縁からのアプローチでは、左室長軸断層図（以下、長軸像と呼ぶ）および左室短軸断層図（以下、短軸像）が得られる。この際、体位は、左側臥位ないし左半側臥位がよい。肺の影響で描出が不良となるため、可能なら、呼気で息止めをさせるとよい。

[1] 長軸像

　胸骨左縁、第3または第4肋間より左室長軸に沿って、超音波を投入する。探触子を、印のついた側が、被検者の内側、右肩方向に向くように当てるとよい。画面左側に左室が、右側に左房が描出されるのが、正しい像である。（図1）。心室中隔および左室後壁の壁運動異常（asynergy）、壁厚の異常（肥厚や菲薄化）、左室や左房、大動脈径の拡大、僧帽弁および大動脈弁の異常（石灰化や可動性の低下、疣贅の有無など）、心内血栓の有無、

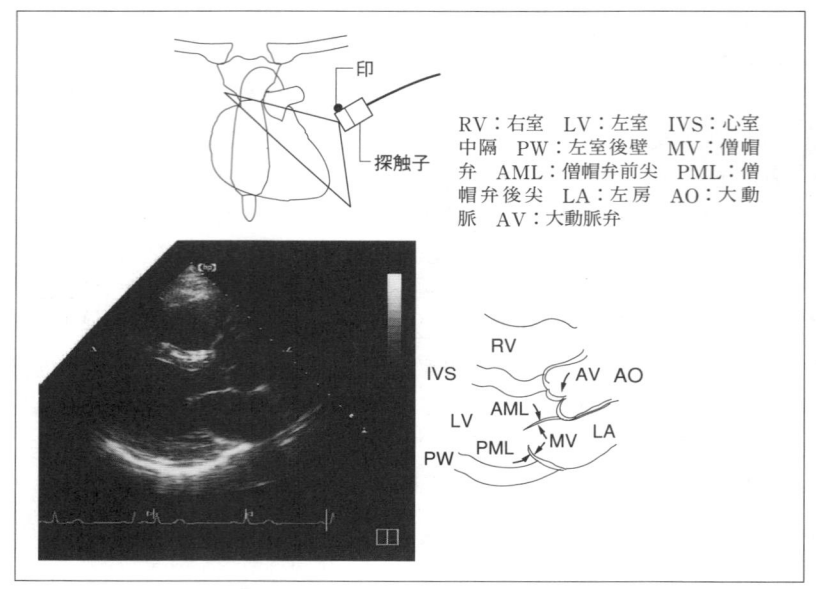

図 1. 傍胸骨左室長軸断層図
胸骨左縁第 3 または第 4 肋間に印が被検者の内側、右肩の方向に向くように探触子を当てると得られる。

心嚢水貯留の有無などについて評価する。

[2] 短軸像

長軸像を描出した状態で、探触子を時計方向に 90 度回転させることにより描出される（図 2）。この場合、僧帽弁レベルの断面が描出される。探触子を心尖部側に倒し、超音波を左室流出路方向に向けると、大動脈弁レベル断面となる。探触子を流出路方向に倒し、超音波を心尖部方向に向けると、乳頭筋レベル断面が描出される。大動脈弁レベルでは、大動脈弁、三尖弁、肺動脈弁の異常について評価する。僧帽弁レベルでは、僧帽弁口をトレースして弁口面積を測定でき、僧帽弁狭窄症の評価に有効である。乳頭筋レベルでは、壁運動異常や、壁及び乳頭筋肥大の有無などをみる。ま

3-21. 心エコー

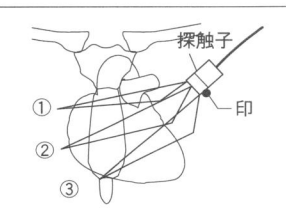

RV：右室　RVOT：右室流出路　RA：右房
LA：左房　IAS：心房中隔　PV：肺動脈弁
PA：肺動脈　RCC：大動脈弁右冠尖
LCC：左冠尖　NCC：無冠尖　MVA：僧帽弁
口面積　AMC：僧帽弁前尖　PML：僧帽弁後
尖　IVS：心室中隔　AW：左室前壁　LW：
側壁　PW：後壁　APM：前乳頭筋　PPM：
後乳頭筋

① 大動脈弁レベル断面

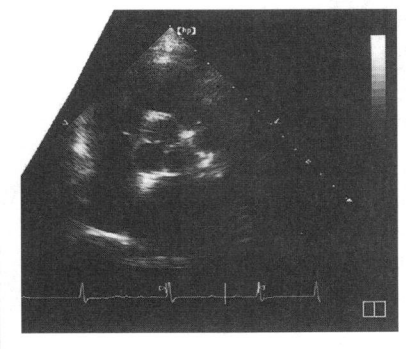

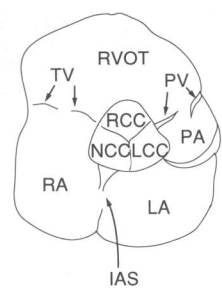

② 僧帽弁レベル断面

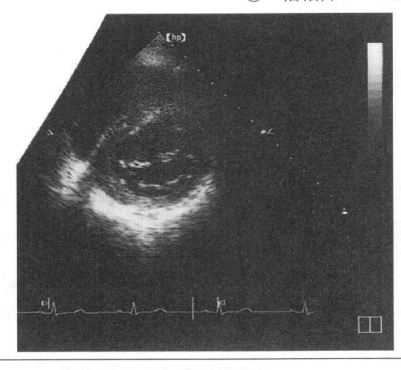

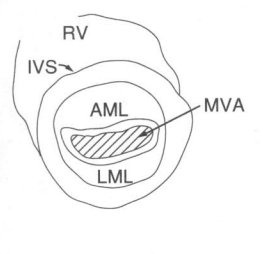

図 2．傍胸骨左室短軸断層図
長軸像から、探触子を時計方向に90度回すと、まず僧帽弁レベル断面（②）が得られる。
探触子を心尖部側に倒し超音波を流出路方向に向けると（①）、大動脈レベルが、探触子
を流出路側に倒し、超音波を心尖部方向に向けると（③）乳頭筋レベル断面が得られる。

581

③ 乳頭筋レベル断面

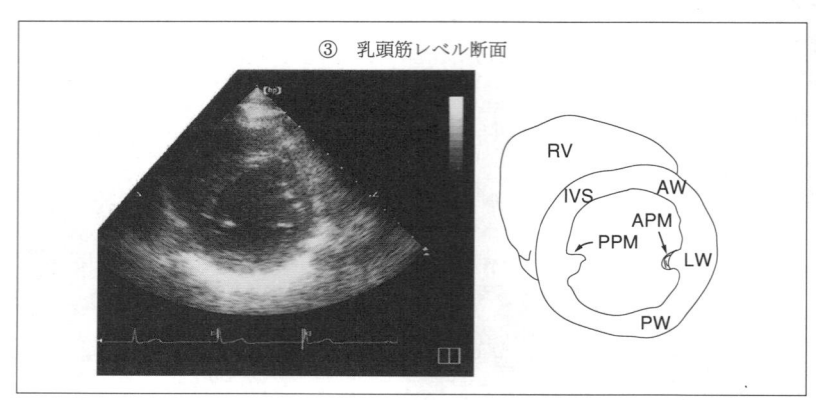

RV
IVS
AW
APM
PPM
LW
PW

図 2. 続き

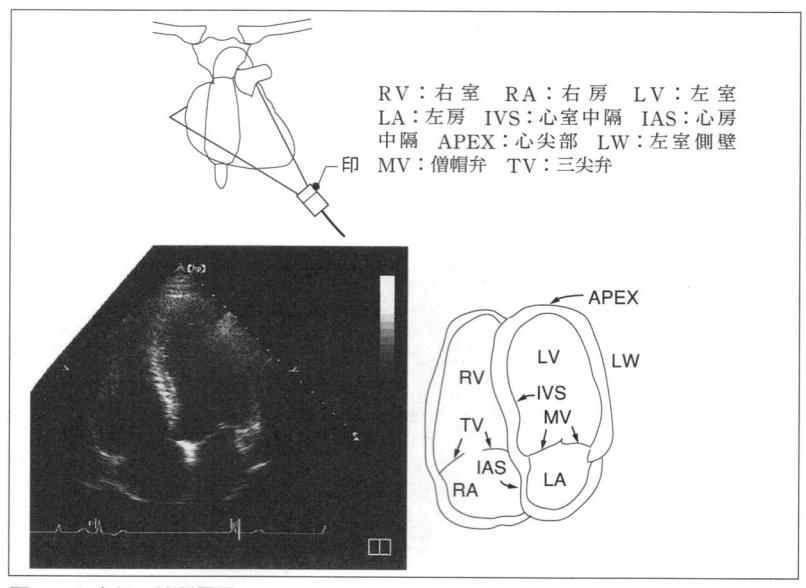

RV：右室　RA：右房　LV：左室
LA：左房　IVS：心室中隔　IAS：心房中隔　APEX：心尖部　LW：左室側壁
MV：僧帽弁　TV：三尖弁

印

APEX
LV
LW
RV
IVS
TV
MV
IAS
RA
LA

図 3. 心尖部四腔断層図
探触子を、印が外側を向くようにして心尖部に置き、超音波を右肩方向に向けると得られる。

3-21. 心エコー

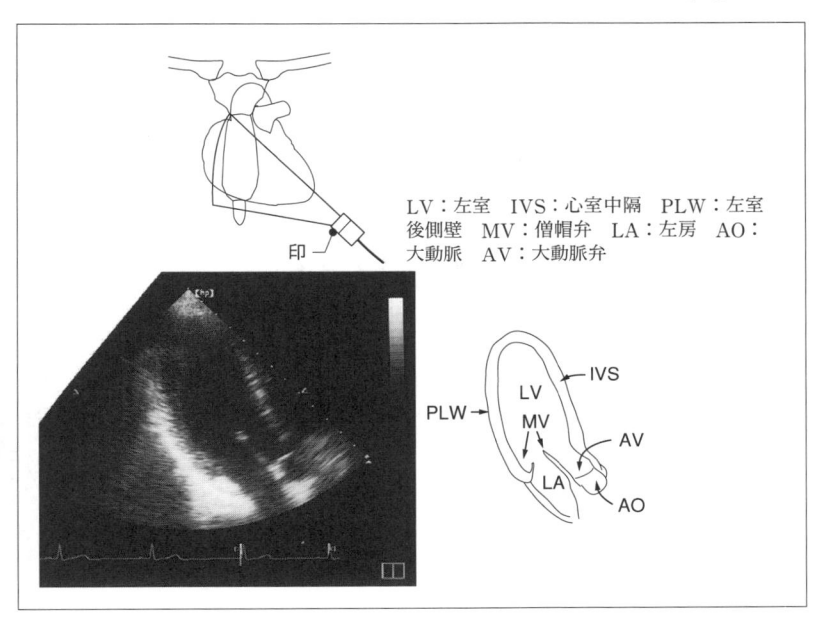

LV：左室　IVS：心室中隔　PLW：左室後側壁　MV：僧帽弁　LA：左房　AO：大動脈　AV：大動脈弁

図 4. 心尖部三腔断層図
四腔像から、探触子を反時計方向に回転して得られる。

た、肺高血圧があると、右室拡大と、左室の圧排所見（中隔が直線状となり、左室がD字型にみえる）がみられ、肺塞栓症の診断に有効である。

[3] 心尖部アプローチ

　心尖部アプローチでは、心尖部四腔断層図(以下、四腔像)、心尖部三腔断層図(以下、三腔像)が得られる。体位は左半側臥位がよい。四腔像は、探触子を心尖部に置き、超音波を右肩方向に向けると描出される（図3）。この際、探触子の印のついた側を外側に向け、画面左に右心系が、右に左心系が描出されるようにする。三腔像は、探触子を四腔像の位置から反時計方向に回転させて得られる。胸骨左縁長軸像を縦にしたような像が得られる（図4）。四腔像では、心室中隔および左室側壁、さらに心尖部の壁運動、僧帽弁および三尖弁の異常、右心系拡大などを評価する。三腔像では、

心室中隔、左室後側壁、心尖部の壁運動、僧帽弁および大動脈弁の異常などを評価する。

これらの記録法を正しく行い、所見を評価するためには、とにかく数をこなすしかなく、できるだけ機会を作って修練されたい。見落としがないように、自分なりの手順を決めて行うとよい。一例だが、筆者は、まず胸骨左縁よりアプローチして長軸像から記録し、大動脈、大動脈弁、左房、僧帽弁、左室と観察し、次に短軸像に移り、大動脈弁レベル、僧帽弁レベル、乳頭筋レベルの順で観察した後、心尖部アプローチに移り、四腔像、三腔像と観察している。

最後に、保険点数は、断層心エコー図法およびMモード法で800点。狭心症や不整脈などの病名は不可で、心不全や心筋梗塞などの病名が必要である。さらにドップラー法を行うと200点加算されるが、この際は、心臓弁膜症などの病名が必要である。

（小林一士）

22 尿・血液検査

救急患者の病態を把握し適切な治療、処置を行うために尿、血液検査は病歴や身体所見と並んで重要であるが、時間外あるいは救急室で対応できる検査（項目）には制約があるため、必要最小限度の項目をチェックしたい。

◆検 尿

[1] 尿蛋白

試験紙法では尿中アルブミン 30 mg 以上で（＋）を呈する。

・疑陽性：pH 8.0 以上のアルカリ尿、薬剤の影響（硫酸キニーネ、フェナゾピリンなど）
・疑陰性：強酸性尿、Bence Jones 蛋白は反応せず陰性となる。

注意すること！・血尿がある場合は蛋白尿は血尿に由来することが多い（糸球体性）。

・白血球尿（膿尿）を伴う蛋白尿は間質性腎炎や尿路感染症を疑う。

[2] 潜血・沈査

血尿は、腎炎、尿路感染症、尿路結石、腫瘍、外傷、特発性腎出血、ほかでみられるが、健常者でも激しい運動後に一過性に出現することがある（生理的血尿）。

血尿を疑った時は必ず尿沈査までみる。蛋白の有無に加えて、尿沈査で円柱、白血球、赤血球の有無をみるが蛋白、円柱は糸球体腎炎で、また、白血球は感染症（腎盂腎炎、結核など）でみられる。顆粒円柱が認められる時は進行した腎障害が疑われる。

注意すること！・尿が古くなると潜血反応はヘモグロビンのペルオキシダーゼ様活性が低下し陰性化することがあるので、新鮮尿で検査する。

・尿中にアスコルビン酸が存在すると偽陰性になることがあるのでビタミン剤服用者では判定に注意する。

・赤血球の変形が少ない場合は尿細管以下の病変を疑う。

[3] 尿ウロビリノゲン、ビリルビン

①尿ウロビリノゲン

増加：肝障害、溶血、腸内容物の停滞。

減少：肝内・肝外胆汁鬱滞、腸管細菌叢の減少。

②尿ビリルビン：直接型ビリルビンは水溶性で尿中に排泄されるが、間接ビリルビンは血清アルブミンと強く結合しており尿中に排泄されない。尿中ビリルビンの増加は直接型高ビリルビン血症の存在（肝胆道系疾患）を意味する。

注意すること！
・尿は放置されると尿中ウロビリノゲンが酸化されてウロビリンになる。

・直接型ビリルビンは血中の停滞時間が長いとアルブミンに結合し尿中に排泄されにくくなる。

◆末梢血

[1] 赤血球数異常

貧血を疑う場合は網状赤血球もチェックする。

・小球性低色素性貧血：MCV、MCHC の低下→鉄欠乏性貧血
・大球性高色素性貧血：MCV、MCHC の上昇→悪性貧血
・正球性正色素性貧血：MCV、MCHC 正常→溶血性貧血、再生不良性貧血（汎血球減少）、悪性腫瘍など。
・赤血球増多（多血症）→真性多血症、二次性多血症。

[2] 白血球数異常

①好中球増加：細菌感染症、急性出血、ステロイド投与、慢性骨髄性白血病、悪性腫瘍、種々のストレスなど。

②好中球減少：ウイルス感染症、薬剤、膠原病など。

③リンパ球増加：ウイルス感染症、慢性リンパ性白血病、バセドウ病、潰瘍性大腸炎。

④リンパ球減少：①に同

注意すること! ・異型リンパ球の出現は①ウイルス感染：伝染性単核球症、流行性耳下腺炎、麻疹、風疹、帯状疱疹、急性肝炎、インフルエンザなど。②その他：薬物中毒、ホジキン病など。
・老人、重症感染症では白血球増加がなく、むしろ減少することがある。
・好酸球増加は寄生虫、アレルギー疾患を疑う。

[3] 血小板数異常
・減少：ウイルス感染症（一過性）、SLE、ITP、DIC、再生不良性貧血、悪性貧血、悪性リンパ腫、肝硬変症など。
・増加：真性多血症、慢性骨髄性白血病、急性出血、感染症、原発性血小板血症。

❸凝固機能検査

スクリーニング検査法としてPT、APTTがあり、両者は緊急検査で測定できる。
・PT、APTT延長：DIC、重症肝障害、ワーファリン投与例。
・PTのみ延長：閉塞性黄疸、腸管疾患（潰瘍性大腸炎、クローン病）、ワーファリン投与例、抗生剤投与時のVK欠乏。
・APTTのみ延長：血友病A、B、フォンヴィルブランド病、ループスアンチコアグラントの存在、ヘパリン使用時。

❹血清電解質

Na、K、Cl、Caが主なもので、その他Mg、Pなどがあるが、緊急時にはNa、K、Clのみを測定することが多い。

[1] 血清Na濃度異常

何らかの水代謝障害があり、血漿浸透圧を併せて測定すると病態の把握に有用である。

❶ 低Na血症
　a．高張性低Na血症：高血糖、マニトール、グリセオール投与時。
　b．低張性低Na血症

- 細胞外液量減少：腎疾患、嘔吐、下痢、浮腫など。
- 細胞外液量増加：ネフローゼ症候群、心不全、非代償性肝硬変症など。
- 細胞外液量正常：SIADH、水中毒、粘液水腫、グルココルチコイド欠乏など。
  c．等張性偽性低 Na 血症
- 血清水分量に対する Na 濃度の異常はないが、血清 Na 濃度が低値を示す。高脂血症、高蛋白血症など。

❷ 高 Na 血症

高浸透圧血症を伴うが、血清、尿浸透圧を併せて測定すると疾患の鑑別に有用である。

a．細胞外液量低下
- 腎性喪失：浸透圧利尿
- 腎外性喪失：消化管からの喪失、発汗過剰。

b．細胞外液量正常
- 腎性喪失：尿崩症

c．細胞外液量増加
- 体内 Na 過剰：原発性アルドステロン症、メイロン過剰投与、クッシング症候群など。

[2] 血清 K 濃度異常

❶ 低 K 血症

a．K 欠乏状態：血液ガス分析の結果を併せることで疾患が鑑別できる。
- 腎性喪失：代謝性アルカローシス（利尿剤投与、高血圧性疾患）、代謝性アシドーシス（尿細管性アシドーシス）。
- 腎外性喪失：消化管からの喪失（下痢）は代謝性アシドーシスを呈する。
- 摂取不足：代謝性アルカローシスを呈する。

b．細胞内への K の移行：インスリンやアルカローシスは K の細胞内

移行を促進する。

❷ 高K血症

a．K過剰状態

- 腎からの排泄低下：腎不全、血漿アルドステロン異常。
- K負荷
    - 内因性：組織壊死、異化亢進。
    - 外因性：大量輸血
- 細胞外へのKの移行。
- アシドーシス、インスリン欠乏状態、血漿浸透圧上昇。

b．偽性高K血症：溶血、血小板増多、白血球増多などで認められる。心電図で除外できる。

[3] 血清Ca濃度異常

血清Caの40～50%は血清アルブミン、グロブリンと結合しているため、低アルブミン血症では測定値の補正が必要である。

[補正血清Ca濃度(mg/dl)＝実測血清Ca濃度(mg/dl)－血清アルブミン濃度（g/dl)＋4]

❶ 低Ca血症

- PTH作用の低下：副甲状腺機能低下症
- 活性型VDの作用低下：腸管からの吸収障害、腎臓でのCa再吸収障害。

❷ 高Ca血症

- PTH作用亢進：原発性副甲状腺機能亢進症、悪性腫瘍。
- 骨吸収亢進：骨転移、甲状腺機能亢進症。
- その他：薬剤

[4] 血清Cl濃度異常

血清Cl濃度は、血清Na濃度とは平行し、血清重炭酸濃度とは逆方向に変化する。

❶ 低Cl血症

代謝性アルカローシス、呼吸性アシドーシス、低Na血症で発症する。

❷ 高Cl血症

代謝性アシドーシス（下痢、胆道ドレナージ、尿細管性アシドーシスなど）、呼吸性アルカローシス　高Na血症で発症する。

❺その他の血液化学検査

AST、ALT、LDH、Alp、γ-GTPは、一般に肝胆道疾患で異常値を呈するが、AST、ALT、LDHの異常値に比較してAlp、γ-GTPが有意に上昇している時は、肝細胞障害よりは胆汁うつ滞や胆管系の異常が疑われる。ALT、Alp、γ-GTPに比較してAST、LDHが著明に上昇しているなら肝胆道疾患よりは筋由来の異常を考える（心筋梗塞、横紋筋融解症、甲状腺機能低下症、ほか）。この場合はCPKの上昇も認められる。

AST、ALT、LDHが有意に上昇している時は、急性および慢性肝炎、急性循環不全などを考える。

総コレステロール、中性脂肪は高脂血症で高値を呈するが大酒家の肝障害、膵炎でも高脂血症が認められる（高TG血症）。また、甲状腺機能低下症、ネフローゼ症候群でも総コレステロールの上昇が認められる。なお肝硬変症、低栄養状態では総コレステロールは低値を示すがコリンエステラーゼも平行して低値となる。

BUN、Creaininは腎機能を反映するが、BUNは腎外性因子の影響を受けやすく高蛋白食、異化亢進（絶食、発熱、甲状腺機能亢進症など）、消化管出血、脱水などで上昇する。Creatininは蛋白異化の影響を受けにくいため、BUN/Cr比から次のように考えられている。

　　BUN/Cr＞10：腎外性因子
　　BUN/Cr＜10：腎性因子

アミラーゼは膵疾患以外に、急性腹症、唾液腺疾患、ショック、糖尿病性ケトアシドーシス、腎不全、マクロアミラーゼ血症などで高値を呈する。原因疾患を確認するためにはリパーゼ、アミラーゼ分画も必要である。

なお、尿中アミラーゼのスポット値は診断的意義が少ない。

高血糖は糖尿病以外に種々のストレス下でも認められるが、後者の場合

は短時間で正常化することが多い。

　空腹時血糖が 50/mg 以下の場合は低血糖症に属するが、血糖降下剤、インスリンによるもの以外に大量飲酒、悪性腫瘍、肝硬変症、内分泌疾患などで認められる。

（外山久太郎）

23 救急医療と抗生物質

原因微生物を確定し、これに有効な抗菌薬を使用することが感染症治療の原則である。しかしながら救急医療の現場ではそれは不可能である。このため治療には、各疾患の経験的な原因微生物の分離および薬剤感受性分布状況を踏まえ、emperic therapy として開始しなければならないことが多い。

❶呼吸器感染症

[1] 急性上気道炎

ウイルスには抗生物質は無効であるが、心肺に基礎疾患を有する患者、高齢者などには、二次感染の予防に抗生物質の投与をした方が無難であろう。

・インフルエンザ

　　タミフル® 2T 2×/5日間

　または

　　リレンザ® 1回2吸入、1日4回

[2] 急性気管支炎

①経口

　　ex. 1) バナン® 4T 2×

　　ex. 2) フロモックス® 4T 2×

　　ex. 3) ジスロマック® 3T 3×（3日間投与）

②点滴：重症や基礎疾患を有する患者に考慮

　　ex.) ロセフィン® 1〜2g 1×/日

　　（1日1回投与が可能。外来点滴に適している）

[3] 市中肺炎

治療薬が異なるため、細菌性肺炎か非定型肺炎（マイコプラズマ、クラミジアなど）かの鑑別が重要。また、結核は入院させると院内感染が問題になるので常に念頭におく必要がある。

- 起炎菌：*S. pneumoniae, H. infulennza, Mycoplasma pneumoniae, Klebsiella pneumoniae, S. aureus.*

最近では *Streptococcus milleri group* や *Chlamydia pneumoniae* が起炎菌になることが報告されている。

①軽症

経口薬

βラクタマーゼ阻害薬配合ペニシリン、第二世代以降のセフェム（ニューキノロンは肺炎球菌に抗菌力が弱い）。

②中等度

点滴：ペントシリン® あるいは第二世代以降のセフェム。

③重症

第三、四世代のセフェム、あるいはカルバペネム。

さらに、アミノグリコシド（腎障害に注意）、クリンダマイシン（誤嚥性肺炎）、マクロライド（非細菌性肺炎も疑われれば）、注射用シプロキサン® の併用も考慮する。

[4] 非定型肺炎

マイコプラズマ、クラミジアはβラクタム薬（ペニシリン、セフェム）は無効。

- マクロライド

    経口：クラリシッド®、ルリッド®、ジスロマック®、エリスロシン®

    注射：エリスロシン®（点滴速度が速いと血管痛の副作用あり）

- ミノマイシン®（経口・注射） 200 mg 2×/日

[5] レジオネラ肺炎

細胞内移行性のないβラクタムやアミノグリコシドは無効。

マクロライド、ニューキノロン、リファンピシンを2剤あるいは3剤併用する。

[6] 慢性気道感染症

慢性気管支炎・気管支拡張症・びまん性汎細気管支炎。

- 起炎菌：*H. influenza*、*P. aeruginoza* が重要。
  ① 軽症：ニューキノロン剤
  ② 中等症以上：市中肺炎に準じる。病歴が長い場合は、緑膿菌や MRSA を考慮する。
    ex 1) チエナム® 0.5 g×2
    ex 2) ファーストシン® 1 g×2
  ③ 退院時：マクロライド少量長期投与を考慮。難治性慢性気道感染症に効果あり。起炎菌が緑膿菌でも効果がある。
    Rp 1) エリスロシン® 600 mg 3×/日
    Rp 2) クラリシッド® 200 mg 1×/日

[7] カリニ肺炎
Rp) バクタ® 12 T 3×/日

❷ 感染性心内膜炎

抗生剤使用前に必ず血液培養を施行する（複数回）。
① *S. viridans*
   ペニシリン® G 2400 万単位/日＋ゲンタシン® 40 mg（1 日 3～4 回）
② *E. faecalis*
   ビクシリン® 2 g×6/日＋ゲンタシン® 40 mg（1 日 3～4 回）
③ *S. aureus S. epidermidis*
   S. viridans と同様の治療。但しペニシリン G 耐性の場合は、
   メロペン® 0.5 g×4/日＋ゲンタシン® 40 mg（1 日 3～4 回）

❸ 骨髄炎

- 開放性の骨髄炎以外、起炎菌は不明なことが多い。
- 黄色ブドウ球菌、連鎖球菌を想定した抗生物質が選択されてきた。
- カルバペネム系抗生物質を選択する。

❹敗血症

抗生剤使用前に少なくとも2回（2カ所）血液培養をとる。

表皮ブドウ球菌、コアグラーゼ陰性ブドウ球菌（CNS）、バチルスなどの皮膚常在菌は汚染である可能性があるので注意が必要である。

①抗緑膿菌 β-ラクタム剤＋アミノ配糖体

②第三、第四セフェム、カルバペネム

重症時、好中球減少時

③第三、第四セフェム、カルバペネム＋アミノ配糖体

　　ex1）マキシピーム® ＋アミカシン®

　　ex2）チエナム® ＋アミカシン®

MRSA、腸球菌、CNS などが高頻度に認められる施設では、経験的 VCM 使用も是認される。

❺腸管感染症

①原因不明の初期治療：ニューキノロン薬あるいはホスホマイシン。

②カンピロバクター：ニューキノロンは無効。マクロライド薬が効く。

③腸管出血性大腸菌：本邦では早期抗菌薬療法（ニューキノロン薬あるいはホスホマイシン）が勧められている。海外では禁忌。

④偽膜性大腸炎：起炎菌 *Cl. diffcile*。

　Rp）バンコマイシン® 1回 0.5g、1日4回内服

❻腹膜炎

・起炎菌：穿孔性腹膜炎の起炎菌は穿孔部位の常在細菌叢の構成菌を反映する。

　複数菌による混合感染が多い。

・胃十二指腸穿孔：真菌とグラム陽性球菌

・小腸、大腸穿孔：グラム陰性菌（*E. coli*＞*Klebsiella spp*＞*P. aeruginoza*）、嫌気性菌（*bacteroides spp*）。

・虫垂穿孔：グラム陰性菌（*E. coli* ＞ *P. aeruginoza* ＞ *Klebsiella spp*）、嫌気性菌。
　①限局性腹膜炎：第二、第三、第四セフェム系薬、カルバペネム系薬。
　②汎発性腹膜炎
　　・下部消化管穿孔例：第三、第四セフェム、カルバペネム。
　　・上部消化管穿孔例：第一セフェム、広域ペニシリン。
　③術後腹膜炎：バンコマイシン、カルバペネムあるいは第三、第四セフェム、カルバペネム（MRSA、*P. aeruginoza*、*Enterobacter spp* などの薬剤耐性菌が大部分を占める）。

❼肝・胆道系感染症

・起炎菌：*E. coli*、*Klebsiella spp* などのグラム陰性桿菌や *Bacteroides spp* などの嫌気性菌が主たる起炎菌。

　胆道系への移行が良好な第三、四セフェム系薬が第一選択薬となる。特に胆汁移行が良好な抗生剤は、スルペラゾン®、ロセフィン® である。

　カルバペネム系薬は、胆汁への移行は不良だが、最小発育阻止濃度（MIC）が低いため効果が期待できる。

　ペニシリン系薬ならばペントシリン® がよい。

❽細菌性髄膜炎

　髄液のグラム染色を施行し、グラム陰性か陽性か、球菌か桿菌かが判明すればある程度起炎菌が推測できる。
　①*S. pneumoniae*
　　　カルベニン® 2 g×4/日 DIV
　　近年では、PRSP が増加しているため、カルベニン® が第一選択。
　②*H. influennza E. coli*
　　　セフォタックス® またはロセフィン® 2 g×4/日 IV
　③*S. agalactiae*、*N. meningitidis*、*L. monocytogenes*

3-23. 救急医療と抗生物質

アンピシリン® 3g×4/日 IV またはカルベニン® 2g×4/日 DIV
④起炎菌不明の場合：アンピシリン® とセフォタックス®、またはロセフィン® の併用がゴールデンスタンダード。近年では、PRSP が増加しているためカルベニン®、またはメロペン® とセフォタックス®、またはロセフィン® を併用する。ブロアクト®、モダシン® も髄液移行はよい。

⑨尿路感染症

①膀胱炎：注射薬は必要ない。長期治療は必要ない。
　Rp1) バクシダール® 3T 3×
　Rp2) バナン® 3T 3×
②急性腎盂腎炎：長期治療をしなければ再発のおそれがある。
　・軽症
　　フロモックス® 3T 3×/14 TD
　・重症例
　　マキシピーム® 1g×2 数日 解熱後クラビット® 3T 3×
　　（合計 14 日間以上の治療をする）

⑩性器感染症

①急性尿道炎：淋菌、非淋菌（クラミジアなど）。
　ミノマイシン® 200 mg 2×/日
　クラビット® 3T 3×/日
②急性前立腺炎
　フルマリン® 1g×2/日
　解熱後 シプロキサン® 3T 3×

⑪耳鼻咽喉科領域

①中耳炎
　・起炎菌：肺炎球菌、インフルエンザ桿菌、モラキセクカタラーリス

が多い。

　　オーグメンチン® → βラクタマーゼ産生菌に有効。

　　メイアクト® → PRSPに有効。

　　慢性中耳炎の急性増悪（緑膿菌検出時）→クラビッド®

②急性副鼻腔炎

③歯性上顎道炎

・起炎菌：*Peptostreptococcus Bacteroides melaninogenicus*などの嫌気性菌が多い。

　Rp）ダラシン®　4 c（150 mg）4×/日

④急性扁桃炎

・溶連菌（*Group A β-hemolytic Streptococcus*：GABHS）：ペニシリンが第一選択薬。βラクタマーゼ産生菌にはオーグメンチン®。
・伝染性単核球症：ペニシリンは禁忌。

皮膚科領域

グラム陽性球菌（黄色ブドウ球菌）を意識した処方を行う。

産婦人科領域

①外性器感染症（**表1**参照）

②内性器感染症

・軽症：フロモックス®、クラビッド®（クラミジアの場合）。

表 1. 外性器感染症

	処方例
バルトリン腺炎	メイアクト
細菌性腟炎	クロマイ腟錠＋フラジール経口錠
トリコモナス腟炎	フラジール経口錠
カンジダ外陰・腟炎	オキナゾール腟錠＋オキナゾールクリーム
外陰ヘルペス	ゾビラックス＋ゾビラックス軟膏
子宮頸管炎	クラリシッド（クラミジアの場合）
淋菌性頸管炎	セフゾン、シプロキサン

・中等症以上：点滴で抗生剤

耐性菌

❶ MRSA（メチシリン耐性ブドウ球菌）
・バンコマイシン®

　1g×2/日（しかし高齢者に使用する場合は 0.5g×2/日）

　　※腎毒性：急速な静注は禁（red man 症候群）

　　　トラフ濃度 10μg/ml 以下

　　　ピーク値 25～40μg/ml

・タゴシッド®

　　初日 200～400 mg×2/日

　　2日目以降 200～400 mg×1/日

・ハベカシン®

　　100 mg×2/日

　　アミノ配糖体

　　緑膿菌にも感受性がある。

❷ PRSP（ペニシリン耐性肺炎球菌）

ペニシリン薬の作用点である PBPs が変異しペニシリンに耐性を示す肺炎球菌。分離頻度は 50％以上と高い。

　　経口：フロモックス®、メイアクト®

　　注射：第3、4世代セフェム薬、カルバペネムが有効

❸ β-ラクタマーゼ産生菌
・第3、4セフェムが有効
・ペニシリンでは β-ラクタマーゼ阻害薬との合剤

　　経口：オーグメンチン® ユナシン®

　　注射：スルペラゾン® ユナシン S®

❹ BLNAR（β-ラクタマーゼ陰性アンピシリン耐性インフルエンザ菌）

β-ラクタマーゼ非産生インフルエンザ菌で、PBP の変異によりアンピシリンに耐性を示す菌。

❺ ESBLs（基質拡張型 β-ラクタマーゼ産生菌）

従来第3セフェムは β-ラクタマーゼに安定であったが、これを加水分解する β-ラクタマーゼを産生する菌。

❻ 緑膿菌

  経口：クラビッド®、シプロキサン®

  注射：ペニシリン薬→ペントシリン®

    第3セフェム薬→モダシン®、スルペラゾン®

    第4セフェム薬→マキシピーム®、ブロアクト®、ファーストシン®

    カルバペネム薬→チエナム®、カルベニン®、メロペン®

    アミノ配糖体→ゲンタシン®、アミカシン®、トブラシン®、イセパシン®

⓯ 妊婦、授乳婦人への抗菌薬使用時の注意

❶ 妊婦

・妊娠3カ月以内の時期には投与は慎重にする。

・しかし必要と判断した場合には以下を投与する。

  第一選択薬　ペニシリン薬、セフェム薬

  第二選択薬　マクロライド剤

 ※ニューキノロン剤、テトラサイクリン薬は投与しない。

❷ 授乳婦人

・妊婦のように神経質になる必要はない。

・母乳を介して新生児に移行する量は微量であり、新生児への移行量も測定できない。

・授乳を止めて（一時的に人工哺乳にかえる）薬剤を投与する。

・不可能ならば、ニューキノロン以外のペニシリン薬、セフェム薬を選択する。

（吉村信行）

24 急性腹症の画像診断

全身の臨床所見の把握とともに、総合的な画像診断が求められる。

◆画像診断法

通常、腹部 X 線検査と超音波断層検査に CT 検査が加えられる。

❶ 腹部単純 X 線検査
・原則として、2 方向撮影⇒仰臥位、立位。加えるとして左側臥位。
・腹腔内遊離ガスの有無、液体貯留などの診断。

❷ 超音波断層検査（US）
・腹水、肝内腫瘤、胆石、水腎症、腎結石などの診断。
・血管関与についてはカラードプラーを用いる。

❸ CT 検査
・出血、腹腔内臓器損傷、膵炎、虫垂炎、婦人科疾患などの診断。
・出血は CT 値の高い液体貯留として認められる。
・+50～70 HU で、腹水で希釈されても+20～40 HU と高い。

❹ 消化管造影検査
・緊急時には腸閉塞の通過性の診断。
・腸内容の通過を促進するために、水溶性造影剤（ガストログラフィン）を用いる。
・また、腹腔内への穿孔が疑われる場合にも、水溶性造影剤を用いる。

❺ 瘻孔造影
・硫酸バリウムは用いない。種々の水溶性造影剤を用いる。

❻ 排泄性尿路造影（IVP、DIP）
・尿路結石を疑い、その閉塞部位が明らかでない場合に施行する。
・その他、腎外傷が疑われるが、CT が利用できない場合など。

❼ 血管造影
・消化管出血、シャント、血管損傷を伴った外傷や解離性大動脈瘤など。

❽ 内視鏡的逆行性胆膵管造影（ERCP）、経皮経肝胆管造影（PTC）

- 胆汁のうっ滞、胆汁性膵炎が疑われる黄疸の場合に、急性期の検査として。

❾ MRI

- 現在のところ、急性腹症の画像診断法とはならない。

❿ その他（腹部以外の検査）

- 胸部単純 X 線検査⇒肺炎、胸水、心不全、横隔膜下遊離ガスの有無などの診断。

❷腹部単純 X 線の所見

[1] 石灰化

❶ 生理的

- 肋軟骨→肋骨の走行に一致。
- 靱帯→一般に線状、帯状。
- 静脈結石→円形、楕円形。
- 動脈壁→直線状、曲線状。
- 輸精管→牛角形。

❷ 病的

- 消化器系由来→胆石、膵石、虫垂内結石、憩室内結石、胃石など。
- 泌尿器系由来→尿管結石：尿管の走行に一致。多くは生理的狭窄部に停滞。

  膀胱結石：比較的大きい。その他、腎結石、副腎結石、前立腺結石。

❸ その他

- 腫瘍の石灰化→子宮筋腫の石灰化：円形、時に数 cm と大きい。卵巣腫瘍、腺癌。
- 異物→金属、プラスチック。

[2] 腹腔内遊離ガス

❶ X 線所見

横隔膜下、外側腹膜腔、前側腹膜腔のガス、肝鎌状靱帯、臍靱帯の描出。

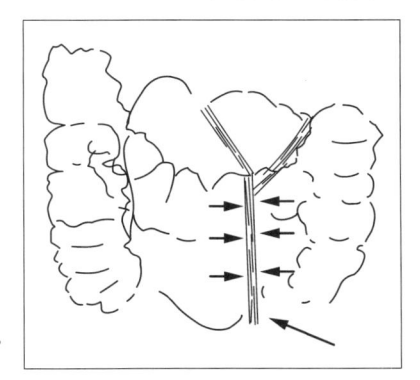

図 1. Coffee beans sign
左下を向いていればＳ字状結腸軸捻転。
右下を向いていれば盲腸軸捻転。

❷ 偽性所見

胃の変形、Chilaiditi 症候群、腹膜腔内癒着など。

[3] イレウス

胃管の挿入や浣腸あるいは鎮痙剤の投与を行う前に撮影することが望ましい。

❶ 閉塞性イレウス

閉塞部より口側の腸管拡張が著しい。肛門側にはほとんどガスは認められない。

❷ 絞扼性イレウス

腸管壁の肥厚が特徴的。異常に拡張した腸管→ coffee beans sign（図 1）。

❸ 胆石イレウス

胆管内ガスが特徴的。肝門部中心に樹枝状に分布するガス像。門脈内ガスは、逆に末梢に分布する。

❹ 腸管内ガスがみられるその他の疾患

胆管術後、乳頭部癌。

❺ 麻痺性イレウス

一般に腸管全体が拡張。

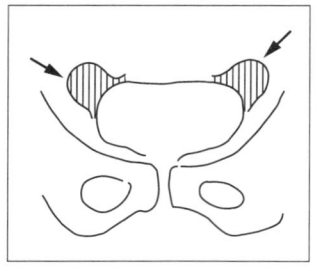

図 2. dog's ear sign

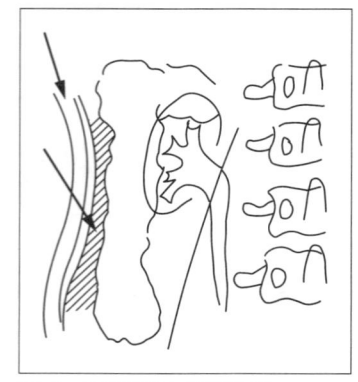

図 3. 側腹線条と傍結腸溝

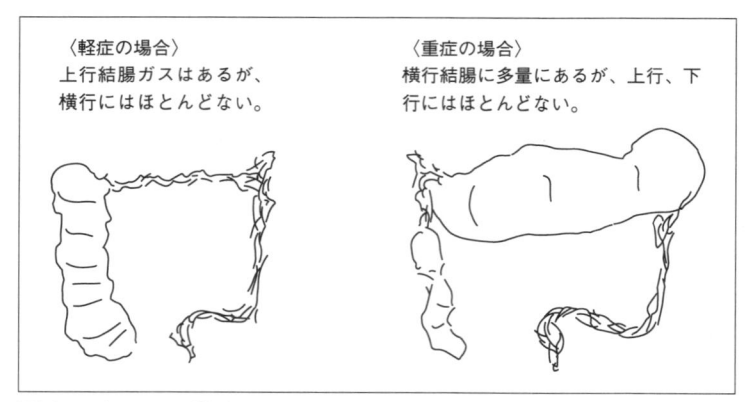

〈軽症の場合〉
上行結腸ガスはあるが、横行にはほとんどない。

〈重症の場合〉
横行結腸に多量にあるが、上行、下行にはほとんどない。

図 4. colon cut-off sign

[4] 腹腔内液体貯留

❶ 少量の場合

膀胱の上外側（perivesical recess）に貯留。dog's ear sign（図2）。女性の場合は子宮や付属器があるので、注意を要する。

❷ 中等量の場合

小骨盤腔内のガスが消失。側腹線条（flank stripe）の不明瞭化（図3）。

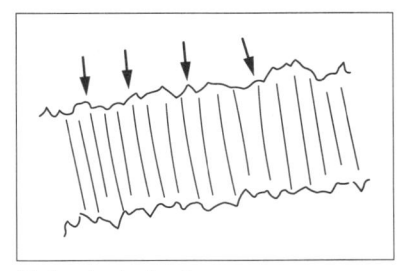

図 5. stacked coin

傍結腸溝（paracolic gutter）の開大（図 3）。
❸ 大量の場合
　傍結腸溝はさらに開大。肝、脾の輪郭が不明瞭化。腸管内ガスが腹部中央に集中。腸管の loop と loop の間が開大。腹部全体ガスリガラス状。
[5] その他
1. 横行結腸内ガス像の変化→いわゆる colon cut-off sign（図 4）。急性膵炎に特徴的である。
   ・鑑別すべき疾患→中毒性巨大結腸症、潰瘍性大腸炎、重複結腸。
2. 腸管皺襞の肥厚→虚血、炎症で拡張した小腸の壁が鋸歯状でコインを重ねていったような所見（stacked coin）（図 5）。
3. 腸管壁内のガス→腸管気腫症（pneumatosis cystoides intestinalis）。壊死性腸炎。

❸超音波断層検査の所見

1. 音響陰影（acoustic shadow）→胆石、総胆管結石、腎結石、虫垂結石など。
2. 液体貯留→腹水、出血、胆汁瘤、尿嚢腫、尿瘤、膿瘍など。
3. 充実性腫瘤→腫瘍、膿瘍、陳旧性血腫など。
4. 腸病変
   ①腸管壁の肥厚→浮腫、出血、虚血、炎症、アミロイドーシス、悪性リ

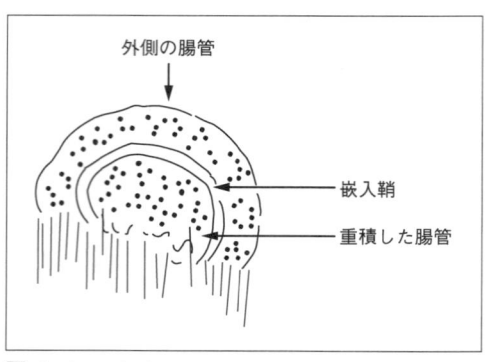

図 6. target sign

ンパ腫。
　②同心性 target sign（図6）→腸重積
　③蠕動亢進、無蠕動→腸閉塞。
5．胆嚢壁の肥厚→胆嚢炎。
6．胆汁うっ滞→閉塞性黄疸。
7．尿路閉塞→尿路結石、尿管腫瘍、膀胱腫瘍。
8．血管病変→塞栓、動脈瘤、解離性大動脈瘤。
9．その他→ echogenicity の変化→脂肪肝、肝硬変、腎障害、膵炎、腫瘍、嚢胞、膿瘍。

❹ CT 所見

腹部単純 X 線検査や超音波断層検査で得られた、あるいは不明な所見を客観的に、より明確なものとする目的で施行される。
1．微細な石灰化、異物の描出とそれらの解剖学的位置の同定。
2．微細な腹腔内遊離ガスの描出。
3．液体貯留の質的、量的診断と解剖学的位置の同定。
4．腸管壁の肥厚の程度。
5．腸管拡張の程度と閉塞部位の同定。

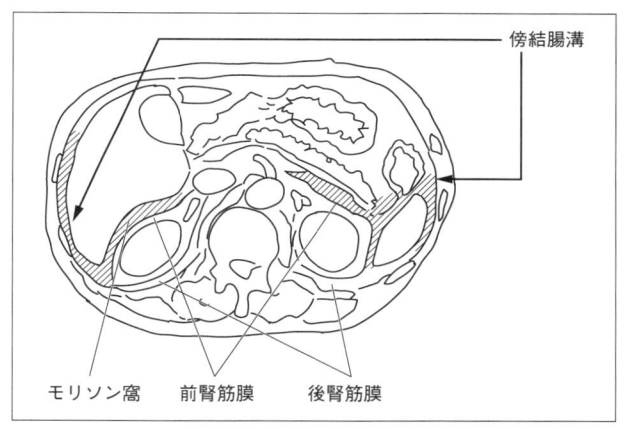

図 7. 膵レベルにおける液体の貯留

6. 壁内ガスの有無。
7. 脂肪織内炎症性浸潤像（dirty fat sign）の範囲。
8. 腫瘤性病変の質的、解剖学的診断。
9. その他→臓器損傷、微細な骨折の有無、出血部位の同定、ヘルニア嚢など（図7）。

(山梨俊志)

25 救急薬リスト

❶循環器系

[1] カテコールアミン系
　①エピネフリン（ボスミン® 1A＝1 ml＝1 mg）
　②ドブタミン（ドブトレックス® 1A＝5 ml＝100 mg）
　③ドパミン（イノバン® 1A＝5 mg＝100 mg、カタボン® Hi 1袋＝200 ml＝600 mg）
　④ノルエピネフリン（ノルアドレナリン® 1A＝1 ml＝1 mg）
　⑤イソプロテレノール（プロタノールL® 1A＝1 ml＝0.2 mg）

[3] ジキタリス
　①ジゴキシン® 1A＝1 ml＝0.25 mg

[3] 抗不整脈薬
　①リドカイン（キシロカイン® 静注用2% 5 ml＝1A＝100 mg）
　②プロカインアミド（アミサリン® 1A＝2 ml＝2 mg）
　③ベラパミル（ワソラン® 1A＝2 ml＝5 mg）
　④アトロピン（硫酸アトロピン® 1A＝1 ml＝0.5 mg）

[4] 硝酸剤
　①イソソルビド（ニトロール® 1A＝10 ml＝5 mg）
　②ニトログリセリン（ミリスロール® 1A＝10 ml＝5 mg）

[5] 降圧薬
　①ニフェジピン（アダラートカプセル® 1C＝10 mg）
　②塩酸ニカルジピン（ペルジピン® 1A＝2 ml＝2 mg）
　③塩酸ジルチアゼム（ヘルベッサー® 1A＝10 mg、50 mg）
　④塩酸プロプラノロール（インデラル® 1A＝2 ml＝2 mg）

[6] 利尿薬
　①フロセミド（ラシックス® 1A＝2 ml＝20 mg）
　②濃グリセリン（グリセオール® 1V＝200 ml、300 ml）

③D-マンニトール（マンニットール® 注20%1V=500 m*l*、300 m*l*　2規格）

[7] 血栓溶解剤

①アルテプラーゼ（アクチバシン® 2,400万IU）

❷呼吸器系

①アミノフィリン（ネオフィリン® 1A=10 m*l*=250 mg）

❸消化器系

[1] H₂ブロッカー

①シメチジン（タガメット® 1A=2 m*l*=200 mg）
②塩酸ラニチジン（ザンタック® 1A=2 m*l*=50 mg）
③ファモチジン（ガスター® 1A=20 mg）

[2] 選択的ムスカリン受容体拮抗剤

①塩酸ピレンゼピン（ガストロゼピン® 1A=10 mg）

[3] 抗コリン薬

①臭化ブチルスコポラミン（ブスコパン® 1A=1 m*l*=20 mg）

[4] 抗ガストリン薬

①セクレチン（セクレパン® 1A=50セクレチン単位）

[5] プロトンポンプ阻害剤

①オメプラゾール（オメプラール® 注）

[6] 制吐剤

①メトクロプラミド（プリンペラン® 1A=2 m*l*=10 mg）

[7] 肝治療薬

①甘草成分（強力ネオミノファーゲンC® 1A=20 m*l*）
②分枝鎖アミノ酸製剤（アミノレバン® 1V=500 m*l*）

❹神経系

[1] 鎮痛薬
①ペンタゾシン（ソセゴン® 1 A＝1 ml＝15 mg）
②塩酸モルヒネ注1 A＝1 ml＝10 mg、1 A＝5 ml＝50 mg）

[2] 抗てんかん薬
①フェニトイン（アレビアチン® 1 A＝5 ml＝250 mg）

[3] 鎮静薬
①フェノバルビタール（フェノバール® 1 A＝1 ml＝100 mg）

[4] 抗精神薬
①塩酸クロルプロマジン（コントミン® 1 A＝2 ml＝10 mg）
②ハロペリドール（セレネース® 1 A＝1 ml＝5 mg）

[5] 抗不安薬
①ジアゼパム（ホリゾン® 1 ml＝10 mg）
②ヒドロキシジン（アタラックスP® 1 A＝1 ml＝50 mg）

[6] 副腎皮質ステロイド
①プレドニゾロン（プレドニン® 水溶性 10 mg）
②メチルプレドニゾロンナトリウム（ソル・メドロール® 1 V＝40 mg、500 mg、1 g）
③ハイドロコルチゾンナトリウム（サクシゾン® 1 V＝100 mg、300 mg、500 mg）
④ベタメタゾン（リンデロン® 1 A＝2 mg）
⑤デキサメタゾン（デカドロン® 1 A＝0.5 ml、1 V＝2 ml）

[7] 蛋白質分解酵素阻害剤
①メシル酸ナファモスタット（フサン® 1 V＝10 mg、50 mg）
②メシル酸ガベキサート（レミナロン® 注100 mg、FOY 1 V＝500 mg）
③ウリナスタチン（ミラクリッド® 1 V＝5万単位）
④アプロチニン（トラジロール® 1 A＝5 ml）

[8] その他

①7％炭酸水素ナトリウム（メイロン® 1 A＝20 ml＝1.4 g）
②20～50％ブドウ糖注
③フルマゼニル（アネキセート® 1 A＝5 ml＝0.5 mg）
④プラリドキシムヨウ化メチル（パム® 1 A＝20 ml＝500 mg）
⑥テタノブリン® 250 単位

(井澤榮一)

26 処方例リスト

詳細は各論の治療を参照のこと。

◆発 熱

[1] 成人の発熱
・解熱薬が必要な場合、インダシン® 坐剤（25～50 mg）、ボルタレン® 坐剤（25 mg）、ロキソニン® 錠（1～2 錠）。
・注意：高齢者、低血圧の患者では血圧の低下に注意。
・抗生剤：検体採取後、早期から抗生剤投与。

[2] 小児の発熱
・解熱薬：アルピニー® 坐剤（50 mg、100 mg）、カロナール® シロップ。
・経口抗生剤：パセトシン®、バナン®、メイアクト®。
・注射抗生剤：ビクシリン® 250 mg 注、ペニシリン G 20 万単位、ホスミシン® 500 mg 注、チエナム® 500 mg 注、セファメジン α® 50 mg、その他セフェム系

◆重症感染症の初期治療

[1] 敗血症
①ビクシリン® ＋アミノ酸糖体（GM、AMK）
②ビクシリン® ＋第三世代セフェム系
③カルベニン®

[2] 化膿性髄膜炎
①新生児　ビクシリン® ＋アミノ酸糖体、またはカルベニン® 第三世代セフェム系
②生後 3 カ月～6 歳　ビクシリン®、またはカルベニン® 第三世代セフェム系
③6 歳以上　ペニシリン G、またはカルベニン® ビクシリン®

[3] 肺炎

①新生児　ビクシリン® ＋アミノ酸糖体

②新生児以降　ビクシリン®、またはカルベニン® 第三世代セフェム

❸めまい

[1] 中枢性めまい、脳浮腫、脳循環改善のために

①グリセオール® 200 ml　1時間　DIV

②低分子デキストラン® 250 ml　1～2時間　DIV　（注意）頭蓋内出血には使用しない

[2] 末梢性めまい

①グリセオール®　200 ml

②低分子デキストラン®　250 ml

③アタラックスP®　1～2 A

④メイロン®　250 ml

⑤ソリタ-T3®　200 ml＋アデホスL®　1 A＋メチコバール® 注

[3] 帰宅可能な場合

Rp）メリスロン®　6 T

　　アデホス®　60 mg、180 mg または3 T

　　メチコバール®　1500 μg　分3

Rp）メリスロン®　6 T

　　セルシン®　6 mg

　　セロクラール®　3 T　分3

❹脱水症状

[1] 輸液

・乳酸加リンゲル（ラクテック®）　100～300 ml/hr

①高 Na 血症がある時：5％ブドウ糖　150 ml/hr

②低 Na 血症がある時：生食水　150 ml/hr

[2] 高カリウム血症
- カルシウム：8.5%グルコン酸カルシウム（カルチコール® 1A）
- 重炭酸ナトリウム：7%メイロン 20 ml

[3] 低カリウム血症
- 乳酸加リンゲル（ラクテック®）500 ml＋アスパラK® 2A

[4] 高ナトリウム血症
- 5%ブドウ糖 500 ml DIV
- ラシックス®注 1A＝20 mg 1A

❺急性通風発作

- インダシン®坐剤 25 mg、ボルタレン®坐剤 25 mg
- ボルタレン®錠、クリノリル®錠、ロキソニン®錠

❻蜂巣炎

- パセトシン®カプセル 250 mg 1日3回 10日以上
- ペニシリンGカリウム 100万単位 1日3回 IV
- モダシン® 1g注 1日2回
- クラビット®錠 3～6錠 分3

❼破傷風

- ペニシリンGカリウム 1回400万～800万 1日3回 DIV
- テタノブリンI® 1回3000～4500単位

〈予防〉沈降破傷風トキソイド 0.5 ml IM

❽薬物中毒

- 吸着：活性炭 50 g を水 200 ml に懸濁
- アルカリ強制利尿

  7%メイロン® 20 ml～50 ml IV、補液

  （対象薬）フェノバルビタール、サリチル酸剤など 薬剤不明、多剤

服用時
- 有機リン剤
  ①硫酸アトロピン注　15〜30分ごとに1〜4 A
  ②パム　500 mgを2 A　IV
- シアン化物
  デトキソール注　1 A＝20 ml

❾食中毒

- サルモネラ、病原性大腸菌：クラビット®錠　600 mg
- キャンピロバクター：エリスロシン®　800 mg
- O-157：ホスホマイシン

❿蜂刺症

①重症：エピネフリン（ボスミン®）0.2 ml　SCまたはIV
　　　　輸液　ショック時
②軽症：Rp）セレスタミン®　3 T
　　　　　　ロキソニン®　3 T
　　　　　　ビクシリン®　3 P　分3
- 局所処置：リンデロンVG®クリーム（軟膏）

⓫ツツガ虫病

Rp 1）ミノマイシン®　100 mg　2 P　分2
Rp 2）ミノマイシン®注100 mg　IV　1日2回

⓬犬咬創

破傷風予防（沈降破傷風トキソイド　0.5 ml　IM）
　Rp）ビクシリン®　250 mg　3 P
　　　ロキソニン®　3 T　分3

猫ひっかき創

アクロマイシンV® 250 mg

気管支喘息

ネオフィリン® 0.5〜4 mg/kg＋20％ブドウ糖 20 m*l*
①内服状況により適宜減量
②ボスミン® 0.005〜0.01 m*l*/kg SC

腹　痛

[1] 体性痛
非麻薬性中枢性鎮痛薬　ソセゴン®　15 mg　（注）モルヒネとの併用は禁忌

[2] 内臓痛
　　鎮痙薬　ブスコパン® 注
　　抗コリン薬　コリオパンカプセル®
　　アドレナリン不活化酵素阻害薬　コスパノンカプセル®

[3] 急性腹膜炎
①化学療法
　　消化管一般：フルマリン®　1〜2 g　DIV　1日2回
　　上部消化管：ユナシンS®　3 g　DIV　1日2回
　　下部消化管：モダシン®　1〜2 g　DIV　1日2回
　　胆道系：スルペラゾン®　1〜2 g　DIV　1日2回
②鎮痛薬
　　ブスコパン® 20 mg　IV：腹膜炎では腹痛は改善しない
　　ソセゴン® 注 15〜30 mg　IM　注意して使用

[4] 腸閉塞
　　乳酸化リンゲル液（ラクテック®）などDIV
　　鎮痛薬：ソセゴン®　15〜30 mg　IMまたはIV（注）診断が確定す

るまでは使用しない（ブスコパン®は腸閉塞を悪化させるので原則として使用しない。特に麻痺性）

　抗生剤：ピクシリンS®　　1回2g　1日2回　　DIV
　　　　　セファメジン®α　1回2g　1日2回　　DIV

[5] 急性虫垂炎
①保存的療法：軽症で腹膜刺激症状のないもの
②原則：入院治療
　　乳酸化リンゲル液（ラクテック®）　DIV
　　フルマリン®　1〜2g　1日2回　DIV
　　ブスコパン®　1A（20 mg）　IVまたはIM
　ソセゴン®は腹部所見の変化が不明確になるため、手術決定後に使用する。

[6] 胆道疾患
①輸液
②鎮痛剤：ブスコパン®　1A　IVまたはIM
　　　　　（禁忌）：緑内障、虚血性心疾患、前立腺肥大。無効時　ソセゴン®　15〜30 mg　IM
③抗生剤：スルペラゾン®　1回1〜2g　1日2回
　　　　　ペントシリン®　1回2g　1日2回
　　　　　セファメジンα®　1回2g　1日2回
　　　　　セフメタゾン®　1回2g　1日2回

[7] 急性膵炎
①輸液
②鎮痛薬：ソセゴン®　15 mg　IM
③抗酵素薬：ミラクリッド®　10〜15万単位　1日　DIV
　　　　　　エフオーワイ®　400〜600 mg　1日　DIV
　　　　　　フサン®　20〜120 mg　1日　DIV
④酸分泌抑制剤：ガスター®　1回20 mg　1日2回
⑤抗生剤：セファメジンα®　1回2g　1日2回　DIV

◆吐血・下血

[1] **注射薬**

①止血薬：抗プラスミン薬（トランサミン® 注）

② H_2 受容体拮抗薬：タガメット® 注200 mg　1A　1日4回
　　　　　　　　　　　ザンタック® 注50 mg　1A　1日3～4回
　　　　　　　　　　　ガスター® 注20 mg　1A　1日2回

③プロトンポンプインヒビター（PPI）：オメプラール® 注20 mg　1A　1日2回注射。前後に点滴ルートを生食水か5%ブドウ糖でフラッシュする。

④抗ガストリン薬：セクレパン® 注（ブタのセクレチン製剤のため、アレルギーに注意）

⑤ピトレシン® 注⇒食道静脈瘤　5%ブドウ糖にピトレシン® 10 A（200単位）混注（計20 ml）　輸液ポンプで0.6～0.8 ml/h で注入

[2] **経口**

①マーロックス® 液　1回20～30 ml　1日4回

②アルロイドG®　1回20～30 ml　1日4回

③トロンビン末　1回1～2万単位を投与。1日3～4回投与。

（井澤榮一）

27 診断書の書き方

医師は医師法により診断書の作成交付の義務を課せられているが、その中には一般診断書（疾病診断書、健康診断書、通院・入院証明書など）、難病（特定疾患）診断書、死亡診断書（死体検案書）、出生証明書、死産証明書、死胎証明書、裁判用診断書、鑑定書などが含まれている。

なお、診断書を作成するに当たっては以下のこと（1～3）に注意する。

[1] 診察してない医師が診断書を作成してはならない

非常勤医師（非常勤当直医）が常勤医師の名前で診断書を発行するのは違法であり、医師法20条　無診察治療などの禁止条文に抵触する。但し、通院中の患者が診察後24時間以内に死亡した時に交付する死亡診断書はこの限りではなく、改めて死体を診察することなく死亡診断書を交付することできる。

[2] 診断書（証明書）は患者側から作成の申請があった時、正当な理由なく拒否することはできないが、第三者を介しての申請には患者あるいは家族の委任状が必要である

委任状はコピーをとり保管しておく。

[3] 警察から、犯罪捜査に必要とする診断書の提出を求められた時は任意に応じてよい

この場合は医師の守秘義務違反あるいは医師法違反には該当しない。

[4] 一般の診断書

①記載事項

a．患者氏名　生年月日　年齢

b．診断名：職場や学校に提出する通院・入院診断書は、本人の要望がある場合や伝染病の治癒証明などを除いては、患者のプライバシーを守るため具体的な診断名を記載しなくてもよい。但し、就労上あるいは学業上の注意点がある場合は本人の承諾をとり記載する。

c．受診日、現在および今後の検査、治療（入院あるいは通院）、予後

（治癒見込み期間）などについて記載する。
　　d．診断年月日
　　e．診断医師名：病院、診療所などの名称、所在地と併せて診断書記載医師が署名し押印する。
　②交通事故や傷害の診断書の記載事項
　　a．患者氏名、生年月日、年齢
　　b．診断名
　　c．受傷年月日
　　d．初診年月日
　　e．治癒見込み期間：これは（全治○日）、司法当局の判断に影響するので重要である（例えば、全治5～7日以内は軽症。30日以上は重症）。
　　f．診断年月日
　　g．医療機関の所在地・名称
　　h．診断した医師の署名・押印
　③保険会社宛の診断書に記載する診断名は正確（具体的）でなければならない。

[5] 死亡診断書

　医師法第9条2項、同20条に医師の死亡診断書作成義務が定められており、規定の診断書に楷書で記載する。欄内の数字は該当するものを○で囲む。
　①診療中または最後の診療から24時間以内の患者が、診療していた疾患で死亡した時診断書を発行する。但し、最後の診療から24時間以上経過して死亡した場合は、必ず死体を検査（確認）した後に死亡診断書を作成する。
　②死亡診断書（死体検案書）のいずれか不要の方を二重線で消す。押印の必要はない。
　③死亡年月日時刻：死亡を告知した時刻、あるいは既に死亡している時は死亡確認時刻ではなく、わかる範囲で推定で記入する。
　④死亡したところ、およびその種別：病院、診療所、施設、自宅、その

他など。
- 死亡場所：所在地（住所）
- 名称：病院、診療所など。

⑤死亡の原因

a．直接の死因となる傷病名を記入する。直接死因には可能な限り「心不全」を避ける。

b．a．の原因がある場合

c．さらにb．の原因がある場合

d．さらにc．の原因がある場合

できるだけ症状名でなく傷病名を記入する。

例1：a．脳内出血
　　　b．本態性高血圧

例2：a．消化管出血
　　　b．食道静脈瘤破裂
　　　c．肝硬変症

- 発病から死亡までの期間：傷病の発症から死亡するまでの期間を記入する。
- 手術の主要所見：病変部位、性状、拡がりなどについて記載する。
- 手術年月日：重要な手術が二度以上行われた場合はそれぞれの日付を記入する。
- 解剖の主要所見：病変の部位、性状、拡がりなどを記載する。

⑥死因の種類

- 1～11のいずれか該当するものを○で囲む。
- 腹部刺傷後、腹膜炎で死亡した場合は外因死、てんかん発作で転倒した時の外傷（骨折、ほか）で死亡した場合は病死として取り扱う。
- 原因が判断しにくい時は、12不詳の死とする。

⑦診断（検案）年月日

⑧名称：病院、診療所など、所在地（住所）。

⑨診断医署名：医師の自署がある場合、押印は不要。

[6] 死体検案書

　死者を生前診察していない医師が、その死体を初めて診察（検案）するかあるいは診察していた傷病とは異なる別の傷病で死亡した患者を診察（検案）した場合に作成し発行する。

　なお、死体を検案し法医学的に異常があると認められる（疑われる）時には、死亡確認書（定型書式はなく各医療機関で作成）に記載、署名押印のうえ、24時間以内に所轄の警察署に届け出る。

（外山久太郎）

28 急患カルテの書き方

　カルテは医師法施行規則第 24 条に規定された診療記録であり、患者を中心に作成された医療チームの共有文書で 5 年間の保存義務が課せられている。急患カルテは、通常の外来を受診する患者と同様の記録内容で、基本的な記載事項は以下に述べる。但し急患の場合、応急処置のため状況に応じて聴取する内容や記載事項の一部を省略せざるを得ないことがある。

[1] 入室時、独歩か車いすかストレッチャーかを記載する

[2] 意識があり応答可能なら本人から病歴を聴取する。意識がない例や特殊な例（幼児・他）では同伴者（家族・他）あるいは救急隊員から、迅速に可能な限り正確に聴取する

①主訴：複数ある場合は重要なものに限定する。

②現病歴：患者の言葉を使って表現するが、患者の訴えを整理しながら聴取する。その際、ない症状も聞き出すことが重要である。必要なら服薬歴についても記載する。

③既往歴・生活歴：過去の健康状態、罹患した疾病について、程度、後遺症、治療効果、輸血の有無などを記載する。出生地、居住地の確認も重要なことがある。女性では月経、妊娠歴聴取も重要。職歴聴取も必要なことがある。飲酒、喫煙、その他の嗜好品についても具体的に聴取する。疑われる疾患によっては、刺青、覚醒剤の使用、性生活などについても聴取する。

[3] 身体所見

　患者の全身状態、意識状態を診る（バイタル・サインのチェック）。病歴から考えられる疾患を念頭におき、それらに関連する所見が陽性か陰性かを記載する。

　外傷例では損傷の部位、形状、大きさなどについて具体的に図示する。機能障害の程度についても記載する。

[4] 検査成績

　病歴および身体所見から考えられる疾患（病態）を診断するために、救

急外来では必要かつ限定した検査をオーダーする。カルテには、オーダーした検査内容を記載する（検尿、末梢血、生化学、X線、ECGなど）。画像検査、心電図などについては必ず所見を記載し、可能なら診断名も加える。

[5] 病歴、身体所見、検査結果などから鑑別すべき疾患をリストアップし、診断を進める。不確かな場合は疑い病名にする

[6] 治療方針（内容）を書く

　①入院：病棟、病室、食事、注射オーダーなどを入力する。

　②外来で対応可能なら再来日（予約日）を決める。他科外来受診が必要なら依頼書作成、受診日を決める。

　③転院（紹介状作成）。

　④処方、処置内容について記載する。

[7] 患者および同伴者へ病状について説明した内容を記載する

[8] 最後に診察医のサインをする

コツ！ カルテの記載はSOAP形式で整理するとわかりやすい。

注意すること！ 医療費請求（事務）に際して以下のことが重要である。

①今回の受診が初診か再診か？

②他医療機関からの紹介か？　救急車で来院したか？

③検査内容、項目チェック（伝票控え）

④処置に使った医療材料、機材（機器）および処置の具体的な内容（方法）を詳細に記載する。

⑤疑い病名では治療に関する保険請求ができないので、治療（投薬、注射など）した場合は病名記載に注意する。

（外山久太郎）

和文索引

数字

- 5の法則 …………………………………503
- 6 P …………………………………………455
- 9の法則 …………………………………503
- 12誘導心電図 …………………………573

あ

- アスピリン ………………………………141
- アセトン血症 ……………………………432
- アデノウイルス …………………………430
- アナフィラキシー ………………………533
- アナフィラキシーショック ………29, 564
- アフタ性口内炎 …………………………261
- アメーバ性肝膿瘍 ………………………294
- アルコール依存症 ………………………130
- アルコール性ケトアシドーシス ………324
- アルコール退薬症候群 …………………130
- アルフェンスシーネ固定 ………………468
- アンクルバンド固定 ……………………470
- アンモニア上昇 ……………………………76
- 悪性外耳道炎 ……………………………114
- 圧迫止血 …………………………………570
- 圧迫性ニューロパチー ……………………87

い

- イソニアジド ……………………………263
- イレウス …………………………………603
- インフルエンザ …………………………170
- インフルエンザ桿菌 ……………………422
- インフルエンザ菌 ………………………186
- 医原性気胸 ………………………………189
- 胃管 ………………………………………538
- 胃管の挿入 ………………………………539
- 胃静脈瘤破裂 ……………………………239
- 胃洗浄 ……………………………490, 542
- 胃噴門部静脈瘤破裂 ……………………543
- 移植片対宿主病 …………………………533
- 萎縮性腟炎 ………………………………353
- 意識障害 ……………302, 322, 331, 333
- 意識レベル …………………………………15
- 一過性型 …………………………………257
- 一過性黒内障 ……………………………139
- 一過性脳虚血発作 ………………………139
- 一酸化炭素中毒 …………………………212
- 咽後膿瘍 …………………………………106
- 咽頭 ………………………………………106
  - ——異物 ………………………………107
  - ——外傷 ………………………………107
- 院内感染肺炎 ……………………177, 187
- 飲酒行動パターン ………………………132

う

- ウイルス性髄膜炎 ………………………143
- ウィーニング ……………………………527
- ウェルニッケ脳症 ……………………25, 369
- 右心不全 …………………………………199

え

- エアウェイ挿入 …………………………517
- エピネフリン ……………………………562
- 会陰切開 …………………………………365
- 会陰保護 …………………………………365
- 壊死型 ……………………………………257
- 塩酸イソクスプリン ……………………371
- 塩酸リトドリン …………………………371
- 塩素ガス中毒 ……………………………214
- 嚥下・呼吸困難 …………………………166
- 嚥下痛 ……………………………………106

お

- オウム病 …………………………………184
- オメプラール ……………………………251
- 小畑メトロ ………………………………362
- 悪心 ………………………………………253
- 悪心・嘔吐 …………………………………60
- 黄疸 ……………………………75, 289, 291
- 黄紋筋融解症 ……………………………327
- 嘔気・嘔吐 ………………………………366
- 嘔吐 ………………………253, 333, 440
- 音響陰影 …………………………………605
- 温罨法 ……………………………………387

か

- カテコールアミン ………………………608
- カナル結石症 ……………………………160

カリニ肺炎	594	感染後脳脊髄炎	147
カルテ	623	感染性	253
ガス中毒	211	——外陰炎	342
下肢静脈のうっ血	237	——心内膜炎	594
下肢深部静脈	481	感冒	170
下肢深部静脈血栓症	483	感冒性胃腸症	68
下大静脈の血栓	238	関節炎	261
下部小脳梗塞	157	関節内血腫	470
化学傷	98	関節内出血	555
化膿性関節炎	472	関節病変	259
化膿性疾患	568	還元ヘモグロビン	46
化膿性髄膜炎	612	眼窩蜂巣炎	98
風邪	170	眼球内異物	429
過換気症候群	126, 511	眼脂	430
過鎮静	134	癌胎児性フィブロネクチン	364, 370
疥癬	344	顔面	413
解放性気胸	207	顔面神経麻痺	114
解離	227		
解離性大動脈瘤	43	き	
外耳道炎	114	キシロカインゼリー	541
外耳道損傷	112	ギプスシーネ固定	470
外傷性関節炎	474	ギラン・バレー症候群	168, 184
外傷性気胸	189	気管支拡張症	37
外傷性視神経障害	100	気管支鏡下経鼻挿管法	522
外痔核	285	気管支喘息	31, 34, 37, 172, 616
外尿道括約筋部	558	気管支ファイバースコープ	210
外ヘルニア	315	気管切開	107, 422
外リンパ瘻	113	気管内挿管	176, 519
角膜異物	429	気腫性腎盂腎炎	380
角膜潰瘍	97	気道確保	36
角膜上皮障害	98	奇異呼吸	207
拡張腸管	267	起立性低血圧	22
片麻痺	85	機能性月経困難症	372
喀血	64	機能性出血	351, 353
完全静脈栄養療法	261	騎乗型損傷	395
肝癌破裂	549, 576	偽痛風	472
肝細胞癌破裂	289, 291, 293	偽膜	255
肝性脳症	289, 292	偽膜性大腸炎	255, 595
肝治療薬	609	偽膜性腸炎	67
冠攣縮性狭心症	216	吸収性無気肺	525
乾酪性肉芽腫	263	急性アルコール中毒	488
乾性溺水	497	急性咽頭炎	106
寒冷	419	急性外耳道炎	425
間欠性跛行	234, 479	急性冠症候群	43
間質性陰影	197	急性喉頭炎	106
感染	533	急性喉頭蓋炎	106, 422

急性硬膜外血腫	152
急性硬膜下血腫	152
急性ジストニー反応	23
急性上腸間膜動脈塞栓症	282
急性心筋梗塞	573
急性腎不全の三大合併症	383
急性膵炎	605
急性精巣上体炎	398
急性胆嚢炎	576
急性中耳炎	114, 425
急性通風発作	614
急性乳様突起炎	426
急性肺血栓塞栓症	43
急性副鼻腔炎	7
急性扁桃炎	106, 598
急性膀胱炎	92
急性緑内障発作	431
巨大舌	335
虚血性変化	575
虚脱腸管	267
魚骨	308
狂犬病	509
狭窄	261
狭窄型	257
狭心症	216
胸腔穿刺	188, 546
胸腔ドレナージ	191
胸部大動脈瘤切迫破裂	226
胸腹水	289, 292
胸膜	548
強制呼気	173
鏡面形成	266
凝固機能検査	587
凝固線溶系の異常	283
局所浸潤麻酔	563
局所麻酔薬中毒	564
金属音	264
筋痙攣	82
筋拘縮	82
筋性防御	272
緊張型頭痛	6
緊張性気胸	192, 206

く

くも膜下出血	142, 552
クプラ結石症	160
クラッチフィールド	461
クラミジア	184, 392
クラミジア・トラコマティス	347
クリーゼ	166, 167
クループ	437
グルカゴン	327
グルコン酸カルシウム	403

け

ケトン体	322
下痢	66, 253
毛虱症	344
経管小腸造影	261
経口気管内挿管	519
経皮経肝胆嚢ドレナージ	301
経皮経肝門脈塞栓術	242
経皮的膿瘍ドレナージ	295
脛骨後方落ちこみ徴候	471
痙攣	505
憩室出血	72
頸管裂傷	366
頸椎カラー	472
頸椎捻挫	471
頸動脈洞マッサージ	22
頸部腫脹	108
劇症肝炎	296
血圧低下	32
血液ガス	537
血液型検査	532
血管運動性ショック	27, 29
血管造影検査	71
血管迷走神経性失神	19
血気胸	192
血胸	547
血漿交換	168
血漿浸透圧	322
血性下痢	254
血清 Ca	589
血清 K	588
血清 Na	587
血栓症	385
血栓摘除術	236
血栓溶解剤	609
血栓溶解療法	195
血尿	92
結核菌培養	262

iii

結膜異物	429
月経前症候群	372
犬咬創	615
検尿	585
原発性腸結核	262
減圧ドレナージ	277

こ

コンタクトレンズ	97
呼吸困難	106, 422
呼吸性アシドーシス	32, 335
呼吸性アルカローシス	511
鼓腸	56
鼓膜穿孔	113
鼓膜裂創	112
後腔円蓋	378
誤飲	493
誤飲(小児)	450
口腔咽頭性	102
甲状腺機能亢進症	41
甲状腺腫	335
交差適合試験	533
好酸球	331
好酸球性腹膜炎	400
抗ガストリン薬	609
抗凝固療法	148, 195, 331
抗血小板剤	150
抗血清療法	507
抗コリン薬	609
抗生物質	592
抗精神薬	610
抗てんかん剤	164
抗てんかん薬	24, 91, 610
抗パーキンソン剤	164
抗不安薬	610
抗不整脈薬	608
後半規管型	159
降圧薬	608
降圧療法	228
高K血症	325
高圧酸素療法	213
高カリウム血症	481
高カルシウム血症	333
高カロリー輸液	369
高血圧性脳出血	151
高度房室ブロック	232

高尿酸血症	338
高熱	405
高齢者の胸痛	218
喉頭蓋炎	437
喉頭ファイバー	107, 422
絞扼性イレウス	278
骨粗鬆症	78
骨盤位	362
骨盤内炎症	355
骨盤腹膜	345

さ

サラゾピリン	260, 261
サルモネラ腸炎	67
左室短軸断層図	579
左室長軸断層図	579
鎖骨下静脈穿刺	530
鎖骨骨折	453
坐骨神経麻痺	467
再膨張性肺水腫	192, 548
細菌性肝膿瘍	294
細菌性髄膜炎	143, 596
催吐	490
臍帯下垂	361
臍帯脱出	361
三叉神経	115
三叉神経痛	89
三方活栓	543
産徴	365
酸塩基平衡障害	537
酸素吸入	523
酸素中毒	524
残尿	95
残尿感	380

し

シュウ酸カルシウム	387
ショック	18, 302
ジギタリス	608
ジギタリス中毒	575
子宮頸管長	370
子宮内膜症	348
止血鉗子	570
止血剤	65
止血術	63
止血法	565

市中肺炎	177, 186, 592
四肢麻痺	85, 460
死腔	571
死体検案書	622
死亡確認書	622
死亡診断書	620
自然気胸	45, 189
視床出血	151
視力	99
視力低下	99
耳介牽引痛	114, 425
耳介帯状疱疹	115
耳介軟骨膜炎	114
耳珠圧迫痛	425
耳出血	112
耳石置換術	160
耳痛	114, 425, 426
自殺未遂	127
自傷行為	129
自律神経障害	168
持続的血液透析濾過	383
敷石状外観	261
湿性溺水	497
膝蓋骨跳動	555
授乳婦人	600
重症感染症	331
重症筋無力症	166
重症高血圧	45
重症例	303
重炭酸ナトリウム	403
出血性シンチグラフィー	71
出血性大腸炎	255
出血毒	507
術後血栓症	483
循環虚脱	27
循環血液量減少性ショック	27, 28
処女膜	378
徐脈	335
徐脈性心房細動	232
小水疱	406, 407, 409
消化管異物	308
硝酸剤	608
上気道狭窄	35
上脚ブロック	223
上腸間膜動脈	283
上部内視鏡検査	246

常位胎盤早期剥離	363
静脈血栓症	237
静脈内留置針挿入法	529
食中毒	253, 615
食道炎	45
食道癌	45
食道静脈瘤破裂	239, 543
食道性	102
心筋炎	184
心筋虚血	574
心筋梗塞	482
心原性ショック	27, 28
心尖部三腔断層図	583
心尖部四腔断層図	583
心臓喘息	35
心臓超音波検査	42
心電図	41
心内膜炎	4
心内膜下梗塞	222
心破裂	224
心肥大	574
心不全	223
心膜心筋炎	44
神経因性膀胱	94
神経学的検査	15
神経痛様疼痛	407
神経ブロック	459
真菌症	343
深部静脈血栓症	193
進行性脳梗塞例	150
診断書	619
滲出液	551
人工血管	479
──置換術	479
──バイパス術	479
──閉塞	479
人工呼吸	526
腎後性急性腎不全	381
腎性急性腎不全	381
腎前性急性腎不全	381
腎前性と腎性の鑑別	382
腎被膜下血腫	393
腎不全	385

す

スタイレット	559

スティーブン・ジョンソン症候群	184
ステロイド	176
ステロイドパルス療法	198
ステロイドホルモン	260, 261
ストレプトマイシン	263
スピードトラック牽引	467
頭痛	229
水性下痢	328
水平半規管型	159
衰弱	74
膵炎	259
髄膜炎	4, 441
髄膜刺激症状	7, 144

せ

セロトニン性作動神経	163
制吐剤	609
制吐薬	158
性器ヘルペス	344
性犯罪調査証拠採取キット	376
性犯罪被害110番	377
精索捻転	391
精神神経用剤	165
精巣捻転	399
赤痢アメーバ	67
咳	37
脊髄病変	85
切迫破裂	225, 226
石灰化	602
赤血球指数	339
雪眼	96
舌咽神経痛	115
疝痛発作	299
穿刺	536
——動脈	536
——培養検査	81
選択的ムスカリン受容体拮抗剤	609
全身状態の把握	117
全身性末梢循環不全	27
全身に発疹	418
全身の浮腫	384
全般性強直間代性発作	23
前駆症状	406
前庭神経炎	156
前庭抑制薬	158
前方引き出しテスト	471

前立腺炎	389, 390
前立腺癌	388
前立腺肥大症	94, 388
喘息	448
喘鳴	34

そ

ソフトシーネ固定	470
ゾビラックス	147
鼠径ヘルニア	316
双胎	363
創感染	477
創傷の処置	565
創ヘルニア	316
搔破	118
瘙痒	118
即時型アレルギー症状	414
即時型溶血反応	533
側頭骨骨折	112
側腹線条	604
続発性腸結核	262

た

タバコ誤飲	450
ダグラス窩穿刺	347, 359
ダントロレン	164
多彩	416
多発外傷	455
打撲傷	97
代謝性アシドーシス	322
代謝性昏睡	17
体液不足量	325
体重減少	73
体性痛	51
対光反応	99
対向牽引法	465
対麻痺	85
帯状疱疹	45, 114
帯状疱疹後神経痛	89
大腿骨頸部骨折	455
大腿骨頭壊死	467
大腿ヘルニア	316
大腸鏡検査	71
大動脈解離	229
大動脈瘤	225
大発作	175

和文索引

脱水症状 ……………………………613
単純性(閉塞性)イレウス …………485
単純性股関節炎 ……………………475
単純性疱疹ウイルス ………………409
単純ヘルペス脳炎 …………………146
単麻痺 ………………………………85
胆嚢の腫大 …………………………299
胆嚢壁の三層構造 …………………299
蛋白質分解酵素阻害剤 ……………610
蛋白選択性 …………………………385
短腸症候群 …………………………283
痰 ……………………………………37
弾性包帯固定 ………………………470

ち

チアノーゼ …………………………46
痔核 …………………………………285
痔瘻 …………………………………288
腟壁裂傷 ……………………………366
中間期出血 …………………………352
中耳炎 ………………………………597
中心静脈栄養 ………………………260
中心静脈路 …………………………530
中心性頸髄損傷 ………………457, 471
中枢性めまい ………………………10
中年の女性 …………………………218
長鼻鏡 ………………………………375
腸炎ビブリオ ………………………312
腸間膜静脈閉塞症 …………………282
腸管気腫症 …………………………605
腸管出血性大腸菌 …………………253
聴診 …………………………………52
直視下経鼻挿管法 …………………521
直腸肛門周囲膿瘍 …………………288
直腸診 ………………………………52
鎮静薬 ………………………………610
鎮痛薬 ………………………………610

つ

つわり ………………………………366
ツツガ虫病 …………………………615
ツベルクリン反応 …………………262
突き指 ………………………………468
対麻痺 ………………………………460
椎間板ヘルニア ……………………458
椎骨脳底動脈循環不全 ……………139

痛風 …………………………………472
痛風結節 ……………………………338

て

てんかん …………………………18, 154
　　——全般発作 …………………155
　　——部分発作 …………………155
テーブル傾斜試験 …………………22
テオフィリン濃度 …………………175
テンシロンテスト …………………167
デブリードマン ………………478, 566
低 Ca 血症 …………………………26
低 K 血症 …………………………325
低 Na 血症 …………………………26
低カリウム血症 ……………………330
低換気 ………………………………335
低血糖 ………………………………331
低血糖症 ……………………………324
低体温 ………………………………335
溺水 …………………………………438
伝染性単核球症 ………………106, 424
伝導障害 ……………………………575
電解質異常 …………………………575
電気メス ……………………………570

と

とりあえずの鎮静 …………………124
トリコモナス症 ……………………343
トロッカーカテーテル ……………548
トロンビン抹 ………………………252
ドパミン作動性神経 ………………163
ドレーン ……………………………478
ドレナージ …………………………546
ドレナージチューブ ………………546
吐血 …………………………………62
吐血・下血 …………………………618
凍結 …………………………………419
透析療法の適応 ……………………384
疼痛 …………………………………420
疼痛の緩和 …………………………300
糖尿病性ケトアシドーシス ………322
頭位変換眼振検査 …………………13
洞機能不全症候群 …………………232
動悸 ……………………………40, 231
動脈解離 ……………………………139
動脈穿刺 ……………………………536

vii

導尿	95
特発性心室頻拍	232
毒素検査	254

な

内頸静脈穿刺	530
内視鏡下胆管ドレナージ	301
内視鏡的硬化療法	241
内視鏡的止血術	247, 251
内視鏡的静脈瘤結紮療法	241
内耳振盪	113
内耳損傷	112
内臓痛	51
内痔核	286
内ヘルニア	315, 316
難聴	113

に

ニトログリセリン	217
ニューモシスティス・カリニ肺炎	185
日射病	499
乳酸アシドーシス	323
乳児化膿性股関節炎	474
乳頭浮腫	7
乳突洞炎	114
乳び腹水	400
尿溢流	393
尿管結石	577, 602
尿中ケトン体	367
尿道球部外傷	396
尿道挫傷	395
尿道断裂	395
尿路感染症	597
妊娠嘔吐	366
妊娠反応	358
妊婦	600

ね

猫ひっかき病	510
猫ひっかき創	616
熱射病	498, 499, 501
熱中症	498
粘血便	254, 259, 440

の

脳炎	443

脳挫傷	152
脳症	446
脳震盪	152
脳脊髄液検査	144, 169
脳塞栓症	149
脳卒中	17

は

ばね様固定	464
ハイムリック法	211
ハンドル外傷	319
バイタルサイン	70
バイトブロック	541
バイパス術	236
バストバンド	465
バルーン下逆行性経静脈的塞栓術	242, 293
バルトリン腺炎	344
パナルジン	141
パニック発作	126
破傷風	508, 614
破傷風トキソイド	509
破裂骨折	460
馬尾神経麻痺	459
肺炎	31
肺炎球菌	186
肺血流シンチ	195, 482
肺結核	185
肺高血圧	583
肺梗塞	43, 481
肺塞栓症	583
肺動脈血栓塞栓症	193
肺動脈造影	195
肺の虚脱率	190
肺胞低換気	199
排尿時痛	398
敗血症	4, 379, 595, 612
敗血症性ショック	29
拍動の触知	235
麦粒腫	97
蜂	420
発汗を伴った発熱	328
発熱	3, 253, 612
半月板損傷	80

和文索引

ひ

- びまん性肺疾患 …………………………185
- ヒータープローブ …………………………251
- ヒステリー性転換反応 ……………………24
- ビオフェルミンR …………………………55
- ビタミン B$_1$ ………………………………369
- ビタミン D …………………………………334
- ビタミン欠乏性脳症 ………………………131
- ビリルビン尿 ………………………………93
- ピンチング …………………………………111
- 皮下脂肪織 …………………………………412
- 皮疹 …………………………………………261
- 皮膚病変 ……………………………………259
- 肥大型心筋症 ………………………………44
- 非乾酪性肉芽腫 ……………………………261
- 非感染性 ……………………………………253
- 非感染性外陰炎 ……………………………342
- 非ケトン性高浸透圧性昏睡 ………………323
- 非心原性肺水腫 ……………………………197
- 非侵襲的間欠陽圧人工呼吸 ………………204
- 非ステロイド系消炎鎮痛剤 ………………373
- 非代償性肝硬変 ……………………………289
- 非定型顔面痛 ………………………………91
- 非定型肺炎 …………………………………593
- 被殻出血 ……………………………………151
- 鼻腔ファイバー ……………………………428
- 鼻骨骨折 ……………………………………110
- 鼻出血 ……………………………109, 229
- 鼻性視神経症 ………………………………100
- 病原性大腸炎 ………………………………69
- 病歴 …………………………………………308
- 貧血 …………………………………………40
- 貧血の鑑別診断 ……………………………340
- 頻尿 …………………………………………380
- 頻脈 ………………………………328, 331

ふ

- フード ………………………………………310
- フィブリン栓 ………………………………240
- フィラデルフィアカラー …………………461
- フルオレスチン ……………………………429
- フルニエ壊疽 ………………………………390
- フレンツェル眼鏡 …………………………12
- ブジー ………………………………………559
- ブドウ球菌 …………………………………412
- ブロモクリプチン …………………………164
- プロスタグランジン合成阻害剤 …………373
- 不安定狭心症 ………………………………217
- 不整脈管理 …………………………………224
- 不明熱 ………………………………………4
- 副咽頭間隙膿瘍 ……………………………424
- 副腎皮質ステロイド ………………………610
- 副鼻腔炎 ……………………………………38
- 腹水 ………………………550, 551, 578
- 腹痛 ………………………………50, 253, 616
- 腹部 CT ………………………………54, 58
- 腹膜炎 ………………………………………595
- 腹膜刺激症状 ……………………………258, 264
- 腹腔鏡 ………………………………………359
- 腹腔内出血 …………………………………357
- 腹腔内遊離ガス ……………………………602
- 複雑性(絞扼性)イレウス ………………485

へ

- ヘパリン ……………………………………141
- ヘモグロビン異常症 ………………………48
- ベロックタンポン …………………………110
- ペーパーバック法 …………………………513
- ペンタサ …………………………260, 261
- 閉塞性腸炎 …………………………………269
- 閉塞性肺炎 …………………………………210
- 閉塞動脈 ……………………………………234
- 壁運動異常 …………………………………579
- 壁側胸膜 ……………………………………546
- 変形性関節症 ………………………………472
- 変形性脊椎症 ………………………………78
- 扁桃周囲膿瘍 ………………………………106

ほ

- ホルモン療法 ………………………………354
- 補正 Ca 値 …………………………………333
- 母指圧痕像 …………………………………258
- 方向交代性下向性眼振 ……………………12
- 方向交代性上向性眼振 ……………………13
- 蜂刺症 ………………………………………615
- 蜂巣炎 ………………………………………614
- 縫合 …………………………………………571
- 縫合糸膿瘍 …………………………………477
- 傍結腸溝 ……………………………………605
- 膀胱鏡 ………………………………………375
- 膀胱瘻 ………………………………………560

ix

頬部の紅斑	411
発作性上室性頻拍	232

ま

マイコプラズマ	184, 593
マイコプラズマ肺炎	38, 186
マクロライド少量長期投与	594
マジックベッド	461
末梢血	586
末梢静脈路	529
末梢性顔面神経麻痺	89
末梢性めまい	10
慢性関節リウマチ	472
慢性呼吸器疾患	177
慢性再発性肺動脈血栓塞栓症	31
慢性中耳炎	114
慢性閉塞性肺疾患急性増悪	31

み

ミオクローヌス	24
ミオグロビン尿	93
ミラー・フィッシャー症候群	168

む

ムンプス精巣炎	391
無気肺	210

め

めまい	613
めまい感	10
メイロン	438
メトヘモグロビン	46
メトロニダゾール	261
免疫グロブリン大量静注療法	168
免疫不全患者の肺炎	177

も

盲目的経鼻挿管法	521
網膜中心動脈閉塞症	100
門脈圧亢進胃症	240

や

夜間せん妄	133
薬剤	416
薬物中毒	18, 614

ゆ

輸血用血液品目表	534
遊離ガス	280

よ

用手的気道確保	517
腰椎穿刺	8, 552
溶血性尿毒症症候群	313
溶血性貧血	184, 340

ら

ラクナ梗塞	149
ラムゼイ・ハント症候群	89
卵巣嚢腫破裂	355, 356

り

リファンピシン	263
リン酸コデイン	39
利尿薬	608
流行性角結膜炎	430
硫化水素ガス中毒	215
硫酸マグネシウム	371
良肢位	466
良性発作性頭位めまい症	159
緑内障	7
緑膿菌	600
淋菌	347
淋病	392

れ

レジオネラ	184
レジオネラ肺炎	186, 593
裂肛	286
連鎖球菌	413

ろ

漏出液	551
瘻孔	261
肋骨動静脈	547

わ

ワルファリン	141

欧文索引

α-グルコシダーゼ阻害剤 ……………327
β₂刺激薬 ……………………………174

A

Allis 法 ……………………………467
anion gap …………………………323
ARDS ………………………………197

B

bacterial translocation ……………269
Barré-Lieou 徴候 …………………471
Baxter の公式 ………………………503
BLNAR ……………………………599
Blumberg sign ……………………271
BTB テスト ……………………364, 370
BUN/Cr 比 …………………………590
B-RTO ………………………242, 293

C

Cd …………………………………255
Cd toxin …………………………255
Chilaiditi 症候群 …………………603
click ………………………………463
Clostridium difficile ………………255
CMV …………………………………526
coarse crackle ……………………30
CO_2 ナルコーシス …………………524
coffee beans sign …………………603
colon cut-off sign ……306, 318, 605
cough variant asthma ………………38
CPAP ………………………………526
Cullen's sign ………………………317
CVA tenderness ……………………386

D

dirty fat sign ………………………607
Dix-Hallpike 法 ……………………13
dog's ear sign ……………………604

E

EIS …………………………………241
Emesis Index ………………………367

Epley 法 ……………………………160
EVL …………………………………241

F

fine crakle …………………………30
flail chest ……………………205, 207
fogarty catheter …………………481
free air 像 …………………………280

G

gas minus ileus ……………………486
gassless 像 …………………………267
Glasgow Coma Scale ………………16
Grey-Turner 徴候 ……………303, 317
GVHD ………………………………533

H

H_2RA …………………………248, 250
H_2 ブロッカー ……………………609
hematochezia ………………………70
high energy injury ……454, 456, 460
high risk と考えられる狭心症 ………219
Hippocrates 法 ……………………465
hüftlendenstrecksteife ……………458
Hunt & Kosnik grade ………………142

I

INH …………………………………263

J

Jacoby 線 L 4 の高さ ………………552

K

Klebsiella oxytoca …………………256
Koplik 斑 …………………………405
K 異常 ……………………………403

L

Lachman test ………………………471
Langer 皮膚皺襞 …………………570
limb shaking ………………………24
LMT 病変 …………………………222

locking	460
lower-half headache	91

M

Mallory-Weiss 症候群	545
MDI	174
melena	70
MP 関節ロッキング	471
MRSA	599

N

Na/K 比	331
NIPPV	204
niveau	266, 486
NSAIDs	374

O

O-157	69
O-157 感染症	313

P

PEEP	198
PHG	240
piano key sign	465
PID	355
portal hypertensive gastropathy	240
PPI	248, 250
PRSP	599
PSV	526
PTO	242

Q

Q 熱コクシエラ	184

R

RFP	263
rhonchus	30
ROM チェック	364
root sign	458

S

S-B チューブ	242
Schmidt 症候群	336
Sengstaken-Blakemore tube	242
sentinel loop sign	306, 318
SIDS	434
SIMV	526
SLR テスト	458
SM	263
stacked coin	605
STD	347
steeple sign	437
stener's lesion	471
step ladder appearance	486
Stimson 法	465, 467
stridor	34

T

target sign	606
tension sign	458

V

venous gangrene	238

W

Waterhouse-Friederichsen 症候群	331
wheeze	30
wheezing	34, 173

X

X 症候群	218

研修医・当直医のための急患対応マニュアル
ISBN4-8159-1652-7　C3047

平成14年12月15日　第1版発行

編　集　―――　外　山　久　太　郎
発行者　―――　永　井　忠　雄
印刷所　―――　三　報　社　印　刷　株式会社
発行所　―――　株式会社　永　井　書　店
　　　〒553-0003　大阪市福島区福島8丁目21番15号
　　　　電話(06)6452-1881(代表)/Fax(06)6452-1882
　　東京店
　　　〒101-0062　東京都千代田区神田駿河台2-4
　　　　電話(03)3291-9717(代表)/Fax(03)3291-9710

Printed in Japan　　　　　　　　　© TOYAMA Kyutarou, 2002

- 本書の複製権・翻訳権・上映権・譲渡権・公衆送信権（送信可能化権を含む）は株式会社永井書店が保有します。
- JCLS <㈳日本著作出版権管理システム委託出版物>
本書の無断複写は著作権法上での例外を除き禁じられています。複写される場合には，その都度事前に㈳日本著作出版権管理システム（電話03-3817-5670，FAX 03-3815-8199）の許諾を得て下さい。